総論	1
循環	2
呼吸	3
腎	4
感染症	5
内分泌	6
神経	7
栄養	8
消化器	9
血液	10
終末期	11
その他	12
索引	

集中治療,
ここだけの話

田中竜馬 編

Intermountain LDS Hospital 呼吸器内科・集中治療科

集中治療，ここだけの話		
発　行	2018年11月15日　第1版第1刷Ⓒ	
	2022年2月1日　第1版第6刷	
編　集	田中竜馬	
発行者	株式会社　医学書院	
	代表取締役　金原　俊	
	〒113-8719　東京都文京区本郷 1-28-23	
	電話　03-3817-5600（社内案内）	
印刷・製本	三報社印刷	

本書の複製権・翻訳権・上映権・譲渡権・貸与権・公衆送信権（送信可能化権を含む）は株式会社医学書院が保有します．

ISBN978-4-260-03671-9

本書を無断で複製する行為（複写，スキャン，デジタルデータ化など）は，「私的使用のための複製」など著作権法上の限られた例外を除き禁じられています．大学，病院，診療所，企業などにおいて，業務上使用する目的（診療，研究活動を含む）で上記の行為を行うことは，その使用範囲が内部的であっても，私的使用には該当せず，違法です．また私的使用に該当する場合であっても，代行業者等の第三者に依頼して上記の行為を行うことは違法となります．

JCOPY〈出版者著作権管理機構　委託出版物〉
本書の無断複製は著作権法上での例外を除き禁じられています．複製される場合は，そのつど事前に，出版者著作権管理機構（電話 03-5244-5088，FAX 03-5244-5089，info@jcopy.or.jp）の許諾を得てください．

編著者一覧

編集

田中竜馬　　Intermountain LDS Hospital 呼吸器内科・集中治療科

執筆者（50音順）

安宅一晃
奈良県総合医療センター集中治療部

岩田健太郎
神戸大学大学院感染治療学

植西憲達
藤田医科大学病院救急総合内科

宇城敦司
大阪市立総合医療センター集中治療部

内野滋彦
東京慈恵会医科大学附属病院集中治療部

大嶋慎一郎
京都大学附属病院血液内科

大下慎一郎
広島大学大学院救急集中治療医学

太田浩平
広島大学大学院救急集中治療医学

大塚将秀
横浜市立大学附属市民総合医療センター
　集中治療部

大野博司
洛和会音羽病院 ICU / CCU

小倉崇以
前橋赤十字病院高度救命救急センター
　集中治療科・救急科

小船井光太郎
東京ベイ・浦安市川医療センター循環器内科

亀田慎也
東京慈恵会医科大学附属病院集中治療部

岸本健寛
防衛省航空自衛隊航空機動衛生隊

黒岩政之
北里大学麻酔科学

黒田泰弘
香川大学救急災害医学

香坂　俊
慶應義塾大学循環器内科学

小尾口邦彦
市立大津市民病院救急診療科

古川力丸
板倉病院救急部

小谷　透
昭和大学麻酔科学

後藤安宣
市立奈良病院集中治療部

齊藤茂樹
Tulane University 呼吸器・集中治療科

櫻谷正明
JA広島総合病院救急・集中治療科

讃井將満
自治医科大学附属さいたま医療センター
　集中治療部

塩塚潤二
自治医科大学附属さいたま医療センター
　集中治療部

志賀　隆
国際医療福祉大学三田病院救急部

志馬伸朗
広島大学大学院救急集中治療医学

下薗崇宏
神戸市立医療センター中央市民病院
　麻酔科・集中治療部

鈴木昭広
東京慈恵会医科大学麻酔科学

瀬尾龍太郎
神戸市立医療センター中央市民病院
　救命救急センター / EICU

十河匡光
那須赤十字病院医療技術部臨床工学技術課

對東俊介
広島大学病院診療支援部リハビリテーション
　部門

髙折佳央梨
淀川キリスト教病院腎臓内科

高橋京助
埼玉県立小児医療センター麻酔科

滝本浩平
亀田総合病院集中治療科

武居哲洋
横浜市立みなと赤十字病院救命救急センター

多田勝重
獨協医科大学埼玉医療センター集中治療科

立野淳子
小倉記念病院看護部クオリティマネジメント科

田戸朝美
山口大学大学院保健学

田中寿一
東京慈恵会医科大学附属病院循環器内科

田中竜馬
Intermountain LDS Hospital 呼吸器内科・集中
治療科

堤　健
聖マリアンナ医科大学横浜市西部病院
　救命救急センター

土井研人
東京大学救急科学

中島幹男
杏林大学救急医学

中薗健一
聖マリアンナ医科大学横浜市西部病院薬剤部

則末泰博
東京ベイ・浦安市川医療センター
　集中治療部門

長谷川隆一
獨協医科大学埼玉医療センター集中治療科

早川　桂
さいたま赤十字病院高度救命救急センター

東　秀律
日本赤十字社和歌山医療センター
　第一救急科部

日比野将也
藤田医科大学病院救急総合内科

福井　悠
錦糸町内科ハートクリニック

福田龍将
琉球大学大学院救急医学

福家良太
東北医科薬科大学感染症学

藤谷茂樹
聖マリアンナ医科大学救急医学

堀部昌靖
Mayo Clinic Gastroenterology and Hepatology

牧野　淳
横須賀市立うわまち病院集中治療部

松嶋真哉
聖マリアンナ医科大学横浜市西部病院
　リハビリテーション部

松田直之
名古屋大学大学院救急・集中治療医学分野

水野　篤
聖路加国際病院循環器内科

宮下亮一
昭和大学麻酔科学

山口大介
防衛省航空自衛隊航空機動衛生隊

横山俊樹
公立陶生病院呼吸器・アレルギー疾患内科,
救急部集中治療室

吉田拓生
東京慈恵会医科大学麻酔科学・集中治療部

序

　集中治療では，わかっていないこと，まだはっきりと結論が出ていないことがたくさんあります．

　「人工呼吸器モードは VCV がよいのか，PCV がよいのか？」
　「敗血症性ショックでは何を，どれだけ輸液すればよいのか？」
　「急性腎障害にどのタイミングで腎代替療法を開始すればよいのか？」

などなど，日常的に遭遇するような問いも，実はまだ決着がついていません．

　集中治療に不慣れな人にとって，どこまでわかっていて何がわかっていないのかわからなければ，自施設で行っている診療がローカルルールなのかスタンダードなのか判断するのは難しいですよね．周りの人に聞いても，人によって言うことが違ったりするともっと混乱してしまいます．というわけで，「『わかっていないことはわかっていない』としてわかっておこう」というのが本書の主旨です．

　まだ決着がついていないからといって，臨床の現場で判断を保留にするわけにはいきません．「ショックだけど，どれだけ輸液すればいいのかわからないので様子をみます」なんてことはできませんよね．そんなとき，「ほかの施設ではどうしているのだろう？」とか，「専門家はどのような診療をしているのだろう？」などと思いませんか？

　そこで，集中治療のまだはっきりわかっていないところを，どのように考えてどう診療しているのか，それぞれの分野の専門家に尋ねてみました．なんだか面白そうじゃないですか？ えっ，自分で言うなって？ それが，専門家の先生方のアタマの中を覗くようで，本当に面白い内容なのです．

　専門家だからといって簡単に決められるわけではありませんし，もちろん「わかっていないから，とりあえずどっちでもいいや」なんていい加減には決めていたりはしません．そもそもこれまでにどのような議論がなされてきたのか，どれがいちばん自分の患者さんのためになりそうなのか，どれが自分の施設の事情に合うのか，などいろいろ悩みながら決めている思考過程を通して，集中治療の考え方を存分にご覧いただけます．

　まずは，ご自身が普段疑問に思っているところに目を通してみてください．

　「HFNC と NPPV の使い分けは？」（14. 参照，p.105）
　「重症患者への栄養管理の方法は？」（37. 参照，p.297）

「敗血症での DIC はどう診断(治療)するのか?」(42. 参照, p.343)

などがありますよね．それぞれの項目を読んでみると，シンプルな問いにみえて，実はけっこう奥が深いことがわかると思います．「急性膵炎にはとりあえず○○○投与だよね」というようなお手軽な医療とはおさらばです．

　「ごちゃごちゃ言わずに，マニュアルのようにただ答えだけ教えてくれればいい」というかたには本書は合わないかもしれません．しかし，集中治療に興味のあるかたにとっては，どのような経緯で現在の診療になったのか，どのような議論があるのか，ほかにどのようなやり方があるのかを知っていれば診療の幅が広がり，また今後の学びにつながることは間違いありません．

　本書を通じて，より集中治療に興味をもってもらえれば，編者としてこれほどうれしいことはありません．いっしょに集中治療のわからないところを学んでみませんか．

2018 年 10 月

田中竜馬

目次

1章 —— 総論 ... 1

1. Intensivist は必要か? ... 亀田慎也,内野滋彦 ... 1
  専従医は必要か? 2／Open ICU と closed ICU のどちらがよいのか? 2／夜間の ICU に専従医は必要か? 3／多職種による回診は意味があるのか? 4

2. ICU 入室・退室基準を設けるべきか? ... 武居哲洋 ... 6
  ICU に入室基準を設けるべきか? 7／適切な ICU 病床数はどれくらいか? 10／ICU に退室基準を設けるべきか? 11

3. プロトコルの功罪 ... 牧野 淳 ... 13
  ICU でプロトコルを使うべきか?(利点と欠点) 14／ICU で用いられているプロトコルにはどのようなものがあるか? 16／プロトコルを使う際の注意点は? 17

4. ICU での多職種の役割 ... 中薗健一,松嶋真哉,十河匡光 ... 19
  ICU に薬剤師は必要か? 19／ICU に理学療法士は必要か? 22／ICU に臨床工学技士は必要か? 24／多職種連携 26

2章 —— 循環 ... 29

5. 循環モニターには何を使うか? ... 安宅一晃 ... 29
  循環評価の基本的な考え方は? 30／Preload(前負荷)の指標は CVP, IVC, SVV, PLR test? 30／Contractility(収縮力)の指標は CO, エコー? 32／Afterload(後負荷)の指標は? 34／乳酸値は酸素負債のゴールドスタンダードか? 34

6. 輸液の選択は? 量は? ... 高橋京助,讃井將満 ... 35
  膠質液と晶質液はどちらが優れているか? 36／HES 製剤を使用すべき状況はあるか? 38／晶質液のなかで生理食塩水と balanced crystalloid はどちらが優れているか? 39／輸液量を制限すべきか,積極的に輸液すべきか? 41／最適な輸液量の決定に有用な指標は? 42

7. 昇圧薬・強心薬の使い方 ... 堤 健,藤谷茂樹 ... 46
  敗血症性ショックにおける血圧の管理目標はいくつに設定すればよいか? 47／昇圧薬には何を選択するか? 48／昇圧薬を開始するタイミングは? 49／昇圧薬を追加する場合の選択は? 49／強心薬はどういう場合に使用すべきか? 使うなら何を使用すべきか? 51／敗血症性ショックに対するステロイドは必要か? 52

8. 敗血症の見つけ方 ……安宅一晃 57
敗血症の定義は？　58／SIRS はなくなったのか？　SIRS vs qSOFA　59／検査値で敗血症の早期発見は可能か？　61

9. 非専門医のための敗血症性ショックの治療（EGDT 時代後の治療） ……瀬尾龍太郎 62
初期治療の概要 1：早期目標指向型治療（EGDT）は行わないのか，行ってはいけないのか？　63／初期治療の概要 2：敗血症／敗血症性ショックの初期循環蘇生の輸液量はどれくらいか？　65／初期治療の概要 3：目標の血圧はどれくらいにすべきか？　66／昇圧薬としては，第 1 選択として何を用いるべきか？　66／昇圧薬であるバソプレシンは使用すべきか？　66／追加の輸液負荷が必要である状態かどうかは，何で評価すべきか？　67／輸液製剤は何を用いるか？　68／低血圧に対してステロイドは投与すべきか？　69／非専門医単独で敗血症性ショックの治療をしてもよいか？　70

10. 重症患者での心房細動の治療は？ ……塩塚潤二 72
重症患者における心房細動は臨床経過に影響を与えるか　72／重症患者における心房細動は予防・治療すべきか　73／どのように臨床に応用すべきか　73／Rate か，rhythm か？　74／アミオダロンはいつまで投与？（使用時の注意）　74／脳梗塞リスクの推定　75／どの程度の期間，抗凝固を行うべきか？　76

11. 心筋逸脱酵素の解釈は？ ……福井 悠，小船井光太郎 79
症例　80／心筋逸脱酵素の歴史と高感度トロポニン測定系の登場　80／心筋逸脱酵素上昇の機序　高感度トロポニン測定の脆弱性　81／CK-MB に象徴される，generalist と specialist の思考過程の溝　82／虚血カスケードと梗塞　84

12. 急性心不全の治療 ……田中寿一，香坂 俊 87
なぜ「うっ血」の概念が大切なのか？　87／使用すべき利尿薬とは？　フロセミドは十分に活用できているか？　トルバプタンはいつ使う？　89／心不全における強心薬の位置づけ　92／強心薬の第 1 選択はドブタミンかミルリノンか？　93

13. 心原性ショックの治療 ……大嶋慎一郎，水野 篤 96
CS の定義とは　97／CS に対して強心薬・昇圧薬は有効か？　98／CS に対して IABP／PCPS を使用するか？　100／CS に対しての血行再建術は？　101

3章── 呼吸 105

14. HFNC vs NPPV ……小尾口邦彦 105
肺保護換気　106／重症 COPD の呼吸管理　106／HFNC・NPPV・侵襲的人工呼吸の比較　107／初期あるいは軽症呼吸不全に対して HFNC，NPPV，侵襲的人工呼吸のいずれを選択すべきか？　110

15. 気管挿管の実際 ……東 秀律，志賀 隆 113
換気困難を予測できるのか？　換気困難患者のリスク因子とは？　114／挿管困難を予測できるのか？　挿管困難患者のリスク因子とは？　115／病態困難予測　116／RSI を行うのはどのような場合か？　117／Awake intubation とは何か？　どのような場合に望ましいか？　118／鎮静薬，筋弛緩薬は何を選択するのがよいのか？　118

16. 人工呼吸器モードの選択（PCV vs VCV の比較）……………………………櫻谷正明 121
　PCV の利点は？　122／VCV の利点は？　122／PCV と VCV のどちらを使うか？　123／比較的新しいモード・機能　125／新しいモード・機能が有用な場合は？　127

17. 人工呼吸器設定の実際（PEEP と換気量の設定）……………………………横山俊樹 129
　肺保護戦略とは何か？　129／肺保護戦略の歴史　130／1 回換気量制限はどのように行うか？　130／低容量換気（自発呼吸を温存するかどうか）　131／換気量制限（鎮痛・鎮静）　132／換気量制限（筋弛緩）　132／ARDS 以外においても低容量換気は有効か？　132／低容量換気はいつまで続けるべきか？　133／高 PEEP は有効か？　134

18. 人工呼吸管理中の合併症治療
　　（気胸，大量胸水，無気肺の診断と治療）……………………長谷川隆一，多田勝重 136
　気胸への対応は？　136／胸水への対応は？　139／無気肺への対応は？　140

19. 人工呼吸器離脱・抜管の実際…………………………………………………大下慎一郎 143
　人工呼吸器離脱において，SBT は漸減法より優れているのか？　144／SBT は具体的にどうやって行うのか？　145／抜管は具体的にどうやって行うのか？　147／どういうとき抜管後の呼吸補助が必要なのか？　149／人工呼吸器離脱困難の場合どうすればよいか？　150

20. 気管切開……………………………………………………………………………早川 桂 151
　気管切開のタイミング　152／外科的気管切開(ST) vs 経皮的気管切開(PT)　どちらが好ましいか？　153／疾患による気管切開術への考え方の違いはあるか？　154

21. 成人呼吸 ECMO………………………………………………………………小倉崇以 158
　ECMO は行うべきか？　159／ECMO はどのようなときに行うべきか？　160／ECMO は誰が行うべきか？　161／ECMO センターではない場合に何をすべきか？　162

22. 肺高血圧に伴う右心不全の治療………………………………………………齊藤茂樹 166
　どのようにモニターすべき？　肺動脈カテーテルは使うべき？　167／どのように治療すべき？　どの昇圧薬，強心薬，肺動脈拡張薬を用いるべき？　170／WHO 分類別の治療　173／ARDS に伴う右心不全に対する治療・換気戦略は？　174／急性肺塞栓症に対する血栓溶解療法の適応は？　175

4章　腎　177

23. AKI の定義・診断・原因鑑別…………………………………………………土井研人 177
　AKI の定義・診断基準とは？　178／臨床現場における AKI 診断は？　179／AKI は等しく予後の悪い病態なのか？　179／腎前性 AKI と腎性 AKI の鑑別をいかに行うか？　180／腎組織障害を適切にモニターするには？　182

24. AKI の治療と予防（RRT 以外）………………………………高折佳央梨，内野滋彦 184
　輸液は何を使うべきか？　184／輸液の量はどうするべきか？　186／血圧調整はどうするべきか？　187／利尿薬を使用するべきか？　188／造影剤腎症の有効な予防法とは？　189

25. RRT の適応と開始するタイミング ……………………………………… 小尾口邦彦 195

血液を浄化する意義　195／IRRT・CRRT の理論上の能力　196／CRRT の実際の能力　198／なぜ CRRT によって炎症性サイトカインを取り除いても血液中サイトカイン濃度への影響がないのか？　200／CRRT により炎症性サイトカインを一定量取り除くことに意義があるかは議論がある　200／CRRT 導入が予後改善につながるのか？　201／どのタイミングで CRRT を開始するのか？　201／Non-renal indication とは？　201

26. 酸塩基平衡の解釈方法 ……………………………………………………… 大塚将秀 203

水素イオンの特殊性　204／血液 pH の変化が生体に及ぼす影響　204／いくつかの公式　204／従来の酸塩基平衡の解釈　205／代謝性因子は，炭酸水素イオン（HCO_3^-）濃度と余剰塩基（BE）のどちらで評価するのか？　205／2 種類ある BE はどう使い分けるのか？　207／従来の酸塩基平衡解釈の問題点　207／新しく提唱されている Stewart 法は臨床での酸塩基平衡解釈に有効か？　207

5章 ── 感染症　211

27. 抗菌薬の賢い使い方とは …………………………………………………… 岩田健太郎 211

バイオマーカーはどう使う？　212／De-escalation の方法とタイミングは？　214／抗菌薬適正使用のあり方とは？　215

28. ICU における侵襲性カンジダ症 …………………………………………… 滝本浩平 217

侵襲性カンジダ症の治療をいつ開始するか？　217／侵襲性カンジダ症の治療をいつやめるか？　221／侵襲性カンジダ症の抗真菌薬による予防は必要か？　222

29. ICU における感染管理 ……………………………………………………… 大野博司 224

選択的消化管除菌（SDD）は感染予防につながるのか？　226／クロルヘキシジン・バス（クロルヘキシジン清拭）は感染予防につながるのか？　228／ルーチンサーベイランス培養は感染予防につながるのか？　229／チューブ類（中心静脈カテーテル，挿管チューブ，尿道カテーテル）の適切な管理は？　230

6章 ── 内分泌　233

30. ICU での血糖管理 …………………………………………………… 日比野将也，植西憲達 233

厳密な血糖コントロール（IIT）をめぐる論争とはどのようなものか？　234／重症管理において，血糖値の何を問題にすべきか？　235／血糖値はどのくらいにコントロールするのがよいのか？　237／疾患によって血糖の至適管理目標値は異なるのか？　238／血糖値を適切にコントロールするためにどのような方法がよいか？　240／血糖を至適管理目標値に保つための栄養戦略はあるのだろうか？　242

7章 ── 神経　247

31. 中枢神経モニタリングとは？ ……………………………………………… 黒田泰弘 247

持続脳波，ICP，ScO_2，SjO_2 などの中枢神経モニタリングをどのような場合にどう使うか？　248／

どんな患者を神経集中治療の専門家に任せるべきか？ 257

32. 低体温療法／体温管理療法　　　福田龍将 258

低体温療法／体温管理療法の適応病態は？ 259／低体温療法／体温管理療法を行う際の冷却方法は？ 262／低体温療法／体温管理療法の最適プロトコルは？ 263

33. ICU せん妄の予防と治療　　　古川力丸 266

ICU におけるせん妄 266／せん妄と予後 267／せん妄の病型 267／せん妄はスコアリングでのルーチン評価が必要なの？ 暴れてもいないのに？ 268／せん妄に有効な治療薬は？ 予防薬は？ 270

34. ICU における鎮痛／鎮静　　　太田浩平 272

鎮痛薬として何を選択するか？ 273／鎮静の必要性をどのように判断し、鎮静薬として何を選択するか？ 275／鎮痛薬や鎮静薬の投与量の調整方法は？ 277／ICU における不眠の対処法は？ 279

35. PICS　　　福家良太 281

ICU-AW にはどのようなリスクがあるか？ 282／早期リハビリテーションは ICU-AW 予防に有効か？ 284／せん妄予防は認知機能障害予防に有効か？ 284／どのように PICS 患者をフォローするか？ 285

36. リハの実際　　　對東俊介，志馬伸朗 289

早期リハビリテーションとは？ 290／早期リハビリテーションは安全なのか？ 290／人工呼吸患者に歩行練習は必要なのか？ 291／早期リハビリテーションは ADL と QOL を改善するのか？ 291／早期リハビリテーションは PICS を予防するのか？ 292／抜管後の嚥下困難への対処方法は？ 292

8章 栄養　297

37. 栄養療法の実際　　　下薗崇宏 297

経腸栄養（EN）開始のタイミングは？ 299／EN 増量のスケジュールは？ 299／投与する製剤は？ 301／投与する方法は？ 303／EN 開始や増量が躊躇されがちな患者 303／胃内残量の計測は？ 304／プロバイオティクスの使用は？ 便秘や下痢への対応は？ 305／経静脈栄養（PN）添加のタイミングは？ 306／ICU 入室前から栄養障害がある患者に対しては？ 307

9章 消化器　311

38. 急性膵炎の治療　　　堀部昌靖 311

■1 重症急性膵炎に対する動注療法 311
　動注療法の臨床試験のまとめ 311
■2 タンパク分解酵素阻害薬（静注） 312
　タンパク分解酵素阻害薬の静注の臨床試験のまとめ 313
■3 予防的抗菌薬 314
　抗菌薬の予防投与の臨床試験のまとめ 315

4 早期経腸栄養　317

　　栄養療法はいつ始めるべきか？　317／経腸栄養の投与ルートはどうするべきか？　319／経腸栄養の種類は何が適切か？　320

39. 急性肝不全の管理 ……………………………………………………………………… 松田直之　322

　　急性肝不全の定義とは？　323／急性肝不全の発症原因は？　323／急性肝不全の管理は？　326

40. ICU でのストレス潰瘍予防 …………………………………………………………… 田中竜馬　331

　　ストレス潰瘍のリスク因子とは？　331／ストレス潰瘍予防に有効な薬剤とは？　332／ストレス潰瘍予防の副作用とは？　333／ストレス潰瘍予防は必要なのか？　333

10 章 ── 血液　335

41. 輸血の実際 ……………………………………………………………………………… 中島幹男　335

　　ICU でのヘモグロビン値の目標は？　336／心疾患の輸血戦略　336／敗血症の輸血戦略　338／消化管出血の輸血戦略　338／外傷に対する大量輸血の方法は？　339／外傷におけるトラネキサム酸の適応は？　340／周術期のトラネキサム酸の適応は？　340／遺伝子組み換えⅦa 因子製剤の適応は？　341

42. ICU での凝固／止血異常 ……………………………………………………………… 後藤安宣　343

　　敗血症性 DIC の診断は必要か？ 診断するならばその診断基準は？　344／敗血症性 DIC に対する治療介入は必要か？　346／抗凝固療法として使用可能な薬剤は？　348／侵襲的手技を実施する前に補正は行うか？　350

43. VTE 予防 ………………………………………………………………………………… 則末泰博　352

　　VTE 予防の適応とは？　353／VTE リスクの層別化スコアに用いる"Immobility（安静）"の問題点とは？　356／出血リスクの層別化とは？　358／化学的 VTE 予防の種類と選択は？　358／機械的 VTE 予防の種類と選択は？　360／いつまで VTE 予防を続けるべきか？　362

11 章 ── 終末期　365

44. ICU における終末期医療 ……………………………………………………………… 古川力丸　365

　　ICU では終末期医療に出くわすことが多いが，定まった対応はあるのか？　366／積極的な集中治療と終末期の緩和ケアの線引きは？　366／医療スタッフに葛藤があるなかで，どのように撤退を判断すればよいか？　367／違いを理解し，許容する　369／父権的な態度を控えめに　370

45. 家族とのかかわり ……………………………………………………… 田戸朝美，立野淳子　372

　　重症患者家族の負担と精神的影響とは？　372／面会制限は何のため？　374／心肺蘇生中の家族の立ち会いの効果とリスクは？　375

12章 ── その他 ... 379

46. 重症患者の搬送 ... 岸本健寛，山口大介 379
病院内搬送で起こりうる有害事象とは？ 380／病院内搬送を行ううえで何を考慮すべきか？ 381／病院間搬送で起こりうる有害事象とは？ 382／病院間搬送を行ううえで何を考慮すべきか？ 383

47. Rapid response system ... 黒岩政之 387
RRSの院内死亡率に対する効果は？ 388／RRSを始めるには？ 389／RRSの起動基準はどう設定すべきか？ 390／RRS導入によるデメリットは？ 391

48. Tele-ICU ... 宮下亮一，小谷 透 394
Tele-ICUの効果は？（過去の報告から） 396／Tele-ICUの弊害は？ 397／Tele-ICUをどのように使うべきか？ 397

49. 小児ICU管理 ... 宇城敦司 400
PICUへの集約化とは？ 400／PICUと同様にAICUへの重症小児の集約化は予後改善の効果があるのか？ 401／AICUで治療されている重症小児とは？ 402

50. ICUでのエコーの使い道 ... 吉田拓生，鈴木昭広 404
■1 眼球エコー　404
　頭蓋内圧をエコーで推定できるか？　404
■2 気道エコー　405
　PDTにエコーを使うべきか？　406／気管挿管の確認はエコーで可能か？　407
■3 肺エコー　409
　呼吸不全の鑑別に肺エコーは使えるか？　409／気胸の診断に肺エコーは使えるか？　410／肺炎，肺水腫の診断に肺エコーは使えるか？　411／ARDSに肺エコーは使えるか？　412
■4 心エコー　413
　定性評価か定量評価か？　413／心不全の関与をどう判断するか？　415／ショックの鑑別に使えるか？　416／輸液反応性の予測に使用できるか？　417

索引 ... 419

総論

1 Intensivistは必要か？

亀田慎也，内野滋彦

CONTROVERSY

- ICUに専従医は必要か？
- Open ICUとclosed ICUのどちらがよいのか？
- 夜間のICUに専従医は必要か？
- 多職種による回診は意味があるのか？

BACKGROUND

　ICU専従医の必要性を示す報告は多数あり，その多くは専従医が介入することで死亡率が低下することを示している．またICUの形態にはさまざまな種類があり，そのなかでclosed ICUやmandatory critical care consultation ICUといったhigh intensity ICUの有用性を示した文献が多い．しかしインパクトファクターの高い雑誌にICU専従医の関与が患者の予後を悪化させたという報告もされており，ICU専従医の必要性を声高に主張することはできないのが現状である[1]．

　同様に夜間のICU専従医の配置についても結論が出ていない．現時点では死亡率の改善が目的であればICU専従医を24時間体制でICUに配置する必要はないというのが一般的な見解となっている．しかしその背景には集中治療専門医の不足や，患者・家族，スタッフとの関係やコスト面を考慮する必要性などさまざまな因子が関係しており，結論を難しくしている．

　またICUにおける多職種回診に関して有用性を示す報告が散見され，患者予後の改善や医療従事者の満足度を上げる可能性が示されている．

POINT

　東京慈恵会医科大学附属病院はmandatory critical care consultation ICUであり，基本的に全患者の診療にICUの専従医，集中治療専門医が関与している．夜間はトレーニング中の医師だけのこともあるが，24時間体制で集中治療専門医がバックアップを行っている．また多職種回診を毎日行い，チームで患者予後の改善を目指している．

いうアウトカム以外の要素も考慮しないといけないのではないか．例えば患者や家族においては死亡率以外にもICU退室後や退院後の状態や合併症，終末期患者のQOL，介護者のQOLやICUでのケアの満足度，ICU看護師やその他職種にとっての仕事の満足感やバーンアウト，多職種間でのコミュニケーション，患者・家族とのコミュニケーション，ICUレジデントにとっての自立性や監督適正や無能感の回避，教育を受ける機会，経営側にとっての資源活用，医師の労働負担，コストなどさまざまな要素に対して夜間のICU専属医の影響がどれくらいあるのかを加味して検討していくべきである[30]．またこれらの研究の多くが観察研究であること，研究が行われた国や施設によってICUのベッド数やICUの形態・勤務体制が異なること，収容能力やスタッフ数・力量，専門医の数などによって違いがあることにも注意が必要である．

■ 多職種による回診は意味があるのか？

多職種回診とは医師だけではなく看護師，薬剤師，臨床工学技士，理学療法士，栄養士などさまざまな職種で回診を行うことをいう．治療方針の共有や各専門家の目線を交えて議論を行うことができるため，その有用性が注目されている．例えば多職種回診を行った患者群は医師のみで回診を行った患者群と比較して院内死亡率が有意に低下し，さらに集中治療の強度と多職種回診の組み合わせではhigh intensity（多職種回診あり）＞low intensity（多職種回診あり）＞low intensity（多職種回診なし）の順で患者予後の改善が得られたという報告や[31]，集中治療の強度による有意な差はないものの外科系ICUにおいて多職種回診を行うことで死亡率が有意に低下したという報告がある[32]．これらの文献の多くは単施設での後ろ向き研究や観察研究である点には注意が必要であるが，2015年に米国集中治療医学会のタスクフォースにより更新された「予後改善のための過程の重要性とICUの構造」のなかでも多職種チームによる医療提供が理想的であるとしている[33]．ほかにも多職種により集中治療を行うメリットとして人工呼吸器装着期間やICU滞在期間の短縮，医療コストの削減[34]，薬剤師が常駐することによる有害事象の減少[35]や死亡率の低下[36]などが挙げられる．そして何より多職種で医療を行う最大のメリットは医療者間のコミュニケーションを改善させ仕事の満足度を上げることである[37]．

> **➡ 私はこうしている**
>
> 現時点ではICU専属医の絶対的な必要性に関して強く述べることはできないが，当院ではmandatory critical care consultation ICUの形態をとり集中治療専門医が主体となって主治医，看護師，臨床工学技士，薬剤師などの多職種を含めたチームで診療にあたり患者予後の改善を目指している．
>
> また夜間の診療に関しては集中治療専門医が常駐しているわけではないが，トレーニング中の医師が配置された場合はバックアップとして集中治療専門医による24時間体制の電話対応や場合によっては病院に向かい診療を行うような対応を行っている．夜間の集中治療医の配置が死亡率の改善につながると証明されていないという意味では現時点で必須ではないものの，重大な治療方針の決定の場面や終末期医療を行う場面などにおいてはやはり集中治療専門医が介入することで患者・家族，スタッフの満足度やコスト面などに影響していると

実感することがある．
　さらに多職種回診に関しても患者予後の改善が得られるだけでなく，多職種間でコミュニケーションをとることで診療がよりスムーズになりチームとして診療の質が向上している．

参考文献

1) 内野滋彦：集中治療の原則．田中竜馬編：集中治療999の謎，pp1-8，MEDSi，2015．
2) 集中治療専門医テキスト（電子版）第2版．総合医学社，2015．
3) Reynolds HN, et al.：JAMA. 1988；260(23)：3446-3450.(PMID：3210284)
4) Young MP, et al.：Eff Clin Pract. 2000；3(6)：284-289.(PMID：11151525)
5) Pronovost PJ, et al.：JAMA. 2002；288(17)：2151-2162.(PMID：12413375)
6) Treggiari MM, et al.：Am J Respir Crit Care Med. 2007；176(7)：685-690.(PMID：17556721)
7) Nates JL, et al.：Crit Care Med. 2016；44(8)：1553-1602.(PMID：27428118)
8) 日本集中治療医学会ホームページ．2018.3.15閲覧
　　https://www.jsicm.org
9) Halpern NA, et al.：Crit Care Med. 2013；41(12)：2754-2761.(PMID：24132037)
10) 内野滋彦：日集中医誌 17(2)：141-144，2010．
11) 日本集中治療医学会ICU機能評価委員会，他：日集中医誌 18(2)：283-294，2011．
12) Garland A, et al.：Chest. 2013；143(1)：214-221.(PMID：23276844)
13) Ghorra S, et al.：Ann Surg. 1999；229(2)：163-171.(PMID：10024095)
14) Pronovost PJ, et al.：Crit Care Med. 2004；32(6)：1247-1253.(PMID：15187501)
15) Levy MM, et al.：Ann Intern Med. 2008；148(11)：801-809.(PMID：18519926)
16) Wallace DJ, et al.：N Engl J Med. 2012；366(22)：2093-2101.(PMID：22612639)
17) Kajdacsy-Balla Amaral AC, et al.：Am J Respir Crit Care Med. 2014；189(11)：1395-1401.(PMID：24779652)
18) Blunt MC, et al.：Lancet. 2000；356(9231)：735-736.(PMID：11085695)
19) Reineck LA, et al.：Crit Care. 2013；17(5)：R216.(PMID：24090194)
20) Stelfox HT, et al.：Arch Intern Med. 2012；172(6)：467-474.(PMID：22412076)
21) Wallace DJ：Intensive Care Med. 2016；42(9)：1467-1468.(PMID：27349237)
22) Garland A, et al.：Am J Respir Crit Care Med. 2012；185(7)：738-743.(PMID：22246176)
23) Kerlin MP, et al.：N Engl J Med. 2013；368(23)：2201-2209.(PMID：23688301)
24) Wallace DJ, et al.：N Engl J Med. 2012；366(22)：2093-2101.(PMID：22612639)
25) Kerlin MP, et al.：Chest. 2015；147(4)：951-958.(PMID：25321489)
26) van der Wilden GM, et al.：J Trauma Acute Care Surg. 2013；74(2)：563-567.(PMID：23354251)
27) Ali NA, et al.：Am J Respir Crit Care Med. 2011；184(7)：803-808.(PMID：21719756)
28) Amin P, et al.：J Crit Care. 2016；35：223-228.(PMID：27444985)
29) Kerlin MP, et al.：Intensive Care Med. 2016；42(9)：1469-1471.(PMID：27349238)
30) Guidet B, et al.：Intensive Care Med. 2016；42(9)：1472-1474.(PMID：27349241)
31) Kim MM, et al.：Arch Intern Med. 2010；170(4)：369-376.(PMID：20177041)
32) Yoo EJ, et al.：J Intensive Care Med. 2016；31(5)：325-332.(PMID：24825859)
33) Weled BJ, et al.：Crit Care Med. 2015；43(7)：1520-1525.(PMID：25803647)
34) Henneman E, et al.：Am J Crit Care. 2002；11(2)：132-140.(PMID：11888125)
35) Leape LL, et al.：JAMA. 1999；282(3)：267-270.(PMID：10422996)
36) MacLaren R, et al.：Crit Care Med. 2008；36(12)：3184-3189.(PMID：18936700)
37) Shortell SM, et al.：Med Care. 1994；32(5)：508-525.(PMID：8182978)

2 ICU 入室・退室基準を設けるべきか？

武居哲洋

CONTROVERSY
- ICU に入室基準を設けるべきか？
- 適切な ICU 病床数はどれくらいか？
- ICU に退室基準を設けるべきか？

BACKGROUND

　病院の収入は，病床利用率に大きく依存する．したがって，空き病床があればただちに収入の低下につながり，当然その病床を何とか利用する力学が働くことは間違いない．その力学は，入院(入口)のみならず退院(出口)の判断にも及ぶ．すなわち，病床利用率は，病床数および入口，出口の調節(すなわち入退院の判断)の3つの因子に依存しているといっても過言ではない．この原理は，ICU(集中治療室：intensive care unit)病床にもそのまま当てはまる．なお，ICU の定義そのものがややあいまいなため，本項では，概して急性期病院で ICU と見なされている特定集中治療室管理料を算定する病床，あるいは救命救急入院料2または4を算定する，患者–看護師比が 2：1 以上と規定される救命救急病床をイメージしていただきたい(表2-1)．

　わが国の医療は，政策によりある程度計画経済的にコントロールされている．今後わが国は，ほかの国が経験したことのない少子高齢化時代に突入し，医療提供側もこの構造変化に適応した医療の提供を求められる．高齢者人口割合の急激な増加に伴い，医療を支える労働力人口が減少することも忘れてはならない．これらの社会的状況も，今後の ICU のあり方を規定する重要な因子であり，考慮すべき事項である．

表 2-1　成人の重症系ユニットとその要件(2018年3月時点)

特定入院料	区分	患者–看護師比基準	重症度，医療・看護必要度基準
救命救急入院料	1	4：1	——
	2	2：1	ICU 用 70%
	3	4：1	——
	4	2：1	ICU 用 70%
特定集中治療室管理料	1	2：1	ICU 用 80%
	2		ICU 用 80%
	3		ICU 用 70%
	4		ICU 用 70%
ハイケアユニット入院管理料	1	4：1	HCU 用 80%
	2	5：1	HCU 用 60%
脳卒中ケアユニット入院管理料		3：1	

ここに示した4種類の特定入院料が，現在の成人の主な重症系ユニットである．このうち，色文字で示された救命救急入院料2または4と特定集中治療室管理料1～4が，いわゆる ICU とよばれるユニットと考えてよいだろう．

表 2-2 診療報酬で規定された ICU の対象疾患

算定対象となる患者は，次に掲げる状態にあって，医師が特定集中治療室管理／救命救急入院が必要であると認めた者であること
ア．意識障害又は昏睡
イ．急性呼吸不全又は慢性呼吸不全の急性増悪
ウ．急性心不全(心筋梗塞を含む．)
エ．急性薬物中毒
オ．ショック
カ．重篤な代謝障害(肝不全，腎不全，重症糖尿病等)
キ．広範囲熱傷
ク．大手術後
ケ．救急蘇生後
コ．その他外傷，破傷風等で重篤な状態

〔日本医師会：A301 特定集中治療室管理料．改定診療報酬点数表参考資料(平成 26 年 4 月 1 日実施). pp123-124, 2014 より〕

　いうまでもなく，ICU は重症患者の入室するユニットであるが，これまでは各病院において入院患者のうち相対的に重症度の高い順に ICU に入室させていたかもしれない．ICU 病床数と重症度は逆相関の関係にあり，すなわち病床数が多いほど軽症患者が入室する力学が働く．それでは一体 ICU 入室にふさわしい重症患者とはいかなる患者だろうか．いつまで ICU に入室させるのが適切だろうか．適切な ICU 病床数はどれくらいだろうか．本項ではこれらのコントロバーシーに対し，個人的見解を多分に織りまぜながら答えていきたい．

POINT

　集中治療医は，限られた医療費の効率的な分配にわが国の医療政策がフォーカスしていることを理解すべきである．ICU 入室の優先順位が最も高いのは，ショック，多臓器不全症候群などで臓器補助が必要な患者群，および生命を脅かす状態で緊急手術を受けた患者群である．手技や処置の有無により ICU の在室を規定する現在の診療報酬体系よりも，毎日人工呼吸器離脱や不要なデバイスの抜去を吟味し，適切な時期に退出させる質の高い ICU を評価する体系が望まれる．

■ ICU に入室基準を設けるべきか？

　この問いに関する答えはある意味明らかである．すなわち，もともと特定入院料である特定集中治療室管理料(区分番号：A301)や救命救急入院料(区分番号：A300)には，算定対象患者として表 2-2 のような要件が診療報酬上定められているからである[1]．しかしよく読んでみると，「大手術後」「重篤な」など，基準があいまいな項目が存在することに気がつく．例えば，どのような予定手術後患者が ICU 入室の適応なのかは定まっておらず，施設によって ICU に入室する予定手術後患者の実態は大きく異なる．胃がん，婦人科良性疾患や整形外科の大腿骨頸部骨折などの手術後に，常態的に ICU に入室させる施設も存在するようである．例えば，すこし古い日米比較研究によれば，わが国の外科系 ICU 患者の入室時診断は，消化管悪性疾患が 15.1%と突出して多かったのに対し，米国の外科系 ICU 患者に占める消化管悪性疾患はわずか 2.9%であり，国によっても考え方は大きく

異なる[2]．また，内因性疾患でどれくらい重篤であればICU入室の適応なのかも，施設により考え方が大きく異なるのが現状である．

1）予定手術後患者のICU入室適応

予定手術後患者のICU入室の主な目的はモニタリングであり，ICUに一定期間入室させモニタリングすることで恩恵を受ける患者がいるという考えに基づいている．しかし，いかなる手術後にICUにおいて厳重にモニタリングすべきかという疑問に答える臨床研究は限られている．1990年代に行われた日米比較観察研究では，米国の40の病院のICUに入室した17,440例の患者のうち，予定手術後に入室した患者は33.3%であったのに対し，わが国の22の病院のICUに入室した5,107例の患者の49.4%は定時手術後の入室であった[2]．一方，2011年の日本集中治療医学会の調査報告によれば，わが国の119のICUに入室した3,435例の患者に占める定時手術後入室患者の割合は34%であった[3]．欧米諸国で行われた大規模な多施設観察研究[4-8]においては，予定手術後のICU入室は23～35%と幅があるが，これらと比較して高めではあるものの決してわが国の数字が突出して高いわけではない．一方，緊急手術後のICU入室患者の割合はわが国の調査[3]で8%であったのに対し，欧米の多施設研究[4-8]では11～24%であり，わが国のICUは緊急手術後の入室患者割合が少ないとも考えられる．ただし，これらの調査結果は，原則的に予定手術後入室のない救命救急ICUがどの程度調査に加わっていたかにも大きく影響され，わが国でICUと認識されるユニットに入室するすべての患者の実態を表しているとは限らないことに注意が必要である．

英国の94の病院における手術患者の大規模観察研究[9]によれば，予定手術後にICUに直接入室した患者の入院死亡率は10.1%であるのに対し，緊急手術後に入室した患者の死亡率は28.6%であった．ICU入室患者の入院死亡は，40.8%の患者においていったんICUを退出した後に起こっていたことも示された．参考までに，わが国の調査結果[3]では，予定手術後，および緊急手術後にICUに入室した患者の入院死亡率はそれぞれ1.67%，12.5%ときわめて低い数値であった．最近報告されたヨーロッパ集中治療医学会とヨーロッパ麻酔科学会が共同で行った大規模観察研究[10]によれば，予定非心臓手術を受けた患者の4%が入院中に死亡したが，その73%はICUを利用していなかった．予定非心臓手術後に直接ICUに入室した患者は8%であったが，国により入室率は0～16.1%と大きく異なった．ICU入室率と死亡オッズ比を筆者がプロットしたのが図2-1であるが，調整死亡オッズ比の高い国の術後ICU入室率が決して低いわけではないことがみてとれる．本研究でも予定非心臓手術後に直接ICUに入室した患者の死亡の43%は，ICU退出後に病棟で起こっていた．

ビッグデータを用いた研究によれば，緊急手術に関しては術後ICU入室が死亡率低下と関連していることが示唆される一方で[11, 12]，死亡率の低い手術に関してはICU入室の利点は示されておらず[13-15]，むしろ在院日数を含むコストを増加させていた[13]．さらに，2017年には27か国，474病院の44,814患者のビッグデータを解析したコホート研究の結果が報告された．この研究では，術後直接ICUに入室することは死亡率低下と関連せず，高リスク手術に限定しても同様の結果であった[16]．

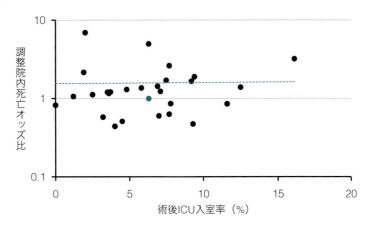

図 2-1　各国の予定非心臓手術患者の術後 ICU 入室率と調整院内死亡オッズ比
予定非心臓手術患者の術後 ICU 入室率と重症度を調整した院内死亡オッズ比（英国を基準）には特に相関がみられない．
〔Pearse RM, et al.：Lancet. 2012；380(9847)：1059-1065.(PMID：22998715)をもとに作成〕

2）重症度からみた ICU 入室適応

　重症患者はケアや観察の必要度がきわめて高く，機械的臓器補助などの特殊な治療法を行うため，1 か所に集約して管理すれば転帰を改善するのではないかというのが ICU の発想の原点である．それでは一体どれくらい「重篤」であれば ICU 入室の適応となるのであろうか？

　近年わが国では病床利用の適正化（すなわち病床の目的に合った適切な患者入室を促すこと）を主な目的として，「重症度，医療・看護必要度」と呼ばれる指標が患者ごとに測定されている．ICU においても ICU 患者専用の重症度，医療・看護必要度（表 2-3）が定められている[17]．2014 年の診療報酬改定で，従来の特定集中治療室管理料に上位加算が設定され，現在では特定集中治療室管理料は 2 段階に階層化されている（表 2-1）．このうち，上位加算に該当する特定集中治療室管理料 1 および 2 は，ICU 用の重症度，医療・看護必要度を満たす患者・日が全患者・日の 80％以上であることを要件とし，管理料 3 および 4 は 70％以上を要件としている（表 2-1）．なお，本項の冒頭で規定した ICU の定義に該当する救命救急入院料 2 および 4 も，同様に ICU 用の重症度，医療・看護必要度を満たす患者・日が全患者・日の 70％以上を要件とする（表 2-1）．すなわち，これらの基準を満たす患者が重篤な患者ということになり，このような患者を中心に ICU に入室させる必要がある．表 2-3 の「A：モニタリングおよび処置」の項目よりみえてくるのは，呼吸，循環，腎などの重要臓器の機械的なサポートが必要な患者や，薬剤の細かい滴定を要する患者が，主な ICU の対象患者ということになるだろう．

　以上述べてきたように，多臓器不全やショックを呈し機械的臓器サポートが必要な患者は明らかに ICU 入室適応患者だが，一方で予定手術後などの厳重なモニタリングが主目的の ICU 入室に関しては，どの程度 ICU 入室による恩恵（特に死亡率改善）を受けるかは明らかになっておらず，いかなる手術後患者が直接 ICU に入室する適応かのコンセンサスは得られていない．最近の総説によれば，予定手術後に関しては高リスク患者のみ ICU に入室させ，それ以外はハイケアユニットなどの中間ユニットを活用するのが近年の国際的な動きのようである[18]．概して予定手術後死亡率の低い

表2-3 ICU用の重症度，医療・看護必要度（A項目のみを示す）

A：モニタリングおよび処置など	点数
心電図モニター	1
輸液ポンプ	1
シリンジポンプ	1
動脈圧測定	2
中心静脈圧測定	2
人工呼吸器管理	2
輸血・血液製剤投与	2
肺動脈圧測定	2
特殊治療（CHDF, IABP, PCPS, VAD, ICP, ECMO）	2

該当する項目の合計点数が4点以上となる患者が一定の割合（ユニットにより規定されている；表2-1参照）以上存在していることが算定要件となる．
〔平成29年度第11回 入院医療等の調査・評価分科会, p5, 2017. 2018.3.15閲覧 http://www.mhlw.go.jp/file/05-Shingikai-12404000-Hokenkyoku-Iryouka/0000185560.pdf より一部改変〕

わが国において，きわめて死亡率の低い手術後のモニタリングを主目的とするICU利用に関しては，将来的に制限のかかる方向に傾く可能性があるだろう．

■ 適切なICU病床数はどれくらいか？

　2000年に米国から報告された，集中治療にかかわる労働力の長期的な需要供給バランスについて検討したCOMPACCS研究は，世界中の集中治療医にインパクトを与えた[19]．この研究では，米国のベビーブーマー世代が高齢者になる2007年以降，集中治療の需要は供給を上回り，2020年には需要に対し労働力は22%，2030年には35%不足する予測が示された．しかし，多くの先進国における高齢化時代への突入は，現実的には必ずしも無制限に集中治療医やICU病床数を増加させる方向へむかうことを意味するものではない．

1）わが国のICU病床数

　日米国際比較研究において，わが国の病院の総病床数に占める成人ICUの病床数は1.0%であったのに対し，米国のICU病床数は4.6%で大きな差を認めた[2]．しかし，わが国の人口あたりの急性期病床数が国際的にきわめて多いことを鑑みると，急性期病院の全病床数に占めるICU病床数という数値はあまり意味をもたない．
　2017年の特定集中治療室の病床数の調査[20]では，11床以上の病床をもつICUが最も多く（22.8%），8床（22.1%），6床（21.5%）と続いた．施設あたりICU病床数の平均値は8.7床であった．2017年6月の施設調査で，わが国の特定集中治療室管理料1〜4の届出病床数は5,528床（655病院）である[21]．2006年の約3,800床から2010年に5,000床を超えるまでは，特定集中治療室管理料の届出病床数は増加の一途をたどっていたが，近年その数は頭打ちとなっている[22]．一方，救命救急入院料については全体の届出病床数が6,498床であり[21]，このうち約1/4がICUに該当する救命救急入院料2または4の届出病床と仮定すると，約1,500床となる．これを約300の救命救急セ

ンターで割ると，1施設あたりの救命救急 ICU 病床数は約 5 床ということになる．

これらのデータを合わせると，現在わが国の主に成人を対象とした ICU は約 7,000 床と推定される．これは人口 10 万人あたりに換算すると，約 5.5 床である．2005 年前後の古いデータではあるが，欧米 8 か国の人口 10 万人あたりの成人を対象とした ICU 病床数は，3.5（英国）から 24.6（ドイツ）と最大約 7 倍の大きな格差を認めた[23]．この研究に現在のわが国の数値を当てはめると，英国に次いで少ない数値となり，国際的には決して ICU 病床数の多い国ではない．しかし，先に示したようにわが国の術後死亡率（予定，緊急にかかわらず）が欧米の研究の数分の 1 ときわめて低いこと，心大血管疾患の ICU 入室割合が低く，重症度スコア，死亡率ともに欧米諸国より低いこと[24]などを考慮すると，重症疾患の罹患率そのものが異なる可能性もあり，わが国の ICU 病床を増やすべきという議論は根拠に乏しい．

2）地域医療構想と今後の ICU 病床数

わが国の 65 歳以上の高齢者人口の割合（高齢化率）はほかの先進国に先んじて増加の一途をたどり，団塊の世代が後期高齢者に突入する 2025 年には 30％を超え，さらに 2065 年には 38.4％にのぼるとされる[25]．この人口構造の変化に適応した医療供給体制を実現するために，各地域において将来の医療需要と供給体制を病床機能ごとに具体的に数値化したものが地域医療構想である．これによれば，わが国の多くの地域で，高齢者人口の増加に伴い医療そのものの必要性は高まるにもかかわらず，ICU 病床を含むわが国の高度急性期機能をもつ病床数は過剰になるという推計が提示されている[26]．

また近年の集中治療室にかかわる診療報酬改定は，看護師，臨床工学技士，薬剤師，理学療法士などを含めた多職種協働で運営する質の高い ICU に診療報酬を加算する傾向が明らかである．少子化により医療従事者そのものが増加する見込みのないなか，今後わが国の ICU 病床数が増加していくことは考えにくく，むしろ数よりも高い質を追求すべきと筆者は考えている．

■ ICU に退室基準を設けるべきか？

2017 年 3 月の全国 280 施設の調査では，特定集中治療室管理料の届出病床の平均在室日数は 7.2 日であり，2016 年の診療報酬改定前後で特に大きな変化はみられなかった[27]．施設ごとの在室日数が 3 日（23％）をピークに分布しているにもかかわらず平均在室日数がこのように長い理由は，10 日以上の長期在室患者が約 20％存在するためである．これらのなかには，長期にわたり人工的な臓器補助などの集中治療が必要であり，どうしても ICU を退室できない患者が多く含まれていると推測される．

一方で，毎日ルーチンで人工呼吸などの臓器補助療法，中心静脈カテーテルや動脈ラインなどの必要性について吟味しない ICU においては，人工呼吸などの臓器補助やカテーテル留置期間が必要以上に長くなり，これが施設により同一疾患で ICU 在室日数が大きくばらつく 1 つの理由とも考えられる．必要以上の侵襲的デバイスの留置は，人工呼吸器関連肺炎やカテーテル関連感染症などとも直結し，患者転帰を悪化させる可能性がある．不必要な治療を継続しても，表 2-3 の重症度，医療・看護必要度の基準を満たす限りは，少なくとも 14 日間は特定集中治療室管理料や救命救急入

1 | 総論

院料を算定できるため，病院にとってのデメリットはあまりないことも問題かもしれない．すなわち現時点では，重症度，医療・看護必要度の基準を満たさなくなったことが1つのICU退出基準といえる．しかし，この基準は前述のように行った処置を中心としたものであり，その妥当性は不明である．本来は，むやみに早く退出させることも不必要に遅く退出させることも患者にとっては不適切であり，患者状態を詳細に見極めて，適切な時期に適切な患者をICUから退出させるチェック機能が必要である．

> **▶ 私はこうしている**
>
> ここまで述べてきたように，ICU利用の妥当性を議論するには，激変する医療を取り巻く環境，特に人口構造や医療供給体制の変化を無視することはできない．ICUを利用することで明らかに恩恵を受けると考えられるのは，多臓器不全症候群で臓器補助が必要な患者群，バイタルサインに異常をきたし生命を脅かす状態で緊急手術を受けた患者群であり，ICU入室の優先順位は最も高いと考えている．定時大手術後の入室については，開胸心臓大血管手術，肝切除術，食道切除術，開頭手術，肺切除術などに患者の併存疾患などを組み合わせ，優先順位をつけながら入室させている．ただし近年は，心臓大血管手術後以外の術後患者の多くをHCU(ハイケアユニット：high care unit)に入室させているが，特段に問題は生じていない．
>
> それでは，進行がんや進行した慢性疾患(末期肝硬変など)を有する終末期患者の入室はどうであろうか．担がん患者が，予期せず重症化してICU入室に至ることは決してまれではない．筆者は，本人や家族の希望があり，もし重症疾患が改善すれば再び予後が一定期間でも見込める患者であればICU入室適応としている．例えば，肺がん患者の重症肺炎，胃がん患者のうっ血性心不全などがこれらに該当する．ただし，ICUで行う集中治療から離脱できずに不可逆的な末期状態であることが明らかになった場合には，本人や家族のコンセンサスのもとにICUから退室させるか，あるいは治療制限を行うことを検討している．総じて，ICUで機械やモニターに囲まれて最期を迎えることを望まない患者や家族は多いと考えられる．
>
> 今後集中治療医は，限られた医療費をいかに効率的に分配するかにわが国の医療政策がフォーカスしていることを理解する必要がある．換言すれば，いかなる患者に高い医療コストをかけることが適切かを，優先順位をつけて判断する必要がある．このような文脈において，ICU手技や処置などのプロセスをもとに患者重症度を規定し，日数に応じて支払う現在のICUの診療報酬体系には，いささか問題があると考えている．重要なのは，毎日人工呼吸器離脱，カテーテル類の抜去などをルーチンワークとして吟味し，早期離床を促し，適切な時期にユニットから退出させるICUを適切に評価することではないだろうか．このような質の高いICUは，結果として患者転帰も良好なはずである．このあたりに，今後の集中治療専従医の重要な役割がある．

📖 参考文献

1) 日本医師会：A301 特定集中治療室管理料. 改定診療報酬点数表参考資料(平成26年4月1日実施). pp123-124, 2014.
2) Sirio CA, et al.：Chest. 2002；121(2)：539-548.(PMID：11834670)
3) 日本集中治療医学会ICU機能評価委員会, 他：日集中医誌 18(2)：283-294, 2011.

4) Harrison DA, et al.：Crit Care. 2004；8（2）：R99-R111.（PMID：15025784）
5) Metnitz PG, et al.：Intensive Care Med. 2005；31（10）：1336-1344.（PMID：16132893）
6) Higgins TL, et al.：Crit Care Med. 2007；35（3）：827-835.（PMID：17255863）
7) Poole D, et al.：Intensive Care Med. 2009；35（11）：1916-1924.（PMID：19685038）
8) Rhodes A, et al.：Intensive Care Med. 2011；37（9）：1466-1472.（PMID：21732168）
9) Pearse RM, et al.：Crit Care. 2006；10（3）：R81.（PMID：16749940）
10) Pearse RM, et al.：Lancet. 2012；380（9847）：1059-1065.（PMID：22998715）
11) Symons NR, et al.：Br J Surg. 2013；100（10）：1318-1325.（PMID：23864490）
12) Ozdemir BA, et al.：Br J Anaesth. 2016；116（1）：54-62.（PMID：26675949）
13) Gillies MA, et al.：Intensive Care Med. 2015；41（10）：1809-1816.（PMID：26202040）
14) Wunsch H, et al.：J Crit Care. 2013；28（5）：597-605.（PMID：23787024）
15) Gillies MA, et al.：Br J Anaesth. 2017；118（1）：123-131.（PMID：28039249）
16) Kahan BC, et al.：Intensive Care Med. 2017；43（7）：971-979.（PMID：28439646）
17) 平成29年度第11回 入院医療等の調査・評価分科会，p5，2017．2018.3.15 閲覧
    http://www.mhlw.go.jp/file/05-Shingikai-12404000-Hokenkyoku-Iryouka/0000185560.pdf
18) Ghaffar S, et al.：Curr Opin Crit Care. 2017；23（5）：424-429.（PMID：28777159）
19) Angus DC, et al.：JAMA. 2000；284（21）：2762-2770.（PMID：11105183）
20) 平成29年度第9回入院医療等の調査・評価分科会，p18，2017．2018.3.15 閲覧
    http://www.mhlw.go.jp/file/05-Shingikai-12404000-Hokenkyoku-Iryouka/0000179719.pdf
21) 中央社会保険医療協議会総会（第376回）．入院医療（その8）について，p3，2017．2018.3.15 閲覧
    http://www.mhlw.go.jp/file/05-Shingikai-12404000-Hokenkyoku-Iryouka/0000187182.pdf
22) 中央社会保険医療協議会総会（第310回）．個別事項（その3）について，p7，2017．2018.3.15 閲覧
    http://www.mhlw.go.jp/file/05-Shingikai-12404000-Hokenkyoku-Iryouka/0000103119.pdf
23) Wunsch H, et al.：Crit Care Med. 2008；36（10）：2787-2793.（PMID：18766102）
24) 内野滋彦：日集中医誌 17（2）：141-144，2010．
25) 内閣府：平成29年版高齢社会白書（概要版）．第1章：高齢化の状況．第1節：高齢化の状況．2017．2018.3.15 閲覧
    http://www8.cao.go.jp/kourei/whitepaper/w-2017/gaiyou/pdf/1s1s.pdf
26) 厚生労働省：地域医療構想．2018.3.15 閲覧
    http://www.mhlw.go.jp/stf/seisakunitsuite/bunya/0000080850.html
27) 平成29年度第9回入院医療等の調査・評価分科会，p20，2017．2018.3.15 閲覧
    http://www.mhlw.go.jp/file/05-Shingikai-12404000-Hokenkyoku-Iryouka/0000179719.pdf

3 プロトコルの功罪

牧野 淳

CONTROVERSY

・ICUでプロトコルを使うべきか？（利点と欠点）
・ICUで用いられているプロトコルにはどのようなものがあるか？
・プロトコルを使う際の注意点は？

BACKGROUND

　プロトコルとは，ある事項について複数の人々が確実に実行できるよう定められた手順のことである[1]．その語源は古代ギリシャの巻物の表紙"protokollon"に由来するとされ[1]，医療におけるプロトコルは臨床疑問に対する具体的な指針を示すことが多い[2]．集中治療領域では，人工呼吸器からのウィーニングや鎮静・鎮痛剤の投与調整などさまざまな場面においてプロトコルが用いられてきたものの，現在までにICUにおけるプロトコルが患者の予後を改善する

というコンセンサスは十分に得られていない[3,4]. ICUにおいてプロトコルを用いる際には，プロトコルの利点や欠点について事前に十分吟味する必要がある．

POINT

大規模試験で有用性が証明され，広く実践されているプロトコルについては全例で，患者への直接的な侵襲が比較的少ない各種バンドルや早期リハビリテーション・栄養・緩和ケアなどの介入に関するプロトコルついては積極的に，薬剤使用で個人差の生じる可能性があるプロトコルに関しては，個々の症例に応じて適宜内容を変更しながら，それぞれ使用している．

■ICUでプロトコルを使うべきか？（利点と欠点）

団塊世代の高齢化に伴い，わが国におけるICUの需要は年々高まってきている．また，近年の医療進歩によりICU患者の重症化や病態の複雑化はいっそう進んできている[2]．その一方で，ICUの需要増加に見合った医師数が十分に確保されているとは言いがたい．ICU患者の全身状態は刻一刻と変化を続けており，それに対して迅速な対応が求められている．プロトコルは，こうした患者への迅速な対応ならびに医師不足の問題への解決策の1つとして期待されている．プロトコルの主な利点と欠点を表3-1に示す．

プロトコルの最大の利点は，医師が不在あるいは忙しいなどの理由で対応困難な際に，医師以外の他職種スタッフがプロトコルに従い速やかに標準的な治療を提供できることである．結果として，患者の医療安全が確保されるとともに予後の改善へつながる可能性がある[2]．その他，プロトコルには以下に挙げるような効果も期待されている．第1に，プロトコルは医師間でみられる診療レベルのばらつきを減らすとされている[2]．臨床現場において医師の教育的背景や経験年数はさまざまであり，診療レベルにばらつきがみられるのは一般的である[5]．また，同じ医師であっても状況や時間によって診療レベルにばらつきが生じることがあるとされる[4]．この点，プロトコルは医師や状況など関係なく一様の判断をくだすため，プロトコルが厳密に遵守されている限りある程度の診療レベルが保証される[5,6]．第2に，プロトコルは若手スタッフへのよい教材になるとされている[7]．プロトコルは，ガイドラインで推奨されている標準的な治療を示していることが多い．そのため，プロトコルに関するディスカッションを通じて，現在の標準的な治療が推奨されるようになった経緯や最新のエビデンスについて学ぶことができる．第3に，プロトコルは治療の見過ごしや医療ミスを減らし，患者への安全性を高めるとされている[2]．シフト勤務を敷いている職場では，時としてスタッフ間のミスコミュニケーションが問題となる．プロトコルは共有すべき情報をチェックリストで示しており，重要なことあるいは忘れがちなことについても随時拾い上げることができるため，結果として医療ミスを減らせる可能性がある[8]．第4に，プロトコルは医療費を削減できる可能性がある．一般的に，医師間で診療レベルのばらつきがあると不必要な検査や治療が多くなり，医療費は跳ね上がっていく．Elyら[9]は，人工呼吸器からのウィーニングの際にプロトコルを使用したところ，人工呼吸器からの離脱を早めただけでなくICU入室中の医療費を患者1人あたり5,000ドルあまり削減することを示し，プロトコルは経済的効果もあることを示唆した．

逆に，プロトコルによるいくつかの弊害についても言及しておきたい．第1に，適応ではない病

表 3-1　プロトコルの利点と欠点

利点	欠点
・速やかな標準的治療の提供 ・医師間での診療レベルのばらつきを減らす ・若手スタッフへの教材になる ・治療見過ごしや医療ミスを減らし，患者への安全性を高める ・医療費の削減	・適応のない患者への使用 ・治療が画一的で個人に対応していない ・最新の標準的治療を反映していない可能性 ・エビデンスレベルが低い

〔Chang SY, et al.：Crit Care. 2012；16：306.（PMID：22424130）をもとに作成〕

態や疾患に対するプロトコルの使用は，患者にとって有害である可能性がある．例えば，心原性ショックや出血性ショックの患者に対し敗血症プロトコルを用いたらどうなるだろうか．効果がみられないばかりか，患者にとってかえって不利益な結果をもたらすかもしれない．第2に，プロトコルは画一的な治療しか提供しないため，すべての対象患者において同様の効果が期待できるわけではない．特に，薬剤の治療効果は年齢や性別，体格，肝・腎機能などにより大きく異なるため，個々の症例に応じて投与量を変更しなければならない．第3に，プロトコルによっては最新の標準的な治療を反映していない可能性がある．医療は日々進化を続けており，かつてはその斬新さからもてはやされていた敗血症に対する活性化プロテインC[10]やステロイド[11]，周術期の厳格な血糖コントロール[12]などの治療が，その後の研究で有効性が否定されて現在では標準的な治療から外されているといったことも珍しくない．プロトコルを使用する際には，事前にその内容や根拠としている文献を確認しておくことが望ましい．第4に，プロトコルの多くはエビデンスレベルが低い．大規模試験で有用性を証明されたプロトコルは後述するようにごく一部にすぎない．日常診療で用いられているプロトコルの多くは，小規模試験や自施設における経験的なデータをもとに作成されているため，患者への安全性や予後の改善については十分に評価されていない．

以上，プロトコルの利点と欠点についてそれぞれ述べてきた．それでは，こうした利点と欠点を踏まえたうえで，ICUにおいて果たしてプロトコルを使用すべきなのだろうか．言い方を変えれば，ICUにおけるプロトコルの使用は患者の予後を改善するのだろうか．United States Critical Illness and Injury Trials Group（USCIITG）は[3]，米国59施設のICU患者6,179人を対象にICUにおけるプロトコルの使用数が患者予後へ与える影響について多施設前向き観察研究を行った．研究施設においてICUにおけるプロトコルの平均使用数が19だったことから，患者を19以上のプロトコルを使用した群（HN：high number of protocols）と19未満のプロトコルを使用した群（LN：low number of protocols）の2群に分類し，両群の予後ならびに在院日数を比較した．その結果，HN群はLN群と比較しICU死亡率12% vs 13%（p＝0.64），院内死亡率17% vs 17%（p＝0.96），ICU在室日数9.5日 vs 9.7日（p＝0.65），在院日数18.0日 vs 18.4日（p＝0.59）といずれも両群間に有意差を認めなかった．著者らは，ICUにおけるプロトコルの使用数が患者の予後に影響を与えなかった理由として，プロトコルの遂行と遵守がきちんとなされていなかった可能性を挙げた．また，プロトコルを使用する際には，プロトコルの数ではなくプロトコルの質も重要である点についても言及した．

表 3-2　ICU で一般的に用いられているプロトコル

系統	プロトコル	系統	プロトコル
神経	・鎮痛・鎮静薬の投与量（日々の中断も含む） ・ICU 入室早期からの離床・リハビリテーション ・せん妄の評価・治療 ・脳梗塞に対する t-PA 治療 ・心肺停止蘇生後の低体温療法	消化器・栄養	・ICU 入室早期からの経腸栄養
		感染症	・敗血症バンドル（早期抗菌薬投与含む） ・中心静脈カテーテル挿入時バンドル ・口腔ケア
		腎・電解質	・電解質補正
循環	・昇圧薬・強心薬の投与量 ・降圧薬の投与量 ・抗不整脈薬の投与量 ・急性冠症候群（ACS）に対する初期診療 ・一次救命処置（BLS）／二次救命処置（ACLS）	血液	・輸血適応 ・ヘパリン持続点滴時の投与量調整
		内分泌・代謝	・血糖コントロール
		予防	・ストレス潰瘍予防 ・深部静脈血栓症（DVT）予防
呼吸	・肺保護戦略に基づいた人工呼吸器設定 ・人工呼吸器からのウィーニング ・人工呼吸関連肺炎（VAP）予防バンドル	その他	・緩和ケアの介入

■ICU で用いられているプロトコルにはどのようなものがあるか？

　現在 ICU で一般的に用いられているプロトコルは 表 3-2 に示すとおりである．このうち，大規模試験で有用性が証明されたいくつかのプロトコルについて以下に紹介する．

1）鎮静

　Kress ら[13] は，人工呼吸中の患者に対して 1 日 1 回覚醒するまで鎮静を中断するプロトコルを用いたところ，（プロトコルを用いなかった群と比較し）人工呼吸期間を 4.9 日 vs 7.3 日（p＝0.004），ICU 滞在期間を 6.4 日 vs 9.9 日（p＝0.02）とそれぞれ有意に短縮し，鎮静薬の使用を控えるプロトコルが早期人工呼吸器離脱と早期 ICU 退室に有効である可能性を示した．

2）t-PA

　NINDS rt-PA グループ[14] は，発症 3 時間以内の脳梗塞に対して組織プラスミノゲン・アクチベーター（t-PA）を投与したところ，（t-PA を投与しなかった群と比較し）3 か月後の神経学的予後を有意に改善した．米国心臓協会（AHA）ならびに米国脳卒中協会（ASA）のガイドラインでは，発症時間が明らかかつ出血リスクのない症例に対する早期 t-PA 投与を強く推奨しており[15]，わが国でも AHA／ASA ガイドラインに準じて病院搬送から診断検査，治療に至るまでの初期対応プロトコルが浸透してきている．

3）低体温療法

　Hypothermia after Cardiac Arrest Study グループ[16] は，心室細動（VF）による心肺停止をきたした患者に対し目標体温を 32～34℃とする 24 時間の低体温療法を行ったところ，発症 6 か月後の神経学的良好な患者割合を 55％ vs 39％（リスク比 1.4；95％CI：1.08-1.81），死亡率を 41％ vs 55％（リス

ク比 0.74；95%CI：0.58-0.95)と低体温療法群において(低体温療法を施行しなかった群と比較し)それぞれ有意に改善した．同様に Bernard ら[17]は，心肺停止蘇生後に昏睡状態が続く患者に対し目標体温を 33℃とする 12 時間の低体温療法を行ったところ，神経学的予後が良好かつ自宅あるいはリハビリテーション施設へ退院した患者の割合をオッズ比で 5.25(95%CI：1.47-18.76，p＝0.011)と低体温療法群において有意に増加させた．これらの 2 研究がもととなり，現在は院外心肺停止蘇生後患者に対しては脳保護目的に 12〜24 時間の低体温療法(32〜34℃)プロトコルを行うのが一般的である(7 章 32 項 低体温療法/体温管理療法，p.258 も参照)．

4) 肺保護戦略

ARDS Network[18]は，急性肺傷害(ALI)および急性呼吸促迫症候群(ARDS)に対する肺保護戦略として，1 回低換気量(予測体重の 6 mL/kg)と呼気終末陽圧(PEEP)調節を行うプロトコルを用いたところ，1 回低換気量群において(従来の 1 回換気量を用いた群と比較し)院内死亡率を 31.0% vs 39.8%(p＝0.007)と有意に改善し，28 日時点までの人工呼吸器フリー日数も 12±11 日 vs 10±11 日(p＝0.007)と 1 回低換気群において有意に延長することを示した．この肺保護戦略の人工呼吸プロトコルは，現在 ARDS 症例にとどまらず人工呼吸症例全般に適応を広げて実践されている．

5) 自発呼吸トライアル

Ely ら[9]は，人工呼吸中の患者に対してプロトコルを用いて自発呼吸トライアル(SBT)の適応がないかどうか毎日スクリーニングした．適応を満たした症例に毎日 2 時間の SBT を施行したところ，プロトコルを用いた群で(プロトコルを用いなかった群と比較し)人工呼吸期間を 4.5 日 vs 6 日(p＝0.003)，SBT から抜管までの期間を 1 日 vs 3 日(p＜0.001)とそれぞれ有意に短縮し，SBT プロトコルが人工呼吸器からの早期離脱に有用である可能性を示した．

6) 赤血球輸血

Hebert ら[19]は，ICU 入室患者に対する赤血球の輸血基準をヘモグロビン(Hb)7 g/dL 以下にした場合と 10 g/dL 以下にした場合で予後を比較した．30 日死亡率は 18.7% vs 23.3%(p＝0.11)と両群に有意差を認めなかったが，院内死亡率は 22.3% vs 28.1%(p＝0.05)と輸血制限をした群(Hb 7 g/dL 以下)において予後の改善を認め，輸血制限を行うプロトコルが有用である可能性を示した．

■ プロトコルを使う際の注意点は？

プロトコルの多くは比較的低いエビデンスレベルから成り立っており，その使用法を誤れば患者の予後を悪化させることにもつながりかねない．プロトコルを開始する際には，患者および医療スタッフへの慎重な対応が必要である．患者に対しては，疾患あるいは病態が果たしてプロトコルの対象となりうるかどうかをまずは検討する．プロトコルの開始を判断した場合，次にその内容が適切かどうか，例えば薬剤の選択や投与量(特に最大投与量)，投与間隔，変更レジメンが適切かどうかを再確認しなければならない．特に，高齢者や臓器障害をきたしている場合，投与量を減らす，あるいはモニター間隔をより頻回にするなど症例に応じた工夫が必要かもしれない．医療スタッフ

に対しては，使用するプロトコルならびに対象の疾患あるいは病態にどれだけ慣れ親しんでいるかを見極めなくてはならない．

　プロトコルを遵守したばかりに患者の状態変化に気づかず，患者が重症化してから医師へ報告されることも少なからずある．自施設においても，心臓弁膜症術後の患者に対して院内で用いられているヘパリン持続点滴のプロトコルをそのまま使用した結果，著明な凝固延長から後腹膜出血をきたした症例が2例続いた．このインシデントでは，症例に応じた薬剤投与量の調整が必要だったこと，医療スタッフには出血リスクが高く早期段階で医師を呼ぶプロトコルにすべきだったことを学んだ．この後，心臓弁膜症術後に特化したヘパリン持続点滴のプロトコルを作成し，以後重大な出血インシデントは発生していない．

> **私はこうしている**
>
> 　ICUにおけるプロトコルが患者の予後を改善するというエビデンスは現在までに確立されてはいない．しかし，限られた人的資源のなかで患者の医療安全を確保していくためには，ICUにおけるプロトコルはもはや不可欠の存在である．筆者の場合，これまでに大規模試験で有用性が示され広く実践されているプロトコル，例えば肺保護戦略に基づく人工呼吸や心肺停止蘇生後の低体温療法，BLS / ACLS，ACSや脳梗塞に対する初期診療などについては，対象症例全例に対して実践している．また，プロトコルの使用による患者への直接的な侵襲が比較的少ないもの，例えばせん妄予防，VAP予防，中心静脈カテーテル感染予防などの各種バンドルや早期リハビリテーション，早期栄養の開始，早期緩和ケアの介入などに関するプロトコルついても積極的に使用するようにしている．逆に，薬剤使用により個人差が生じる可能性があるプロトコル，例えば鎮静・鎮痛薬や降圧薬，抗凝固薬などのプロトコルに関しては，投与量やモニター間隔，医師へ報告するタイミングなどを患者の状態や医療スタッフの知識・診療レベルなどを見極めながら適宜変更している．プロトコルは，時間や人手の限られている医師にとって強い味方にはなるものの，客観的な所見や数値に対応した指示にすぎない．医師が患者の状態を直接診察して総合的に判断したわけではないため，ときには重大なインシデントが見過ごされる可能性がある．筆者は，そうしたインシデントを未然に防げるよう，要注意な状態になるさらに一歩手前のところで医師が呼ばれるようなプロトコルを心がけている．

参考文献

1) 三輪芳久：日経NETWORK．2004年7月号．日経コンピュータ．
2) Chang SY, et al.：Crit Care. 2012；16：306.(PMID：22424130)
3) Prasad M, et al.：J Crit Care. 2010 25(4)：610-619.(PMID：20381296)
4) Sevransky JE, et al.：Crit Care Med. 2015；43(10)：2076-84.(PMID：26110488)
5) Billington EO, et al.：Crit Care. 2009；13(6)：R209.(PMID：20040087)
6) Morris AH：Crit Care. 2001；5(5)：249-254.(PMID：11737899)
7) Fessler HE, et al.：Crit Care Med. 2005；33(3 Suppl)：S223-S227.(PMID：15753732)
8) Riesenberg LA, et al.：Acad Med. 2009；84：1775-1787.(PMID：19940588)
9) Ely EW, et al.：N Engl J Med. 1996；335(25)：1864-1869.(PMID：8948561)
10) Bernard GR, et al.：N Engl J Med. 2001；344(10)：699-709.(PMID：11236773)
11) Annane D, et al.：JAMA. 2002；288(7)：862-871.(PMID：12186604)
12) van den Berghe G, et al.：N Engl J Med. 2001；345(19)：1359-1367.(PMID：11794168)

13) Kress JP, et al.：N Engl J Med. 2000；342(20)：1471-1477.(PMID：10816184)
14) National Institute of Neurological Disorders and Stroke rt-PA Stroke Study Group：N Engl J Med 1995；333(24)：1581-87.(PMID：7477192)
15) Jauch EC, et al.：Stroke. 2013；44(3)：870-947.(PMID：23370205)
16) Hypothermia after Cardiac Arrest Study Group：N Engl J Med. 2002；346(8)：549-56.(PMID：11856793)
17) Bernard SA, et al.：N Engl J Med. 2002；346(8)：557-63.(PMID：11856794)
18) Acute Respiratory Distress Syndrome Network, et al.：N Engl J Med. 2000；342(18)：1301-1308.(PMID：10793162)
19) Hébert PC, et al.：N Engl J Med. 1999；340(6)：409-417.(PMID：9971864)

4 ICUでの多職種の役割

中薗健一，松嶋真哉，十河匡光

CONTROVERSY
・ICUに薬剤師は必要か？
・ICUに理学療法士は必要か？
・ICUに臨床工学技士は必要か？

BACKGROUND

ICU管理には医師，看護師だけでなく，薬剤師，理学療法士，臨床工学技士などいわゆるコメディカルも従事している．

2007年に厚生労働省集中治療室(ICU)における安全管理指針検討作業部会より作成された「集中治療室(ICU)における安全管理指針」に，薬剤師，臨床工学技士がICUで勤務する医療従事者として関与指針が明確化されている[1]．しかし，現在の診療報酬点数において，救命救急入院料および特定集中治療室管理料の施設基準に専従の薬剤師，理学療法士，臨床工学技士などのコメディカルスタッフを配置という文言はなく，各施設の体制に一貫性はない[2]．

POINT
・薬剤師：可能なかぎりICUに常駐し，変動する病態に合わせて，薬剤師による多角的視点からの薬物治療評価を行い，安全で効果的な治療が行われるように能動的な治療支援を行っている．
・理学療法士：呼吸療法に関する知識と経験が豊富な理学療法士をICUに専従配置し，早期リハビリテーションを効果的かつ安全に実施できるように能動的な活動を行うとともに，人工呼吸器管理の支援も行っている．
・臨床工学技士：24時間勤務体制を確立し，集中治療領域を含めた施設全般の人工呼吸器や血液浄化装置などの生命維持管理装置の操作およびトラブル対応を行い，技術と臨床の両面で支援している．

■ICUに薬剤師は必要か？

わが国では2008年の診療報酬改定で救命救急加算を算定している集中治療中の患者へ薬剤管理指導料の算定が可能となり，多くの施設でICUに薬剤師の配置が進められた．さらに2016年にはICU入室患者に対して病棟薬剤業務実施加算が算定可能となり，ICUへの薬剤師配置が本格化し

た．しかし，これら施設基準や診療報酬上の基準などにより配属された医療従事者の基本的な活動や，患者へのアウトカムに関して，必ずしも明らかとなっていない．

一方，海外のICUにおける薬剤師の活動開始は1960年代までさかのぼり，2001年には米国集中治療医学会(SCCM)によるベストプラクティスとしてICUにおける薬剤師の存在が高く評価され，現在のICUチームに必要なメンバーとして示されている[3,4]．2000年にはSCCMと米国臨床薬剤師協会の共同によりICUにおける薬剤師活動のポジションペーパーが公表された[5]．この声明では，ICUにおいて薬剤師に期待される活動が「基本的活動」18項目，「望ましい活動」13項目，「理想的な活動」12項目の3つに分類され，他職種メンバーへの教育，リーダーシップ，集中治療に関連する委員会への参加や，学術的活動や研究など，多角的な活動について言及されている．米国において病院ベッド数あたりの薬剤師数の増加と死亡率の低下の関連が示され，ベッドサイドにおける薬剤師の活動として薬物有害事象管理，TDM，薬物治療プロトコル管理，薬物治療に関する相談などが含まれている[6]．

1)ICUにおける薬剤師の役割

ICUにおける薬剤師の活動は主に医薬品情報提供，薬物治療の明確化と修正，ガイドラインから逸脱した治療や禁忌薬の中止の提案や，必要な薬物治療の開始の提案，投与中の薬剤や今後使用予定の薬剤による薬物間相互作用，有害事象の指摘や予測，代替薬の提案などである[7]．ICU入室患者では一般病棟入院患者に比べて多くの種類の薬剤が投与されており，さらに変動する病態に合わせて薬剤の追加，中止，投与量の増減などが行われている[8]．このような環境のなかで薬物による数々の有害事象や過誤が報告されており，成人ICUにおいて1,000患者・日あたり106件と報告されている[9]．さらに，既往にある慢性疾患のコントロールを目的に服用している薬剤が，ICU入室後に中断されてしまう過誤が報告されている[10]．スタチン系薬や抗血栓薬などがICU入室後に中断されることにより，退院後1年間の死亡，救急外来受診，緊急入院が増加する．また，急性期病院のICUで一時的に投与されていたベンゾジアゼピン系薬剤［オッズ比(odds ratio)：1.20；95%CI(95%信頼区間：95% confidence interval)：1.08-1.33］，胃酸分泌抑制薬(オッズ比：2.37；95%CI：1.99-2.81)，吸入薬(オッズ比：1.51；95%CI：1.40-1.63)が，不必要に退院後も継続されていた[11]．

ICUに薬剤師が従事して，処方内容の確認や検査値の確認に加えて，ベッドサイドでの患者モニタリングを行うことで，事前に薬剤関連の有害事象や過誤を防止することができる[12,13]．薬剤師は疾患に対する医学的かつ保険上の適応や禁忌，診療ガイドラインにおける推奨度，加齢に伴う薬物動態学的変化や薬力学的変化，腎機能低下による投与量調節，薬物相互作用など，薬剤師の視点で医師へ提案を行い，薬物に関連した有害事象や過誤を減らすことに関与できる．

2)ICU専門薬剤師教育の実情

診療報酬による加算が認められて以降，わが国でもICUへの薬剤師の参加が加速している．しかし，薬学部におけるカリキュラムをはじめ，各施設においてもICU薬剤師を育成する教育システムはまだ確立されていない．米国では薬学生最終学年の実務実習のなかで，約1か月間程度の期間を集中治療に関連した実習にあてることができる．さらに，薬剤師資格取得後に2年間で構成されるレジデンシープログラムが確立している[14]．1年目レジデントはジェネラリストとしての臨床薬剤

師を養成し，2年目レジデントは専門領域として集中治療を専攻することができる．このレジデンシープログラムによる研修により，毎年100人以上の集中治療専門薬剤師が誕生している[15]．英国で行われた観察研究では重症治療の専門的なトレーニングを受けた薬剤師を配置したことにより，全介入件数が2.0倍，薬剤に関連した過誤への介入件数が2.2倍，治療の適正化に関する介入件数が1.6倍とそれぞれ有意に増加した[7]．

3）薬剤師介入による臨床アウトカム

感染症やVTE（静脈血栓塞栓症：venous thromboembolism）に対する薬剤師の介入によって，コスト削減やICU在室日数減少，院内死亡率の低下などの臨床アウトカム改善が示されている[16-19]．これらの研究結果は主に米国を中心に報告されているが，わが国においても少しずつICU薬剤師による薬物治療への介入，臨床アウトカム改善に関する論文が報告されている[20, 21]．

① 感染症治療への支援

ICU入室中の感染症患者に対する治療成績では，薬剤師がICUに常駐している施設のほうが，院内感染症，市中感染症，敗血症いずれの感染症においても死亡率，ICU在室日数，医療経済学的ベネフィットに関して有益性が有意に認められた[16]．この観察研究での薬剤師の介入の詳細は不明であるが，用量調整，経時的薬効・安全性評価，細菌培養結果，薬剤感受性試験結果による抗菌薬変更の推奨，薬物血中モニタリング，栄養評価が考えられている．

② VTE予防への支援

薬剤師によるVTE予防のための抗凝固療法の適応，aPTTモニタリング，出血リスク評価を行うことが望ましい．薬剤師による介入のないICUでは，血栓や塞栓症による死亡率が37%高い（オッズ比：1.41；95%CI：1.36-1.46）[22]．さらに，出血頻度が49%（オッズ比：1.53；95%CI：1.46-1.60），輸血の必要性が39%（オッズ比：1.47；95%CI：1.28-1.69）とそれぞれ高く，血液製剤の投与量も多かった（6.8 ± 10.4 units/patient vs 3.1 ± 2.6 units/patient，$p=0.006$）．しかしVTE発症率の記載がなく予防効果の向上への寄与は不明である．

③ 鎮痛・鎮静への支援

内科系ICUで独自に作成した鎮静ガイドラインに基づいた薬剤師による介入により，平均人工呼吸器装着期間（338 ± 348時間 vs 178 ± 178時間，$p<0.001$），ICU在室日数（380 ± 325時間 vs 238 ± 206時間，$p=0.001$），在院日数（537 ± 350時間 vs 369 ± 274時間，$p=0.001$）が有意に減少した[23]．また，混合ICUへ入室した挿管患者に対して，薬剤師主導の鎮静・鎮痛プロトコル導入前後を比較した前向き観察研究では，せん妄発症率（22.4% vs 11.0%，$p<0.001$），疼痛出現率（9.6% vs 5.9%，$p<0.05$）が有意に減少し，鎮静ゴールへ達成する割合（17.2% vs 29.6%，$p<0.01$）も改善した[24]．しかし，プロトコルを導入した群において鎮静期間（122.7 ± 142.8時間 vs 88.0 ± 94.8時間，$p<0.1$）や，抜管までの時間（61.6 ± 97.4時間 vs 39.1 ± 54.7時間，$p=0.13$）が延長する傾向を認めた．

④ 薬剤師の回診同行によるアウトカム

薬剤師が内科系ICUの医療チームに加わり回診に同行し，常に連絡のとれる体制を構築することにより，予防可能な副作用の発現率が66%低下した[25]．このような積極的，能動的薬学的介入を行うことの重要性が示され，国際的なICUでの薬剤師の活動を調査した結果，74.4%の施設において定期的な回診への参加が行われていた[26]．しかし，この観察研究にわが国は参加しておらず，調査

期間の2004～2005年の時期は，前述の診療報酬による加算が算定される前であり，薬剤師がICUで積極的に活動を行っていた施設はわずかであった．そのため，わが国における実情はもっと厳しいといわざるをえない．現に2016年に行われた全国の20床以上を有する医療機関に行われたアンケート調査では，薬剤師がICUにかかわっている施設は61.6%であり，そのうち54.0%の施設では平日勤務帯の50%未満の時間しか従事できていない[27]．さらに，その業務内容では，回診やカンファレンスへの参加は46%と能動的薬学的介入は進んでいない．ICU薬剤師による明らかなエビデンスが確立しているにもかかわらず，各施設のICUへの薬剤師配置が進まない理由として，①人員不足，②経済的な壁，③集中治療に関連したトレーニングが確立していない，④エビデンスに基づいた薬物治療を確立していくために時間が必要といったことが挙げられている[27, 28]．

■ ICUに理学療法士は必要か？

現在ICUにおいて，せん妄やICU-AW（ICU関連筋力低下：ICU-acquired weakness）などのPICS（集中治療後症候群：post intensive care syndrome）が問題視されている．救命が成功し，ICUを退室した後でも日常生活動作の障害が長期間残存することが明らかとなり，PICSの予防のために集中治療領域での早期リハビリテーション（以下，早期リハ）が注目されるようになった．特に人工呼吸患者に対する管理指針として提唱されたABCDEFバンドル（A：assess, prevent and manage pain, B：both spontaneous awakening trials and spontaneous breathing trials, C：choice of analgesia and sedation, D：delirium assess, prevent and manage, E：early mobility and exercise, F：family engagement and empowerment）[29]でも早期リハの実施が組み込まれており，ICUにおいて早期リハの実施は標準的治療になりつつある．わが国においても2018年の診療報酬改定において特定集中治療室管理料に早期離床・リハビリテーション加算が新設され，ICUにおける理学療法士の必要性が高まっている．

1）ICUにおける理学療法士の役割

従来までの人工呼吸器装着患者は，生理学的パラメータの安定や主病態の改善に力が注がれ，ベッド上で完全な鎮静・安静管理が主流であった．当時，ICUにおける理学療法士の役割はスクイージングをはじめとする徒手的な排痰法に加えて，側臥位や腹臥位などの体位管理を行う呼吸理学療法が中心であった．しかし，2000年代から人工呼吸器装着患者であっても，早期に覚醒させ離床を行う早期リハが実施されるようになり，ICUにおける理学療法士の役割は，「呼吸理学療法」から「早期リハ」へとパラダイムシフトしつつある．医師から早期リハの指示が出た場合，理学療法士は患者の全身状態を把握し鎮静薬中断のタイミングを協議し，医師や看護師をはじめとする多職種チームにて離床を実施することが望まれる．ICUにおける理学療法士の専従体制による効果は，現在のところ明らかになっていない．しかし，わが国からの報告で単施設ではあるがICU専従理学療法士を配置した結果，早期リハ開始までの日数（1.4 ± 1.8日 vs 2.4 ± 1.9日，$p<0.01$），人工呼吸器装着期間（5.1 ± 9.2日 vs 8.5 ± 15.4日，$p<0.04$），在院日数（27.0 ± 24.6日 vs 33.8 ± 28.6日，$p<0.01$）が有意に短縮した[30]．

一方，中等度以上のARDS（急性呼吸窮迫症候群：acute respiratory distress syndrome）患者に対する

長時間の腹臥位療法は，有意な死亡率減少効果が認められており（オッズ比：0.73；95%CI：0.52-0.97）[31]，現在 ARDS 患者のレスキュー治療としてその実施頻度が増加している．そのため，従来どおりの体位管理をはじめとする呼吸理学療法も ICU における理学療法士の大きな役割である．米国では，人工呼吸器管理や呼吸療法を専門とする RT（米国呼吸療法士：respiratory therapist）が日々の呼吸状態の評価，ウィーニングを実施している．わが国において RT に相当する専門職種・国家資格は存在せず，実臨床では担当医師が人工呼吸療法の方針を決定し，専門知識を有する看護師，臨床工学技士，理学療法士が呼吸療法をサポートしている．フィジカルアセスメントを得意とし，適切な呼吸理学療法を実施できる理学療法士が RT の役割を担う施設も存在する．

2）ICU における早期リハの臨床アウトカム

ICU における早期リハは，米国で行われた Schweickert らの RCT [32] でおおいに注目されることとなった．重症患者に対する鎮静の中断に合わせた早期からの理学療法や作業療法が，退院時における日常生活動作の自立度を向上させ（59% vs 35%，p＝0.02），せん妄期間を短縮〔2.0（0.0-6.0）日 vs 4.0（2.0-8.0）日，p＝0.02〕，非人工呼吸器装着期間を延長させた〔23.5（7.4-25.6）日 vs 21.1（0.0-23.8）日，p＝0.05〕．その後も ICU における早期リハに関する RCT が数々実施され，2017 年のメタアナリシスでは生存率に与える効果こそ認められなかったものの，ICU 退出時の筋力を示す Medical Research Council Sum Score を維持させ（mean difference 8.62 points；95%CI：1.39-15.86），退院時における歩行の自立度を改善させる効果（オッズ比：2.13；95%CI：1.19-3.83）が認められた [33]．現在，わが国の J-PAD ガイドラインにおいてせん妄の発症や期間を減少させるために早期からのリハビリテーション介入が推奨されている [34]．さらに日本版敗血症診療ガイドライン 2016 においても，敗血症あるいは集中治療患者において，PICS の予防に早期リハを行うことを弱く推奨している [35]．

3）ICU おける早期リハの安全性

ICU における早期リハの安全性に関するシステマティックレビューでは，7,546 例の患者に対する 22,351 回のリハビリセッションのうち，有害事象はわずか 583 事象（2.6%）であった [36]．内訳として酸素飽和度低下（SpO_2＜80～90%）の発生頻度は 1.9 回/1,000 セッション（95%CI：0.9-4.3），血行動態の変化は 3.8 回/1,000 セッション（95%CI：1.3-11.4）であった．さらに早期リハによる血管作動薬の増加が必要なほどの血圧低下（0.6%），転倒（0.07%），挿管チューブの事故抜去（0.01%），中心静脈カテーテルの事故抜去（0.2%），その他カテーテルおよびチューブ類の事故抜去（0.09%）および心肺停止（0.04%）など，重篤な有害事象は非常に少なかった．わが国においても 2017 年に「集中治療における早期リハビリテーション～根拠に基づくエキスパートコンセンサス～」が作成され，早期リハを安全に実施できるように開始基準や中止基準など標準的な指針が決定された [37]．

4）ICU における早期リハの実施率

実際に ICU の人工呼吸器装着患者を対象に，「座らせる」または「歩かせる」といった早期リハの実施率を調査した Point-Prevalence Study では，スイス 33%，ドイツ 24%，米国 16%，オーストラリア・ニュージーランド 0% と報告された [38-41]．また，海外において ICU に専従の理学療法士が配置されている施設は 34% に対し，わが国では 17.9% にとどまっていることから，わが国における早期

リハの実施率は諸外国よりさらに低いことが予測される[42,43]．わが国においてICUの早期リハが普及していない原因は，大きく2つある．1つ目は診療報酬上，リハビリテーションは医師の処方に基づき実施されるためである．ICUに入室した患者が早期リハの対象であっても，担当医が「リハビリテーションは必要ない．まだリハビリテーションをやる時期ではない」と判断すれば，理学療法士主導で実施することはできない．ICUの形態は各施設によってさまざまであり，集中治療医，各診療科医およびリハビリテーション医によって早期リハの必要性や開始時期の捉え方に温度差がある．2つ目は，理学療法士の診療の多くは神経筋疾患や運動器疾患などを主な対象とするため，集中治療領域に関する知識や経験が不十分である．また，理学療法士育成校のカリキュラムをはじめ卒前教育に集中治療領域を学習・経験する機会は存在せず，ICUで勤務する理学療法士は院内研修などを通じて各施設で育成しなければならない．加えて，各施設内の理学療法士の人数や，その人数配置が各施設によって異なるため，ICUに専従の理学療法士を配置できない施設も存在する．このため，担当医による早期リハ実施の処方が出ても，理学療法士側が対応できない場合も少なくない．

■ICUに臨床工学技士は必要か？

わが国で臨床工学技士法が成立したのは1987年で，施行開始は1988年である．臨床工学技士は，医師の指示のもとに，生命維持管理装置の操作および保守点検を行うことを業とする者とされ，臨床工学技士の主な業務として「臨床工学技士基本業務指針」に記載があるように，「呼吸治療業務」「人工心肺業務」「血液浄化業務」「手術領域（周術期を含む）での業務」「集中治療領域での業務」「心・血管カテーテル業務」「高気圧酸素治療業務」「その他の治療業務（除細動器）」「ペースメーカー業務」「植込み型除細動器（両室ペーシング機能付植込み型除細動器：CRT-Dを含む）」そして「保守点検関連業務」の11項目が挙げられる[44]．

1）ICUにおける臨床工学技士の役割

臨床にかかわる臨床工学技士のうち95％程度が血液浄化業務に従事しており，次いで保守点検関連業務85％，呼吸治療業務53％と続き，集中治療領域での業務はわずか27％にとどまっている[45]．しかし，ICUにおける臨床工学技士の主な業務は，急性血液浄化療法，人工呼吸器療法や補助循環療法であり，血液浄化業務や呼吸治療業務と重複している．したがって，呼吸，循環，代謝分野すべてにかかわる医療機器を取り扱う集中治療領域は臨床工学技士にとって集大成的な業務であるといえる．

わが国の臨床工学技士は，法律的には非常に多くの役割を担うことができるが施設によって業務の範囲が異なり，求められる役割，有する知識や技術にも差がある．ICUを専従または兼任としている臨床工学技士の実数は不明であるが，臨床工学技士の業務時間が長い（45±34時間／週）ICUのSMR（標準化死亡比：standardized mortality ratio）は0.77（$p<0.01$）と，短時間勤務（3±3時間／週）をしているICUのSMR 0.84（not significant）に比べて低かった[46]．臨床工学技士のICU配置は患者転帰によい影響を及ぼす傾向が認められているうえに，多種多様な医療機器を使用し高度な医療を提供する集中治療領域では臨床工学技士は必要不可欠な存在である．

急性血液浄化療法や人工呼吸器療法，補助循環療法における臨床工学技士の業務として，機器本

体の管理や清掃，選択した医療機器の評価や，技術や情報の提供，安全で確実な治療施行，治療効果の評価，機器のトラブル対応，他職種への教育など多岐にわたる[47]．

2) 人工呼吸器療法への対応

人工呼吸器療法における医療安全の観点から，臨床工学技士に対する期待が高まり，人工呼吸器管理中の患者の喀痰吸引や動脈留置カテーテルからの採血も臨床工学技士の業務として正式に認められている[47]．また，ICU 専従臨床工学技士が少ない反面，兼任として施設内を横断的に活動し，ICU での人工呼吸器導入から設定・管理，そして，人工呼吸器からの離脱が困難となった患者に対し，ICU 退室後の一般病棟における機器管理や在宅人工呼吸療法への対応など一貫した介入ができる．

3) 血液浄化療法への対応

ICU で施行される持続的血液浄化療法は，集中治療領域において必要不可欠な治療法となっている．一般的に持続的血液浄化療法は安全に施行可能であるが，体外循環を伴うこの治療法に付随したさまざまなインシデントやアクシデントが発生する可能性が残されている．ICU での持続的血液浄化療法に関連したインシデントの原因のうち，61.5%が医療スタッフ，38.5%が持続的血液浄化装置に関係している[48]．また，持続的血液浄化装置の故障件数は年間 10〜20 件あり，故障要因はポンプカバーやポール破損の人為的故障が 54.5%，センサーやポンプ流量異常の機械的故障が 45.5% と報告されており[49]，機器に起因するインシデントやトラブルも少なくない．

さらに，ICU 勤務の看護師のうち 92.9%に持続的血液濾過透析療法（CHDF：continuous hemodiafiltration）に対する不安があると回答しており，CHDF 回路について「あまり理解していない」「ほとんど理解していない」で 64.3%，トラブルの対応は「できないことが多い」「できない」で 64.3%であった[50]．また，別の報告では，持続的血液浄化療法を行う際にストレスを感じている看護師は 88.0%であり，主な原因として，「トラブル時の対応や持続的血液浄化装置の操作方法がわからない」が挙がり，作業項目別では，動脈・静脈圧変動時や脱血不良時のアラームへの対応，緊急回収時の対応など緊急に対処しなければならない作業にストレスを感じていることがわかっている[51]．

持続的血液浄化療法を実施すると，機器トラブルや看護師の知識不足に起因するインシデントやアクシデント，看護師の不安やストレスによる業務の負担増が起こると考えられる．そのため，保守点検関連業務や血液浄化業務を主とする臨床工学技士の関与が，機器トラブルの軽減と迅速な対応，看護師業務の心理的な負担軽減に寄与できる．

4) 医療安全への貢献

「集中治療室（ICU）における安全管理について」に，「生命維持管理装置の操作並びにトラブル処理を行うにあたっては，臨床工学技士が関与することが望ましい」「臨床工学技士が ICU 内に常時勤務することが望ましいが，その体制ができない場合でも緊急時に臨床工学技士が適切に対応できる体制であることが望ましい」と記載されている[1, 52]．さらに，2014 年に集中治療の診療報酬改定が行われ，特定集中治療に精通した複数の医師の配置，十分な病床面積の確保，臨床工学技士の 24 時間勤務体制により，より診療密度の高い診療報酬が得られる「特定集中治療室管理料 1 および 2」が

設定された[52]．その施設基準の1つに「専任の臨床工学技士が，常時，院内に勤務している」がある．これは，臨床工学技士の知識や技術が評価され大きく前進したものである．さらに，急性期病院における持続的血液浄化療法の管理体制に関する調査結果において，常時，臨床工学技士が院内に勤務していない施設では，夜間の持続的血液浄化療法の導入や回路交換の実施が控えられていたと報告されており[53]，持続的血液浄化療法の開始判断や回路交換のタイミングの意思決定は臨床工学技士の夜間勤務体制に影響されることが明らかとなっている．したがって，安全性の確立や医療の質の向上という観点からも，ICUにおける臨床工学技士の必要性は高い．

■ 多職種連携

ICUにおける多職種，特にコメディカルの存在による患者予後改善を示す多施設RCTのような質の高い研究はまだ行われていない．しかし，米国ペンシルベニア州で行われた大規模な観察研究（n=107,324）では，ICUにおいて多職種チームによるケア（multidisciplinary care）を導入している施設は，導入していない施設に比べて30日死亡率が有意に低かった（オッズ比：0.84；95%CI：0.76-0.93）[54]．集中治療医がICUに常駐する施設でも似た結果となった（オッズ比：0.84；95%CI：0.75-0.94）が，集中治療医が常駐していない施設においてもmultidisciplinary careが実施されていれば同様の結果が得られた（オッズ比：0.88；95%CI：0.79-0.97）．集中治療医が常駐し，多職種チームによるケアが充実することにより，30日死亡率がさらに改善した（オッズ比：0.78；95%CI：0.68-0.89）．米国カリフォルニア州で行われた大規模観察研究（n=60,330）でも，multidisciplinary careにより院内死亡率の改善が示唆されている（オッズ比：0.79；95%CI：0.62-1.00）[55]．

> **➡ 私はこうしている**
>
> 　現在のICUにおいて，医療スタッフの一員として薬剤師，臨床工学技士，理学療法士が参加する施設が増加してきているが，それぞれの職種が個々に活動を行うことによる明らかな長期予後改善は示されていない．しかし，多職種チームによりそれぞれの専門性を活かした活動を行うことにより死亡率改善が示されつつある．近年，死亡率だけでなく，ICU-AW，PICSの機能的予後改善への介入が注目されている．そのため，当院ではコメディカルスタッフもICU回診や診察に同行し，患者情報や学術情報の共有を行い，治療方針や治療内容について積極的なディスカッションを行っている．
>
> **1）薬剤師**
>
> 　ICUにおける薬剤関連の有害事象や過誤を防止し，薬物治療を効果的に実践するためにもICUに薬剤師は必要である．当院では薬剤師がICUに常駐し，可能なかぎりICU入室後24時間以内に患者の持参薬を確認し，継続が必要な薬剤や代替薬の提案から，ICU退室までに継続不要な薬剤の中止を協議している．さらに，毎日の薬学的な器官系統別評価を行い，腎機能変化や腎代替療法の有無による投与量の調節，ストレス潰瘍予防やVTE予防などの必要性の有無，鎮痛・鎮静評価からの投与量調節，感染症治療における抗菌薬選択，治療効果や有害事象のモニタリングなど，臨床診療における能動的な支援を実践している．また，薬物相互作用の確認や，点滴ルート内の配合変化を考慮したルート選択や投与順序の決定など，処方され

2)理学療法士

ICW-AWやせん妄を予防し,患者の長期的な機能予後を改善させるためにはICUに理学療法士が必要である.当院では,ICU入室患者全員に早期リハが効果的かつ安全に実施できるようにICU専従の理学療法士を配置している.専従の理学療法士は,リハビリテーションの処方を待つのではなく,ICU入室当初から患者の病態を理解し,早期リハの開始時期に関して能動的に各担当医師と協議を行っている.さらにICUに専従する理学療法士は,呼吸認定理学療法士,3学会合同呼吸療法認定士などの呼吸療法に精通した資格を有し,人工呼吸器をはじめとする呼吸療法の支援を行っている.

3)臨床工学技士

多種多様な医療機器を使用し高度な医療を提供するために,ICUに臨床工学技士が必要である.当院では24時間勤務体制を構築し,日常的に人工呼吸器や血液浄化装置などの生命維持管理装置の操作およびトラブル対応を行っている.集中治療領域においては臨床工学技士の専従体制はとっていないが,兼任体制を活かした施設横断的な業務体制をとっている.

参考文献

1) 厚生労働省:集中治療室(ICU)における安全管理について(報告書).2018.3.15閲覧
   http://www.mhlw.go.jp/topics/bukyoku/isei/i-anzen/hourei/dl/070330-5.pdf
2) 厚生労働省:医療スタッフの協働・連携によるチーム医療の推進について(通知).医政発0430第1号(2010年4月30日).2018.3.15閲覧
   http://www.mhlw.go.jp/topics/2013/02/dl/tp0215-01-09d.pdf
3) Brilli RJ, et al.:Crit Care Med. 2001;29(10):2007-2019.(PMID:11588472)
4) Marshall JC, et al.:J Crit Care. 2017;37:270-276.(PMID:27612678)
5) Rudis MI, et al.:Crit Care Med. 2000;28(11):3746-3750.(PMID:11098984)
6) Bond CA, et al.:Pharmacotherapy. 2007;27(4):481-493.(PMID:17381374)
7) Richter A, et al.:Int J Pharm Pract. 2016;24(4):243-261.(PMID:26777752)
8) Stockwell DC, et al.:Crit Care Med. 2010;38:S117-S125.(PMID:20502165)
9) Kane-Gill SL, et al.:Crit Care Med. 2010;38(6 Suppl):S83-S89.(PMID:20502179)
10) Bell CM, et al.:JAMA. 2011;306(8):840-847.(PMID:21862745)
11) Scales DC, et al.:J Gen Intern Med. 2016;31(2):196-202.(PMID:26369941)
12) Michaels AD, et al.:Circulation. 2010;121(14):1664-1682.(PMID:20308619)
13) Kane-Gill SL, et al.:Crit Care Med. 2017;45(9):e877-e915.(PMID:28816851)
14) Maeda M.:Yakugaku Zasshi. 2012;132(12):1333-1337.(PMID:23208037)
15) American Society of Health-System Pharmacists:Summary of Programs and Positions Offered and Filled the 2017 Match Combined PhaseⅠand PhaseⅡ.2018.3.15閲覧
    https://www.natmatch.com/ashprmp/stats/2017summpos.pdf, cited 13 October, 2017.
16) MacLaren R, et al.:Crit Care Med. 2008;36(12):3184-3189.(PMID:18936700)
17) Weant KA, et al.:Neurosurgery. 2009;65(5):946-950.(PMID:19834408)
18) Preslaski CR, et al.:Chest. 2013;144(5):1687-1695.(PMID:24189862)
19) Bauer SR, et al.:*Hosp Pharm*. 2016;51(7):507-513.(PMID:27559182)
20) 中薗健一,他:日臨救急医会誌 17(6):761-765,2014.
21) 加藤隆寛,他:日臨救急医会誌 19(6):725-734,2016.
22) MacLaren R, et al.:Pharmacotherapy. 2009;29(7):761-768.(PMID:19558249)
23) Marshall J, et al.:Crit Care Med. 2008;36(2):427-433.(PMID:18091554)

24) MacLaren R, et al.：Pharmacotherapy. 2000；20(6)：662-672.(PMID：10853622)
25) Leape LL, et al.：JAMA. 1999；282(3)：267-270.(PMID：10422996)
26) LeBlanc JM, et al.：Intensive Care Med. 2008；34(3)：538-542.(PMID：17987280)
27) 日本病院薬剤師会総務部：日病薬師会誌 53(7)：751-819，2017
28) Chant C, et al.：Intensive Care Med. 2015；41(7)：1314-1320.(PMID：26077045)
29) Barnes-Daly MA, et al.：Crit Care Med. 2017；45(2)：171-178.(PMID：27861180)
30) 岩田健太郎：MED REHABIL 190：9-17，2015.
31) 一般社団法人日本集中治療医学会，一般社団法人日本呼吸療法医学会，一般社団法人日本呼吸器学会，3学会2委員会合同：ARDS診療ガイドライン2016.
http://www.jsicm.org/ARDSGL/ARDSGL2016.pdf
32) Schweickert WD, et al.：Lancet. 2009；373(9678)：1874-1882.(PMID：19446324)
33) Tipping CJ, et al.：Intensive Care Med. 2017；43(2)：171-183.(PMID：27864615)
34) 日本集中治療医学会J-PADガイドライン作成委員会：日本版・集中治療室における成人重症患者に対する痛み・不穏・せん妄管理のための臨床ガイドライン．日集中医誌21(5)：539-579，2014.
35) 西田修，他：日集中医誌 24(Suppl 2)：S1-S232，2017.
36) Nydahl P, et al.：Ann Am Thorac Soc. 2017；14(5)：766-777.(PMID：28231030)
37) 日本集中治療医学会早期リハビリテーション検討委員会：日集中医誌24(2)：255-303，2017.
38) Sibilla A, et al.：J Intensive Care Med. 2017；885066617728486.(PMID：28847238)
39) Nydahl P, et al.：Crit Care Med. 2014；42(5)：1178-1186.(PMID：24351373)
40) Jolley SE, et al.：Crit Care Med. 2017；45(2)：205-215.(PMID：27661864)
41) Berney SC, et al.：Crit Care Resusc. 2013；15(4)：260-265.(PMID：24289506)
42) Bakhru RN, et al.：Crit Care Med. 2015；43(11)：2360-2369.(PMID：26308435)
43) 安田英人：Intensivist 8(2)：508-517，2016.
44) 日本臨床工学技士会関連法規検討委員会：臨床工学関連法規集．pp102-125，医薬ジャーナル社，2012.
45) 日本臨床工学技士会統計調査委員会：臨床工学技士に関する施設実態調査．日臨工技士会誌52：10-41，2014.
46) 日本集中治療医学会ICU機能評価委員会：日集中医誌18(2)：283-294，2011.
47) 高山綾：Clinical Engineering 25(12)：1206-1212，2014.
48) 上野博一，他：ICUとCCU 28(9)：659-667，2004.
49) 江藤大輔，他：ICUとCCU 29(2)別冊：S144-S146，2005.
50) 上野博章，他：ICUとCCU 32(3)別冊：S34-S37，2008.
51) 中村賢美，他：ICUとCCU 29(2)別冊：S141-S143，2005.
52) 加納隆：Clinical Engineering 25(12)：1186-1189，2014.
53) 森實雅司，他：日集中医誌 24(4)：423-425，2017.
54) Kim MM, et al.：Arch Intern Med. 2010；170(4)：369-376.(PMID：20177041)
55) Yoo EJ, et al.：J Intensive Care Med. 2016；31(5)：325-332.(PMID：24825859)

2 循環

5 循環モニターには何を使うか？

安宅一晃

CONTROVERSY

- 循環評価の基本的な考え方は？
- Preload（前負荷）の指標は CVP, IVC, SVV, PLR test ？
- Contractility（収縮力）の指標は CO, エコー？
- Afterload（後負荷）の指標は？
- 乳酸値は酸素負債のゴールドスタンダードか？

BACKGROUND

　集中治療領域における循環モニターの目的は circulatory shock の認識，管理と高血圧緊急症など血圧コントロールの管理と大きく2つに分けられる．後者では高血圧に伴う合併症をコントロールするために非観血，観血いずれでも血圧そのものをモニターすることが重要である．複雑なのは前者の circulatory shock の認識と管理のためのモニターである．まず，circulatory shock とは末梢組織での酸素利用障害であると定義される．また，ICU に入室する患者の 1/3 でみられるとする報告もある[1]．

　ショックの診断は臨床症状，循環動態，検査所見を組み合わせて行われる．これは末梢組織での酸素の供給と需要を示す指標はなく，末梢組織への酸素供給を示す循環動態と酸素需給バランスを示す乳酸値をみながら管理するのが一般的である．そのため循環動態を正確にモニターして，それぞれの優れているところと，limitation を知って使用すべきである．一般的に circulatory shock は血液分布異常性，循環血液量減少性，心原性，閉塞性に分類できる．Vincent らの総説では ICU 入室患者の 62% が血液分布異常性のうちの敗血症であるとしている．

　一方，circulatory shock に対する循環モニターに関して 2014 年に ESCIM からコンセンサスが発表されている[2]．そのなかには 44 個の Consensus Statements が挙げられている．それらは circulatory shock の定義に始まり，低血圧の定義，CVP，PA カテーテルの使用に関して GRADE システムを使って推奨，best practice の分類をしている．

　本項では「1．循環評価の基本的考え方」「2．循環血液量の評価に関するモニター」「3．心拍出

量の評価に関するモニター」「4. 後負荷の評価に関するモニター」「5. 循環モニターとしての乳酸値」の5点に関して述べる．

POINT
それぞれの指標には限界があることを知ったうえで，点で評価するのではなく線で評価して，輸液反応性で評価するしかないと考える．

■ 循環評価の基本的な考え方は？

循環を評価する場合，心拍数（HR）と血圧（BP）をみて評価する場合が多い．たしかに多くの場合，心拍数と血圧で判断可能である．心電図の変化があったり，血圧が低い場合にようやくエコーで心臓の動きを判断するという場合が多い．それぞれが関連している点を常に頭に入れておかないと，目の前の数字に翻弄される結果になる．このためには，心拍出量（CO）の構成要素を常に頭に入れておく必要がある．

1. CO＝HR×SV（1回拍出量）
2. SV＝preload（前負荷）×contractility（収縮力）×afterload（後負荷）

循環モニター，治療を行う場合には特に上記「2.」の3要素のうちどのモニターをして，どこに介入しているのか明確にしないと混乱する．非常に単純であるが循環管理するうえでは「1.」「2.」でほぼ解決するといっても過言ではない．この基本的考え方は単純であるが，複雑な心不全や特殊な先天性心疾患でも有用である．特に多くの循環モニターが現場で使用可能になればなるほど，その数字に振り回される結果，患者の状態把握を誤ったり，治療が違う方向に向かう場合もある．本項でも特に「2.」のSVの構成要素であるpreload, contractility, afterloadを中心に，それぞれのモニターを検討する．

■ Preload（前負荷）の指標はCVP，IVC，SVV，PLR test？

現時点で正確に循環血液量，なかでもあるワンポイントのpreload（前負荷）を正確に反映するモニターはない．従来，中心静脈圧（CVP）が一般的に使われてきたが，Marikらによるメタアナリシスの結果，CVPをガイドにした輸液の根拠はないとなった[3]．PAOP（pulmonary artery occlusion pressure）も同様である[2]．CVPやPAOPなど圧が量の代替とはならないということである．これは，圧は心臓のコンプライアンスやサイズによって，同量であっても値は違う場合がある．実際，現場でもCVPはモニター表示しない症例も増えている．ただし，大出血でCVPが0 mmHgやタンポナーデで血圧低下しているにもかかわらずCVP異常に高いなど極端な場合は鑑別に利用できるかもしれない．

最近，このCVPに変わってエコーによる下大静脈のアセスメント（下大静脈径：IVC径）がよく使用されている．IVC径は右室圧と相関するとされている[4,5]．特に人工呼吸患者で，自発呼吸のない調節呼吸の場合に有用である．こうなるとCVPと同じく極端な血液量の減少や閉塞性の原因があ

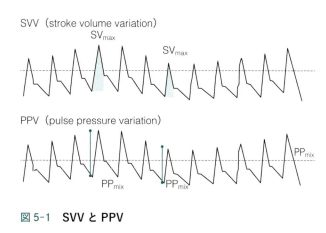

図 5-1 SVV と PPV

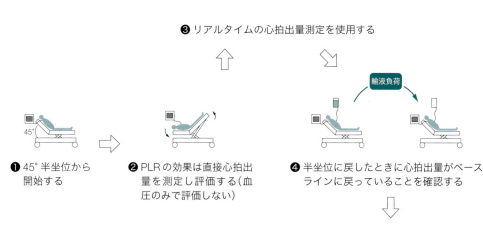

図 5-2 受動的下肢挙上試験（PLR test：passive leg raising test）と 5 つの注意点
〔Monnet X, et al.：Crit Care 2015；19：18.（PMID：25658678）より〕

るような限定された状況で有用と考えられる．実際，臨床現場で使用されているものの，前負荷の判断ができない場合がある．これらは静的指標とされ感度・特異度ともに低いとされる[2,7]．また，静的指標として循環血液量を熱希釈法で測定し GEDV（global end-diastolic volume）や ITBV（intra-thoracic blood volume）の指標で判断する方法もあるが有用性は低い．

これに対して最近有用とされる動的指標として，1 つの動脈波形の面積の変動である SVV（stroke volume variation）と収縮期圧と拡張期圧の差の変動である PPV（pulse pressure variation）がある．これらは比較的簡便な指標であるが，「① 不整脈がないこと」「② 陽圧換気中で自発呼吸がないこと」「③ 8 mL/kg 以上の 1 回換気量が必要であること」など厳しい条件があり，現時点の人工呼吸管理における戦略からすると測定自体が正確性に欠ける（図5-1）．IVC径の呼吸性変動もあいまいさがあり問題が多い．しかし，ダイナミックに変動するものを 1 点で捉えるのはかなり無理があり，最近では輸液負荷や下肢挙上など何か介入を加えてその反応から前負荷を評価するという方法に変わりつつある．特に下肢挙上は PLR（passive leg raising）test としてやり方も決まっている[8-10]（図5-2）．

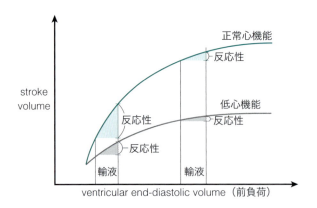

図 5-3　心収縮力と Frank-Starling 曲線
〔Bentzer P, et al.：JAMA. 2016；316(12)：1298-1309.(PMID：27673307)より一部改変〕

　しかし，循環動態が不安定な時期に PLR test は限界もあるので，輸液反応性のほうが現実的ではないかと考えられる．問題は輸液反応性といっても投与量，投与速度に一定の方法がないので，標準化できないという点である．さらに評価法もまちまちで，結局前述の静的指標あるいは動的指標を使用せざるをえない．いずれにしても限界があるので，ある程度組み合わせて判断するしかない．さらに，合併症としての肺うっ血を X 線写真あるいは肺エコーで評価する必要がある．結局，pre-load は Frank-Starling 曲線を考えて一定量を輸液しながらその反応をいくつかの指標で判断せざるをえない (図 5-3)．

■Contractility（収縮力）の指標は CO，エコー？

　Contractility（収縮力）を評価するモニターには，非侵襲的なモニターと侵襲的なモニターがある．特に心拍出量のモニターは高リスクの外科症例の周術期では米国，欧州の麻酔科医の調査で 35% でモニターするという報告もある[6,7] (表 5-1)．

　重症患者になれば心拍出量あるいは心臓の収縮力は必要な情報である．特に心原性ショックや心臓外科の術後管理には必須である．その場合のモニターは，心エコーが画像的にも，各種指標を算出するにしても優れている．しかし，スポットでしかできない，その上にうまく描出できない，エコーをする人によって値が変動するなどの問題がある．動きが視覚的に捉えられる点や経食道エコーでなければ非侵襲的である点では非常によい．連続性と測定者によるばらつきが少ない点では侵襲的であるが観血的動脈波形の面積から SV を計算する方法と PA カテーテルによる熱希釈法がある．動脈波形の面積から算出する場合その波形が鈍ったり，オーバーシュートしているなど正確に

表5-1 高リスク外科患者での循環モニター

Answer options	ASA respondents (n=237) Response percent	ESA respondents (n=195) Response percent
Aライン(Invasive arterial pressure)	95.4%	89.7%
CVP(Central venous pressure)	72.6%	83.6%
非観血的動脈圧(Non-invasive arterial pressure)	51.9%	53.8%
心拍出量(Cardiac output)	35.4%	34.9%
肺動脈閉塞圧(Pulmonary capillary wedge pressure)	30.8%	14.4%
経食道心エコー(Transesophageal echocardiography)	28.3%	19.0%
Systolic pressure variation	20.3%	23.6%
Plethysmographic waveform variation	17.3%	17.9%
Pulse pressure variation(PPV)	15.2%	25.6%
混合静脈血酸素飽和度(Mixed venous saturation(ScvO$_2$))	14.3%	15.9%
中心静脈酸素飽和度(Central venous saturation(SvO$_2$))	12.7%	33.3%
酸素供給量(Oxygen delivery(DO$_2$))	6.3%	14.4%
Stroke volume variation(SVV)	6.3%	21.5%
近赤外線分析(Near infrared spectroscopy(X)IRS)	4.6%	5.1%
Global end diastolic volume(GEDV)	2.1%	8.2%

ASA: American Society of Anesthesiology, ESA: European Society of Anaesthesiology.
〔Cannesson M, et al.: Critical Care. 2011;15(4):R197.(PMID: 21843353)より一部改変〕

面積が出せない場合もあるので，これらで得られるCOをそのまま信用するわけにはいかない．COがある程度正確に測れる方法としてPAC(pulmonary artery catheter)による熱希釈法がある．敗血症だけでなく心不全でも予後に影響しないとされている[11]．最近では心臓外科術後の周術期管理として用いられる程度である．熱希釈法もPACの位置(先端，冷水注入口，加熱の場合は熱線の位置)が正確でなければ正しい値とはいえない．さらに冷水注入温度の測定や熱線の場合の40℃近くの血液温度の場合に加熱温との差が小さいと誤差あるいは測定できない場合もある．三尖弁逆流があったりすると実際より高い値となる．このように測定誤差を生じる場合があることを知っておく必要がある．PACは長期に留置すると感染だけでなく，肺動脈損傷や肺梗塞，高頻度に血小板減少の危険がある．これよりは比較的侵襲度は低い方法として経肺熱希釈法(TPTD)があるがこの方法によるCOの測定も透析患者の内シャント，大動脈瘤がある場合測定値に大きな誤差があるとされている．また，COに関してPACと相関が低かったとする報告もあり[12]，臨床現場での使用は注意が必要である．PACでは肺動脈圧や混合静脈血酸素飽和度(SvO$_2$)，TPTDではEVLW(肺血管外水分量)も測定可能である．臨床使用した感想ではSvO$_2$の変化は心臓外科の術後では末梢での酸素消費量の変化が少ないのでCOの指標として鋭敏である．しかし，吸入酸素濃度，肺の酸素化，末梢組織の酸素消費量など修飾因子も多く，敗血症のような複雑な病態には向いていない．TPTDで得られるデータも計算式のなかで仮定する部分が多く，その評価に関しては慎重になるべきだと思う．これ以外にもCOの指標としてインピーダンス法，リチウム希釈法，呼気ガスから測定する方法などがあるが，それぞれ使用に際して条件がある．インピーダンスは一定の電流に対する身体の電気的抵抗を測定し心拍出量を計算するものである．運動選手では使用されているが，ICUでは患者の状態であまり正確ではない印象である．ある程度の測定限界を知ったうえでPAC, TPTD, 観血的動脈波

形解析からの心拍出量と実際に変化した場合は超音波による画像評価をして判断するのが現実的である．

■ Afterload（後負荷）の指標は？

　SVを構成する3つ目の要素であるafterload（後負荷）であるが，現時点でこれを反映する指標はない．ESICMのコンセンサスでもpreloadとcontractilityは詳細に書かれている．しかし，afterloadに関してはほとんど記載がない．臨床でもあまり注目されていないが，実は非常に重要な指標である．特にcontractilityが低下しているAMI（急性心筋梗塞）や僧帽弁または大動脈弁逆流が激しい場合はafterloadの管理が大きなポイントとなる．

　直接afterloadを測定できないのでPACがある場合はSVRIが有用である．しかし，計算値であるため，多くの修飾因子の影響がある．あまり注目されていないが経験的に末梢の深部温は非常によい指標であると考えている．測定原理は熱流補償式体温測定で末梢の組織温であるとされている．これに関してはエビデンスがあまりないので，経験値としかいえない．今後afterloadを測定できるようになれば管理法も変化するかもしれない．

■ 乳酸値は酸素負債のゴールドスタンダードか？

　敗血症は酸素の需給バランスの破綻，その結果臓器障害が惹起されていると考えられる．酸素需給バランスの破綻を何で判断するかであるが，嫌気性代謝の結果としての乳酸値をみることに異論はない．比較的病勢を早く反映するという意味でも乳酸値は重要な指標である．これを支持する論文も多いし，実際敗血症の診断にも乳酸値が使われている[13]．しかし，乳酸値は嫌気性代謝だけでなく糖代謝で産生されるもので，正常でも産生されている．乳酸の代謝は肝臓で行われる．乳酸が高値になるには「① 乳酸の産生が増える」「② 乳酸の代謝が低下する」「① と ② が同時に起こった場合」が考えられる．① のなかにも解糖系の亢進もあり注意が必要である．乳酸値の上昇と組織低酸素とは関係ないとする論文や敗血症患者の筋肉内酸素濃度と乳酸値と相関ないなどの報告もある．さらに，乳酸からTCA回路に入る「乳酸シャトル」[14]という考え方もあり，循環不全の結果が乳酸値で反映されているのかという疑問もある．ただし，乳酸値の上昇と死亡率は相関していることは事実である．今後の展開を注目する必要がある．

> ▶ **私はこうしている**
> 　SVを3つの要素に分け，それぞれのモニターの特性と使用条件を理解して，組み合わせて判断している．

参考文献
1) Vincent JL, et al.：N Engl J Med. 2013；369(18)：1726-34.（PMID：24171518）
2) Cecconi M, et al.：Intensive Care Med. 2014；40(12)：1795-1815.（PMID：25392034）

3) Marik PE：Crit Care Med. 2013；41(7)：1774-1781.(PMID：23774337)
4) Porter TR, et al.：J Am Soc Echocardiogr. 2015；28(1)：40-56.(PMID：25559474)
5) De Vecchis R, et al.：Res Cardiovasc Med. 2015；4(3)：e28913.(PMID：26436075)
6) Vincent JL, et al.：Critical Care. 2015；19：224.(PMID：25953531)
7) Monnet X, et al.：Crit Care Med. 2006；34(5)：1402-1407.(PMID：16540963)
8) Bentzer P, et al.：JAMA. 2016；316(12)：1298-1309.(PMID：27673307)
9) Cherpanath TG, et al.：Crit Care Med. 2016；44(5)：981-991.(PMID：26741579)
10) Cannesson M, et al.：Critical Care. 2011；15(4)：R197.(PMID：21843353)
11) Hadian M, et al.：Critical Care. 2006；10(Suppl 3)：S8.(PMID：17164020)
12) Hendy A, et al.：The Journal of Critical Care Medicine. 2016；2(3)：115-123.
13) Singer M, et al.：JAMA. 2016；315(8)：801-810.(PMID：26903338)
14) Bakker J, et al.：Ann Intensive Care. 2013；3(1)：12.(PMID：23663301)

6 輸液の選択は？ 量は？

高橋京助，讃井將満

CONTROVERSY

・膠質液と晶質液はどちらが優れているか？
・HES製剤を使用すべき状況はあるか？
・晶質液のなかで生理食塩水とbalanced crystalloidはどちらが優れているか？
・輸液量を制限すべきか，積極的に輸液すべきか？
・最適な輸液量の決定に有用な指標は？

BACKGROUND

　敗血症，手術後，外傷などICUに入室する重症患者では維持輸液療法に加えて輸液蘇生が必要になることが多い．これは単純な脱水や出血に加えて，侵襲や炎症に伴う血管透過性の亢進によって血管内容量の低下が起こるためである[1]．こうした背景のある患者では，単に水分や電解質を補充するだけでなく適切な血管内容量を確保することで組織灌流を維持することが求められる．輸液療法はICUでも議論の多い分野であり，特に最適な輸液の種類や量に関する研究は現在でも活発である．

　輸液の種類は膠質液と晶質液に大別される．膠質液とはアルブミン製剤とヒドロキシエチルデンプン(HES)製剤に代表される代用血漿製剤を指す．他方，晶質液は主として生理食塩水や乳酸リンゲル液をはじめとするbalanced crystalloidに分類される．膠質液は晶質液と比較して優れた血漿増加作用を有するが高価であり，特にHESに関しては腎機能障害や血液凝固障害といった副作用を有するためその使用には注意を要する[2,3]．

　最適な輸液量を見極めることもまた容易ではない．一口に重症患者といっても背景は千差万別であり，その疾患の種類のみならずタイミングによって必要な輸液量は異なる．ICUにおいては1日に○mL/kgといった画一的な輸液量ではなく，いまこの患者に輸液が必要なのか，

必要であればどの程度の量が必要なのかといった判断が求められる．

これらの問題におけるコントロバーシーを整理してICUにおける輸液療法の指針について考えてみたい．

> **POINT**
>
> ICUにおける輸液の第1選択は緩衝剤を含む晶質液（balanced crystalloid）とし，最適な輸液量は受動的下肢挙上試験（PLR：passive leg raising test），輸液チャレンジ，1回拍出量変動（SVV：stroke volume variation），脈圧変動（PPV：pulse pressure variation）などの動的指標を参考に患者背景や病態を加味して総合的に判断する．輸液量は臓器灌流の維持に必要な量だけを投与し，可能な限り水分バランスをプラスにしない努力をする．

■ 膠質液と晶質液はどちらが優れているか？

膠質液と晶質液はいずれも細胞外液の喪失を補う目的で使用される．膠質液の代表であるアルブミンを使用する理論的な根拠は，① 血管内にとどまり血漿増加効果が高いこと，② 希釈性の低アルブミン血症をきたさないため間質の浮腫を防ぎ，肺水腫を増悪させないこと[4]である．しかし，非侵襲時には，グリコカリックス層のおかげで従来考えられていたほどには晶質成分の血管外漏出が起こらず，侵襲時には血管内皮を裏打ちするタンパク質であるグリコカリックス[*1]が破壊されることで膠質成分も血管外に漏出することが明らかになった[7]．結果として，膠質液であっても期待した血漿増量効果が得られず，晶質液との差は小さくなる．

これまでにいくつかの大規模な膠質液と晶質液の比較試験が行われているが，主要アウトカムにおいて膠質液の明らかな優位性を示したものはない．その概要は以下のとおりである．

1）4％アルブミン vs 生理食塩水

2004年に発表されたSAFE studyでは，ICU患者6,997例を対象として輸液蘇生おける4％アルブミンと生理食塩水を比較した[8]．主要アウトカムである28日死亡率に差はなく（リスク比：0.99；95％CI：0.91-1.09，$p=0.87$），臓器障害の発生にも差はなかった．しかし，その後の解析で頭部外傷の患者においては2年後の死亡率がアルブミン投与群で高かった（リスク比：1.63；95％CI：1.17-2.26，$p=0.003$）[9]．これはアルブミン投与によって血管性ないし細胞障害性の浮腫が増悪し，頭蓋内圧が亢進した可能性があると考察されている．一方，重症敗血症患者に限るとアルブミン投与群で28日死亡率が低かった[10]（オッズ比：0.71；95％CI：0.52-0.97，$p=0.03$）．

[*1] 血管内皮細胞の血管内腔表面には厚さ0.1～1μm程度のグリコカリックス（endothelial glycocalyx）と呼ばれるゲル状の層が存在する．グリコカリックスは糖タンパク質，陰性に荷電したグリコサミノグリカンを含むプロテオグリカンから構成される[5]．グリコカリックスは毛細血管の透過性，血流によるずり応力の伝達，血小板や好中球の血管内皮細胞への接着，炎症の過程の調節などの重要な役割を果たしている．血管内皮の表面は非常に脆弱であり，炎症によって最も早期に損傷を受ける場所でもある．グリコカリックスが破壊されると，血管透過性亢進，浮腫，さらなる炎症の亢進，血小板凝集，過凝固，血管反応性の喪失といった有害な反応が引き起こされる[6]．

2)HES vs 晶質液

　2008年に発表されたVISEP trialでは,重症敗血症患者537人を対象として分子量200 kDaの10% HESと乳酸リンゲル液を比較した[11].主要アウトカムである28日死亡率(26.7% vs 24.1%,p＝0.48)とSOFAスコア(8.0 vs 7.5,p＝0.16)に差はなかった.しかし,90日死亡率はHES群で高かった(41.0% vs 33.9%,p＝0.09).またAKIの発症率(34.9% vs 22.8%,p＝0.002)や腎代替療法の導入率(31.4% vs 18.8%,p＝0.001)はHES群で高く,その割合はHESの使用量が多いほど増加していた.また血小板数はHES群で減少していた(17.96万/μL vs 22.4万/μL,p＜0.001).

　VISEP trial以降,より腎機能への影響が少ない分子量130 kDaの6% HES製剤と晶質液の比較が行われた.2012年に発表されたCHEST trial[12]と6S研究[13]は6% HES製剤とそれぞれ生理食塩水,酢酸リンゲル液を比較した研究である.対象患者はCHEST trialが輸液蘇生を必要としたICU患者であるのに対して6S研究は重症敗血症患者であった.CHEST trialでは90日死亡率に差を認めなかった(HES群18.0% vs 生理食塩水群17.0%,p＝0.26)が腎代替療法の導入率はHES群で高く(7.0% vs 5.8%,p＝0.04),6S研究では90日死亡率(53% vs 43%,p＝0.03),腎代替療法の導入率(22% vs 16%,p＝0.04)はいずれもHES群で高いという結果だった.

　ここまでの研究では概して膠質液は晶質液と比較して死亡などの主要エンドポイントにおいて有利な点はなく,特にHESでは腎障害が多いという結果であった.これらの結果から,コストの視点も勘案すると膠質液を積極的に使用する理由はないと考えられる.

　その後行われた大規模な研究でも主要アウトカムに差はみられなかったが,詳細にみると膠質液に有利な結果も存在する.

　2013年に発表されたCRISTAL trialではICUにおける循環血漿量減少性ショックの患者2,857人を対象として膠質液(アルブミン,HES,ゼラチン,デキストラン)と晶質液(生理食塩水,高張食塩水,乳酸リンゲル液)を比較している[14].主要アウトカムである28日死亡率に差はなく(膠質液群25.4% vs 晶質液群27.0%,p＝0.26),腎代替療法の導入率にも差はなかった(11% vs 12.5%,p＝0.19).しかし,90日死亡率は膠質液群で低く(30.7% vs 34.2%,p＝0.03),また人工呼吸期間,昇圧薬の使用期間は膠質液群で短いという結果であった.

　この結果から,適切な患者群を選べば膠質液を使用することによる輸液投与量の減少や早期の血行動態安定化が予後に寄与する可能性は残されたといえるだろう.先に紹介したSAFE studyの二次解析結果からも,重症敗血症患者に対するアルブミン投与が予後を改善する可能性は示されていた.それ受けて2014年に発表されたのがALBIOS studyである.本研究では重症敗血症,敗血症性ショックの患者1,818人を対象として血漿アルブミン濃度3.0 g/dLを目標に20%アルブミンの投与で補正しながら晶質液を投与する群と,血漿アルブミンの濃度にかかわらず晶質液の投与のみで治療する群を比較した[15].

　主要アウトカムである28日死亡率に差はなかった(アルブミン群31.8% vs 晶質液群32%,p＝0.94).しかし,治療開始から7日間における平均動脈圧はアルブミン群で高かった.また二次解析の結果,敗血症性ショックの患者に限れば90日死亡率はアルブミン群のほうが低かった.敗血症性ショックの患者においてはアルブミン使用による早期の血圧維持が予後に有利に働いた可能性がある.

ほかにもアルブミンが有用である特殊な病態は存在する．例えば肝硬変患者ではアルブミン産生能の低下による低アルブミン血症に加えて，アルブミン自体の変異による機能低下がある[16]ためアルブミンの投与が有利になる場面は多い．特に肝腎症候群，大量腹水穿刺，特発性細菌性腹膜炎においては予後の改善が見込まれるため，ガイドライン上もアルブミンの投与が推奨されている[17,18]．

また小規模のRCTではあるが，低タンパク血症を伴うARDS患者においてフロセミド＋アルブミンの投与とフロセミド＋生理食塩水の投与を比較した研究があり，水分バランスの減少や酸素化の改善はアルブミン投与群で優れていた[19]．

これらの研究を鑑みると肝硬変患者における低アルブミン血症の改善や敗血症性ショック患者の早期血行動態の安定といった目的に合致した使用法であれば，アルブミンの使用が有益である場面は存在する．

以上をまとめると，ルーチンで膠質液を使うメリットは乏しく晶質液が第1選択になる．ただし，呼吸不全で輸液投与量を減らすメリットの大きい患者や肝硬変で低アルブミン血症の改善自体が予後に寄与する病態では膠質液，特にアルブミンの使用は検討に値する．

■ HES製剤を使用すべき状況はあるか？

膠質液のなかでアルブミンの使用を検討すべき場面があることは前述のとおりであるが，HESが有用となる場面はあるのだろうか．

敗血症におけるHESの使用に関しては，先の6S研究で生命予後の悪化，腎機能障害の増加が示されている．その後，敗血症や重症患者の輸液蘇生を検討したシステマティックレビューでも，HESの使用は腎機能障害の増加，赤血球輸血の増加と関連するとの結果であり，ルーチンでの使用が推奨されないことは明らかである[20,21]．

敗血症以外の輸液に関しては，HESの有用性を示唆する研究も散見される．2013年に発表されたFIRST studyでは，穿通性外傷患者を対象としてHESと生理食塩水の比較を行っている．死亡率に有意差はないが，総輸液量はHES群で少なく（5.1 L vs 7.4 L，$p<0.01$），腎機能障害はむしろHES群で少なかった（0% vs 16%，$p=0.018$）[22]．また，非敗血症患者や外科手術を受けた患者に関してHESの使用は死亡率，腎機能障害，赤血球輸血を増加させないとするメタアナリシスが複数存在する[23-25]．

このように種々の研究の間でHESによる有害事象に差があるのは，大きく2つの理由が考えられる．

1つ目は患者のプロフィールの問題である．敗血症と非敗血症患者では背景にある病態が異なる．敗血症や侵襲による炎症は毛細血管壁の透過性を亢進させるため，水やアルブミンなどのタンパク質は血管内から血管外に漏出しやすくなる．これはcapillary leakageと呼ばれる現象であり，サイトカインなどの炎症性物質が血管内皮のグリコカリックスを崩壊させることが関与している[26]．敗血症の患者は腹部手術後の患者と比較してグリコカリックスの崩壊が特に顕著であるといわれており[27]，このような状況下ではHESと晶質液の血漿増加効果の差は小さくなる．また敗血症では尿細管上皮の不適応反応や微小循環の障害が関与してAKIが発症しやすい素地がある[28]．敗血症患者ではこうした背景からHESの血漿増加作用のメリットが十分に発揮されず，腎障害が前景に現れる結

果になっているのだろう．

　2つ目はHESの製剤による違いである．一概にHESといっても製剤の種類は多様であり，その性能や副作用は分子量や濃度によって大きく異なる．一般にHESは高分子量であるほど，また高濃度であるほど血漿増加効果が大きいが，腎機能障害や凝固障害をきたす可能性が高い．先述したHESの有害性を示す結果となっているメタアナリシスはいずれも高分子量HESや中分子でも200 kDaのHESを用いた研究を多く含んでいる[20,21]．他方HESが有害性を示さなかったメタアナリシスでは分子量130 kDa，置換度0.4のHES製剤を中心とした研究が中心となっている[22-24]．わが国で販売されているこの130/0.4のHES製剤（ボルベン®）はHESのなかでは比較的安全性が高いといえるだろう．

　総じてHESの使用によって生命予後などのハードアウトカムを改善するエビデンスはなく，積極的に使用する理由に乏しい．特に敗血症患者に対しては基本的に用いるべきでない．しかし，HESの副作用に留意しながら輸液量を制限できるというメリットを活かす使い方はあるかもしれない．具体的には，非敗血症患者のなかで腎機能障害や血液凝固障害のリスクの少ない症例において，輸液量を減らすことが特に有利な状況では投与を検討する余地はある．

■ 晶質液のなかで生理食塩水とbalanced crystalloidはどちらが優れているか？

　輸液の種類で晶質液が第1選択であることは先に述べたが，晶質液のなかでも生理食塩水と乳酸リンゲル，酢酸リンゲルなどの緩衝剤を含有したbalanced crystalloidはどちらが優れているのだろうか．

　Balanced crystalloidと生理食塩水の大きな違いはClの濃度にある．血漿のCl濃度は，約100 mEq/Lである．Balanced crystalloidのCl濃度はそれに近いのに対して，生理食塩水のCl濃度は，154 mEq/Lと高い．この高濃度Clが生体にとって有害となりうる．Clは血中では陰イオンCl^-として存在しているため，生理食塩水を大量に投与すると電気的平衡は陰性に傾く．これを中性に戻そうと陽イオンであるH^+が増えるためアシドーシスになる．ICU患者を対象にした前向き前後比較試験で，Clを制限した輸液を行うことで代謝性アシドーシスが減少したという報告がある（9.1%→6.0%，$p<0.001$）[29]．また，近年Clの負荷そのものが腎障害をきたす可能性が指摘されている．図6-1に示したような機序を介して，Clは輸入細動脈を収縮し腎血流を低下させ腎障害をきたすとされる．実際に健康成人を対象として生理食塩水の投与によって腎血流の低下を証明した研究も存在する[30]．このような高Cl輸液の弊害が指摘されるなかで，balanced crystalloidと生理食塩水の比較試験が行われるようになった．

　後ろ向きコホート試験は，balanced crystalloidに有利な結果が多い．開腹手術患者に対する手術当日の輸液として生理食塩水とbalanced crystalloidを比較した研究では，balanced crystalloid群で院内死亡率は有意に低く（5.6% vs 2.9%，$p<0.001$）[31] 透析を要する急性腎障害症例数，輸血施行数，感染発症数が有意に減少した．また敗血症患者においても，balanced crystalloidを使用した患者は生理食塩水のみを使用した患者と比較して死亡率が低いという報告がある[32,33]．Balanced crystalloid vs 生理食塩水の前向き試験は現在進行中のものが複数あるが，結果の出ている大規模な前向き試験とし

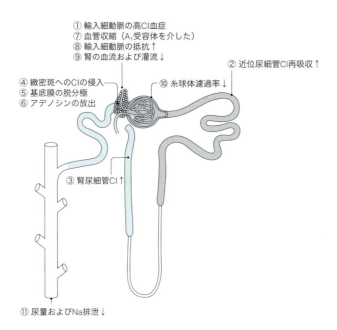

図 6-1　高 Cl 血症が腎に及ぼす影響
〔Lobo DN, et al.：Kidney Int. 2014；86(6)：1096-1105.(PMID：24717302)をもとに作成〕

て 2015 年に発表された SPLIT trial がある[34].

Plasma-Lyte vs 生理食塩水

　SPLIT trial は ICU 患者 2,278 人を対象として Plasma-Lyte(酢酸，グルコン酸を緩衝液とした balanced crystalloid)と生理食塩水を比較した二重盲検 RCT である．主要アウトカムである腎機能障害の発症率に両群で差はなかった(Plasma-Lyte 9.6% vs 生理食塩水 9.2%，p＝0.77)．また腎代替療法の使用率(3.3% vs 3.4%，p＝0.91)や死亡率(7.6% vs 8.6%，p＝0.4)に関しても差は認められなかった．しかし本研究は腎機能障害低リスクの患者が多く，割付前に 90%以上が balanced crystalloid の投与を受けていたなどの問題点があり，balanced crystalloid の優位性が否定できるものではないと考えられる．

　なお，2017 年に発表された 15 の RCT を解析の対象としたメタアナリシスでは低 Cl 輸液と高 Cl 輸液で死亡率や透析導入率に差はないとされた[35]．しかし，2018 年 3 月に発表された大規模な RCT である SMART trial(ICU 入室患者における balanced crystalloid vs 生理食塩水では，balanced crystalloid 群のほうが死亡や腎障害を含めた複合アウトカムの発生率が低かった．

　こうした現在の知見を踏まえて考えると，生理食塩水の有害性を示す研究はあるが優位性を示した研究はなく，balanced crystalloid を輸液の第 1 選択とするのが妥当であると考えられる．Balanced crystalloid もさまざまな製剤があるためそのなかで何が優れているのかという問題は別にあるが，その差はおそらく生理食塩水と balanced crystalloid の差以上に小さいものであると考えられ，臨床的

表 6-1　輸液製剤の使い分け

	balanced crystalloid	アルブミン	HES
利点	コストが低い	血漿増加効果が高い	血漿増加効果が高い
欠点	膠質液と比較して血漿増加効果が低い	感染, アレルギー反応, コストが高い	凝固障害, 腎機能障害, アレルギー反応
使用を考慮する症例	多くの症例で第 1 選択	肝硬変, 敗血症性ショック, ARDS, 腹部コンパートメント症候群	腎機能障害や出血傾向のない外科手術患者

な差を証明することは難しいだろう(表 6-1).

■ 輸液量を制限すべきか, 積極的に輸液すべきか?

　輸液は血行動態が不安定な患者に対する治療の基本であるが, 至適な輸液量を見極めるのは容易ではない. 過小な輸液量では十分な組織灌流が得られないのは当然であるが, 過剰輸液もまた有害であることが近年指摘されている.

　過剰輸液の有害性を説明する病態生理として静脈圧の上昇と組織の浮腫が挙げられる. 臓器の灌流圧は動脈圧と静脈圧の差で規定されるため動脈圧が一定であれば静脈圧の上昇はあらゆる臓器の灌流圧を低下させる. また間質への水分の漏出は臓器の浮腫をもたらすことで機能を低下させる. 例えば肺であれば拡散障害に伴う酸素化の低下をもたらす[37]. 腎臓であれば間質圧の上昇から尿細管, 毛細血管の圧迫をきたして糸球体濾過量は低下する[38,39]. 腸管は浮腫によって吸収障害やイレウスをきたす[40]. 腹腔内臓器の浮腫や腹水は腹腔内圧の上昇をもたらし, それによってさらなる臓器障害が惹起される(腹部コンパートメント症候群)[41].

　過剰輸液と患者の予後に関する研究は多数ある. 輸液量がどの程度になると過剰であるかに関して絶対的な基準はないが, 1つのカットオフ値として水分バランスが体重の 10%を超えてプラスになると死亡率が上昇するという報告がある[42,43]. ほかにも過剰輸液が患者の生命予後を悪くするという報告は多い[44,45]. しかし後ろ向きないし前向きの観察研究が大半であり, 輸液そのものが予後を悪くするというより, 予後が悪い患者に多くの輸液が必要であるという結果をみている可能性がある.

　輸液を制限する戦略と積極的に輸液を行う戦略を比較した前向きの RCT は少ない. そのなかで最も大規模な試験は 2006 年に発表された FACTT study である[46]. FACTT study では ARDS 患者 1,000 人を対象として輸液制限群と輸液非制限群を比較した. その結果, 死亡率に差はなかったが(制限群 25.5% vs 非制限群 28.4%, $p=0.30$), 人工呼吸器非使用日数(ventilator-free days)は制限群で多かった(14.6 日 vs 12.1 日, $p<0.001$). また敗血症性ショックの初期蘇生後において輸液制限群と輸液非制限群を比較した前向き RCT(CLASSIC study)では死亡率に差はなかった(33% vs 41%, $p=0.33$)が, AKI の増悪は輸液制限群で少なかった(37% vs 54%, $p=0.03$)[47]. 周術期の研究としては大腸直腸切除の患者を対象として輸液制限群と輸液非制限群を比較した研究がある. 死亡率に差はなかった(0% vs 4.7%, $p=0.12$)が, 感染, 吻合部リーク, 循環呼吸合併症を合わせた術後合併症は輸液制限群で少なかった(33% vs 51%, $p=0.013$)[48].

表 6-2 　輸液蘇生の各フェイズにおける特徴

	rescue 期	optimization 期	stabilization 期	de-escalation 期
治療の原則	救命	臓器を救う	臓器のサポート	臓器の回復
目標	ショックの是正	組織灌流の適正化と維持	体液バランス 0 ないしマイナス	蓄積した体液を動かす
時間の単位	分	時間	日	日〜週
表現型	重症ショック	不安定	安定	回復
輸液療法	急速ボーラス	輸液投与量の滴定 輸液チャレンジの利用	経口摂取不足のときのみ最少量の維持輸液	可能なら経口摂取 不要な輸液を避ける
典型的な臨床のシナリオ	敗血症 重症外傷	術中の GDT 熱傷 糖尿病性ケトアシドーシス	禁飲食中の術後患者 保存療法中の膵炎	重症の病態から回復した完全経腸栄養の患者 ATN の回復期

GDT（目標指向型治療：goal directed therapy），DKA（糖尿病性ケトアシドーシス：diabetic ketoacidosis），ATN（急性尿細管壊死：acute tubular necrosis）．
〔Hoste EA, et al.：Br J Anaesth. 2014；113(5)：740-747.(PMID：25204700)をもとに作成〕

以上より，前向き RCT では死亡率に差はないものの，少なくとも臓器障害の合併症は輸液制限したほうが少ないという知見が得られている．これらを鑑みると，必要量以上の輸液投与を控えて輸液量を意識的に制限する戦略が有利であると考えられる．

■ 最適な輸液量の決定に有用な指標は？

不必要な輸液をせずに輸液量を制限するためには輸液が必要な患者を見極めて，最適な量を投与することが理想的である．そもそもわれわれは何のために輸液蘇生をするのかというと，輸液によって静脈還流量を増やし 1 回拍出量を増加させて臓器灌流を改善するためである．翻って輸液を必要とする患者は臓器灌流が不足している患者，すなわち循環不全の患者にほかならない．

輸液蘇生による循環不全の治療は 4 つのフェイズに分けることができる[49,50]．① ショックにより生命の危機に瀕している状態を救う rescue 期，② ショックが代償されつつある状態で心拍出量と臓器灌流の最適化を行う optimization 期，③ 維持輸液で安定した状態を保つ stabilization 期，④ ショックを離脱し積極的に除水を図る de-escalation 期である（表 6-2）．患者がどのフェイズにあるか意識することで輸液の目標が明確になる．輸液量の調整が最も難しいのは optimization 期であり，このフェイズで輸液の必要性を見極めて適切な量を投与することが過剰輸液を防ぐことにつながる．

では病態のフェイズを見極めたうえで何を指標に輸液を投与すべきだろうか．古典的に輸液の指標とされてきたのは中心静脈圧（CVP）や肺動脈楔入圧（PAWP）いわゆる静的指標である．しかしこれらの指標は輸液反応性との関連は乏しいことが明らかになっている．人工呼吸管理をされている敗血症患者を対象として CVP＜8 mmHg，PAWP＜12 mmHg をカットオフとして輸液反応性との関連を調べた研究では陽性的中率はそれぞれ 47％ と 54％ しかなかった[51]．後のメタアナリシスでも同様の知見が得られており[52]，CVP を輸液の指標とすることはコイントスと変わらないと揶揄されている．

ほかに輸液反応性をみる指標として肺-心臓連関を利用した動的指標がある．これは呼吸による胸腔内圧の変化によって右室前負荷が変化することを利用したものであり，1回拍出量変動（SVV：stroke volume variation）[*2]や脈圧変動（PPV：pulse pressure variation）[*3]がある．システマティックレビューの結果ではSVVは感度81％，特異度80％で輸液反応性を予測できると結論されていた[53]．またPPVに関しても感度88％，特異度89％，ROC解析による曲線下面積は（AUC）は0.94であることが報告されている[54]．

SVVやPPVは簡易に利用できる指標だが，利用するためにいくつか条件があり注意を要する．自発呼吸がなく調節換気中であること[55]，1回換気量が少なくないこと（8 mL/kg以上）[56]，洞調律であること[57]がその例である．重症患者のなかにはこれらを満たさない患者も少なくないため，その場合はほかの指標が必要となる．

輸液反応性を予測するうえで最も直接的な方法は輸液チャレンジである．通常は晶質液500 mL，膠質液であれば250～500 mLを30分以内に急速投与し，1回拍出量が10～15％上昇すれば輸液反応性ありと判断する[58,59]．輸液チャレンジは確実な方法であるが，それ自体が輸液負荷となってしまうという欠点がある．その欠点を軽減する折衷案として晶質液100 mLを投与するミニ輸液チャレンジがあるが[60]，いずれにしても頻用すれば過剰輸液につながる．輸液負荷を行わずに直接的に輸液反応性を評価する方法として，受動的下肢挙上試験（PLR：passive leg raising test）がある．これは，他動的に下肢を挙上して静脈還流量を一過性に増加させることで輸液反応性を判断する技法である[61]．いうなれば可逆性の擬似輸液チャレンジであり，過剰輸液の危険性を回避することができる．PLRの輸液反応性に対する予測能は優れており，感度86％，特異度92％でROC解析によるAUCは0.95と報告されている[62]．実際にPLRを行う際には，体位変換に伴う頭蓋内圧亢進や機能的残気量の減少に注意を払う必要がある．しかしSVVやPPVと異なり，自発呼吸のある患者や不整脈の患者でも利用することができる点でICUにおける有用性は高い．

つまるところ至適な輸液量を考えるときの指針は，輸液必要性がある患者において輸液反応性を見極めて，過剰にならない必要量を調整してくということに尽きる．簡易なアルゴリズムを図6-2に示した．患者の背景と病態のフェイズに応じてPLR，輸液チャレンジ，SVV，PPVなど適切な指標を利用しながら輸液量を調整していく必要がある．

> **私はこうしている**
>
> 輸液蘇生の第1選択としてbalanced crystalloidを用いる．しかし，ARDSなど呼吸不全の患者や腹部コンパートメント症候群を発症する恐れのある患者など輸液量を減らすメリットが大きいと考えられる患者に対しては，膠質液の投与も考慮する．
>
> 輸液の必要性・投与量に関しては，患者のリスクに応じてやり方を変える．低リスクの外科・心臓外科術後患者など一時的に輸液量が増えてもstabilization期以降にバランスを調整できると考えられる患者においては，晶質液250～500 mLの輸液チャレンジで判断する．他

[*2] $SVV(\%) = \dfrac{SV_{max} - SV_{min}}{(SV_{max} + SV_{min})/2} \times 100$

SV_{max}：最大1回拍出量
SV_{min}：最小1回拍出量

[*3] $PPV(\%) = \dfrac{PP_{max} - PP_{min}}{(PP_{max} + PP_{min})/2} \times 100$

PP_{max}：最大脈圧（脈圧＝収縮期血圧－拡張期血圧）
PP_{min}：最小脈圧

2 | 循環

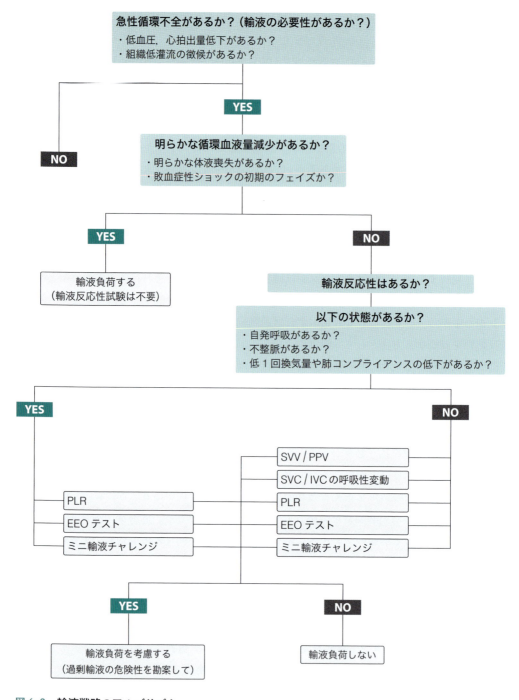

図 6-2 輸液戦略のアルゴリズム

ARDS(呼吸窮迫症候群：acute respiratory distress syndrome)，PPV(脈圧変動：pulse pressure variation)，SVV(1回拍出量変動：stroke volume variation)，EEO(呼気終末閉塞：end-expiratory occlusion)，SVC(上大静脈：superior vena cava)，IVC(下大静脈：inferior vena cava)，PLR(受動的下肢挙上試験：passive leg raising test)
〔Monnet X, et al.：Ann Intensive Care. 2016；6(1)：111.(PMID：27858374)をもとに作成〕

方，低心機能や透析導入中のハイリスク患者，体液バランスが大きくプラスに傾いている患者では可能な限り輸液負荷を行わず，PLR や SVV，PPV を用いて輸液反応性を予想したうえで最少量の輸液投与を行う．PLR は最も優れた輸液反応性の指標といわれるが，実臨床ではそれが信頼できない環境も少なくない（例えば患者が覚醒していて下肢挙上することが疼痛や不快感を伴い交感神経刺激になってしまう状況）．そうした状況では晶質液 100 mL のミニ輸液チャレンジで心拍出量を評価する．あるいは輸液投与前後の血液ガスの乳酸値の変化などを参考にせざるをえない場面もある．

　いずれにせよ，いかなる指標も絶対ではありえないため 1 つの指標に固執することなく，臨床経過を踏まえたうえで総合的に判断する必要がある．近年の EGDT(early goal-directed therapy)否定の流れが示唆するように [63-65]，マニュアルベースの機械的な作業での臨床には限界がある．月並みではあるが，個々の患者背景と病態・フェイズに応じた輸液の選択・投与が重要である．

参考文献

1) Tatara T：J Intensive Care. 2016；4：20.(PMID：26985394)
2) Barron ME, et al.：Arch Surg. 2004；139(5)：552-563.(PMID：15136357)
3) Wilkes MM, et al.：Ann Thorac Surg. 2001；72(2)：527-533.(PMID：11515893)
4) Rackow EC, et al.：Crit Care Med. 1983；11(11)：839-850.(PMID：6194934)
5) Becker BF, et al.：Cardiovasc Res. 2010；87(2)：300-310.(PMID：20462866)
6) Alphonsus CS, et al.：Anaesthesia. 2014；69(7)：777-784.(PMID：24773303)
7) Woodcock TE, et al.：Br J Anaesth. 2012；108(3)：384-394.(PMID：22290457)
8) Finfer S, et al.：N Engl J Med. 2004；350(22)：2247-2256.(PMID：15163774)
9) SAFE Study Investigators, et al.：N Engl J Med. 2007；357(9)：874-884.(PMID：17761591)
10) SAFE Study Investigators, et al.：Intensive Care Med. 2011；37(1)：86-96.(PMID：20924555)
11) Brunkhorst FM, et al.：N Engl J Med. 2008；358(2)：125-139.(PMID：18184958)
12) Myburgh JA, et al.：N Engl J Med. 2012；367(20)：1901-1911.(PMID：23075127)
13) Perner A, et al.：N Engl J Med. 2012；367(2)：124-134.(PMID：22738085)
14) Annane D, et al.：JAMA. 2013；310(17)：1809-1817.(PMID：24108515)
15) Caironi P, et al.：N Engl J Med. 2014；370(15)：1412-1421.(PMID：24635772)
16) Jalan R, et al.：Hepatology. 2009；50(2)：555-564.(PMID：19642174)
17) Runyon BA：Hepatology. 2013；57(4)：1651-1653.(PMID：23463403)
18) European Association for the Study of the Liver.：J Hepatol. 2010；53(3)：397-417.(PMID：20633946)
19) Martin GS, et al.：Crit Care Med. 2005；33(8)：1681-1687.(PMID：16096441)
20) Serpa Neto A, et al.：J Crit Care. 2014；29(1)：185. e1-e7.(PMID：24262273)
21) Zarychanski R, et al.：JAMA. 2013；309(7)：678-688.(PMID：23423413)
22) James MF, et al.：Br J Anaesth. 2011；107(5)：693-702.(PMID：21857015)
23) Gillies MA, et al.：Br J Anaesth. 2014；112(1)：25-34.(PMID：24046292)
24) Van Der Linden P, et al.：Anesth Analg. 2013；116(1)：35-48.(PMID：23115254)
25) He B, et al.：Crit Care. 2015；19：92.(PMID：25886952)
26) Lee WL, et al.：N Engl J Med. 2010；363(7)：689-691.(PMID：20818861)
27) Steppan J, et al.：J Surg Res. 2011；165(1)：136-141.(PMID：19560161)
28) Zarbock A, et al.：Curr Opin Crit Care. 2014；20(6)：588-595.(PMID：25320909)
29) Yunos NM, et al.：Crit Care Med. 2011；39(11)：2419-2424.(PMID：21705897)
30) Chowdhury AH, et al.：Ann Surg. 2012；256(1)：18-24.(PMID：22580944)
31) Shaw AD, et al.：Ann Surg. 2012；255(5)：821-829.(PMID：22470070)
32) Raghunathan K, et al.：Crit Care Med. 2014；42(7)：1585-1591.(PMID：24674927)

33) Raghunathan K, et al.：Anesthesiology. 2015；123(6)：1385-1393.(PMID：26414499)
34) Young P, et al.：JAMA. 2015；314(16)：1701-1710.(PMID：26444692)
35) Kawano-Dourado L, et al.：Anesth Analg. 2018；126(2)：513-521.(PMID：29189271)
36) Semler MW, et al.：N Engl J Med. 2018；378(9)：829-839.(PMID：29485925)
37) Ware LB, et al.：N Engl J Med. 2005；353(26)：2788-2796.(PMID：16382065)
38) Fiksen-Olsen MJ, et al.：Hypertension. 1992；19(2 Suppl)：II137-141.(PMID：1735568)
39) Blake WD, et al.：Am J Physiol. 1949；157(1)：1-13.(PMID：18130215)
40) Ogbu OC, et al.：Curr Opin Crit Care. 2015；21(4)：315-321.(PMID：26103147)
41) Kirkpatrick AW, et al.：Intensive Care Med. 2013；39(7)：1190-1206.(PMID：23673399)
42) Bouchard J, et al.：Kidney Int. 2009；76(4)：422-427.(PMID：19436332)
43) Vaara ST, et al.：Crit Care. 2012；16(5)：R197.(PMID：23075459)
44) Boyd JH, et al.：Crit Care Med. 2011；39(2)：259-265.(PMID：20975548)
45) Sakr Y, et al.：Chest. 2005；128(5)：3098-3108.(PMID：16304249)
46) National Heart, Lung, and Blood Institute Acute Respiratory Distress Syndrome(ARDS)Clinical Trials Network, et al.：N Engl J Med. 2006；354(24)：2564-2575.(PMID：16714767)
47) Hjortrup PB, et al.：Intensive Care Med. 2016；42(11)：1695-1705.(PMID：27686349)
48) Brandstrup B, et al.：Ann Surg. 2003；238(5)：641-648.(PMID：14578723)
49) Vincent JL, et al.：N Engl J Med. 2013；369(18)：1726-1734.(PMID：24171518)
50) Hoste EA, et al.：Br J Anaesth. 2014；113(5)：740-747.(PMID：25204700)
51) Osman D, et al.：Crit Care Med. 2007；35(1)：64-68.(PMID：17080001)
52) Marik PE, et al.：Crit Care Med. 2013；41(7)：1774-1781.(PMID：23774337)
53) Zhang Z, et al.：J Anesth. 2011；25(6)：904-916.(PMID：21892779)
54) Yang X, et al.：Crit Care. 2014；18(6)：650.(PMID：25427970)
55) Soubrier S, et al.：Intensive Care Med. 2007；33(7)：1117-1124.(PMID：17508201)
56) De Backer D, et al.：Intensive Care Med. 2005；31(4)：517-523.(PMID：15754196)
57) Durairaj L, et al.：Chest. 2008；133(1)：252-263.(PMID：18187750)
58) Toscani L, et al.：Crit Care. 2017；21(1)：207.(PMID：28774325)
59) Cecconi M, et al.：Curr Opin Crit Care. 2011；17(3)：290-295.(PMID：21508838)
60) Biais M, et al.：Anesthesiology. 2017；127(3)：450-456.(PMID：28640019)
61) Aneman A, et al.：Intensive Care Med. 2016；42(9)：1493-1495.(PMID：26846515)
62) Cherpanath TG, et al.：Crit Care Med. 2016；44(5)：981-991.(PMID：26741579)
63) ProCESS Investigators, et al.：N Engl J Med. 2014；370(18)：1683-1693.(PMID：24635773)
64) ARISE Investigators, et al.：N Engl J Med. 2014；371(16)：1496-1506.(PMID：25272316)
65) Mouncey PR, et al.：N Engl J Med. 2015；372(14)：1301-1311.(PMID：25776532)

7 昇圧薬・強心薬の使い方

堤 健，藤谷茂樹

CONTROVERSY

- 敗血症性ショックにおける血圧の管理目標はいくつに設定すればよいか？
- 昇圧薬はどのタイミングで開始し，何を選択するか？ 追加する場合，何を使用するか？
- 強心薬はどういう場合に使用すべきか？ 使うなら何を使用すべきか？
- 敗血症性ショックに対するステロイドは必要か？

BACKGROUND

　敗血症性ショックの治療において，2001年にRiversらによって発表されたEGDT(early goal-directed therapy)は世界に衝撃を与えた[1]．EGDTプロトコルを使用することで，当時の

標準治療群と比較し，院内死亡率を46.5％から30.5％に減らす(NNT＝6)という驚異的な数字を示した．その後，EGDTは瞬く間に世界中に広がり，世界の敗血症診療の中心となった．SSCG(Surviving Sepsis Campaign Guideline)が2004年にはじめて発表されて以降，改訂が繰り返され，SSCGのケアバンドル[2]が世界の敗血症診療の指標となっていった．しかし，EGDTの発表から10年以上が経過し，2014～2015年に世界各国から3つのEGDTプロトコル有用性を再検討した追試のRCTが発表された[3-5]．これらはいずれも標準治療と比較して，EGDTプロトコルの優位性を示すことができず，これらをまとめて行われたindividual patient dataに基づくメタアナリシスでも同様の結果となった[6]．

この結果は，EGDTが誤っていたことを示唆しているわけではなく，10年の歳月を経て，EGDTやSSCGバンドルの普及が，臨床家の"usual care"を変化させた結果といえる．そして，画一的なプロトコルの有用性が否定されたいま，敗血症診療はより個別化した治療戦略へとシフトしていくことが想定される．本項では，今後の敗血症の個別化診療のために，知っておくべき背景を振り返る．

POINT
- MAPの目標は65 mmHgを基本とし，患者ごとに個別化する．
- 昇圧薬はノルアドレナリンを第1選択とし，早期から昇圧薬を使用して輸液量を減らす．ノルアドレナリン0.1～0.2 γ使用しても目標血圧に到達しない場合，バソプレシンの併用を検討する．
- 心機能が低下していて，補液や昇圧薬を適切に使用しても目標MAPに到達しない，もしくは臓器低灌流が持続する場合にはドブタミンを検討する．
- ノルアドレナリンとバソプレシンを併用する場合には，ステロイドの投与を検討する．

■ 敗血症性ショックにおける血圧の管理目標はいくつに設定すればよいか？

敗血症性ショックの蘇生の最終目標は，適切な臓器灌流を保つこと，すなわち組織における適切な酸素需給バランスを維持することである[7]．その目標達成のための管理目標として，SSCG2016では，昇圧薬を必要とする敗血症性ショックの患者において，平均動脈圧(mean arterial pressure：MAP)65 mmHgを目標に管理することを推奨している(推奨度：強，エビデンスレベル：中)が，その一方で，患者ごとに個別化する必要性についても漠然と言及している[8]．背景にあるエビデンスと，いかに個別化すべきかについて考察する．

臓器には自己調節能(autoregulation)があり，血圧がある閾値に達するまでは臓器血流は保たれているが，閾値を下回ると臓器血流が低下し，臓器不全を引き起こすとされている[9]．特に敗血症性ショックでは，この自己調節能が障害され，血圧と臓器血流が比例関係にあるという説が提唱されており[7]，収縮期血圧ではなくMAPを目標とした血圧管理が重要視されている．では，敗血症性ショックの管理において至適血圧はどこにあるのだろうか．

敗血症性ショック患者を対象に行った後ろ向きコホート研究で，MAP＜65 mmHgであることが死亡の最も正確な予測因子であった〔area under the curve(AUC)：0.853；95％CI：0.772-0.934〕という報告[10]や，1回以上のMAP＜60 mmHgのエピソードで死亡リスクが2.96倍(95％CI：1.06-

10.36)になったという報告[11]があり，MAP 60〜65 mmHg 以下になることは予後を悪化させる可能性がある．これらを根拠に MAP 65 mmHg が最低限の目標血圧であろうと推定されている[7]．その一方で，MAP<75 mmHg が AKI の発症と関連していることが示唆される研究が複数あり[11-13]，AKI の発症予防のためには高めの血圧目標が望ましいのではないかという説や，高血圧の既往がある場合には，脳血流の自己調節能の閾値がシフトしていて，通常の閾値より高い血圧から自己調節能が破綻し血流低下が起こるため，高めの血圧目標が必要であるという説があり，本当に 65 mmHg が至適血圧であるかどうかについては，議論が続いていた．そこで本議論のランドマークとなっているのが，2014 年に発表されたフランスの多施設大規模 RCT，SEPSISPAM trial[14] である．776 人の敗血症性ショックの患者を対象として，MAP 80〜85 mmHg を目標に管理する群（高目標群）と 65〜70 mmHg を目標に管理する群（低目標群）に分け，28 日死亡率を primary endpoint，90 日死亡率と臓器障害を secondary endpoint として RCT を行った．結果，28 日死亡率に有意差はなかった（高目標群のハザード比：1.07；95%CI：0.84-1.38）．しかし，重篤な副作用イベントに差はなかったものの，高目標群で心房細動の新規発症率が有意に高かった（6.7% vs 2.8%，$p=0.02$）．そして，サブグループ解析において，高血圧の既往のある群では，高目標群で腎代替療法が少なかったという結果であった．当然ながら高目標群のほうが，ノルアドレナリンの必要量が有意に多い結果となっている．なお，低目標群も結果的にはほぼ 70〜75 mmHg の間に収まるような管理になっていることは重要である．

　これらを総合的に判断すると，MAP 65 mmHg は確実に下回らない範囲で管理し，年齢・不整脈リスク・心血管イベントリスク・高血圧の既往・腎機能障害・動脈硬化の程度・現在の昇圧薬使用量といった患者背景と，MAP 以外の身体所見（例：意識レベル，尿量，網状皮疹）・検査所見（例：乳酸，$ScvO_2$）でのほかの臓器灌流の指標を参考にして[2]，症例ごとに「個別化」すべきと考えている．

■ 昇圧薬には何を選択するか？

　歴史的に，SSCG2008 まではドパミン（DOA）とノルアドレナリン（NAd）をともに第 1 選択として推奨していた．しかし，その後に多くの研究で DOA に否定的な結果が出たことを受けて，SSCG2012[2] から NAd が第 1 選択となった．その後，2 つのメタアナリシスで NAd の使用で死亡率が低下し，不整脈が減ることが示された[15, 16]．SSCG2016[8] でも，2015 年に発表されたメタアナリシス[17] で，NAd の使用が DOA と比較して，死亡率を減少させ（リスク比：0.89；95%CI：0.81-0.98）不整脈のリスクも低かった（リスク比：0.48；95%CI：0.40-0.58）ことを根拠に，NAd を第 1 選択として推奨し（推奨度：強，エビデンスレベル：中），DOA は頻脈性不整脈リスクが低く，徐脈の場合，非常に限られた対象でのみ推奨（推奨度：弱，エビデンスレベル：低）としている．その後，2016 年に発表されたコクランレビューでも同様の結果（high quality of evidence）となった[18]．さらに，DOA には視床下部-下垂体系に影響を及ぼし，免疫抑制的に働く可能性があり[19]，腎保護目的の低用量での使用も否定されている[20]．以上より，第 1 選択薬として NAd を使用することが現時点では一般的である．

■ 昇圧薬を開始するタイミングは？

では，NAd はどのタイミングで開始するのが適切なのだろうか．2001 年に EGDT が発表されて以降，敗血症性ショックの初期蘇生において，中心静脈圧 CVP＜8 mmHg であれば，まず補液を開始し，CVP≧8 mmHg を目標に大量に補液し，十分な補液をしても MAP が保たれない場合に昇圧薬を使用する戦略がとられるようになった[1]．しかし，その結果として最初の 6 時間で平均 5 L の輸液が行われていた[1]．後述する 2008 年に発表された VASST study[21] でも水分バランスは来院後 12 時間で平均＋4.2 L とかなり大量の補液がなされている[22]．EGDT は，いわゆる golden hours に重点的に初期蘇生を開始するという概念が優れていた一方で，輸液過剰を生み出しており，後にそのさまざまな弊害が報告されるようになった[23]．その結果を受けてか，SSCG2012[2] からは，適切な補液が血行動態の管理の基本であり，昇圧薬の使用の前に達成されることが理想だが，重症の場合は hypovolemia が改善していなくても昇圧薬を開始するように推奨されている．SSCG2016 では，昇圧薬の開始のタイミングについて明記されていない．2014 年に発表された 213 人の敗血症性ショックの患者を対象とした後ろ向き観察研究では，NAd の投与開始の遅れが 28 日死亡率と強い相関を示しており，NAd の投与が 1 時間遅れるごとに死亡率が 5.3％上昇していた[24]．このほかにも早期使用が生存の強い予測因子であったという同様の報告[25] がある．因果関係が示されたわけではないが，補液を優先して昇圧薬を使わないことにこだわるのではなく，MAP 維持に努めるほうが望ましい可能性を示唆する結果であった．生理学的には，NAd には一般的によく知られている，動脈収縮による末梢血管抵抗増加作用だけでなく，同じα作用によって静脈の収縮(venoconstriction)が起こることが指摘されている[26]．静脈の収縮により，無負荷血液量(unstressed volume)が減少し，負荷血液量(stressed volume)が増加し[*1]，その結果，静脈還流量・前負荷の増加をきたすと考えられていて[26-28]，昇圧薬の早期使用は理にかなっている．そもそも，SSCG2016 で推奨されている 30 mL/kg の初期輸液(推奨度：強，エビデンスレベル：低)すらも，明確な根拠がないことが指摘されていて[29]，fluid challenge に必要な最小輸液量は 4 mL/kg(約 250 mL)という報告[30] もあることから，実際問題として 30 mL/kg の初期輸液が終わるまで昇圧薬を開始しないという方針に強い根拠を示すことができない．以上より，現時点では極端ではあるが，補液負荷と同時に昇圧薬を開始することも許容される[24] し，遅くとも 30 mL/kg の補液が終わって MAP が保てない場合には，可及的速やかに昇圧薬を開始するのが望ましい．

■ 昇圧薬を追加する場合の選択は？

1) バソプレシン

バソプレシン(AVP：arginine vasopressin)は，近年その価値が大きく見直されてきた昇圧薬である．SSCG2012 では，AVP はエビデンスレベルも低く(ungraded)，アドレナリン(Ad)の優位性が目立っていた(2B)．しかし SSCG2016 からは，「目標 MAP まで血圧を上げるために，NAd に AVP(推

[*1] 静脈を血液で満たしていった際に，静脈系の血管内圧が上昇し始める直前までの volume を無負荷血液量(unstressed volume)，その後，静脈を拡張させて血管内圧が上昇していく volume を負荷血液量(stressed volume)と呼ぶ[31]

奨度：弱，エビデンスレベル：中）もしくは Ad（推奨度：弱，エビデンスレベル：低）を追加すること，そして NAd 量を減らすために，AVP を追加することを推奨する」となっている．その背景を振り返る．

敗血症性ショックの初期には，血圧が低下する前から血中 AVP 濃度が著しく増加する．しかし，その後は貯蔵された AVP の枯渇により，急速に血中濃度が低下し不適切なレベルまで下がる[32, 33]．これは心原性ショックの患者と比較しても著しく低値であり，低血圧にもかかわらず低値を示すことから，相対的バソプレシン欠乏（relative vasopressin deficiency）と呼ばれる[34]．その臨床的意義は依然として不明である[8]が，敗血症性ショックに対して AVP が有効である可能性を示す生理学的根拠である．これまで AVP は NAd と併用することで，NAd の使用量を減少させ，不整脈を減らすことが示されており[35, 36]，尿量や CCr（creatinine clearance）を増加させ[37, 38]，腎不全の進行を抑える[39] といったように腎保護的に働く可能性や心拍数を抑える効果が示唆されている[40]．なかでもランドマークとなっている 2 つの大規模 RCT が，2008 年に発表された VASST study[21] と 2016 年に発表された VANISH trial[41] である．

VASST study は，778 人の敗血症性ショック患者を対象として，NAd 単剤で管理する群と NAd に低用量 AVP（0.01〜0.03 U/分）を併用する群で比較し，28 日死亡率を primary endpoint とした多施設研究である．結果は，2 群間で死亡率に有意差を認めなかったものの，サブグループ解析において，NAd 使用量の少ない（<15 μg/分：推定 0.2 μg/kg/分；γ）非重症群において，有意に AVP 併用群で死亡率が低くなった．VASST study の post hoc analysis[39] では AVP 併用群で腎不全の進行が少なかったことが報告されている．次に，低用量より高用量 AVP のほうがより有効である可能性を示した研究[42] を踏まえてデザインされたのが，VANISH trial である．

VANISH trial は，409 人の昇圧薬を必要とする敗血症性ショック患者を対象として，高用量 AVP（0.06 U/分）or NAd とヒドロコルチゾン併用あり or プラセボの 2×2 の 4 群に分けてランダム化し，28 日間の腎不全非発症期間を primary outcome として比較した研究である．試験薬はショック発症から 6 時間以内の早期投与が行われた．結果，primary outcome に有意差はなかった．一方で，導入基準が臨床判断に任されているものの，NAd 群と比較して AVP 使用群で有意に腎代替療法の使用が減少していた（absolute difference：－9.9，95%CI：－19.3〜－0.6）．

SSCG2016 のグループが行った VANISH trial のデータを含めたメタアナリシス（9 研究，n＝1,324）では，AVP は NAd と比べて，予後を改善しなかった（リスク比：0.89；95%CI：0.79-1.00）と報告されている[8]．現在 AVP とほかの昇圧薬を直接比較した大規模試験は VANISH trial 以外に存在せず，AVP 単剤での使用が予後に与える影響に関してはデータが不十分である．しかし，このメタアナリシスのデータからは統計学的有意差がないものの予後を改善させる傾向を示しており，第 1 選択としての推奨には至らないまでも，第 2 選択として AVP を積極的に NAd に併用していく根拠といえる．

過剰なカテコラミン刺激では，たこつぼ型心筋症や頻脈性不整脈，インスリン抵抗性，免疫抑制といった多様な副作用が起こるという背景から[43, 44]，AVP を併用して NAd の用量を減少させることは有効と考えられる．AVP の用量については，低用量 0.0333 U/分と高用量 0.067 U/分を比較して副作用に差がなかったという RCT[42] があるものの，高用量 AVP を使用した場合，30%に虚血性皮膚病変が起こったという報告[45] があり，冠動脈虚血や腸管虚血の有害事象も懸念される[32]．

VANISH trial でも，重篤な薬剤に関連したと思われる合併症が起こったのは，平均 0.06 U/分の

AVP，0.55γのNAd / Ad投与をしていたときであった[41]．現時点で高用量AVP投与の安全性が確立したとはいえないため，基本的にはSSCG2016の推奨に従った低用量(0.03 U/分)の使用にとどめるべきである．さらには，AVPの投与において腸管虚血のリスクを減らすためには十分な補液が必要とされており[46]，補液が不十分な状態での投与は原則控えるべきである[8]．

結論として，われわれはVASST studyの結果を踏まえ，NAd 0.2γ程度使用しても血行動態が維持できない場合に，AVP 0.03 U/分の固定で投与を開始している[*2]．

2) アドレナリン

Adは，SSCG2016において第2選択薬としてAVPと同列に推奨されている[8]．その根拠となっているのが，4つのRCTをもとに行われたメタアナリシス(n＝540)で，NAdと比較して死亡率に有意差がなかった(リスク比：0.96，95%CI 0.77-1.21)という結果である[17]．しかしこれはAdが現時点で死亡率に関してNAdに非劣性であることを示しているのみであり，コクランレビューでもエビデンスに乏しく結論できないとしている[18]．

しかし，Adの副作用として臓器虚血や乳酸アシドーシスの報告がある．Myburghらが行ったNAdとAdを比較したRCTにおいても，MAPの上昇は同等であったが，Ad群がNAd群と比べて有意に乳酸アシドーシスや頻脈といった副作用による臨床判断での中止が多く(12.9% vs 2.8%，p＝0.002)，死亡率にこそ影響を与えていないものの，見逃せない結果といえる[47]．

3) フェニレフリン

SSCG2012[2]では，フェニレフリン(PE)について，「① NAdによって深刻な不整脈が出る場合，② 心拍出量が高い状況にもかかわらず低血圧な場合，③ ほかの昇圧薬とAVPを使用してもMAPが達成できない場合，以外には推奨しない(1C)．」と記載された．これらはPEを検討する状況として，現在も変わらないが，SSCG2016にはその記載がなくなっている．PEには，NAdと比べて脈拍数を落とすものの，臓器血流が低下する可能性が指摘されている[48, 49]．早期からの投与であれば，NAdと比較して全身や局所の血行動態に差がないという報告[50]もあるものの，stroke volumeを低下させる可能性がある[2]こと，死亡率に関してはデータが不十分であること[17, 18]を踏まえると，PEを使用する状況は非常に限定的といえる．実際に，米国でNAdの供給がストップした時期に，代替の昇圧薬としてPEが最も使われていたが，院内死亡率は有意に高かった(35.9% vs 39.6%，absolute risk increase＝3.7%，95%CI：1.5-6.0)という報告があるのは興味深い[51]．

■ 強心薬はどういう場合に使用すべきか？ 使うなら何を使用すべきか？

1985年に発表された，220人の外科術後の重症患者を対象に死亡者と生存者を比較した観察研究[52]において，死亡者は適切なヘモグロビンレベルかつ血液ガスが正常であったにもかかわらず，酸素供給量が低下していた．しかも死亡直前まで，両者にバイタルサインの差はみられなかった．さらに，その他の重症患者を対象とした複数の観察研究においても，生存者は死亡者よりも心係数

[*2] VANISH trialのランダム化時のNAd量も同等であり，現在の世論とも一致するものと考える．

(CI：cardiac index)や酸素供給の値が高く，その値は標準値をも上回る値 supra-normal hemodynamic values であることが示された[53-55]．こうした背景から，重症患者の循環管理において，(血圧が目標に達していて，CI が正常であったとしても)ドブタミン(DOB)に代表される強心薬を追加し，CI を正常値以上にする治療戦略で，アウトカムが改善するのではないかという仮説のもとさまざまな研究が行われた．しかし，1994 年と 1995 年に発表された 2 つの大規模 RCT において，強心薬(DOB)による目標 CI 達成率が低かった(44.9%[56]・30%[57])だけでなく，いずれの試験も予後を改善させず，正常以上を目的とした治療の有用性は否定的となった[56,57]．これらを根拠に，SSCG2012 では，ルーチンでの DOB 使用で CI を正常値以上に上げることは推奨されなくなった[2]．しかし，ルーチンでの使用には否定的なものの，CI の代替指標とされた $S_{CV}O_2$ を 70%以上に保つように DOB を使用した EGDT プロトコルで絶大な予後改善効果がみられた(実際には DOB 単独の効果とはいえないにせよ)ことや生理学的根拠から，心拍出量の低下した患者群には有効であるという仮説が根強く支持されていて，SSCG2016 でも DOB を「適切な補液負荷と昇圧薬を使用しても低灌流が持続する場合」に，臓器灌流の指標や心拍出量増加をモニターして使用することを推奨している．現時点で純粋に DOB の併用の効果を比較した RCT は存在せず，観察研究の結果も予後を悪化させるという報告[58]と予後を改善させるという報告[59]が混在しており，結論はでない．しかし，敗血症性ショックの 60%に左心機能低下がみられるという報告[60]があることからも，上記の病態生理から推測したアプローチが妥当といえ，十分な補液と適切な昇圧薬の使用にもかかわらず低灌流が持続する場合に，いずれかの方法で CI を評価し，低下($CI<2.5$ L/分/m^2)していれば DOB を併用してもよい．

DOB 以外の強心薬の選択肢として，わが国ではミルリノンがあるが，敗血症におけるエビデンスはきわめて乏しく，小児の研究[61]しかない．またミルリノンの半減期は 50 分(添付文書による)で，DOB が 3～4 分(インタビューフォームによる)であるのと比べて長い．さらに腎排泄のため，敗血症による急性腎機能障害で血中濃度が上昇し，効果が遷延するおそれがあり，実臨床では使用しにくい．

■ 敗血症性ショックに対するステロイドは必要か？

敗血症に代表される重症患者には副腎不全が認められることがあり，合併すると死亡率を上昇させることが知られている[62]．こうした敗血症に代表される重症患者における副腎不全を，Critical illness-related corticosteroid insufficiency(CIRCI)*3 と呼ぶが，敗血症に関連した CIRCI(sepsis-related CIRCI)が臓器不全を進行させ，昇圧薬への反応性を低下させることが指摘されている[63]．したがって，敗血症の患者にステロイドを投与することで，良好なアウトカムを生むのではないかと数々の研究がされてきた．代表的な研究に絞って紹介する(この項では，4 つの研究を対比させるために，**太字**にしている)．

2002 年に発表された **French trial** [65] は，299 人の昇圧薬を必要とする敗血症性ショックの患者

---

*3 これまで相対的副腎不全/絶対的副腎不全と表現されてきたが，2008 年に SCCM(Society of Critical Care Medicine)がこれらを critical illness-related corticosteroid insufficiency(CIRCI)という用語に統一するように提唱した[64]．

に対して，ヒドロコルチゾン(HC) 50 mg 6時間ごととフルドロコルチゾン 50 μg を投与した群とプラセボを投与した群で 28日死亡率を primary outcome として比較した，フランスで行われた多施設研究である．本研究では，最初に高用量 ACTH 試験(250 μg)が行われていて，反応群と非反応群に分けて解析された．結果，ACTH 試験非反応群で有意に死亡率が低下し(53% vs 63%；ハザード比：0.67［0.47-0.95］，NNT＝7)，昇圧薬からの離脱も早かった(7日 vs 10日，p＝0.001)が，ACTH 試験反応群においては死亡率(61% vs 53%，p＝0.96)と昇圧薬離脱に差がなかった．試験薬の投与はショック発症から 8時間以内に開始し，7日間行われていて，SAPS Ⅱ (The mean Simplified Acute Physiology Score Ⅱ) が平均 58.5 と重症な患者を対象としていた．プラセボ群の死亡率が高すぎることや統計手法の問題点が指摘され[66]，決定的な結果とはならなかったものの，CIRCI に対するステロイド投与の有効性が期待された．

しかし，2008年に発表された **CORTICUS trial**[67] は相反する結果となった．499人の敗血症性ショックの患者(昇圧薬の使用は問わず)を対象に，HC 50 mg 6時間ごとを 5日間(その後 6日間かけて漸減)投与した群とプラセボ群を比較し，ACTH 試験に反応しなかった患者の 28日死亡率を primary outcome として評価した多施設 RCT である．結果，全体の 46.7% が ACTH 試験に反応せず，HC 群とプラセボ群で primary outcome に有意差を認めなかった(39.2% vs 36.1%，p＝0.69)．全患者でみても，28日死亡率に有意差を認めなかった(34.3% vs 31.5%，p＝0.51)．しかしながら，ショックからの回復は HC 群のほうが早かった(3.3日 vs 5.8日)．HC 群でも有意な新規の感染症の増加はなかった(オッズ比：1.27；95%CI：0.96-1.68)．SAPS Ⅱ は 49 で French trial より重症度の低い患者群であった．

これらの相反する RCT の結果を受けて行われた複数のメタアナリシスでも，死亡率を減らしたという報告[68,69]と有意に減らすことができなかったとする報告[70,71]が混在しており，死亡率に関しての結論は出ないが，興味深いのは一貫してステロイドの使用によってショック離脱率が増加していたことである．ステロイド投与の副作用としては，高血糖・高 Na 血症が起こるが[68,69]，二次感染や消化管出血，筋力低下といった重篤な副作用の有意な増加は認められていない[68,69,72]．

一方，予後改善効果について結論が出ないなか，severe sepsis に対して HC を使用することで，septic shock への移行を減らせるのではないかという仮説のもと行われたのが，**HYPRESS trial**[72] である．本研究は 2016年に発表されたドイツの多施設大規模 RCT で，重症敗血症患者 380人を HC 200 mg 持続静注 5日間の後，11日目までに漸減する群と，プラセボ群に分け，14日間の敗血症性ショックの発症を primary outcome として評価した．結果，HC 群 21.2% vs プラセボ群 22.9% (p＝0.70)で，有意差を認めなかった．この結果をもって，SSCG2016[8]や 2017年の SCCM / ESICM の CIRCI ガイドライン[63]では，ショックを伴わない敗血症に対するステロイドは推奨されなくなった．

こうした背景を踏まえて SSCG2016 では，適切な輸液や昇圧薬投与を行っても血行動態が保てない敗血症性ショックの患者に対して，HC 200 mg/日の投与を推奨する(推奨度：弱，エビデンスレベル：低)としていて，SCCM / ESICM ガイドライン[63]では，具体的に NAd 0.1γ 以上の昇圧薬使用での投与を推奨している．

こうした経緯のなかで 2018年1月に発表された過去最大規模の多施設二重盲検 RCT が，**ADRENAL trial**[73] である．オーストラリアを中心とした 5か国，69施設で 2013～2017年にかけて行われた．3,800人の敗血症性ショックで人工呼吸器管理されている患者を対象とし，HC 200 mg 持続

投与群とプラセボ群を比較し，primary outcomeとして90日死亡率を評価した．結果，HC群27.9% vs プラセボ群28.8%（p＝0.50）で90日死亡率に有意差を認めなかった．ランダム化時のカテコラミン使用量，APACHE II score，ショック発症からランダム化までの時間の項目で行われたサブグループ解析でも，両群間に統計学的有意差を認めず，重症患者や早期ステロイド投与群のように患者を限定したとしても，予後改善効果に関しては否定的な結果となった．一方でsecondary outcomeでは，HC群で有意にショックの離脱までの期間は短く（3日 vs 4日），ICU滞在日数を減らす（10日 vs 12日）といった結果であり，先行研究の結果と同じくステロイドの昇圧効果を示したといえる．副作用の発症率は，1.1% vs 0.3%（p＝0.009）と統計的には有意にHC群で多かったものの，その内訳の多くは高血糖や電解質異常であり，患者アウトカムに直結するものは非常に少なかった．この結果から，ステロイドには予後改善効果は期待できないものの，大きな副作用も伴わず昇圧薬としての作用は期待できると解釈できる．今後French，CORTICUS，ADRENALの3研究を統合して，individual patient dataに基づいたメタアナリシスが行われることが予想され，最終的な結論にはその結果が待たれる（2017年12月時点）．

1) 投与方法

ステロイドの投与方法としては，個人差が大きいものの，持続投与のほうがボーラス投与より血糖上昇が少ないことが指摘されているが[74, 75]，アウトカムへの影響が不明であり，SSCG2016から持続投与を推奨する記載がなくなった．しかし，その後に発表された前向きコホート研究[75]では，ボーラス投与と比べて持続投与では，7日目でのショックの離脱率が高かった（83% vs 63%，p＝0.004）という結果が出ており，血糖・電解質異常だけでなく，血行動態の管理においても持続投与のほうが望ましい可能性があり，現時点では特に理由がなければ持続投与が妥当であろう．

2) 投与期間・漸減

最適なステロイド投与期間については不明ではあるが，SCCM / ESICMガイドラインでは，低用量を長期間（例：HC＜400 mg/日を3日間以上[*4]）の投与を推奨していて，SSCG2016では昇圧薬が不要になってから，漸減することを推奨している．SSCG2016において，漸減の推奨の根拠となっているのが，突然のステロイドの中止で30%がリバウンドにより再度昇圧剤を必要とするようになったという報告[76]であるが，この報告はたった20人のサブグループ解析から結論しており，検出力不足であった可能性が指摘されていて[75]，根拠として不十分である．漸減を行っていない大規模RCT（French trial[65]）でも，特にショックの再発率が高いことが報告されていないことや，前述の前向きコホートの解析[75]で，ステロイドの漸減はショックの再発と関連がなかっただけでなく，高血糖や低K血症が多かったと報告されていて，現時点で漸減は必ずしも必要ではない．

3) 開始のタイミング

ステロイドを使用する場合，どのタイミングで開始すればよいだろうか．前述した研究結果に加

[*4] 本文に記載はないが，おそらく3日間投与の推奨の根拠となっているのは，3日間投与と7日間投与で比較して28日死亡率，ショック離脱までの期間に差がなかったという報告[77]である．

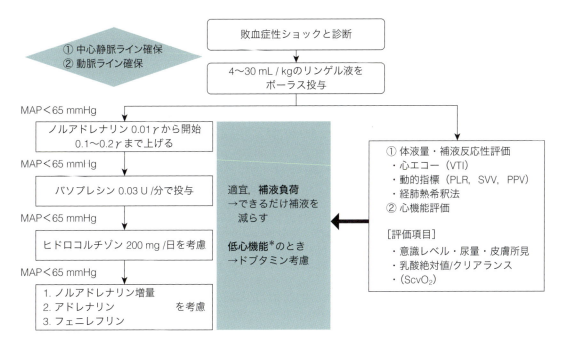

図7-1 敗血症性ショックにおける循環管理の例
*CI＜2.5 L/分/m² を目安とする．
VTI：velocity time integral, PLR：passive leg rasing, SVV：stroke volume variation, PPV：pulse pressure variation.

えて，ステロイド投与下での少量 AVP と NAd を比較した研究において，AVP 群で 28 日死亡率が有意に低かった(35.9% vs 44.7%，p＝0.03)という報告[78]があり，AVP との相乗効果が示唆されることから，NAd に AVP まで併用して循環動態が保てない場合にステロイドの投与を考慮するのが妥当であろう．

> **私はこうしている**
>
> これまで記載した背景から，われわれが行っている敗血症性ショックにおける循環管理の例を 図7-1 にまとめた．その他の管理に関しては，SSCG2016[8]や総説[29]を参照いただきたい．
> 今回，敗血症の治療にまつわる数々のエビデンスを紹介した．エビデンスの歴史的変遷を俯瞰すると，いかにエビデンスの多くがあいまいであるかがわかる．われわれに必要なのは，これらのエビデンスを知ったうえで，これが決して絶対的なものではないことを理解し，患者への適応について吟味して悩んでいくことである．賢明な読者の方々が，われわれとともに，これらのエビデンスを振り回した医療ではなく，目の前の患者をなんとかよくしたいという思いのうえに成り立つ患者ごとへの個別化，すなわち患者ごとに悩み続けることを続けていただけるのを願ってやまない．

参考文献

1) Rivers E, et al.：N Engl J Med. 2001；345(19)：1368-1377.(PMID：11794169)

2) Dellinger RP, et al.：Crit Care Med. 2013；41(2)：580-637.(PMID：23353941)
3) ProCESS Investigators, et al.：N Engl J Med. 2014；370(18)：1683-1693.(PMID：24635773)
4) ARISE Investigators, et al.：N Engl J Med. 2014；371(16)：1496-1506.(PMID：25272316)
5) Mouncey PR, et al.：N Engl J Med. 2015；372(14)：1301-1311.(PMID：25776532)
6) PRISM Investigators, et al.：N Engl J Med. 2017；376(23)：2223-2234.(PMID：28320242)
7) Leone M, et al.：Crit Care. 2015；19：101.(PMID：25888071)
8) Rhodes A, et al.：Crit Care Med. 2017；45(3)：486-552.(PMID：28098591)
9) Bellomo R, et al.：Crit Care. 2001；5(6)：294-298.(PMID：11737909)
10) Varpula M, et al.：Intensive Care Med. 2005；31(8)：1066-1071.(PMID：15973520)
11) Dünser MW, et al.：Intensive Care Med. 2009；35(7)：1225-1233.(PMID：19189077)
12) Badin J, et al.：Crit Care. 2011；15(3)：R135.(PMID：21645384)
13) Poukkanen M, et al.：Crit Care. 2013；17(6)：R295.(PMID：24330815)
14) Asfar P, et al.：N Engl J Med. 2014；370(17)：1583-1593.(PMID：24635770)
15) De Backer D, et al.：Crit Care Med. 2012；40(3)：725-730.(PMID：22036860)
16) Vasu TS, et al.：J Intensive Care Med. 2012；27(3)：172-178.(PMID：21436167)
17) Avni T, et al.：PLoS One. 2015；10(8)：e0129305.(PMID：26237037)
18) Gamper G, et al.：Cochrane Database Syst Rev. 2016；2：CD003709.(PMID：26878401)
19) Beck GCh, et al.：Crit Care. 2004；8(6)：485-491.(PMID：15566620)
20) De Backer D, et al.：N Engl J Med. 2010；362(9)：779-789.(PMID：20200382)
21) Russell JA, et al.：N Engl J Med. 2008；358(9)：877-887.(PMID：18305265)
22) Boyd JH, et al.：Crit Care Med. 2011；39(2)：259-265.(PMID：20975548)
23) Claure-Del Granado R, et al.：BMC Nephrol. 2016；17(1)：109.(PMID：27484681)
24) Bai X, et al.：Crit Care. 2014；18(5)：532.(PMID：25277635)
25) Abid O, et al.：Crit Care Med. 2000；28(4)：947-949.(PMID：10809264)
26) Monnet X, et al.：Crit Care Med. 2011；39(4)：689-694.(PMID：21263328)
27) Hamzaoui O, et al.：Crit Care. 2010；14(4)：R142.(PMID：20670424)
28) Spiegel R：Clin Exp Emerg Med. 2016；3(1)：52-54.(PMID：27752616)
29) Marik PE：Chest. 2014；145(6)：1407-1418.(PMID：24889440)
30) Aya HD, et al.：Crit Care Med. 2017；45(2)：e161-e168.(PMID：27655325)
31) Marik P, et al.：Br J Anaesth. 2016；116(3)：339-349.(PMID：26507493)
32) Russell JA：Crit Care. 2011；15(4)：226.(PMID：21892977)
33) Sharshar T, et al.：Crit Care Med. 2003；31(6)：1752-1758.(PMID：12794416)
34) Landry DW, et al.：Circulation. 1997；95(5)：1122-1125.(PMID：9054839)
35) Patel BM, et al.：Anesthesiology. 2002；96(3)：576-582.(PMID：11873030)
36) Dünser MW, et al.：Circulation. 2003；107(18)：2313-2319.(PMID：12732600)
37) Lauzier F, et al.：Intensive Care Med. 2006；32(11)：1782-1789.(PMID：17019548)
38) Holmes CL, et al.：Intensive Care Med. 2001；27(8)：1416-1421.(PMID：11511958)
39) Gordon AC, et al.：Intensive Care Med. 2010；36(1)：83-91.(PMID：19841897)
40) Gordon AC, et al.：Chest. 2012；142(3)：593-605.(PMID：22518026)
41) Gordon AC, et al.：JAMA. 2016；316(5)：509-518.(PMID：27483065)
42) Torgersen C, et al.：Intensive Care Med. 2010；36(1)：57-65.(PMID：19756505)
43) Singer M：Lancet. 2007；370(9588)：636-637.(PMID：17719998)
44) Dünser MW, et al.：J Intensive Care Med. 2009；24(5)：293-316.(PMID：19703817)
45) Dünser MW, et al.：Crit Care Med. 2003；31(5)：1394-1398.(PMID：12771608)
46) Barrett LK, et al.：Crit Care Med. 2007；35(10)：2337-2343.(PMID：17944022)
47) Myburgh JA, et al.：Intensive Care Med. 2008；34(12)：2226-2234.(PMID：18654759)
48) Morelli A, et al.：Shock. 2008；29(4)：446-451.(PMID：17885646)
49) Reinelt H, et al.：Crit Care Med. 1999；27(2)：325-331.(PMID：10075057)
50) Morelli A, et al.：Crit Care. 2008；12(6)：R143.(PMID：19017409)
51) Vail E, et al.：JAMA. 2017；317(14)：1433-1442.(PMID：28322415)
52) Bland RD, et al.：Crit Care Med. 1985；13(2)：85-90.(PMID：3967509)

53) Shoemaker WC, et al.：Crit Care Med. 1982；10(6)：398-403.(PMID：7042206)
54) Shoemaker WC, et al.：Arch Surg. 1973；106(5)：630-636.(PMID：4701410)
55) Shoemaker WC, et al.：Arch Surg. 1967；95(3)：492-499.(PMID：6035472)
56) Gattinoni L, et al.：N Engl J Med. 1995；333(16)：1025-1032.(PMID：7675044)
57) Hayes MA, et al.：N Engl J Med. 1994；330(24)：1717-1722.(PMID：7993413)
58) Wilkman E, et al.：Acta Anaesthesiol Scand. 2013；57(4)：431-442.(PMID：23298252)
59) Nguyen HB, et al.：J Intensive Care Med. 2017；32(7)：451-459.(PMID：27189952)
60) Vieillard-Baron A, et al.：Crit Care Med. 2008；36(6)：1701-1706.(PMID：18496368)
61) Barton P, et al.：Chest. 1996；109(5)：1302-1312.(PMID：8625683)
62) Prigent H, et al.：Crit Care. 2004；8(2)：122-129.(PMID：15025773)
63) Annane D, et al.：Crit Care Med. 2017；45(12)：2078-2088.(PMID：28938253)
64) Marik PE, et al.：Crit Care Med. 2008；36(6)：1937-1949.(PMID：18496365)
65) Annane D, et al.：JAMA. 2002；288(7)：862-871.(PMID：12186604)
66) Beigel J, et al.：ACP J Club. 2003；138(2)：44.(PMID：12614129)
67) Sprung CL, et al.：N Engl J Med. 2008；358(2)：111-124.(PMID：18184957)
68) Annane D, et al.：JAMA. 2009；301(22)：2362-2375.(PMID：19509383)
69) Annane D, et al.：Cochrane Database Syst Rev. 2015(12)：CD002243.(PMID：26633262)
70) Sligl WI, et al.：Clin Infect Dis. 2009；49(1)：93-101.(PMID：19489712)
71) Volbeda M, et al.：Care Med. 2015；41(7)：1220-1234.(PMID：26100123)
72) Keh D, et al.：JAMA. 2016；316(17)：1775-1785.(PMID：27695824)
73) Venkatesh B, et al.：N Engl J Med. 2018；378(9)：797-808.(PMID：29347874)
74) Weber-Carstens S, et al.：Intensive Care Med. 2007；33(4)：730-733.(PMID：17375831)
75) Ibarra-Estrada MA, et al.：World J Crit Care Med. 2017；6(1)：65-73.(PMID：28224109)
76) Keh D, et al.：Am J Respir Crit Care Med. 2003；167(4)：512-520.(PMID：12426230)
77) Huh JW, et al.：Respirology. 2011；16(7)：1088-1095.(PMID：21726354)
78) Russell JA, et al.：Crit Care Med. 2009；37(3)：811-818.(PMID：19237882)

8 敗血症の見つけ方

安宅一晃

CONTROVERSY

- 敗血症の定義は？
- SIRS はなくなったのか？　SIRS vs qSOFA
- 検査値で敗血症の早期発見は可能か？

BACKGROUND

1991 年に敗血症の定義をした Bone は Chest の Editorial のなかで 1960 年代に米国の連邦最高裁判所裁判長であった Potter Stewart がポルノ訴訟のなかで書いた史上最も有名な言葉とされる「卑猥を定義することはできないが，見ればわかる」を引用して，「敗血症やそれに伴う病態も同じ扱いをしてきた．しかし，これから敗血症に対して抗菌薬，支持療法，さらには新しい治療をするうえで，敗血症の定義が必要である」と述べている[1].

さらに，これまでなぜ敗血症が定義できなかった 7 つの理由として，1)敗血症がまれであった，2)敗血症はグラム陰性菌の菌血症だけを原因と考えてきた，3)敗血症の初期の研究が外科や外傷に偏っていたためグラム陰性菌が原因菌になった，4)感染，敗血症，septic syndrome, septic shock など用語を定義をしなかった，5) 多臓器不全の定義もなかった，6) 敗血症の細胞や分子レベルの研究はほとんどされていなかった，7) 敗血症の疫学も不明であったことを示した[1].

このようにいまから約30年前にようやく敗血症が定義され，「見ればわかる」の状態を脱することになった．しかし，その定義はいまだに大きな改定を繰り返している．その原因として敗血症の診断の"ゴールドスタンダード"がないという点が混乱を招いていると考えられる．現時点でも敗血症の認識を一致させることは非常に難しい．

POINT

qSOFA を 2 項目以上満たす症例で，感染症の存在が疑われる症例は臓器障害があれば敗血症として診断・治療を進める．

■ 敗血症の定義は？

敗血症は 1991 年に明確に定義されるまでは，sepsis, septic syndrome と呼ばれ，明確な定義はなかった．当時，敗血症の病態にはサイトカインが関与していることが解明され，抗サイトカイン療法の開発も行われるようになった．この抗サイトカイン抗体を用いた治療の効果を判定するには敗血症の定義を明確にして，大規模研究をする必要性が出てきた．

1991 年に American College of Chest / Society of Critical Care Medicine Consensus Conference が開催され，Bone をはじめとする当時の敗血症の臨床研究者らによって敗血症の定義がされた (Sepsis-1)[2]．その会議で炎症性のメディエータであるサイトカインを強く意識した SIRS という新しい考えが提唱された (表 8-1)．それに基づき，敗血症は感染が原因であれば SIRS，臓器障害を伴えば severe sepsis，ショックがあれば septic shock，2 臓器以上の障害があれば MODS (multiple organ dysfunction syndrome) と定義された．この SIRS の概念は臨床現場や研究で広く使用されるようになり，1992 年から約 10 年で SIRS という用語が使われた論文は Medline で約 800 にも及んだ[3]．この SIRS は比較的簡単な指標で定義されているため，感染をともなう SIRS である敗血症の発見は早期に可能となり，早期に治療介入が可能となった．ただ，SIRS は感染以外でも基準を満たす，そもそも感染の定義自体があいまいであるといった理由で，多くの医師が次第にこの定義を使用しなくなった[3]．

そこで，2001 年に SCCM (Society of Critical Care Medicine)，ESICM (European Society of Intensive Care Medicine) など 5 学会が敗血症の定義の見直しをした (Sepsis-2)[3]．Sepsis-2 の定義では SIRS の概念はそのままに，感染を体温や白血球数だけでなく，プロカルシトニン，CRP (C 反応性タンパ

表 8-1 SIRS

体温	>38℃あるいは<36℃
心拍数	>90 回/分
呼吸数	>20/分あるいは $Paco_2$ <32 mmHg
白血球数	>12,000/mm^3 あるいは<4,000/mm^3 あるいは未熟型白血球>10%

〔Bone RC, et al.：Chest. 1992；101：1644-1655.(PMID：1303622) より一部改変〕

表 8-2　Sepsis-3 における Key Concepts of Sepsis

- 認知されず迅速に治療しないと敗血症は感染による死亡の主要原因となる．敗血症に気づくことが重要である（qSOFA）．
- 敗血症と感染を区別するのは異常な宿主免疫応答と臓器障害の存在である（SOFA）．
- 敗血症に伴う臓器障害はわかりにくいので，感染がある場合，常に気をつけるべきである．
- 敗血症は併存疾患や投薬によってその病勢が変化する．
- 局所臓器障害のみを引き起こす感染症がある．

〔Singer M, et al.：JAMA. 2016；315(8)：801-810.(PMID：26903338) より一部改変〕

ク：C-reactive protein）も含め，臓器障害の指標も加えた．酸素需給バランスの指標である乳酸値も加えられた．乳酸値に関してはショックを早期に認識するにはよい指標である．このような感染と臓器障害の因子を入れたが，基本的にはサイトカインによって引き起こされる SIRS が重要であった．しかし，SIRS は過剰な炎症反応のみに焦点をあてており，炎症に対する抑制反応（CARS：compensatory anti-inflammatory response syndrome）は入っていない．このため SIRS の基準の妥当性が問題になってきた[4]．

敗血症は炎症性反応と抗炎症性反応の両者の早期の反応の結果であり，心血管系，呼吸器系，内分泌系，凝固系など全身に影響が及ぶと考えられている．そのうえに，年齢，基礎疾患，同時に受けた侵襲，薬物，感染源によってその反応は大きく変化する．この敗血症の基本的な概念を表 8-2 に示す[4]．2016 年に SCCM のメンバーが中心となって新たな敗血症の定義をした．これが Sepsis-3 といわれるもので，SIRS の概念を完全になくして，感染により臓器障害を示しているものとした[4]．そこでは 1996 年に提唱された SOFA スコアが用いられている[5]．一般病棟もしくは救急外来で qSOFA が 2 つ以上で敗血症と考えられる症例で，SOFA スコアが 2 点以上であれば敗血症と定義された[4]．

このように，当初の炎症性反応を重視した定義から臓器障害に視点が移ってきており，より臨床に近い判断が可能になったと考えられる．また，SOFA で点数化しており，患者の状態を可視化したので治療介入が早くなる可能性がある．

■ SIRS はなくなったのか？　SIRS vs qSOFA

Sepsis-3 では敗血症の定義は「SOFA スコアで 2 点以上で，感染症が疑われるもの」となった．従来の敗血症の定義は感染のある SIRS であって，SIRS はもともと炎症反応を捉えようとするものであった．そのため，外傷や膵炎など必ずしも感染が背景にないものがあった．SIRS は炎症性サイトカインが血中に放出されるような病態であると考えられる．敗血症を見つけるためには，まず SIRS を認識し，そのうえで感染の有無を判断すればよかった．さらに Sepsis-3 が発表され，一般病棟や救急外来では SOFA スコアのうち意識レベル，呼吸数，収縮期血圧の 3 つのうち 2 つ以上で敗血症の可能性があると考えてよいとした[4]．

敗血症は SIRS が基本的な病態であるとしてきた方向からは大きく転換した．SIRS は 4 項目で，白血球数と体温が感染に関係する指標であり，2 項目以上で SIRS であると診断できた．炎症性サイトカインが多量に血中に放出されるような病態では，その生体の表現として SIRS の症状を示すと考えられる．

一方，2016年に敗血症の定義のSOFAスコアから派生して，ICU以外の一般病棟や救急外来で広く敗血症を捉えるためにqSOFAが提唱された．qSOFAの新しい定義に関しては発表当初より賛否が分かれる結果となっている．Sterlingら[6]は大学病院の救急外来でSIRSに基づく古い敗血症の基準で敗血症性ショック患者を選択して，そのなかでSepsis-3の基準を満たす患者とそれ以外の患者を比較した．その結果，古い基準を満たした患者のうち57%がSepsis-3の基準を満たさなかった．このSepsis-3の基準を満たさなかった患者の死亡率は14%にも達し，Sepsis-3で漏れた患者の危険性を指摘している．

　Willamsら[7]もオーストラリアの大学病院で救急外来に160週間に訪れた8,871人を対象として，従来のSIRSの定義に当てはまるSepsis-2の患者群の予後と新定義のSepsis-3の患者群の予後を比較した．その結果，Sepsis-2とSepsis-3の間に死亡率の差はなかったが，臓器障害数や障害の重症度に関してSepsis-2のみで認めたものもあり，SIRSの考え方を放棄することを否定している．同時にqSOFAの特異度は高いが，感度は低いと報告している．結論としてqSOFAに関してもスクリーニングとしてのみの有用性を強調している．

　Moskowitzら[8]は感染を疑う症例のうちqSOFAが2未満の低リスクの患者でもICUで敗血症の管理が必要な症例が13.5%で，死亡が3.5%であったと報告した．qSOFAが1に限るとICUでの敗血症管理が必要な症例が23.5%，死亡が6.1%にも達した．qSOFAが2未満と分類されて治療が遅れる可能性を指摘している．

　Raithら[9]はventilator free-daysやorgan dysfunction free-daysに関してはqSOFAの優位性はいえないとしている．2017年12月にはSerafimらが10編のSIRSとqSOFAの比較に関する論文のメタアナリシスの結果，SIRSで敗血症を認識したほうがより予後を正確に反映していたと報告した．このように特にqSOFAに関して否定的な論文が相次いで発表された[10-12]．

　これに対してFreundら[13]やFinkelszteinら[14]が死亡率に関してはSIRSに比べてqSOFAの優位性を報告している．また，Churpekら[15]は2008年11月から2016年1月までにシカゴ大学の救急外来にきた感染症の患者30,677人のうち血液培養を行ったなどの6個基準を満たした敗血症患者にqSOFA，SOFA，SIRS，NEWS，MEWS，eCART(electronic Cardiac Arrest Risk Triage score)による48時間以内にICU緊急入室もしくは死亡の予測値に関してAUCを算出すると，SIRS(平均AUC=0.60)が最も低く，SOFA(平均AUC=0.62)，qSOFA(平均AUC=0.65)，MEWS(平均AUC=0.67)，NEWS(平均AUC=0.71)，eCART(平均AUC=0.73)であった．敗血症患者についてICU緊急入室と死亡率の予測にはNEWSかeCARTの精度が高かったと報告している．

　このようにそれぞれの論文がさまざまなエンドポイントでSIRSとqSOFAを評価している．これらの結果を知ったうえで，臨床現場でどうするかである．Boneらの提唱したSIRSという概念は非常に重要でそれ自体なくなったわけではない．さらに，qSOFAは感度が低い，予後予測との相関もあまり高くないという報告はある．一方，臨床の現場でSIRSとqSOFAのどちらが使いやすいのかという点に注目すると，SIRSは4項目とはいうものの，白血球数や体温で高いものと低いものなど2つの設定があったりして複雑である．反対にqSOFAは非常に単純で覚えやすい．特に一般病棟などそもそも敗血症患者を頻繁にみない，あるいはERのように雑多な疾患を多数扱う病棟では圧倒的にqSOFAのほうが簡便で利用しやすい．敗血症ではない患者を敗血症疑いとする例は専門医が判断して外せばよいが，問題はそもそも敗血症であったのに，敗血症疑いではないと判断され，治

療が遅れる可能性である．しかし，それに関してはある1つのポイントの観察ではなく，観察を継続することでカバーできるのではないか．以上からSIRSという概念と敗血症の可能性を簡便に疑うことのできるqSOFAを同じレベルで議論するものではなく，使い分けるべきであると思う．

■ 検査値で敗血症の早期発見は可能か？

　SIRSはサイトカインが出ている病態を臨床症状として捉えたものである．SIRSの概念が提唱された当初，TNF-α，IL-β，IL-6など炎症早期に上昇するサイトカインの測定，エンドトキシンや顆粒球エラスターゼの測定を試みようとしたが結局どれも失敗に終わった．エンドトキシン測定を試みた経験からすると，まず敗血症の原因が非常に多いうえに，細菌から放出される毒性物質は生体内でブロックあるいは中和する方法をもっている．また，サイトカインは炎症を知らせるシグナルであって，1つのサイトカインで何もいえない．敗血症の"ゴールドスタンダード"がないために決定的なマーカーが出てこない．そうなると前節で述べたように感染症のあるSIRSもしくは感染でqSOFAを満たす症例が敗血症の候補となる．その結果，感染がいち早く証明できないと敗血症とはいえない．

　感染が早期にわかる検査としては白血球数，CRP，プロカルシトニンが臨床使用可能である．白血球数に関してはSIRSにも入っているので，その増加や減少（>12,000/mm^3 もしくは<4,000/mm^3）は敗血症を疑うには妥当であると思う．しかし，白血球数は感染以外でも上昇や低下を認めるので，非特異的なマーカーである．CRPも同様であるが，その反応は白血球数に比べて遅れる場合と乖離する場合がある．いずれにしても白血球数と同様で非特異的マーカーである．白血球数，CRPともに感染症を疑うにとどまるものであって，そこからさらに検査が必要である．しかし，経過を追ってみれば感染の有無は判断できる場合もあり，実際，白血球数とCRPで感染を判断していることも多い．このため，最近までプロカルシトニンは補助的な検査であった．特にプロカルシトニンの結果が半定量の場合，どうしても白血球数やCRPと臨床症状から判断していた．定量できるようになって，プロカルシトニンが0.5 ng/mLより高い場合は細菌感染であると判断し，0.1〜0.5 ng/mLの場合は非常に判断に迷う．Sagerら[16]はカットオフ値を0.25 ng/mLとして0.25〜0.5 ng/mLは細菌感染の可能性を示唆している．プロカルシトニンはコストもかかり，頻回に測定できないので，ほかの症状から判断しているのが現状である．今後，可溶性IL-2とプロカルシトニンの妥当性が検証されて，新たな感染の診断プロセスができる．

> **私はこうしている**
>
> 　以上のように臓器障害と感染の有無から敗血症を見つける方法が現時点では最も早く確実である．ただし，qSOFAで見落とすケースもあること，感染の有無に関してはこれもデータだけでは難しい場合もある点を念頭におき，敗血症を疑えば患者評価をある1点だけでなく，繰り返し行える体制が重要である．

参考文献

1) Bone RC, et al.：Chest. 1992；101(6)：1481-1483.（PMID：1600757）

2) Bone RC, et al.：Chest. 1992；101(6)：1644-1655.(PMID：1303622)
3) Levy MM, et al.：Intensive Care Med. 2003；29(4)：530-538.(PMID：12664219)
4) Singer M, et al.：JAMA. 2016；315(8)：801-810.(PMID：26903338)
5) Vincent JL, et al.：Intensive Care Med. 1996；22(7)：707-710.(PMID：8844239)
6) Sterling SA, et al.：Crit Care Med. 2017；45(9)：1436-1442.(PMID：28542029)
7) Williams JM, et al.：Chest. 2017；151(3)：586-596.(PMID：27876592)
8) Moskowitz A, et al.：Crit Care Med. 2017；45(11)：1813-1819.(PMID：28759474)
9) Raith EP, et al.：JAMA. 2017；317(3)：290-300.(PMID：28114553)
10) Serafim R, et al.：Chest. 2018；153(3)：646-655.：S0012-3692(17)33283-X.(PMID：29289687)
11) Fernando SM, et al.：Ann Intern Med. 2018；168(4)：266-275.(PMID：29404582)
12) Singer M, et al.：Ann Intern Med. 2018；168(4)：293-295.(PMID：29404580)
13) Freund Y, et al.：JAMA. 2017；317(3)：301-308.(PMID：28114554)
14) Finkelsztein EJ, et al.：Crit Care. 2017；21(1)：73.(PMID：28342442)
15) Churpek MM, et al.：Crit Care Med. 2017；45(11)：1805-1812.(PMID：28737573)
16) Sager R, et al.：BMC Medicine. 2017；15(1)：15.(PMID：28114931)

9 非専門医のための敗血症性ショックの治療（EGDT時代後の治療）

瀬尾龍太郎

CONTROVERSY

・早期目標指向型治療（EGDT）は行わないのか，行ってはいけないのか？
・敗血症/敗血症性ショックの初期循環蘇生の輸液量はどれくらいか？
・目標の血圧はどれくらいにすべきか？
・昇圧薬としては，第1選択として何を用いるべきか？
・昇圧薬であるバソプレシンは使用すべきか？
・追加の輸液負荷が必要である状態かどうかは，何で評価すべきか？
・輸液製剤は何を用いるか？
・低血圧に対してステロイドは投与すべきか？
・非専門医単独で敗血症性ショックの治療をしてもよいか？

BACKGROUND

　日本集中治療医学会による推定では，わが国における1年間の敗血症による死亡患者数は約10万人である．すなわち，生存する患者も合わせると，敗血症/敗血症性ショック患者数はそれよりはるかに多い．一方，わが国における集中治療専門医は，2017年4月1日現在1,600人に届かず，まったく足りていない．そのため，現状では，集中治療室に従事していない医師も，敗血症/敗血症性ショックの治療を自ら行わなければならない．

　一方，敗血症/敗血症性ショックの管理における世界標準化は，2004年にSurviving Sepsis Campaign Guidelines（SSCG）[1]が発表されてから急激に進むこととなった．2018年1月現在，最新のSSCGは2016年に発表されたもの（SSCG2016）である．米国集中治療医学会のSSCGのホームページに行くと，日本語を含む複数の言語に翻訳されたものが参照できるようになっている．また，わが国の敗血症診療ガイドライン（J-SSCG）も2016年に発表されている．これ

は，SSCGの内容を踏まえて，よりわが国の実情に即したガイドラインとなっている．そのため，非専門医であってもSSCGやJ-SSCGを参照することで，標準治療を行うことができる．
　本項では，SSCG2016を中心に，標準治療に即した敗血症/敗血症性ショックの管理という観点から，主に循環管理に関して概説する．

POINT
- "hour-1バンドル"を実施する．
  　乳酸値の測定と再評価
  　抗菌薬投与前の血液培養検体採取
  　広域抗菌薬投与
  　30 mL/kgの晶質液急速投与の開始
  　平均動脈圧65 mmHg維持のための昇圧薬投与
- 昇圧薬はノルアドレナリンが第1選択薬である．
- 臓器灌流圧，臓器灌流量の低下の遷延を疑う場合は，輸液反応性を動的指標を用いて評価する．
- 低血圧患者ではステロイド投与を考慮する．

■ 初期治療の概要1：早期目標指向型治療（EGDT）は行わないのか，行ってはいけないのか？

　ショック時の酸素需給バランスの適正化のためには，十分な血管内容量と心拍出量，必要最低限の臓器灌流圧と酸素運搬能が不可欠である．各臨床的パラメータに目標値を設定し，それらを達成することで，酸素供給を適正に行うというコンセプトを早期目標指向型治療（EGDT：early-goal directed therapy）という．Riversら[2]は敗血症患者に対するEGDT（図9-1）の有効性を単施設で検証し，死亡率が改善したという衝撃的な結果を2001年に発表した．その後，EGDTは敗血症/敗血症性ショック管理の根幹となり，ガイドラインでもSSCG 2012[3]までEGDTが推奨されていた．しかし，2014-2015年に敗血症性ショックの患者に対するEGDTの効果を検証した多施設RCTが3つ発表され[4-6]，そのすべてにおいて通常ケアに対するEGDTの優位性が否定された．それに呼応するようにSSCG 2016ではEGDTを推奨するのをやめた．

　では，われわれはEGDTを用いるべきではないのであろうか．ここで再度SSCG 2016の中身を確認してみると，「（EGDTによる）有害事象は報告されていないことから，以前の目標を用いることはいまだ安全であり，使用を考慮しても差し支えない」と記載されている．これは，日常的に敗血症の管理を行っていない医療者や経験が少ない医療者にとっては，EGDTがまだまだ有益だと考えうるコンセンサスがあることを示している．加えて，EGDTの考え方は，蘇生行為や酸素需給バランスの適正化と密接に関係しており，EGDTを学ぶことで集中治療を学ぶことにもつながる．そのため，EGDTを踏まえた管理を行うことは，いまだ有用である．

　図9-1にRiversらの研究で用いられたEGDTのプロトコルを示す．このコンセプトそのものの重要性は，現在の敗血症/敗血症性ショックの管理においても色あせていない．

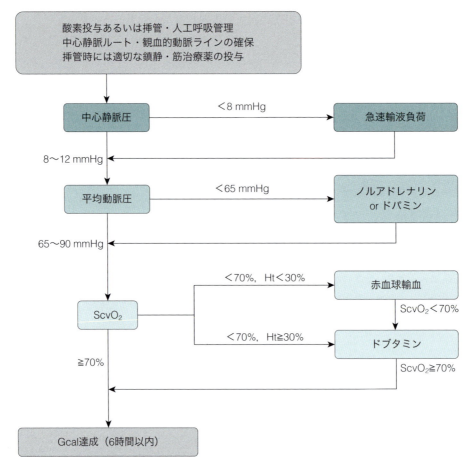

図 9-1 Rivers らの研究で用いられた早期目標指向型治療（EGDT：early-goal directed therapy）のプロトコル

〔Rivers E, et al.：N Engl J Med. 2001；345(19)：1368-1377.（PMID：11794169）より〕

1) 十分な補液を行い最低限の血管内容量を確保する．
2) 最低限の灌流圧を担保するために，昇圧剤を用いる．
3) 上記が達成された後に，酸素需給バランスの異常を評価し，異常があれば酸素供給量を以下の順番で増加させていく．
   a) Hb 増加
   b) 強心薬

さて，PRISM trial[7] において，先に示した 3 つの RCT の，個々の患者データを用いてメタアナリシスを行ったところ，以下のことが判明した．

- ランダム化されるまでの初期補液量に関して，EGDT 群も通常ケア群もそれぞれ中央値が 27.5 mL/kg，27.7 mL/kg であった．
- 救急外来受診から初回抗菌薬投与までの時間の中央値は，それぞれ 75 分，72 分であった．
- 90 日死亡率，28 日死亡率，院内死亡率は両群間で有意差はなかった．
- APACHE II，SOFA，乳酸値で重症度別に評価したが，両群間で有意差はなかった．

表 9-1　SSCG における循環管理に関する初期蘇生

対応	コメント
低灌流を疑ったら，少なくとも 30 mL/kg の晶質液を最初の 3 時間で投与する	初期蘇生においては膠質液は基本的に不要である
初期蘇生輸液が終わったら，血行動態を頻回に再評価して，追加の補液を考慮する	再評価においては，身体所見，生理学的指標（脈拍，血圧，動脈酸素飽和度，呼吸数，体温，尿量など，活用できるほかのもの），その他の血行動態モニタリング（侵襲的／非侵襲的）を用いる
ショックの種類を決定するように，心機能といった血行動態評価を行う	心エコーで，おおよその心機能評価を行う
可能であれば，輸液反応性の評価に静的な指標より動的な指標を用いる	輸液反応性評価の動的指標としては，PLR 試験（passive leg raising test）が比較的簡便に行える
昇圧薬を要する敗血症患者において，初期蘇生の目標平均動脈圧は 65 mmHg とする	高血圧患者では高いほうがよいことを示唆する文献もある
乳酸値上昇を認める患者では，乳酸血正常化を目標とした蘇生治療を行う	頻回の血液ガス分析が有効である

- EGDT 群で ICU 滞在日数増加（5.3 日 vs 4.9 日），昇圧薬使用日数増加（1.9 日 vs 1.6 日）がみられたが，入院日数は変わらなかった（14.8 日 vs 14.9 日）．
- EGDT 群でコストが高かった．

これらを踏まえ，現在では以下のことがコンセンサスとして考えられている．

- EGDT を施行する／しないにかかわらず，十分な初期補液量が重要
- 抗菌薬の初期階投与までの時間短縮といった，EGDT 以外の管理が重要
- EGDT はコストがかかる

■ 初期治療の概要 2：敗血症／敗血症性ショックの初期循環蘇生の輸液量はどれくらいか？

SSCG 2016 に記載してある循環管理に関する初期蘇生の概要を，筆者のコメントも含めて 表 9-1 にまとめた．

SSCG 2016 では，敗血症性ショックのみならず，敗血症も含めて「医学的緊急事態であり，治療と蘇生をただちに行うこと（BPS：best practice statement）」が推奨されている．

そして，初期治療の一環として，「最初の 3 時間以内に 30 mL/kg の晶質液による補液を行うこと」が推奨されている．このように初期輸液量を固定することで，情報収集やその他の管理に人や時間といった資源を使用できる．

さて，30 mL/kg の補液を行ったあと，もしくはその過程において，昇圧薬を用いるか判断をしなければならない．さらに，初期蘇生後に，さらなる補液が必要かどうかを評価する必要がある．昇圧薬の選択と追加補液に関して，以下に記していく．

■ 初期治療の概要3：目標の血圧はどれくらいにすべきか？

　SSCG2016では，目標平均動脈圧は65 mmHg以上としており，これは強い推奨となっている．65 mmHgよりも高い平均動脈圧を目標とする管理に関しても言及されているが，65 mmHgで管理することで不整脈を減らし，昇圧剤の投与量が少なくてすむと考えられることから，このような推奨になっている．

　その根拠の1つとなっているSEPSISPAM trial[8]では，敗血症性ショックの管理における目標平均動脈圧を80～85 mmHgとする群と65～70 mmHgとする群とに分けて評価したところ，両群で死亡率は変わらず，高平均動脈圧群では不整脈が増加した．

　なお同試験[8]において，既存症として高血圧を認める患者では，高平均動脈圧群において腎代替療法の必要率が低下していたことを付け加えておく．

■ 昇圧薬としては，第1選択として何を用いるべきか？

　SSCG2016では，昇圧薬の第1選択としてノルアドレナリンが強く推奨されている．その根拠は以下のとおりである．

　Avniらによるメタアナリシス[9]では，敗血症性ショックに対するノルアドレナリンとドパミンの効果を検討した11のRCTを評価したところ，ノルアドレナリンによる死亡率減少が認められた（リスク比0.89[0.81-0.98]）．また重大な合併症や不整脈に関しても，ノルアドレナリンのほうが有意に少なかった．

　また，2×2のRCTであるVANISH trial[10]では，バソプレシンとプラセボまたはヒドロコルチゾン，またはノルアドレナリンとプラセボまたはヒドロコルチゾンが評価されたが，いずれの群も死亡率に差を認めなかった．

　さらに，ノルアドレナリンとバソプレシンの効果を比較したSSCG2016内のメタアナリシスでも，死亡率に差を認めなかった．

　先のAvniらによる報告[9]では，ノルアドレナリンとアドレナリンの効果もメタアナリシスで比較しており，両群で死亡率に差は認めなかった．なお，薬剤有害事象に関しては，アドレナリンのほうがノルアドレナリンよりも多いことが報告されている[11]．

■ 昇圧薬であるバソプレシンは使用すべきか？

　SSCG2016では，昇圧薬の併用に関して，ノルアドレナリンの使用を前提として，血圧上昇を目的としたバソプレシンもしくはアドレナリンの併用，さらにノルアドレナリンの投与量減量を目的としたバソプレシンの併用が，弱く推奨されている．

　Politoらのメタアナリシス[12]によると，バソプレシン投与によりアドレナリン投与量の減少が認められたとあるが，それ以外のデータも含めて，血圧上昇を目的としたバソプレシンやアドレナリンの併用に関しては，積極的に使用を支持する臨床データはあまりなく，むしろプラクティカルな判断といえるだろう．

バソプレシンの投与量に関して，高用量のバソプレシンの使用は合併症の観点から問題がないという RCT [13] の報告もあるが，一般的に高用量バソプレシンは虚血の合併症が多いとされ [14,15]，バソプレシンを投与する際は 0.03 U/分（1.8 U/時）より多く投与しないように注意する．

なお，明確に支持するデータはないものの，「十分な輸液負荷と昇圧薬の使用にもかかわらず，低灌流状態が持続していることが明らかな患者には，ドブタミンの使用を提案する（弱い推奨，低いエビデンスレベル）」となっている．低灌流状態の指標である乳酸値や $ScvO_2 / SvO_2$ を用いて評価しながら，ドブタミンの適応について考える必要がある．ただし，ドブタミン使用中に低血圧の悪化や不整脈の徴候があれば，減量または中止を行う．投与量に関しては，Rivers らの報告で用いられていたプロトコル（2.5～20 μg/kg/分）に準じて行う．

■ 追加の輸液負荷が必要である状態かどうかは，何で評価すべきか？

初期循環蘇生の輸液が終了したあとは，何を評価し輸液量を決めていけばよいのであろうか．

輸液負荷は敗血症／敗血症性ショックの治療として欠かせないものであるが，重症患者における輸液過多が有害であるとする報告が複数あり [16-20]，評価なく輸液量を決定するのは望ましくない．それでは，輸液量はいかに決定していくのがよいのであろうか．

SSCG2016 には，以下のような推奨が並んでいる．

「初期蘇生輸液負荷後，追加の輸液投与は，頻回の循環動態の再評価をもとに判断することを推奨する（BPS）」

「使用できるのであれば，輸液反応性の評価に静的な指標より動的な指標による評価を提案する（弱い推奨，低いエビデンスレベル）」

ここでいう**動的な指標**というのは，以下が含まれる．

(A) 人工呼吸管理中の heart-lung interaction を用いた動的な指標
- 下大静脈（IVC：inferior vena cava）／上大静脈（SVC：superior vena cava）径の呼吸性変動
- 陽圧換気下における収縮期血圧の変化や脈圧変化（PPV：pulse pressure variation），1 回拍出量の変化（SVV：stroke volume variation）

(B) 実際の，もしくは擬似的な輸液負荷
- 輸液負荷による 1 回拍出量もしくは心拍出量の変化
- 受動的下肢挙上試験（PLR 試験：passive leg raising test）
- 呼気終末閉塞試験（EEO 試験：end-expiratory occlusion test）

また，**静的な指標**には，以下が挙げられる．
- 中心静脈圧（CVP：central venous pressure），肺動脈楔入圧（PAWP：pulmonary artery wedge pressure）
- 経胸壁心エコーによる左右の心室容積，心室圧
- IVC 径／SVC 径

管理方法を詳しく知りたいところであるが，残念ながら SSCG2016 の本文を読んでも，それぞれの指標の活用方法についてはほとんど記載がない．そのため，ここで概説しておく．

- 静的な指標である CVP は，複数の研究結果より輸液反応性に関してほとんど有効ではないと

されている[21]．また，IVC径の絶対値は，輸液反応性の評価として不十分であるが，10 mm未満という十分に小さい径である場合においては輸液に反応することが示唆されている[22]．SVC径は経食道エコーを要するため，一般的に用いることが難しい．

- ほかの静的な指標である左室拡張末期容積は，胸骨傍短軸像で拡張末期面積が非常に小さい場合（10 cm^2），もしくは肉柱が近接している場合には脱水を示唆する[23,24]とされるが，頻脈や末梢血管抵抗低下，心筋肥大，強心薬使用により同様の所見となるため注意が必要である．
- その他，右室拡張末期容積，肺動脈楔入圧を含め，現在静的な指標を単独の評価として用いるのは不十分とされる[25]．
- 人工呼吸管理中のheart-lung interactionを用いた動的な指標としては，IVC / SVC径の呼吸性変動やPPV / SVVがある．しかし，これらは自発呼吸の存在や，低1回換気量，低肺コンプライアンスでは信頼度が下がってしまう．
- 一方，実際に輸液負荷を行い（晶質液500 mL，もしくは膠質液250 mL）反応を評価する輸液負荷試験では，上記の状態でも施行可能である．しかし，前述のとおり，輸液負荷は予後に悪影響を与えることが示唆されており，評価目的の補液は最低限に抑えたい．
- そのため，少量輸液負荷試験（晶質液100 mL），PLR試験（図5-2，p.31参照），EEO試験を用いて輸液反応性を評価することが最近では一般的になっている．なかでもPLR試験は簡便で輸液を必要としないため，広く用いられるようになっている．
- また，呼気終末で15秒間ポーズを行い心拍出量の変化をみるEEO試験も，簡便さと信頼度から，徐々に知られるようになってきた．

なお，輸液負荷時やPLR試験，EEO試験の輸液反応性評価として，血圧は変化しないことがある[26]ため，可能な限り評価には1回拍出量 / 心拍出量を用いる．輸液反応性のカットオフ値を，それぞれ表9-2にまとめた．

最近では動脈圧カテーテルや胸部電極，前腕センサーから1回拍出量，心拍出量を評価できる器具が利用可能となっており（図9-2），比較的簡便に輸液反応性の動的指標を確認できる．

なお，循環が安定しており，さらに低灌流を疑う所見がなければ，そもそも輸液が必要な状態とはいえず，そのような場合に輸液反応性があるからといっていたずらに輸液負荷を行うと輸液過剰になってしまうことから，輸液負荷は行わない．

図6-2（p.44参照）に輸液戦略の1例を紹介しておく．実際の臨床では，動的な指標を含む複数の指標を組み合わせて評価していくことになる．

■ 輸液製剤は何を用いるか？

輸液の種類に関しては，通常晶質液を使用する．高Cl血症を避けるために生理食塩水ではなく緩衝塩類溶液を用いてもよい．いずれの晶質液の使用においても，高Cl血症の経時的評価は必要である．

なお，SSCG2016には「敗血症と敗血症性ショック患者が相当量の輸液を必要とする場合，初期組成およびそれに続く血管内容量補充の輸液の選択として，晶質液に加えて，アルブミンを投与することを提案する（弱い推奨，低いエビデンスレベル）」と記述がある．

表 9-2　前負荷に対する反応性の予測方法とそれぞれの診断閾値，それらの限界

方法	診断閾値	主な限界
Pulse pressure variation (PPV)/Stroke volume variation (SVV)	12%	自発呼吸下，不整脈，低1回換気量，低肺コンプライアンスでは活用できない
下大静脈(IVC)径の呼吸性変化	12%	自発呼吸下，低1回換気量，低肺コンプライアンスでは活用できない
上大静脈(SVC)径の呼吸性変化	36%	経食道エコーが必要．自発呼吸下，低1回換気量，低肺コンプライアンスでは活用できない
受動的下肢挙上試験(PLR試験)	10%	心拍出量の測定が必要
呼気終末閉塞試験(EEO試験)	5%	挿管患者以外では活用できない．15秒間の呼吸停止に耐えられない患者では活用できない
少量輸液負荷試験(100 mL)	6%	正確な方法で心拍出量を測定する必要がある
従来の輸液負荷試験(500 mL)	15%	心拍出量の測定が必要．繰り返した場合，輸液過剰となる

〔Monnet X, et al.：Ann Intensive Care 2016；6(1)：111.（PMID：27858374）より〕

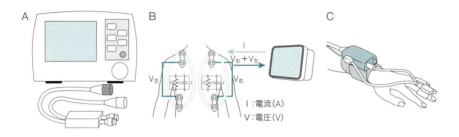

図 9-2　心拍出量測定のための器具
A：フロートラックシステム（エドワーズライフサイエンス株式会社）
B：Starling^{TM} SV（アイ・エム・アイ株式会社）
C：クリアサイトシステム（エドワーズライフサイエンス株式会社）

「相当量(substantial amounts)の輸液」がどれくらいに相当するかは不明であるが，大量輸液が必要な症例においてはアルブミン製剤の投与を想起してもよい．なお筆者は，2018年1月現在，敗血症/敗血症性ショックの治療過程において，ほとんどアルブミン製剤は使用していないことを付記しておく．

■ 低血圧に対してステロイドは投与すべきか？

ステロイドに関して，SSCG2016では以下のような推奨文になっている．
「十分な輸液投与と血管作動薬により，循環動態の改善が得られた敗血症性ショック患者の治療には，ヒドロコルチゾンの静脈内投与は提案されない．しかし，循環動態の改善が得られない場合は，200 mg/日のヒドロコルチゾンの静脈内投与を提案する（弱い推奨，低いエビデンスレベル）」
複数のメタアナリシスでは，十分な輸薬投与と昇圧薬投与でもショックから離脱できない症例では，ステロイド投与によりショックの離脱が促進されることが示唆されており[27-29]，ステロイド投与を考慮してもよい．しかし，ステロイドの死亡率改善効果に関しては，複数のメタアナリシスに

おいて結果が一定でなかった[27-30]ため，輸液と昇圧薬でショックが改善している状況ではステロイド投与をしないという弱い推奨となっている．

なお，ACTH負荷試験によるステロイド反応性の評価や，コルチゾール測定の意義は現時点では不明[31]であり，特別な理由がない限り敗血症性ショック患者に対するステロイド投与の判断には用いない．

ステロイドの終了方法に関して，一般的には①低血圧が改善したらすぐ中止，②一定期間のみ投与，③漸減し中止の3つの方法があり，臨床研究でもさまざまな方法がとられている．それぞれを比較するような臨床研究はないが，1つの交差研究で漸減なく中止した後に，血行動態と免疫反応のリバウンド効果が認められた[32]ことを根拠に，SSCG2016では漸減し中止することが提案されている．

■ 非専門医単独で敗血症性ショックの治療をしてもよいか？

SSCG2016において，この問いに対する答えは明確にはない．しかし，早期の集中治療医の関与が困難な場合においては，非専門医が治療をせざるをえないだろう．一方，集中治療医の早期関与が可能であったり，相談できる状況であったりすれば，可及的速やかに集中治療医の関与を促すのが望ましい．

なお，SSCG2016を受けて，敗血症バンドルも「hour-1バンドル」として改訂されている[33]．院内のどこでも，誰がみていても，下記の5項目すべてを1時間以内に実施できるように，システム構築を行う必要がある．

- 乳酸値を測定する．2 mmol/Lを超えているときは，再評価する．
- 抗菌薬投与前に血液培養検体を採取する．
- 広域抗菌薬を投与する．
- 低血圧や4 mmol/L以上の乳酸値を認めた際は，30 mL/kgの晶質液の急速投与を開始する．
- 輸液投与中もしくは輸液投与後に，低血圧を認める際には，平均動脈圧を65 mmHg以上に維持するように昇圧薬を投与する．

SSCG2016の内容から，特に循環管理に関与する項目をいくつか取り上げて説明した．

世界標準治療，日本標準治療の確認という観点から，それ以外の項目も含めてSSCG2016とJ-SSCG2016に一度目を通すことをおすすめする．

> **私はこうしている**
>
> qSOFA≧2の患者をみたら，感染症の可能性があるかを確認する．少なからず感染が否定できない状態であれば，「hour-1バンドル」にそって，1時間以内に5項目を満たすようにリソースを投入する．具体的には，30 mL/kgの乳酸リンゲル液といった晶質液を急速投与する．検査として，感染の可能性がありうる臓器の培養検体（血液，尿，気道分泌物，髄液，膿など）を採取し，加えて血液ガス分析を含む採血検査を行う．また，エコー，胸部X線写真，全身CTなどの施行も考慮し，必要ならば実施する．治療として，感染臓器から起炎菌を想定し，各種ガイドラインに推奨されている広域抗菌薬の投与を開始する．また，観血的介入が必

要であれば，並行して実施する．

　昇圧薬はノルアドレナリンを選択し，中心静脈路が確保されるまでは末梢静脈路から投与する．ノルアドレナリン投与で平均動脈圧が 65 mmHg 未満であれば，少量バソプレシンを開始する．バソプレシン投与でも血圧が保てない場合や，低血圧と著明な駆出率の低下が合併している場合には，アドレナリン持続投与も考慮する．

　乳酸値が 2 mmol/L 以上の際には，乳酸値のフォローを 30 分〜2 時間間隔で経時的に行う．

　最初の 30 mL/kg の晶質液投与後も，臓器灌流圧，臓器灌流量の低下の遷延を疑う場合は，輸液反応性を確認しながらその後の補液量を決定する．具体的には，当院ではフロートラックセンサー（エドワーズライフサイエンス株式会社）を使用し，下肢挙上試験を行い，有意な心拍出量増加がみられたら，輸液反応性ありと判定している．下肢挙上試験に加えて，エコーによる動的指標（下大静脈径の呼吸性変動など）や静的指標（左室内腔単軸径など）を併用することもある．基本的に膠質液は用いない．

　高用量ノルアドレナリン投与が必要な低血圧患者では，ステロイド投与（ヒドロコルチゾン 200 mg/日，持続投与もしくは間欠投与）を考慮する．

参考文献

1) Dellinger RP, et al.：Crit Care Med. 2004；32(3)：858-873.（PMID：15090974）
2) Rivers E, et al.：N Engl J Med. 2001；345(19)：1368-1377.（PMID：11794169）
3) Dellinger RP, et al.：Crit Care Med. 2013；41(2)：580-637.（PMID：23353941）
4) ProCESS Investigator, et al.：N Engl J Med. 2014；370(18)：1683-1693.（PMID：24635773）
5) ARISE Investigators, et al.：N Engl J Med. 2014；371(16)：1496-1506.（PMID：25272316）
6) Mouncey PR, et al.：N Engl J Med. 2015；372(14)：1301-1311.（PMID：25776532）
7) PRISM Investigators, et al.：N Engl J Med. 2017；376(23)：2223-2234.（PMID：28320242）
8) Asfar P, et al.：N Engl J Med. 2014；370(17)：1583-1593.（PMID：24635770）
9) Avni T, et al.：PLoS ONE. 2015；10(8)：e0129305.（PMID：26237037）
10) Gordon AC, et al.：JAMA. 2016；316(5)：509-518.（PMID：27483065）
11) Myburgh JA, et al.：Intensive Care Med. 2008；34(12)：2226-2234.（PMID：18654759）
12) Polito A, et al.：Intensive Care Med. 2012；38(1)：9-19.（PMID：22127480）
13) Torgersen C, et al.：Intensive Care Med. 2010；36(1)：57-65.（PMID：19756505）
14) Malay MB, et al.：Crit Care Med. 2004；32(6)：1327-1331.（PMID：15187515）
15) Dünser MW, et al.：Crit Care Med. 2003；31(5)：1394-1398.（PMID：12771608）
16) Acheampong A, et al.：Crit Care. 2015；19：251.（PMID：26073560）
17) Brotfain E, et al.：Am J Emerg Med. 2016；34(11)：2122-2126.（PMID：27553826）
18) Mitchell KH, et al.：Ann Am Thorac Soc. 2015；12(12)：1837-1844.（PMID：26394090）
19) de Oliveira FS, et al.：J Crit Care. 2015；30(1)：97-101.（PMID：25269788）
20) Malbrain ML, et al.：Anaesthesiol Intensive Ther. 2014；46(5)：361-380.（PMID：25432556）
21) Marik PE, et al.：Crit Care Med. 2013；41(7)：1774-1781.（PMID：23774337）
22) Feissel M, et al.：Intensive Care Med. 2004；30(9)：1834-1837.（PMID：15045170）
23) Tavernier B, et al.：Anesthesiology. 1998；89(6)：1313-1321.（PMID：9856704）
24) Feissel M, et al.：Chest. 2001；119(3)：867-873.（PMID：11243970）
25) Marik PE, et al.：Br J Anaesth. 2014；112(4)：617-620.（PMID：24535603）
26) Monge García MI, et al.：Intensive Care Med. 2015；41(7)：1247-1255.（PMID：26077088）
27) Annane D, et al.：JAMA. 2009；301(22)：2362-2375.（PMID：19509383）
28) Sligl WI, et al.：Clin Infect Dis. 2009；49(1)：93-101.（PMID：19489712）
29) Annane D, et al.：Cochrane Database Syst Rev. 2015；288(12)：CD002243.（PMID：26633262）

30) Volbeda M, et al.：Intensive Care Med. 2015；41(7)：1220-1234.(PMID：26100123)
31) Sprung CL, et al.：N Engl J Med. 2008；358(2)：111-124.(PMID：18184957)
32) Keh D, et al.：Am J Respir Crit Care Med. 2003；167(4)：512-520.(PMID：12426230)
33) Levy MM, et al.：Intensive Care Med. 2018；44(6)：925-928.(PMID：29675566)

10 重症患者での心房細動の治療は？

塩塚潤二

CONTROVERSY

- Rate か，rhythm か？
- どの程度の期間，抗凝固を行うべきか？
- アミオダロンはいつまで投与？(使用時の注意)

BACKGROUND

　重症患者に一時的に認められる心房細動(AFOTS：atrial fibrillation occurring transiently with stress)は 1980 年代から研究報告がされるようになり，1990 年代以降報告数が著しく増加している．同様に，術後心房細動(POAF：post-operative atrial fibrillation)は心臓血管外科手術を主とした胸部外科の周術期を中心に 1980 年代から研究が進んできた．AFOTS と POAF では心房細動(AFib：atrial fibrillation)を発症する背景は異なるが，何らかのストレス下であり，それまで AFib がなかったとされる人に一時的に発症するという点では一致する[1,2]．比較的長きにわたって集中治療管理上の問題になっており，近年に至っても多数研究が発表されているにもかかわらず[3-9]，臨床上の疑問はなかなか解決されない．この項では AFOTS や POAF の予防・治療におけるコントロバーシーについて概説する．

POINT

- 可能な範囲での発症予防を行い，発症早期はリズムコントロールを行う．
- 長時間(48 時間以上)継続する場合，繰り返す場合でリズムの維持が必要ない症例では，抗凝固＋心拍数コントロールに移る．
- アミオダロンは原則急性期のみ静注で．リズムコントロールがどうしても必要な症例に限り，循環器内科と相談のうえで内服アミオダロンを開始する．その場合，主治医グループとの連携を重視する．

■ 重症患者における心房細動は臨床経過に影響を与えるか

　AFOTS や POAF の予防や治療を行うか否かを決定するうえで，「AFOTS や POAF は臨床経過に影響を与える」という大前提が必要となる．ここでいう臨床経過とは，これまでの研究では ICU 在室期間，28 日死亡率，入院死亡率，入院中の脳梗塞の発症などが多い．初期の研究では「より重症な患者で AFib を起こしている」という事実を，「AFib を起こした患者群では悪い予後と関連がある」と報告しているにすぎないものも含まれている[10-12]．しかし，近年の研究においては交絡因子との調整が行われるようになり，AFOTS や POAF はさまざまな有害事象との独立した危険因子として

報告しているものと[3,6,8,13-15]，独立した危険因子ではなかったと報告するものがある[16]．一般的にはAFOTSやPOAFは何らかの有害事象と関連があると受け入れてよいものと考えられる[17,18]．

■ 重症患者における心房細動は予防・治療すべきか

では，何らかの有害事象と関連があることは受け入れられているとして，AFOTSやPOAFを予防・治療（すなわち，いったんAFibになった時に洞調律に戻すこと）を行うことで，何らかの臨床的な予後が改善するのであろうか？ ICUにおけるAFibの予防に関する研究は主にPOAFを対象としている．心疾患・心臓手術を除いた重症患者におけるAFibの疫学はYoshidaらのシステマティックレビューでは4.5～29.5%と報告されている．そのなかでも特に患者数の多いWalkeyらの報告（49,082人）では5.9%（95%CI：5.7-6.1），Kanjiらの報告（3,081人）では4.5%（95%CI：3.8-5.2）となっており，このあたりの発症率が実際の発症率に近いものと思われる．5%前後の発症率の疾患に対して全例に予防を行うのは臨床的にも臨床研究を行ううえでも現実的ではないので，先にも述べたとおりストレス下におけるAFibの研究はPOAFを中心に行われている．

ArsenaultらのPOAFを対象にしたシステマティックレビューでは予防的介入により約2/3日の在院日数の短縮，1,250ドルの入院コストの削減，弱いエビデンスであるが脳卒中リスクの減少（オッズ比：0.69；95%CI：0.47-1.01）につながるとしている[19]．POAFの予防に関する研究は筆者が自ら検索した限りでは115本のRCTが見つかった．全文閲覧が可能であった85本のうち，主要評価項目に28日死亡率，ICU滞在日数，脳梗塞発症率など何らかの臨床的アウトカムを設定しているのはわずか2本であった（ともに在院日数を主要評価項目としている）[20,21]．そして，この2研究はいずれもPOAFの予防による在院日数の減少を証明できなかった．また，POAFの定義やその確認方法もさまざまであった．POAFのエビデンスは残念ながらごく一部を除くと非常に質の低い研究結果の積み重ねである．AFOTSに関してはさらに情報が少ない．システマティックレビューの結果は尊重するが，予防がさまざまなアウトカムの改善につながるとは，現時点では自信をもっていえない．

治療に関するRCTは非常に少ないうえに，研究の目的は洞調律に復する率を比較するものが多い．単に洞調律回復などではなく，在院期間，ICU滞在期間，28日死亡率，脳梗塞発生率などの臨床的アウトカムを比較するものは少なく，臨床的アウトカムの改善を示した研究はなかった[22-26]．観察研究ではYoshidaらがAFib発症から6時間後にAFibが継続していることが病院内死亡率の上昇につながっていることを示したのは，洞調律の維持が臨床的アウトカムの改善を示したのと近い文脈にあるといえる[3]．一方で，Balikらの観察研究では洞調律の維持は臨床的アウトカムの改善にはつながらなかった[27]．

■ どのように臨床に応用すべきか

ほぼすべて二次評価項目以降の結果とはいえ，Arsenaultらのシステマティックレビュー[19]の結果は重要であると考えているが，これらのエビデンスにしっくりこないところがある．例えば，周術期のβ遮断薬の効果を研究したPOISE trialでは主要評価項目である30日時点における心血管死，

非致死的心筋梗塞，非致死的心停止の複合アウトカムを改善した．そして，同時に周術期心房細動を有意に減少させている[28]．しかし，同様の結果は一貫せず，メタアナリシスでは周術期のβ遮断薬の使用は上室性の不整脈を減少させるが，各種の臨床的アウトカムの改善は認めなかった[29]．目的が異なる研究の結果を引っ張ってきて，批判することの強引さはもちろん理解している．しかし，AFibを予防すれば臨床的アウトカムが改善するのなら，同様の手段で臨床的アウトカムが改善することを試みた研究でAFibの発症率が減少しただけで終わったのはすっきりしない．AFibを予防することや洞調律を維持することと臨床的アウトカムを改善することを一直線に並べるのは困難なように思える．

さらに，AFOTSやPOAFではない通常のAFib患者に関しては心不全患者であろうとなかろうと，抗凝固を行われているかぎりは洞調律を維持する必要がないことが大規模臨床試験で示されており，同様の結果がPOAFにおいても近年示された[30-32]．臨床研究の解釈は筆者の手に余るが，ArsenaultのシステマティックレビューにはAFOTSやPOAFは通常のAFibと異なり，新規に発症する因子があると考えられている．それならば，なおさらそれらの因子を改善することに目を向けるべきであり，AFibのみを予防・治療するのは臭いものに蓋をする行為でないかと考えている．一方で，AFOTSやPOAFにより，ときに血行動態が不安定になることや行う予定のなかった抗凝固を行うことになる．ICUにおけるAFibは厄介な存在であることは間違いなく，看護師から連絡を受けると，少なからず落胆するのは否定できない．そこで，筆者は最後に述べるとおり現実的な範囲で予防を行っている．

■ Rateか，rhythmか？

上述のとおり，AFOTS / POAF以外のAFibおいて抗凝固が行われているかぎり心拍数をコントロールしても洞調律を維持しても心血管死，心不全，血栓塞栓症，出血性合併症，ペースメーカー挿入の複合アウトカムに差を認めなかった[30,31]．さらに心不全患者でも心血管死亡に有意差を認めなかった．Gillinovらは開心術後のPOAFで心拍数コントロールとリズムコントロールを比較した[32]．AFibの既往のない成人開心術後（冠動脈バイパス手術もしくは弁置換手術）の患者で60分以上のAFibが継続するかAFibを繰り返す患者が組み込まれた．心拍数コントロール群は心拍数を100以下で維持するようにコントロールし，リズムコントロール群はアミオダロンで洞調律維持を試みた．ランダム化後48時間を過ぎてもAFibの患者にはワーファリン®による抗凝固（INR 2.0-3.0）が推奨され，60日間まで継続することがすすめられた．主要評価項目は在院日数とした．結果は両群に有意差を認めなかった〔在院日数中央値（四分位）：心拍数コントロール群5.1（3.0-7.4）；リズムコントロール群5.0（3.2-7.5），$p=0.76$〕．

■ アミオダロンはいつまで投与？（使用時の注意）

2007年からわが国でもアミオダロンの静注製剤が認可された．内服薬のみの頃は循環器内科医の間で主に使われていたが，静注製剤の認可により集中治療医の間でも広く使用されるようになった．当初はおっかなびっくり使われていたアミオダロンであったが，現在ではほかの抗不整脈薬を

使用した経験がない若手集中治療医が出るほど広まっている．アミオダロンは多チャネルの拮抗作用があるが，心房細動では特にカリウムチャネルの拮抗が重要とされている．これにより，再分極を遅らせ活動電位を延長させることで心筋の不応期が延長する．脱分極の波は多くの不応期に入った心筋にブロックされ伝播が抑制されることで抗不整脈作用を発揮する．この効果は心電図上でQTの延長として認められる（心電図上は心室筋で目立つが同様の効果は心房筋でも起きている）．有名な話であるが，非常に分布容量の大きい薬剤のため，内服であれば約半年，静注であれば数週間の半減期といわれている．甲状腺機能低下および亢進症，肺線維症，房室ブロックなどの合併症は特に有名で，ときに致死的になりうる．QTの延長は副作用というよりは主作用であり，前述のようにそれにより抗不整脈作用を起こすが，QT延長によるTorsade des Pointesの発症は0.5%未満といわれている[33]．

ただし，これらの致死的合併症は静注薬ではまれであるとされており，ほかの抗不整脈薬（主にⅠa／Ⅰc群）による致死的不整脈，洞停止や陰性変力作用，腎不全患者でも使えることなどを考えると，相互作用の多い薬剤であるがこの10年間に集中治療室で広く使用されることになったのは不思議ではない．しかし，しばしば心房細動を繰り返し，静注薬を繰り返し使用しなければならなくなることもある．このような時に内服薬への移行を行うかは，当該患者の心機能やICU退室後のフォローアップ体制を考慮して，循環器内科への相談後に行うことにしている．Leelathanalerkらは新規発症のAFibに対してICUで処方された内服のアミオダロンのうち，退院時にも処方が継続されていたのは最初に処方されたアミオダロンの59%，さらにそのうちの81.4%，すなわち最初の処方の約半数（48%）は退院時に洞調律に復した後も処方されていた．また，23%のアミオダロンの処方は循環器内科への相談なく始まっていたという[9]．自験例でも内服アミオダロンの処方が退室後も漫然と続き，重度の間質性肺炎となって戻ってきた症例を経験しており，内服処方は慎重に症例を選んでいる．

■ 脳梗塞リスクの推定

AFOTS／POAFを除く通常の患者群では脳梗塞リスクの推定にCHADS2あるいはCHA2DS2-VASC用いることは広く受け入れられていることと思う．AFOTS／POAFから脳梗塞になるかどうかに関して長期のデータが少ないこと，脳梗塞リスクと抗凝固による出血リスクが通常の患者群と同様に考えられるかわからないことから，通常のAFib患者群と同様のリスク評価をAFOTS／POAFに当てはめるのは難しい．CHADS2 scoreはメディケア受給者のデータをもとに作られているため，AFOTS／POAFの患者がまったく含まれていないとはかぎらないが，少なかったであろうと想像する．大半がself-limitingなAFOTS／POAFの患者でこのスコアを適応することが適切とは言いがたい[34]．

Pegueroらは冠動脈バイパス術後，弁置換術後の患者を対象にCHADS2 scoreとCHA2DS2-VASC scoreによる入院期間中の脳梗塞発症率を検証した．2008〜2013年の研究期間にCHADS2 scoreでは0〜2点で0.8%，3〜4点で2.2%，5〜6点で3.3%という結果であった．また，CHA2DS2-VASC scoreでは0〜1点で0.5%，2〜3点で0.9%，4〜5点で1.5%，6〜7点で2.4%，8〜9点で4.9%であった[35]．冠動脈バイパス手術のみに限ったHorneroらの研究ではCHADS2 score 0〜1点で0.9%，

2～3点で3.0%，5～6点で17.2%，CHA2DS2-VASC scoreでは0～1点で0.8%，2～3点で1.3%，4～5点で5.0%，6～7点で8.5%，8～9点で33%であった[36]．同様の結果はBiancariらも報告している[37]．scoreが高得点になると参加者が少なくなるため発症率の信頼区間が広がってしまうが，3点程度までなら近い結果となっている．これらは入院期間中という短期の脳梗塞リスクを示している．長期の脳梗塞リスクに関しては後述のGialdiniらの研究により，POAFが1年後の累積脳梗塞発症率に関して単独のリスク因子であることを示している．また，この研究でもCHA2DS2-VASCによる1年間の累積脳梗塞発症率を示しているが，心臓手術後では6点で1.9%，非心臓手術後では4点で2.0%であった[38]．AFOTSを含む患者群に関して，Championらの研究でもCHADS2やCHA2DS2-VASCと脳梗塞リスクの関連を示しているが，点数上昇と発症率の関係は示していない[39]．

これらの結果をもとに抗凝固の開始を検討するというほど物事は単純ではない．もとになったCHADS2は1年間のメディケア受給者のデータベースから層別化しており，person-timeで発症率を表示している．通常，この結果とワーファリン®やDOACなどの1年間の出血性合併症の発症率を比較して抗凝固の開始を検討する．しかし，前述のAFOTSやPOAFの研究結果は短期間の脳梗塞発症率（%）のみを検討しており，点数が上昇するごとに脳梗塞発症率（%）が上昇するのを，オリジナルのCHADS2と同等に解釈して抗凝固療法を検討するのは無理があると考えられる．また，Gialdiniらの長期間のフォローの結果では通常患者群と比較して脳梗塞発症率が低く，通常患者群において行うリスク評価と同等には扱えない．したがって，短期間の抗凝固における出血性合併症のリスクは高くないと想像して，筆者は48時間以上続く場合はCHADS2をつけずに全例抗凝固を開始している．

■ どの程度の期間，抗凝固を行うべきか？

どの程度の期間抗凝固を行うべきかはPOAFの診療において解決できない謎の1つである．前述のGillinovらの研究では，心拍数コントロール群で89.9%，リズムコントロール群で93.5%の患者が洞調律を維持していた[32]．在院日数がわが国の平均よりもはるかに短いが，これまでの疫学研究で示されていたとおりおおむね90%は1週間前後で洞調律に復するという結果が踏襲されていた．一方で，この研究では退院後30日，60日にもフォローアップを行っており，退院時洞調律の患者のうち5%前後は30日フォローアップでAFibになっており，また30日フォローアップの時点で洞調律の患者も60日フォローアップの時点で1～2%程度はAFibになっていたことがわかった．POAFの患者が長期間の後にも一部でAFibが継続することを示しているのかもしれないし，「AFibの既往がない」という組み込み基準の一部には確認できていないAFib患者がいることを示しているのかもしれない．

GialdiniらはCalifornia Office of Statewide Health Planning and Developmentのデータを利用して，約170万人の術後患者のデータから開心術に限らない周術期の新規発症AFibを対象に研究した[38]．周術期にAFibを新規発症した患者は退院後1年間にAFibという診断をのべ37.28%（95%CI：36.43-38.15）で認めたのに対して，AFibを入院中に発症しなかった患者群ではのべ1.51%（95%CI：1.49-1.52）でAFibという診断を認めた．1年間の累積脳梗塞発症率は非心臓手術で周術期の

AFib（＋）では1.47％（95％CI：1.24-1.75），周術期のAFib（－）では0.36％（95％CI：0.35-0.37）であった．心臓手術後では周術期のAFib（＋）で0.99％（95％CI：0.81-1.20），周術期のAFib（－）で0.83％（95％CI：0.76-0.91）であった．コックス比例ハザードモデルで交絡因子を調整した結果でも，非心臓手術，心臓手術ともに周術期のAFibは脳梗塞の発症と関連を認めた（非心臓手術：ハザード比：2.0；95％CI：1.7-2.3，心臓手術：ハザード比：1.3；95％CI：1.1-1.6）．つまり，周術期のAFibは長期（1年）の累積脳梗塞発症のハザード比を上昇させるが，その発症率は非常に低いということを示している．この研究では退院後どの時期にAFibを認めたかは不明であるが，退院後4年までフォローアップしても，周術期の新規発症AFib群は非発症群と比較して脳梗塞発症率が開き続けていることが示されている．ただし，この差は抗凝固療法や抗血栓療法が必要になることが多い開心術後の患者群においては認められない．データベース研究からの興味深い結果であるが，新規発症AFibの定義が「入院時AFibというコードが付いていない」というlimitationがある．開心術後の患者は循環器内科医もしくは心臓外科医の外来に通院するためある程度の時期までAFibの有無を経過観察されることや弁置換術後の患者では，AFibの有無にかかわらず抗凝固は必要になる．しかし，敗血症などを契機に発症したAFibでは抗凝固の必要性を定期的に外来で評価する医師がつくかは，原疾患，既往歴，病院の体制によっても異なると考えられ，不要な抗凝固が入り続けないか懸念する．

▶ 私はこうしている

　以上の結果を踏まえると，少なくとも開心術後に関しては心房細動の予防・洞調律の維持に努めるべきであると考えている．筆者が勤務する自治医科大学附属さいたま医療センターは年間開心術が500件程度あり，POAFの発症率が心臓外科手術後では20～40％程度になることを考えると，何らかの予防的措置を講じるのは妥当なようにも思われる．しかし，実際に行われている予防的措置は限られている．アミオダロンを予防的に全例に投与するのは，入院コストの安いわが国ではおそらく過剰と考えられるし，静注薬は安全といわれていても潜在的な副作用リスクを考えないわけにはいかない．β遮断薬に関しては，もともと内服していたり医学的な理由で適応があったりする場合以外では，POAF予防目的で新規導入はしていない．スタチン，ビタミンC，コルヒチンもPOAF予防には使用していない．マグネシウムは安全域が広く，投与に抵抗が低いため血清濃度が必ずしも体内の総量を反映していないことは理解しているが，コスト，実行可能性，安全性などの面からほぼ全例で行われている．AFOTSに関しては，発症頻度が低いため全例での予防措置は行わない．発症したときのみ治療を行う．

　発症した場合，看護師から連絡を受けたときには必ず標準12誘導心電図をとるよう指示する．ICUに限らず新規発症AFibには虚血性心疾患が多くはないが背景にあるためである．このほか，注意するべき背景因子としては，電解質異常，敗血症などがある．**新規発症AFibは何らかの背景重症疾患の表現型にすぎないことを必ず念頭において診療にあたるべきである．**したがって，治療はまず背景疾患の検索・治療から始まる．それらを行ったうえで，AFib自体の治療は多くの場合，電気的除細動かアミオダロン，あるいはその両方で行われている．POAFの発症に内因性のアドレナリンの過剰分泌が関与している可能性を考えれば，β遮断薬のなかでもICUという状況を考慮してランジオロールの投与は選択肢に入るが，現時点で

は洞調律への回復に関して強いエビデンスを示すものではない．あまりにアミオダロンしか使ったことがないスタッフが多くなってきたので，虚血性心疾患の否定，心機能の確認，腎機能の確認などを行い禁忌がなければⅠa群やⅠc群の抗不整脈薬を使ってもらい，使い勝手などを理解してもらうようにしている．何度もAFibを繰り返して静注アミオダロンが開始・終了されるときには，以下の場合にアミオダロンの内服を検討する．

① 非常に低左心機能で洞調律維持をしたほうが管理上都合がよい場合
② 低左心機能で心拍数をコントロールしたいが，血圧などの事情でβ遮断薬が投与できないとき

このようなときには循環器内科医と相談したうえで投与を開始するが，退室後主治医グループが不要になったときに中止するよう申し送りを徹底する．

発症直後はリズムコントロールを目指す．特に抗凝固薬が本来不要な患者では，抗不整脈薬，β遮断薬，電解質の調整などを行ったうえで，それでも洞調律維持ができずに48時間以上経過した場合やAFibを繰り返す場合はリズムコントロールを断念して抗凝固薬を開始する．開始した場合の終了期間に関しては一定の見解はない．多くの場合は退室までに洞調律に復さないことが多いので，そのまま抗凝固を継続したまま退室となる．もし筆者自身で退室後の経過観察も行えるのなら，たとえ洞調律に回復したとしても2か月程度は抗凝固を継続して様子をみる．そのうえで，何らかの長時間モニターを行い，持続性もしくは永続性心房細動と判断して抗凝固を継続するだろう．

参考文献

1) McIntyre WF, et al.：Curr Opin Cardiol. 2018；33(1)：58-65.(PMID：29049042)
2) Bessissow A, et al.：J Thromb Haemost. 2015；13 Suppl 1：S304-S312.(PMID：26149040)
3) Yoshida T, et al.：J Crit Care. 2018；44：267-272.(PMID：29220756)
4) Chean CS, et al.：PeerJ. 2017；5：e3716.(PMID：28929012)
5) Waldron NH, et al.：Clin Transplant. 2017；31(4).(PMID：28181294)
6) Klein Klouwenberg PM, et al.：Am J Respir Crit Care Med. 2017；195(2)：205-211.(PMID：28181294)
7) Duarte PAD, et al.：Crit Care Res Pract. 2017；2017：8046240.(PMID：28702263)
8) Duby JJ, et al.：J Intensive Care Med. 2017；32(2)：140-145.(PMID：26251336)
9) Leelathanalerk A, et al.：Am J Med. 2017；130(7)：864-866.(PMID：28344147)
10) Brathwaite D, et al.：Chest. 1998；114(2)：462-468.(PMID：9726731)
11) Artucio H, et al.：Crit Care Med. 1990；18(12)：1383-1388.(PMID：2245612)
12) Almassi GH, et al.：Ann Surg. 1997；226(4)：501-511；discussion 511-513.(PMID：9351718)
13) Shaver CM, et al.：Crit Care Med. 2015；43(10)：2104-2111.(PMID：26154932)
14) Moss TJ, et al.：Crit Care Med. 2017；45(5)：790-797.(PMID：28296811)
15) Walkey AJ, et al.：JAMA. 2011；306(20)：2248-2254.(PMID：22081378)
16) Gupta S, et al.：Am J Crit Care. 2015；24(4)：336-341.(PMID：26134334)
17) Kuipers S, et al.：Crit Care. 2014；18(6)：688.(PMID：25498795)
18) Yoshida T, et al.：J intensive care. 2015；3(1)：19.(PMID：25914828)
19) Arsenault KA, et al.：Cochrane Database Syst Rev. 2013；31(1)：CD003611.(PMID：23440790)
20) Connolly SJ, et al.：Am Heart J. 2003；145(2)：226-232.(PMID：12595838)
21) Guarnieri T, et al.：J Am Coll Cardiol. 1999；34(2)：343-347.(PMID：10440143)
22) Cochrane AD, et al.：Eur J Cardiothorac Surg. 1994；8(4)：194-198.(PMID：8031562)
23) Hwang MH, et al.：Arch Intern Med. 1984；144(3)：491-494.(PMID：6703818)
24) Selvaraj T, et al.：Ann Card Anaesth. 12(1)：10-6.(PMID：19136749)
25) Soucier R, et al.：Med Sci Monit. 2003；9(3)：PI19-PI23.(PMID：12640352)

26) Kowey PR, et al.：Circ Arrhythm Electrophysiol. 2009；2(6)：652-659.（PMID：19948506）
27) Balik M, et al.：J Crit Care. 2017；41：16-23.（PMID：28463737）
28) POISE Study Group, et al.：Lancet. 2008；371(9627)：1839-1847.（PMID：18479744）
29) Blessberger H, et al.：Cochrane Database Syst Rev. 2018；3：CD004476.
30) Van Gelder IC, et al.：N Engl J Med. 2002；347(23)：1834-1840.（PMID：12466507）
31) Roy D, et al.：N Engl J Med. 2008；358(25)：2667-2677.（PMID：18565859）
32) Gillinov AM, et al.：N Engl J Med. 2016；374(20)：1911-1921.（PMID：27043047）
33) Zimetbaum P：N Engl J Med. 2007；356(9)：935-941.（PMID：17329700）
34) Gage BF, et al.：JAMA. 2001；285(22)：2864-2870.（PMID：11401607）
35) Peguero JG, et al.：Am J Cardiol. 2015；115(6)：758-762.（PMID：25616533）
36) Hornero F, et al.：J Thorac Cardiovasc Surg. 2012；144(6)：1428-1435.（PMID：22925565）
37) Biancari F, et al.：J Stroke Cerebrovasc Dis. 2013；22(8)：1304-1311.（PMID：23253529）
38) Gialdini G, et al.：JAMA. 2014；312(6)：616-622.（PMID：25117130）
39) Champion S, et al.：J Crit Care. 2014；29(5)：854-858.（PMID：24970692）

11　心筋逸脱酵素の解釈は？

福井 悠，小船井光太郎

CONTROVERSY

・高感度トロポニン測定のACSにおける特異度は高いのか？
・ACSに典型的な臨床症状を伴わない症例の心筋トロポニン値上昇をどう解釈するか？
・ACSにおけるCK-MB値の測定は不要なのか？

BACKGROUND

　ACS（急性冠症候群：acute coronary syndrome）とAMI（急性心筋梗塞：acute myocardial infarction）はそれぞれ異なる概念であることをご存じであろうか．2つの病態は本来病理学的に理解すべきである．急性冠症候群は不安定プラークの破綻とそれに伴う血栓形成がその本質である[1,2]．一方，急性心筋梗塞は心筋虚血の結果生じた心筋細胞の壊死を示すものであり，不安定プラークの破綻に基づくものをタイプ1，酸素需給バランスの破綻に基づくものをタイプ2と分類している[3]．ACSとAMIは臨床ではしばしばオーバーラップするが，ACSであるのに心筋の虚血性壊死を伴わない不安定狭心症や，不安定プラークの破綻はないがAMIをきたす異形狭心症のように例外も存在する．

　心臓に生じうる問題はきわめて多様である．胸痛患者のACS診断に高感度トロポニン測定が威力を発揮するのは既知であろう．しかし，心筋症や弁膜症，多枝疾患，貧血，敗血症の併存疾患により症例に存在する病態が複雑味を帯びるほど，病歴・心電図・心筋逸脱酵素，心エコー，冠動脈造影検査から得られる情報を横断的に再構築し，深く解釈することが求められる．当然ながら集中治療領域でこの傾向は顕著である．

　最適な治療戦略の立案に必要なのは心筋トロポニンのカットオフ値や迅速診断アルゴリズムではなく，心臓や周辺臓器に生じるさまざまな問題の病態を深く考察する姿勢である．本項では心筋逸脱酵素にフォーカスし，症例を交えながら関連する知識を解説する．

2 | 循環

> **POINT**
> ACSに典型的な臨床症状を伴わない症例で心筋トロポニン値上昇を認めた場合，虚血カスケードを念頭にした病歴聴取，CK-MB分画を含む心筋逸脱酵素，心電図，心エコーおよび過去の検査に関する情報を整理し，代替診断の可能性に留意しながらACSの検査前確率を推定している．

■ 症例

未治療の脂質異常症，糖尿病および高血圧の既往がある75歳女性が2時間前からの悪寒戦慄，心窩部痛および発熱を主訴に救急搬送となった．来院時は心拍数130回/分，血圧80/50 mmHgとショックバイタルを示し，黄疸を伴っていたことから胆管炎が疑われ，初期輸液，各種培養採取，抗菌薬投与後に緊急造影CTを撮像，中部胆管に嵌頓する胆石と，総胆管の拡大を認め，胆石に伴う化膿性閉塞性胆管炎の診断となった．

緊急での内視鏡的逆行性膵管造影を実施し，前述した診断に矛盾しない所見を確認のうえ，内視鏡的胆道ドレナージを施行し，バイタルサインの安定を得た．なお，事前の心電図でV1～4誘導のT波の陰転化を認めており，心エコーを実施したところ心尖部から体部にかけての壁運動異常を伴う左室収縮障害（左室駆出分画25%程度）が確認された．

血液検査ではクレアチニン値2.4 mg/dL（ベースラインは0.8程度）と急性腎障害所見を認めるほか，CK 200 IU/L，CK-MB 20 IU/L，高感度心筋トロポニンI 2.0 ng/mLと心筋逸脱酵素上昇が指摘された．

ACSが鑑別疾患となり，緊急冠動脈造影の実施が検討された．

■ 心筋逸脱酵素の歴史と高感度トロポニン測定系の登場

急性心筋梗塞のマーカーとして最初に報告されたのはAST（アスパラギン酸アミノトランスフェラーゼ：aspartate aminotransferase）である．1950年代のことである．1960年代にはCK（クレアチンキナーゼ：creatine kinase）が報告されたが，当然ながら臓器特異性は低いものであった．1970年代にはより心筋特異性の高いCK-MBやミオグロビンが報告され，1990年代にトロポニンTの測定法と有用性が報告された．その後も心筋トロポニンに関する測定技術や知見の蓄積は著しく，2000年代に入ってからは高感度トロポニン測定系が商業ベースで普及するようになった．いまや心筋虚血・心筋梗塞の病態を推し測るのに欠かせないバイオマーカーである．

ACSにおける高感度トロポニン測定系のプレゼンスを確立したランドマーク試験を1つ紹介する．Kellerらは1,818人の胸痛患者を対象に高感度トロポニンIの測定を行い，急性心筋梗塞に対するその診断特性を調査した．高感度トロポニンIのカットオフ値を健常者の99パーセンタイル値である0.040 ng/mLとした場合の急性心筋梗塞に対する感度・特異度をそれぞれ90.7%，90.2%，陽性的中率を86.7%と報告した[4]．この驚異的な診断能により高感度心筋トロポニン測定系は多くの医療機関に普及した．

ところで，一般に感度・特異度は対象疾患の有病率に影響を受けない「検査の固有値」であることは既知であろうが，Kellerらにより報告された高感度トロポニンIの診断能はあくまで「ACSが疑わ

れる胸痛患者」を対象とした場合にのみ成立するものである．高感度トロポニン測定系は「高感度」ではあるが常に高特異度というわけではない．この事実に言及している観察研究を紹介する．Shahらは救急部門を受診した1,054人の連続した患者を主訴に関係なく高感度トロポニン値を測定し，その場合の急性心筋梗塞タイプ1に対する陽性的中率が11.8%（95%CI：7.0-18.2）であることを報告している[5]．この結果をもってShahらは高感度トロポニン値を測定する患者を事前の臨床評価により吟味する必要があると結論している．実際には円滑な業務進行のためにトロポニン値を含めたスクリーニング的な血液検査を臨床評価に先行して実施することもあるであろう．筆者の個人的見解であるが，詳細な臨床評価の前に高感度トロポニン測定をオーダーすることは現実的に妥当と考えている．しかし，想定外なトロポニン値の上昇を目の前にした場合，カットオフ値による診断あるいは除外は先述のとおりもはや論理性を担保していない．

残念ながらACSの検査前確率（この場合の検査とは，冠動脈造影検査を意味する）が十分に高くない集団における客観的指標を用いた診断アルゴリズムは2017年12月の時点で確立しておらず，今後の知見の蓄積が待たれるところである．しかし，病歴や心電図，心エコーおよび高感度トロポニン値以外の心筋逸脱酵素の所見を包括的に理解することで，高感度トロポニン値の上昇の意義により深い解釈を与えうる．ときにその考察が患者の治療戦略を左右することもあるのである．

■ 心筋逸脱酵素上昇の機序　高感度トロポニン測定の脆弱性

CK，CK-MB分画，トロポニンはいずれも骨格筋・心筋の興奮収縮連関にかかわる酵素であり，心筋に存在するものは心筋逸脱酵素として臨床的に重要な意義をもつ．

CKおよびCK-MBは細胞質に存在し，筋興奮収縮連関のエネルギー代謝にかかわる酵素である．一方，トロポニンはミオフィラメントの構成要素として存在し，アクチンとミオシンの結合の制御にかかわっている．トロポニンは構造タンパクとして存在する以外に細胞質可溶性分画が存在し，トロポニンTは約6%，トロポニンIでは2.8%が細胞質に溶存しているとされる[6]．

トロポニンにはI，T，Cの3つのサブタイプが存在しており，複合体を形成している．心筋に存在するトロポニンIおよびTは骨格筋のそれとは異なる遺伝子にコードされており，N末端のアミノ酸配列の相違により心筋に機能的特徴を与えている．したがって血中に逸脱した心筋由来トロポニンは骨格筋由来のものと交差反応を示さず，心筋特異的に検出可能である．

構造タンパクである心筋トロポニンの血中からの検出は心筋の壊死と同値であると考えられてきた．しかし安定狭心症や急性心不全など心筋壊死と直接関連のない病態でも上昇を認める経験から[3]，梗塞には至らない程度の虚血，心筋伸展刺激，TNF-αを介した細胞膜不安定化により細胞質溶存心筋トロポニンが細胞外にリークする機序が想定された[7]．この仮説は証明されておらず分子生物学的観点からの異論もあるが，病態全体を一貫して理解するのに役立つことから本項ではこの機序を前提として解説する．表11-1に示したACS以外でトロポニンが上昇する病態の一覧のとおり[3]，ng/mLのオーダーで検出可能な高感度測定のトレードオフとして，ACS以外の多くの病態でトロポニン上昇を検出してしまう側面がある．したがって心筋トロポニンは心筋障害のバイオマーカーとしてきわめて優れているが，心筋細胞壊死のそれとしては脆弱性を有している．

表 11-1　ACS 以外で心筋トロポニン値が上昇する病態[3]

・頻脈性不整脈	・冠動脈攣縮
・心不全	・脳卒中
・重症疾患（ショック / 敗血症 / 熱傷）	・心臓手術 / 心臓カテーテル治療後
・心筋炎 / 心膜炎 / 感染性心内膜炎	・甲状腺機能亢進症 / 低下症
・たこつぼ心筋症	・浸潤性疾患（アミロイドーシス / サルコイドーシス）
・大動脈弁狭窄症	・薬剤性心筋障害（アントラサイクリン / トラスツズマブ）
・大動脈解離	・強度の身体トレーニング
・急性肺塞栓症 / 肺高血圧症	・横紋筋融解症
・腎機能障害に付随する何らかの心筋障害	

■ CK-MB に象徴される，generalist と specialist の思考過程の溝

　CK-MB は心筋トロポニンの台頭により診断的意義を失いつつある．CK-MB の心筋トロポニンに比する診断能および医療経済的観点から，ACS が疑われる患者に対する CK-MB 測定をルーチンから外すことを推奨している報告もある[8]．欧米のガイドラインを参照しても数行の記載にとどまっており時代の潮流なのであろうが[3]，実際に治療戦略を考える循環器内科医として異論を唱えてみようと思う．心筋トロポニン全盛の時代において CK-MB に関する報告は激減しており，残念ながら科学的根拠に基づく記述は困難である．筆者の個人的見解として受けとめていただければ幸いである．

　そもそも CK-MB は CK のアイソザイム 3 種のうちの 1 つであり，B（Brain）サブユニットと M（Muscle）サブユニットからなる．報告によって異なるが，健常者血清における CK に対する CK-MB の割合は 2.5～5％ とされ，10％ を超えると心筋由来の上昇と解釈するのが一般的である[9]．ACS が疑われる胸痛患者を対象とした CK-MB の特異度は発症後 6 時間で 96.2％ と報告されているが[10]，感度・特異度ともに心筋トロポニンに劣る．PCI（経皮的冠動脈形成術：percutaneous coronary intervention）が普及した現代において発症後 6 時間以降で上昇を認めるバイオマーカーの診断的意義は薄い．

　しかし CK-MB を葬り去るには時期尚早な事情がある．まず，CK-MB 値およびその分画（％）は CK 値が上昇していない範囲では精度，正確度ともにまったくあてにならない．これには健常者の血清にも低値で存在する免疫グロブリン結合型 CK やミトコンドリア CK との交差反応がかかわっている．CK-MB 測定に否定的な見解を示す報告のほとんどが血清 CK 値 200 U/L 以下の症例に基づくものである[8]．

　次に，CK 値が上昇している症例で高感度トロポニン測定が上昇を示している場合を考えてみよう．該当症例に ACS に典型的な胸痛や心電図変化があれば CK-MB 値の測定は不要である．しかし現状として ACS を疑う臨床所見がない症例に高感度トロポニン測定を実施し，微妙な上昇により臨床的意義の解釈に困惑した経験もあるであろう．心筋トロポニンは CK-MB 分画とは異なり，細胞膜ストレスに伴うリークから多様な疾患で上昇する（表 11-1）．

　先述の Shah らの報告では，ACS の典型例でない症例における高感度トロポニン測定の陽性的中率はわずか 11.8％ である[5]．例えば横紋筋融解症に急性腎不全を合併した症例では，ACS を強く疑

表 11-2 ACS の短期リスク評価項目

超高リスク項目	・不安定な血行動態／心原性ショック ・治療抵抗性の胸痛 ・致死的不整脈／心停止 ・急性心筋梗塞に伴う機械的合併症 ・急性心不全 ・短時間で再燃する ST-T 上昇	中等度リスク項目	・糖尿病既往 ・腎障害 eGFR＜60 mL／分／1.73 m^2 ・左室駆出分画＜40％あるいはうっ血性心不全 ・早期梗塞後心筋症 ・PCI 既往 ・CABG 既往 ・GRACE score＞109 かつ＜140
高リスク項目	・急性心筋梗塞に典型的な心筋トロポニン値の推移 ・短時間での ST-T 変化 ・GRACE score＞140	低リスク項目	超高リスク，高リスク，中等度リスク項目にいずれも該当せず

〔Roffi M, et al.：Eur Heart J. 2016；37(3)：267-315.(PMID：26320110)より〕

う臨床所見がなければ緊急冠動脈造影検査は通常見送られる．しかし CK-MB 分画が10％を超えるような症例では腎機能悪化のリスクを考慮しても緊急検査を実施しなければならないこともある．心機能が低下しているような症例では劇症型心筋炎など深刻な病態の存在も留意しなければならず，早期の緊急検査実施も妥当であろう．

　非 ST 上昇型急性冠症候群において冠動脈造影検査を緊急で行うかどうかの判断はガイドラインに基づけば短期リスクを評価し決定することになっている[3]．ガイドライン遵守の精神に異論はない．しかし，おそらく多くの循環器内科医は目の前の患者に現在進行形の心筋壊死が存在するかどうかをすべての臨床情報から推測し，緊急検査のタイミングを判断している(血管造影室の時間枠やマンパワーという限定的資源も考慮しなければならない)．ガイドラインに示される短期リスクの評価項目(表 11-2)は，循環器内科医の思考過程を共通言語とするためにあえて離散的に表記されているといって支障ないであろう．ある事象を科学的に論じるには帰納により前提条件を導き出すが，得られた前提が真であっても結論が真であると保証されないのは論理学の示すところである．EBM(evidence based medicine)実践の最終ステップに「症例への適応の吟味」が位置づけられているのと同義である．高感度トロポニン測定の診断能を示した先述の横断研究でも ACS 診断のゴールドスタンダードは 3 人の循環器内科医による臨床診断であるように，検査のカットオフ値や離散的項目により分枝するアルゴリズムが包括的考察に優越することはない．

　以上のとおり CK-MB 分画の意義について述べた．筆者の所属する施設において CK，CK-MB および高感度トロポニン値の測定コスト(試薬の費用)がそれぞれ110円，550円および1,200円であることも追記する．AMI の治療経過で心筋逸脱酵素をルーチンにフォローしている施設に限るが，最初に CK-MB 分画が上昇していることを確認したうえで CK 値のみのフォローを行えば，CK-MB 測定の経済的合理性も存在するであろう．また CK が上昇している場合に CK-MB 値を残血清から追加で測定する場合の設備的人的コストも考慮しなければならない．CK-MB を心筋トロポニンとともにルーチンで同時測定することの是非は各々の読者や施設の判断に委ねたい．

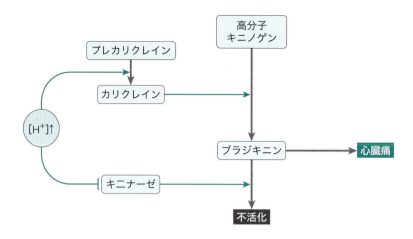

図 11-1　局所の酸性環境は心臓痛を誘発する

■ 虚血カスケードと梗塞

　ACS および AMI の連続的な理解に欠かせない虚血カスケードの概念を紹介する．不安定狭心症や AMI，労作性狭心症などの冠動脈疾患では心筋の酸素需給バランスが崩れ，心筋細胞内の ATP（アデノシン三リン酸）レベルが低下し，心筋拡張能，次いで収縮能が障害される．続いて電気的活動の低下を反映し心電図変化が認められるようになる．さらに，嫌気性代謝の亢進に伴い細胞内のアシドーシスが進行することによりブラジキニンや局所カリウム値が上昇し，ATP の代謝産物であるアデノシンが蓄積すると，これらは発痛物質として作用するようになる[11, 12]（図 11-1）．心臓の痛覚は主として C 線維が豊富な交感神経性線維群により伝達される．「心筋虚血痛」のシグナルは下心臓神経および中心臓神経から星状神経節および中頸神経節を経て交感神経幹に入り，第 1〜6 胸髄後根を経て胸髄灰白質に入力し内臓痛として知覚される[13]．

　急性の経過で冠動脈が完全閉塞すると前述の機序により胸痛が生じるまで数十秒を要する．さらに約 20 分経過するとマクロなレベルでの心筋細胞の壊死が始まり，以後急性心筋梗塞が進行する．図 11-2 に示すとおり，血液灌流低下から虚血を経て梗塞に至る一連の過程は虚血カスケードと呼称される[14]．梗塞に至る前に虚血が解除されると心筋細胞は逆虚血カスケード（reverse ischemic cascade）と呼ばれる逆の過程を経て機能を回復しうる．血行再建の適応にかかわる重要な概念である．

　虚血カスケードの理解は高感度トロポニン測定の強みを引き出す．図 11-2 の心電図-胸痛区間を参照すると，細胞内 ATP の減少とともに細胞膜が不安定化し，心筋トロポニンの細胞外リークが始まると理解できる．例えば胸痛が 20〜30 分以上持続し，かつ 3 時間以上経過している症例で高感度トロポニン測定がカットオフ値以下を示すとしたら，ACS の検査前確率を著しく下げることができる．臨床症状がそもそも ACS らしくなければ rule out も可能であろう．

　一方で，胸痛が断続的で数分で増悪寛解しているような症例では高感度トロポニン測定で上昇を認めなくても ACS の検査前確率は変化しない．このようなケースでは，筆者は不安定プラークによる冠動脈の高度狭窄がありながらも造影遅延を伴わないような冠動脈造影所見をイメージし，病歴聴取，診察，心エコーを実施している．例えば来院前に労作があれば，その際の胸部症状増悪の有

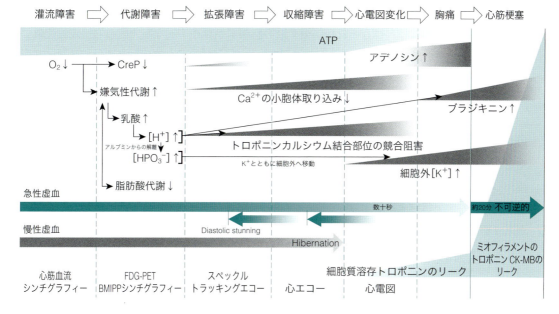

図 11-2　虚血カスケード

無を closed question で端的に聴取する．もし労作で胸部症状が増悪しているようであれば，心電図や心エコーで変化がなくとも ACS の検査前確率を high probability とし，抗血小板薬の投与を含む初期治療を開始する根拠となる．

　心筋逸脱酵素の解釈にフォーカスしている本項では心電図や心エコーに関する記載は省くが，虚血カスケードはこれらのモダリティを一貫する重要な病態生理である．日々の臨床において心筋逸脱酵素をより深く解釈するための一助となれば幸いである．

> **私はこうしている**
>
> 　EBM がもたらした功績は大きい．ガイドラインの存在も私たちの医療に正当性と法的安全性を付与してくれている．私たちがすべきことは，これらの強力な武器を適切に，適度に用いることである．
>
> 　ACS に典型的な臨床症状を伴わない症例で心筋トロポニン値上昇を認める場合，カットオフ値に基づいた診断や治療方針の決定は EBM の観点からも本質的に誤っている．
>
> 　筆者は，検証する価値のある診断仮説を網羅的に列挙し，個々の病態生理を想定しながら仮説に合致する所見と矛盾する所見を積み重ねるようにしている．たしかに，高感度トロポニン測定はときにこのような思考過程をぶち壊すほどのインパクトを有することがある．しかし，いかなるときでも病態生理を考察する姿勢を大切にしたい．
>
> **冒頭の症例**
>
> 　心窩部痛，心電図変化，血液検査所見および心エコーの所見は左冠動脈前下行枝を責任病変とする NSTE-ACS を示唆しており，短期リスクは中等度以上（冠動脈リスク，心電図変化，心筋逸脱酵素上昇，心機能低下）であることを考慮すると早期の冠動脈造影検査が望ましい．

一方，急性腎障害の存在，CT で使用した造影剤の影響，敗血症を契機としたたこつぼ心筋症の可能性も考慮しなければならない．仮に冠動脈病変が存在するなら今後の内視鏡的侵襲と抗血小板薬使用を踏まえたステント使用の是非，および種類(薬剤溶出性あるいはベアメタル)についても悩ましい選択を迫られることになるであろう．そこで 3 時間の経過観察を行う方針とした．

　症状，心電図はおおむね変化なく，3 時間後の心筋逸脱酵素は CK 400 IU/L，CK-MB 80 IU/L，高感度心筋トロポニン I 8.0 ng/mL と上昇を認めた．心筋トロポニン I の上昇は敗血症やたこつぼ心筋症に伴うトロポニンリークとして想定範囲内のことであったが，CK-MB 分画が CK の 20％程度まで上昇しており，進行性の心筋障害を強く疑い緊急冠動脈造影検査を実施した．左前下行枝 #7 に 90％の狭窄所見を認めたがプラーク性状は安定しており，造影遅延も認められなかった．以上の造影所見より ACS は否定的となり，敗血症に伴う当初のショックが引き起こしたタイプ 2 の急性心筋梗塞と診断した．すでにショックは解除されていること，造影剤の腎機能への影響，今後の内視鏡的治療も考慮し，冠動脈形成術は見送られた．

　翌日まで血行動態は安定して経過し，症状悪化や心筋逸脱酵素のさらなる上昇もなく，心電図および心エコー図所見も改善傾向であった．第 10 病日に内視鏡的乳頭切開術を施行した．腎機能もベースラインまで回復し第 14 病日に退院となった．退院後 1 か月時点で，左前下行枝の既知狭窄を責任病変とする安定狭心症に対し，待機的冠動脈形成術を施行した．半年間の抗血小板薬 2 剤内服を経て 1 剤に減量し，その後腹腔鏡下胆のう摘出術が施行された．

参考文献

1) Davies, et al.：Br Heart J. 1985；53(4)：363-373.(PMID：3885978)
2) Fuster V, et al.：N Engl J Med. 1992；326(4)：242-250.(PMID：1727977)
3) Roffi M, et al.：Eur Heart J. 2016；37(3)：267-315.(PMID：26320110)
4) Keller T, et al.：N Engl J Med. 2009；361(9)：868-877.(PMID：19710485)
5) Shah ASV, et al.：BMJ. 2017；359：j4788.(PMID：29114078)
6) 佐藤幸人，他：日臨 2007；65：439-443.
7) Korff S：Heart. 2006；92(7)：987-993.(PMID：16775113)
8) Le RD, et al.：Am J Emerg Med. 2015；33(1)：72-75.(PMID：25455047)
9) el Allaf M, et al.：Clin Chem. 1986；32(2)：291-295.(PMID：3510780)
10) Puleo PR, et al.：N Engl J Med. 1994；331(9)：561-566.(PMID：7702648)
11) Crea F, et al.：Circulation. 1990；81(1)：164-172.(PMID：2297824)
12) Baker DG, et al.：J Physiol. 1980；306：519-536.(PMID：7463375)
13) 横田敏勝：臨床医のための痛みのメカニズム改訂第 2 版．南江堂，pp153-186，1997.
14) Nesto RW, et al.：Am J Cardiol. 1987；59(7)：23C-30C.(PMID：2950748)

12 急性心不全の治療

田中寿一，香坂 俊

CONTROVERSY

- なぜ「うっ血」の概念が大切なのか？
- 使用すべき利尿薬とは？ フロセミドは十分に活用できているか？ トルバプタンはいつ使う？
- 強心薬の位置づけ：第1選択はドブタミン？ ミルリノン？

BACKGROUND

　過去20〜30年の間，心不全の治療法に関しては欧米を中心に数多くの臨床研究が施行されてきた．その結果，心不全の慢性期に関してはβ遮断薬，RAS系阻害薬など効果的な治療薬が確立され，その長期的な予後改善に寄与している．一方で，心不全の急性期(ADHF：acutely decompensated heart failure)についてはどうであろうか．この分野では症状の改善に有用とされる薬剤が幾多も存在するが，決定的な役割を果たすものはまだ存在しない．したがって，おのずと急性期の薬剤の使い方は多様となり，施設あるいは地域レベルで異なることとなる．現在，その薬剤のラインナップとして一般的には利尿薬，血管拡張薬，強心薬が使用されており，その現状はここ数年世界的には変化していない．

　こうした状況下で，わが国からも独自の臨床試験の結果が少しずつ発表され，当初は欧米のエビデンスに追従してきた風潮に変化が表れている．本項では，心不全急性期治療のコンセプト，各種薬剤について，最近構築されてきた和製エビデンスの結果や解釈を踏まえて，心不全急性期の薬剤に関するわが国と欧米間でのエビデンスの受けとめ，あるいは実践の違いを，極力エビデンスに準じた形で比較しながら紹介していく．

POINT

　病態を把握し，ショック状態でなければただちに利尿薬，血管拡張薬による治療を開始する．特に利尿薬は天井量を意識して使用する．これらの治療に抵抗性である場合は，右心カテーテルを用いた血行動態評価の後，強心薬導入を検討する．

■ なぜ「うっ血」の概念が大切なのか？

症例

　74歳男性．心筋梗塞および心不全の既往．本日の定期外来受診時に約1週間前から労作時の呼吸困難と2日前から夜間就寝後の咳嗽出現．

　日常診療で頻繁に遭遇する急性心不全シナリオではないだろうか．呼吸困難は心不全以外にも慢性閉塞性肺疾患，喘息，代謝性アシドーシス，神経・筋疾患などさまざまな疾患で出現しうる．しかし本例は，基礎心疾患の存在と典型的な労作時の呼吸困難および夜間発作性呼吸困難(PND：paroxysmal nocturnal dyspnea)の存在から比較的容易に急性非代償性心不全(ADHF)の鑑別に辿り着

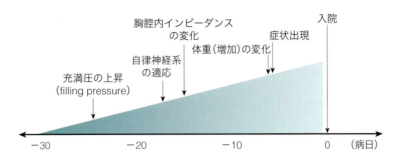

図12-1 うっ血の病態生理
〔Fudim M, et al.：J Am Heart Assoc. 2017；6(8)：e006817.(PMID：28862947)より〕

くことができる．

　しかしここで立ち止まって考えてほしい．問診から辿りついたADHFの診断のみに満足してよいだろうか？　急性増悪をもっと早い段階で診断，あるいはその徴候を検出することはできないだろうか？

　まずはADHFにおける呼吸困難出現のタイミングについて考えてみたい．日々の外来診療において，われわれは慢性心不全患者に対し呼吸困難の自覚症状や体重の増減をルーチンのように繰り返し質問している．しかし，そもそも呼吸困難はADHFを早期に診断するうえでの最適なツールとはいえない．心不全増悪に伴い呼吸困難や浮腫の「臨床的うっ血」が出現する数日ないしは数週間前より心内圧および肺動脈圧の上昇，すなわち「血行動態的うっ血」が出現することがこれまでの臨床研究で報告されている(図12-1)[1-4]．そして，この「血行動態的うっ血」を早期に検出することでいち早く心不全増悪を診断し治療へとつなぐことがその後の入院リスクの軽減に結びつくという考えが現在は主流になりつつある．例えば心不全患者を対象として，埋込式圧センサーにより肺動脈圧を家庭から伝送して管理する方法と通常のケアを比較した"CHAMPION"という臨床試験があるが，追跡6か月時点でセンサー群における心不全による入院の有意な低下が認められた[5]．また体重に関しても，心内圧の上昇は体重の変化と独立して生じることから，体重の変化をモニターするだけでは心不全増悪を回避すべくうっ血を適切に診断するには不十分であることも過去の同様の試験から示されている[6]．

　呼吸困難を含めた問診や体重増加が心不全診断の手がかりとなりうる簡便かつ有用な手段であることは言うまでもない．しかし，肝心の「臨床的うっ血」の本態である心内圧上昇を適確に反映するとはいえず，心内圧上昇から時間差をもって遅れて出現するため，残念ながら病態をオンタイムで反映する指標とも言いがたい．

　一方で治療に関しては，「臨床的うっ血」の出現によって診断された急性心不全に対し，利尿薬や血管拡張薬の薬物による初期治療を開始しているのが現状である．しかし肺動脈圧センサーの現場での実用化に伴い，より早期に「血行動態的うっ血」の検出が可能になったことでより早い段階での治療介入が可能になり，臨床アウトカムの改善へと結びついた．この点は，新しい薬剤の登場による華々しさこそないが，早期診断と早期治療介入による新たな治療コンセプトの出現と捉えることもでき，「臨床的うっ血」と「血行動態的うっ血」を明確に区別し病態を把握することの重要性を示しているといえよう．

■ 使用すべき利尿薬とは？ フロセミドは十分に活用できているか？ トルバプタンはいつ使う？

1）改めてフロセミド

ループ利尿薬は，過去50年間，急性心不全の標準的治療薬として受け入れられてきた[7-9]．利尿薬のわが国と米国の見解に関しては，使用できる薬剤の種類に多少の相違はあるもののループ利尿薬を中心とした急性期の体液量補正の治療コンセプトはほぼ同様である．しかし，急性期の利尿薬，特にループ利尿薬であるフロセミドの使用量には大きな乖離がある．

- わが国では急性心不全に対する体液量補正目的の利尿薬として米国と同様にほとんどの場合ループ利尿薬が優先的に用いられる[10, 11]．実際，わが国で最大規模の心不全の入院患者レジストリであるATTNED registryにおいて，4,842人中3,695例(76.2%)に利尿薬が使用され，そのうちの3,692例にフロセミドが第1選択の利尿薬として用いられている[11]．
- フロセミド以外では，長時間作用型のループ利尿薬であるトラセミドやアゾセミドが用いられる場合もある．特にアゾセミドに関しては，NYHAクラスⅡ～Ⅲの慢性心不全患者320人を対象に，わが国の多施設共同前向きRCTであるJ-MELODIC trialが実施され[12]，その結果，一次エンドポイントの心不全症状の悪化による入院または心血管死はアゾセミド群でフロセミド群よりも有意に少なかった．こうした事情により，アゾセミドはときおりフロセミドと状況によって使い分けられることがある．

さらに，利尿薬の投与量や投与方法による効果についてはどうだろうか．ループ利尿薬であるフロセミドは心不全治療の中心的役割を担いこれまで長く使用されてきたが，心不全症状は改善させるものの生命予後に関しては証明されておらず[9, 13]，むしろ，その使用量が多くなると予後が悪化するという相反する結果が現れている．以来，利尿薬の有効性と安全性に関する議論が盛んに行われている．このことを受け米国では，2006年に設立されたNHLBI Clinical Heart Failure Research Networkが報告した初の臨床試験のなかでこの問題に取り組んだ．その帰結として，フロセミドの高用量と低用量の比較と投与経路における比較検討を行ったDOSE trial（Diuretic Optimization Strategies Evaluation trial）が報告された[14]．

- DOSE trialの結果は意外なもので，ADHFにおけるフロセミド治療に関しては，当初は急速投与した高用量のフロセミドのほうが低用量と比べて臨床症状に対する効果が大きいと推測されたが，一過性の腎機能低下により有益性は相殺された．
- 結局，フロセミドの持続点滴静注と急速静注では呼吸困難・新規の臨床評価スコア・腎機能に差を認めず，さらに60日後の死亡・再入院など長期予後にも差を認めなかった．

この結果を受けて現在のところは，点滴静注または急速静注のどちらにも優位性はないという結論に落ち着いている．フロセミド使用の長年の懸案事項を解決したということで，本試験の遂行は称賛されるべきである一方，入院患者の予後や多大な費用に対する解決点はまだ見出されていないとの批判もあった[15]．かたやわが国におけるフロセミド使用の実態はやや事情が異なる．

米国のレジストリにおいて心不全で入院した患者の約90%に対し静注のフロセミドが使用され

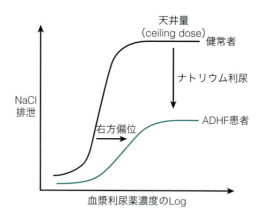

図 12-2　ループ利尿薬の薬物動態
〔Ellison DH, et al.：N Engl J Med. 2017；377(20)：1964-1975.(PMID：29141174)より〕

ている一方[16]，わが国のレジストリでは 70％台にとどまっている[11]．これは現在わが国で広く使用されている ANP 製剤であるカルペリチドの利尿薬としての使用が約 60％にまで及んでいることが少なからず影響しているものと考えられる．

　また，これまでにわが国で行われた観察研究から心不全の入院患者に対するフロセミドの最大使用量は 200 mg/日以下であり[17]，海外のそれと比較すると半分以下である．これは，後述する"ceiling dose"の観点からは十分に投与されていない可能性が示唆される．

　一方で，院内でのフロセミド最大使用量が 200 mg/日以下のわが国の現状は，Felker らの院内での利尿薬最大投与量と死亡率の関係からは用量依存的に悪化する死亡率も最小限にとどめている可能性を示唆しているとの意見もある[18]．

　これらを踏まえ，具体的なフロセミドの使用法である．この点，実は案外エビデンスが少ない．あえていえることといえば，先の DOSE trial の結果から「普段使っている経口ラシックス量」とだいたい同じくらいの量を静注で投与するのがよいということくらいである．

　これで終えるのは内容として非常に寂しいので，最後にフロセミドにまつわる「天井量」(ceiling dose)というコンセプトをお示ししたい．「天井量」は最大ナトリウム排泄分画を反映し，ラシックス®はこの天井量に達さなければ最大効果の発現が期待できない．また ADHF 患者は，健常者と比較し，天井効果(すなわち天井量を投与して得られる最大ナトリウム排泄分画)が減弱することにより，健常者と同等の効果を得るためにはより高用量の利尿薬投与を要する(図 12-2)[19]．よって，初期投与量は 20 mg であっても 80 mg であってもまったく構わないのだが，その効果がみられなかったら速やかに(2 時間以内)その患者のラシックス®の天井量を目指して，倍々ゲーム形式で投与を続けていく必要がある．各症例におけるフロセミドの天井量というのは，表 12-1 のような目安で規定されている．

　いまのわが国の医療現場ではこの「天井量」の観点からはラシックス®が十分に使い切れていない可能性が(実は)高いと考えられる．その点は前述の臨床試験の結果からも裏づけられる．例えば 40 mg くらいまでは使って，反応がなければそれで諦めてしまっているようなケースが多いのである．

表 12-1　各ループ利尿薬の天井量（目安）

	フロセミド		ブメタニド		トラセミド	
	静注	経口	静注	経口	静注	経口
腎機能正常	40	80	1	1	20	20
軽・中等度腎障害	120	240	3	3	50	50
重度腎障害	200	400	10	10	100	100
ネフローゼ	120	240	3	3	50	50
肝硬変	40〜80	80〜160	1	1〜2	10〜20	10〜20
心不全	40〜80	160〜240	2〜3	2〜3	20〜50	20〜50

単位は mg.
〔香坂俊 監：極論で語る腎臓内科．丸善，2015 より〕

明日からは 20 mg や 40 mg は通過点と捉え，天井量を意識したマネジメントを ADHF に持ち込んでみてはどうだろうか？

2）トルバプタンはフロセミドにとって代わりえるか？

　利尿薬の使用方法について述べてきた．繰り返しになるが，米国では心不全の入院患者の約 90% でラシックス®が使用されているのに対し，わが国の最近のレジストリではこれが 70% 台にとどまっている．これは前述のごとく現在わが国で広く使用されている ANP 製剤（カルペリチド）の使用が約 60% にまで及んでいることに加え，2010 年にバソプレシン受容体拮抗薬（トルバプタン）が新規に導入されたことが少なからず影響しているものと考えられる．

　このこと，実は世界的にみると非常に興味深い．なぜなら，この 2 つの系統の薬剤を，こんなに高い頻度で使用しているのはわが国だけだからである．

　この項ではトルバプタンを取り上げよう．トルバプタンはわが国では心不全に対する認可が下りているが，欧米では心不全に対する認可は下りておらず，その適応は低ナトリウム血症にとどまっている．それは，「心不全を適応とした臨床試験でトルバプタンは優越性を示せていない」というシンプルな理由による．

　トルバプタンは，電解質利尿を促進する従来の利尿薬とは異なる「水利尿薬」として心不全治療薬としての効果が期待され，これまで ECLIPSE [20] や ACTIV in CHF [21] の trial を経て，最終的に EVEREST trial [22,23] の実施へとたどり着いた．しかし，2007 年に発表された EVEREST trial において，トルバプタンは「うっ血の徴候や症状を改善し，低ナトリウム血症を補正する点において短期的な効果は認められたが，心不全入院や死亡率のハードイベントを改善しない」と結論づけられた．主にこの EVEREST trial 結果をもとに各国でのトルバプタンの位置づけが決定されたが，「大盤振る舞い」をしたのはわが国だけである．例えば米国では，EVEREST trial において再入院率や死亡を改善しないという結果が重く捉えられ，心不全治療薬としてのトルバプタンの適応は著明な低ナトリウム血症に対してのみとされ，その適応は非常に限定的なものになっている．

　わが国独自の大規模臨床試験というものは存在しないが，2016 年に日本国内の多施設共同の AQUAMARINE trial において，腎不全合併の ADHF 症例に対し標準治療にトルバプタンを追加する

ことによる利尿の増加と症状の改善効果が認められている[24]（ハードイベントに対しては統計的なパワーが不足）．この他，各試験のサブ解析におけるトルバプタンによる強力な体液量是正および症状改善効果が見直され，TACTICS-HF と SECRET of CHF の2つの臨床試験による再挑戦がなされている．これらの結果が2017年になってから公表された：

- TACTICS-HF においては ADHF におけるトルバプタンの強力なうっ血改善作用が検証されたが，標準治療にトルバプタンを上乗せすることで体重減少や体液量補正は改善したものの，臨床症状（呼吸困難）の改善には結びつかなかった[25]．
- SECRET of CHF においては低ナトリウム血症，腎機能障害合併，ループ利尿薬抵抗性のチャレンジングな心不全症例を対象に，ADHF におけるトルバプタンの呼吸困難改善に対する効果が検証された．しかしこちらも結果は，トルバプタン投与による早期の体重減少は認めたものの，肝心の呼吸困難に対する有意な改善が認められなかった[26]．

掲載されたのは循環器の領域では最もインパクトがあるとされる学術誌であるが，同じ号の論説（Editorial）には，上記の結果から有効性とコストのいずれの観点からも ADHF におけるトルバプタン投与は支持されるものではなく，EVEREST 発表後約10年にわたる論争に終止符を打つ結果となったとの見解が示されている[27]．トルバプタンの利尿効果に疑いはないが，わが国においてもその位置づけについて，上記のような臨床試験の結果を受けとめる時期がきているのではないだろうか．

■ 心不全における強心薬の位置づけ

　心不全治療の概念はこの10数年で大きく変遷し，その主役はジギタリスや強心薬の心臓の収縮をサポートする薬剤から，アンジオテンシン変換酵素阻害薬，アンジオテンシンⅡ受容体拮抗薬，β遮断薬，アルドステロン拮抗薬の神経体液性因子を保護する薬剤へと様変わりした．

　しかし，こうした状況下においても，強心薬は「状況によっては」いまなお効果を発揮する薬剤である．例えば静注強心薬は，心原性ショック症例や慢性心不全の急性増悪例など心拍出量が低下した状況において，一定量の灌流を保持することにより主要臓器を保護するという目的で奏効する場面は少なくない．静注強心薬を離脱できない重症心不全患者において，ミルリノン投与下でβ遮断薬を導入し，最終的に静注強心薬の離脱に成功することもある[28]．ただし，長期的な目でみると生命予後を改善するエビデンスはなく，ミルリノンやドブタミンの強心薬はしばしば「瀕死の馬を走らせるために使う鞭（ムチ）」と表現されるとおり，不必要な状況下で使用することによりむしろ死期を早めることになりかねない．米国では，心臓移植や心室補助装置の適応がない，もしくは本人がそれらの積極的治療を望まない場合，重症心不全の終末緩和医療の一環として，"home infusion therapy"と称し，小型の携帯用ポンプから中心静脈として上腕内側に挿入された PICC（peripherally inserted central catheter）からミルリノンの強心薬が投与され，自宅で最期を迎える治療オプションがある[29, 30]．最期は病院ではなく，慣れ親しんだ愛着のある自宅で迎えたいという患者自身の想いが万国共通であることはいうまでもないが，どのように人生の最期を迎えたいかという患者個人のリビングウィルが尊重される時代に，わが国でもこのような治療オプションが整備されていくのでは

ないかと推測される．ただし，米国で患者が帰宅を望む背景の1つに長期入院に伴う高額な医療費負担の要素もあり，わが国とは事情が多少異なることは念頭におく必要がある．

■ 強心薬の第1選択はドブタミンかミルリノンか？

1) ドブタミン(Dobutamine)

ドブタミンは1970年代後半に登場した主にβ_1レセプターに作用(β_2とα_1レセプターにはごくわずかのみ)する静注カテコラミン製剤である．ドブタミンはわずかに心拍数を上昇させるものの，左室収縮力の改善と左室拡張末期圧の低下を認めたため，当時重症心不全の治療薬として普及した[31]．72時間以上のドブタミン持続静注が血行動態的耐性との関係の点で懸念されることもあったが[32]，使用開始当初は短期間投与による臨床的有用性が観察されたため[33, 34]，その後ドブタミンが在宅や外来で長期使用されるにまで至った[35-37]．しかし，その風潮を変えたのがFIRST(Flolan International Randomized Survival Trial)のサブ解析である[38]．ドブタミン群は非投与群と比較して心不全患者の死亡率が有意に高く，心事故発生率も有意に高いことが示された．結果，現在に至るまでドブタミンを心不全の予後改善目的で使用することに対しては否定的な見解となっているが，心臓移植への橋渡しもしくは緩和ケアの手段としていまなお長期使用されるケースもある．

- 一方わが国では，開発当初ドブタミンは急性心筋梗塞に伴う心ポンプ失調患者を対象とした多施設共同RCTで心拍出量と心拍数が上昇し，肺動脈拡張期圧と肺毛細管圧を低下させた．同クロスオーバー試験でも同様に，ドブタミンはドパミンに比べ肺動脈拡張期圧を低下し，肺うっ血の軽減にも有効とされた．
- 急性心不全治療ガイドライン(2011年改訂版)においても両心不全の治療として循環血漿量の増加が主体の場合，クラスⅡa，レベルCとされている[39]．

2) ミルリノン(Milrinone)

ミルリノンは陽性の変力作用を有する静注の非カテコラミン製剤であり，1990年代初頭に左室収縮能障害型の重症心不全に対する治療薬として登場した．またドブタミンも異なる作用機序でミルリノンと同様に陽性の変力作用を有するが，両者に対するhead-to-head trialが存在しないため収縮能が低下した心不全症例に対する治療薬としてどちらがより好ましいかについてはエビデンスレベルでは根拠に乏しい．

臨床試験に関しては，1990年代後半に米国で施行されたOPTIME-CHF(Outcomes of Prospective Trial of Intravenous Milrinone for Exacerbations of Chronic Heart Failure)が最も大規模かつ代表的なRCTである．結論からいうと，ADHFの通常治療にルーチンでミルリノンを付加的に使用してもプラセボと比較して生命予後を改善させなかった(血圧低下例など最重症例は除外されており，比較的軽症の心不全という条件下)[40]．それどころか血圧が下がって不整脈が増えてきたという好ましくない傾向も認められた．この結果，OPTIME-CHF以前に発表されていたミルリノンに対し好意的な評価を下していた観察研究[41]は一蹴される形となった．さらにその後，経口ミルリノン製剤を収縮不全型の慢性心不全に対し長期使用することで死亡率が上昇することも報告された[42]．これを受け，ミルリノンは症例を吟味しできるだけ短期間で使われるべきとの見解に至った．とはいえド

ブタミン同様に，心臓移植への橋渡しやほかのすべての治療法が無効時の緩和目的の状況においては有効であると考えられ，いまなお重用されている．

- わが国においても，ADHF におけるミルリノンの効果についてはずいぶん以前ではあるが，多施設の二重盲検試験で検証されている[43]．結果，静注投与開始後の作用発現が速やかであり，血行動態の改善効果はほぼ用量依存的であることが証明されている．
- わが国の急性心不全治療ガイドライン（2011 年改訂版）上クラスⅡa，レベルA ではあるが，心不全治療薬としてのスタンスは米国と同様，症例は吟味され必要最小限にとどめるべきとされている[39]．

3）ドブタミンとミルリノンの使い分け

心不全治療に対するドブタミンとミルリノンの使い分けに関しては，いずれも生命予後を改善したというエビデンスはなく，またこれら2つの薬剤を直接比較した臨床試験も存在しない．したがって，エビデンスを用いて，クリアカットに両者を使い分けることはできない．あえていうなら，

- 肺動脈圧上昇例やβ遮断薬使用例に対してはミルリノン
- 極端な低血圧や腎機能障害例に対してはドブタミン

の使用がすすめられる．ミルリノンなどの PDE Ⅲ 阻害薬はドブタミンと比較すると強力な血管拡張作用と，同時に肺動脈圧低下作用も強力である．したがって理論的には，肺高血圧を合併した左心不全例や右心不全例に対してミルリノンの効果が期待できる．加えて，ミルリノンはβレセプターを介さず作用を発揮するので，慢性心不全患者など既にβ遮断薬が投与されている症例ではβレセプターにおいて互いの作用を相殺することなく効果を発揮できるという点から，そのような患者の急性増悪の際に選択しやすい強心薬であり，各ガイドラインでもドブタミンよりミルリノンの使用が推奨されている[8]．

また，ミルリノンは強力な血管拡張作用を有するため，しばしば低血圧の副作用が懸念されることがある．それゆえに収縮期血圧が 90 mmHg を下回る ADHF 症例に対し，わが国ではドブタミンが好んで使用されることが多い．一方，米国の施設では，移植や人工心臓が必要な低左心機能の重症心不全例において，仮に収縮期血圧が 90 mmHg を下回るケースに対しても躊躇することなくミルリノンが選択されることが多い．補足として，ミルリノンとドブタミンの選択に関しては米国内でも施設間や循環器医のなかでばらつきがあり，筆者の所属施設は特にミルリノンを好んで使用する傾向にあったことを付け加えておきたい．

このように日米の急性心不全における強心薬に対する感覚は異なり，米国ではドブタミンの使用頻度が著しく低いが，わが国と欧州では比較的高いことからもわかるように，諸国の心不全データベースからも明らかである．臨床研究の結果の捉え方に関しても，諸国間で認識が異なるのかもしれない．要は，ミルリノンとドブタミンのどちらを使用するかに関しては，コンセプトを考えて選択すべきだということであり，「必要悪」である強心薬ではなおさらである．それらとエビデンスを混ぜ合わせて，最適な強心薬を最小限で使用すべきではないだろうか．

> **私はこうしている**
>
> 最近，心不全領域において GDMT（guideline-directed management and therapy）というフレーズをよく目にする．慢性心不全の薬物治療はその言葉が示すとおりガイドラインに沿った診療が推奨される．なぜなら，RCT を中心としたエビデンスをもとに作成された GDMT は，心不全患者にとって明らかな恩恵があることが示されているからである．一方で急性心不全の治療は，軽症であれば少量の利尿薬や血管拡張薬で軽快してしまう症例も少なくない．また，経験的に治療してもうまくいくことが多い．しかし，よく調べると無駄が多いことがわかる．急性期治療が長期予後に直結したエビデンスは存在しないが，その場をしのぐためには何でもありということにはならない．今回の天井量（ceiling dose）の考え方や薬の使い分けのことを踏まえて，ベストな選択をしていただけたら幸いである．

参考文献

1) Stevenson LW, et al.：JAMA. 1989；261(6)：884-888.（PMID：2913385）
2) Drazner MH, et al.：Circ Heart Fail. 2008；1(3)：170-177.（PMID：19675681）
3) Gheorghiade M, et al.：Eur J Heart Fail. 2010；12(5)：423-433.（PMID：20354029）
4) Fudim M, et al.：J Am Heart Assoc. 2017；6(8)：e006817.（PMID：28862947）
5) Abraham WT, et al.：Lancet. 2011；377(9766)：658-666.（PMID：21315441）
6) Chaudhry SI, et al.：N Engl J Med. 2010；363(24)：2301-2309.（PMID：21080835）
7) Brater DC：N Engl J Med. 1998；339(6)：387-395.（PMID：9691107）
8) Yancy CW, et al.：J Am Coll Cardiol. 2006；47(1)：76-84.（PMID：16386668）
9) Felker GM, et al.：Circ Heart Fail. 2009；2(1)：56-62.（PMID：19750134）
10) Sato N, et al.：Am Heart J. 2010；159(6)：949-955. e1.（PMID：20569705）
11) Sato N, et al.：Circ J. 2013；77(4)：944-951.（PMID：23502987）
12) Masuyama T, et al.：Circ J. 2012；76(4)：833-842.（PMID：22451450）
13) Gupta S, et al.：Eur Heart J. 2005；26(7)：644-649.（PMID：15734765）
14) Felker GM, et al.：N Engl J Med. 2011；364(9)：797-805.（PMID：21366472）
15) Fonarow GC：N Engl J Med. 2011；364(9)：877-878.（PMID：21366480）
16) Peacock WF, et al.：Cardiology. 2009；113(1)：12-19.（PMID：18931492）
17) Dohi K, et al.：Circ J. 2014；78(4)：829-831.（PMID：24572585）
18) Hasselblad V, et al.：Eur J Heart Fail. 2007；9(10)：1064-1069.（PMID：17719273）
19) Ellison DH, et al.：N Engl J Med. 2017；377(20)：1964-1975.（PMID：29141174）
20) Udelson JE, et al.：J Am Coll Cardiol. 2008；52(19)：1540-1545.（PMID：19007589）
21) Gheorghiade M, et al.：JAMA. 2004；291(16)：1963-1971.（PMID：15113814）
22) Gheorghiade M, et al.：JAMA. 2007；297(12)：1332-1343.（PMID：17384438）
23) Konstam MA, et al.：JAMA. 2007；297(12)：1319-1331.（PMID：17384437）
24) Matsue Y, et al.：J Card Fail. 2016；22(6)：423-432.（PMID：26915749）
25) Felker GM, et al.：J Am Coll Cardiol. 2017；69(11)：1399-1406.（PMID：27654854）
26) Konstam MA, et al.：J Am Coll Cardiol. 2017；69(11)：1409-1419.（PMID：28302292）
27) Starling RC, et al.：J Am Coll Cardiol. 2017；69(11)：1407-1408.（PMID：27654853）
28) Kumar A, et al.：Am Heart J. 2001；142(3)：512-515.（PMID：11526366）
29) Cesario D, et al.：Am Heart J. 1998；135(1)：121-129.（PMID：9453531）
30) Young JB, et al.：J Heart Lung Transplant. 2000；19(8 Suppl)：S49-S57.（PMID：11016488）
31) Akhtar N, et al.：Am J Cardiol. 1975；36(2)：202-205.（PMID：1155341）
32) Unverferth DA, et al.：Am J Med. 1980；69(2)：262-266.（PMID：7405947）
33) Unverferth DV, et al.：Am Heart J. 1980；100(5)：622-630.（PMID：6778182）
34) Liang CS, et al.：Circulation. 1984；69(1)：113-119.（PMID：6357536）
35) Collins JA, et al.：J Heart Transplant. 1990；9(3 Pt 1)：205-208.（PMID：2355273）

36) Miller LW, et al.：J Heart Lung Transplant. 1994；13(4)：S126-S129.(PMID：7947869)
37) Sindone AP, et al.：Am Heart J. 1997；134(5 Pt 1)：889-900.(PMID：9398101)
38) O'Connor CM, et al.：Am Heart J. 1999；138(1 Pt 1)：78-86.(PMID：10385768)
39) JCS Joint Working Group, et al.：Circ J. 2013；77(8)：2157-2201.(PMID：23759659)
40) Cuffe MS, et al.：JAMA. 2002；287(12)：1541-1547.(PMID：11911756)
41) Anderson JL, et al.：J Am Coll Cardiol. 1987；9(4)：711-722.(PMID：3549837)
42) Packer M, et al.：N Engl J Med. 1991；325(21)：1468-1475.(PMID：1944425)
43) Seino Y, et al.：Crit Care Med. 1996；24(9)：1490-1497.(PMID：8797620)

13 心原性ショックの治療

大嶋慎一郎，水野 篤

CONTROVERSY

・心原性ショックの定義とは？
・心原性ショックに対して強心薬・昇圧薬は有効か？
・心原性ショックに対してIABP・PCPSを使用するか？
・心原性ショックに対しての血行再建術は？

BACKGROUND

primary PCIが普及し，かなり多くのデバイスと治療オプションにあふれた現代においても心原性ショック（CS：cardiogenic shock）はまだまだ大きな課題である．いかにしてCSの急性期死亡を減らすか，診断から治療戦略に至るまで，われわれは情報に埋もれることなくこの課題に立ち向かう必要がある．

CSと遭遇するシナリオは末期心不全における低心拍出量症候群から，最も頻度が多い急性冠症候群（ACS：acute coronary syndrome）における急性期合併症まで幅広く，さまざまな原因によってCSは起こりうる（表13-1）.

CSの発症率はかつて1970年頃の7%から1990年以降には5.5〜6.0%へ減少している[1]．死亡率も同様にかつての80〜90%[2]と比較すると大幅に改善はしており，2016年の日本循環器学会レジストリでは死亡率は33.5%である[3]．CathPCIレジストリからは，院内死亡率は2005〜2006年に27.6%であったのに対して，2011〜2013年には30.6%に増加したとの報告もある[4]．

依然として死亡率が高いのは事実である．しかし大切なことは，hospital survivorは良好な長期予後とQOLを得ることができるということを確認し，急性期治療に望むことである[5]．

POINT

・強心薬・昇圧薬は橋渡し治療
・悩み深いときにはIABP・PCPSは躊躇しない
・血行再建術はチームで議論してから

表 13-1　CS の原因

急性心筋梗塞				
ポンプ機能不全	大梗塞（通常左室の 40％以上）	機械的合併症	急性僧帽弁逆流症（乳頭筋不全）	
	小梗塞＋左室収縮不全 or 陳旧性梗塞		心室中隔穿孔	
	梗塞範囲の拡大，再梗塞		左室破裂（による心タンポナーデ）	
		右室梗塞		
その他の原因				
末期心不全		左室充満障害	僧帽弁狭窄症	
心筋炎			左房粘液腫	
心筋障害を伴う敗血症性ショック		急性僧帽弁逆流症（乳頭筋腱索断裂）		
左室流出路閉塞	大動脈狭窄	急性大動脈弁閉鎖不全症		
	肥大型閉塞性心筋症	心筋挫傷		
		長期人工心肺使用		

〔Hollenberg SM, et al.：Ann Intern Med. 1999；131(1)：47-59.（PMID：10391815）より〕

■ CS の定義とは

　CS は，十分な体液量（左室充満圧）にもかかわらず組織低灌流の所見を呈する低血圧（収縮期血圧 90 mmHg 以下）と定義される[6]．この病態生理的な定義に異論をはさむ人は少ないが，実際には「組織低灌流をどのように定義するのか？」ということに画一した指標はない．実臨床においては，乳酸値の上昇を指標にすることが多い．組織低灌流が定義できないのであれば，より具体的で測定可能な血行動態的指標を参考にすることとなり，そちらは皆さんにも比較的親しみ深い次のような定義となる[5]．

- 心係数の低下（サポートなしで＜1.8 L/分/m^2 もしくはサポートありで＜2〜2.2 L/分/m^2）
- 遷延する低血圧（収縮期血圧＜80〜90 mmHg，もしくは平均動脈圧がベースラインより 30 mmHg 以下）
- 左室充満圧の上昇（例えば左室拡張末期圧 18 mmHg もしくは右室拡張末期圧 10〜15 mmHg）

　重要なことはこれらの指標は，あくまで「血行動態的指標」であり，「組織低灌流ではない」という点である．ましてや，すでによく理解されていることであるが，初学者が注意することは「左室駆出率が低い＝CS ではない」ということである．具体的な例を挙げれば，SHOCK trial[7] では AMI 発症 36 時間以内に CS を発症した症例を検討したところ，左室 ejection fraction は平均 31％と予想外に保たれていた[8]．大切なことは繰り返しておく，「左室駆出率が低い＝CS ではない」．

　血行動態的指標をさらに複雑化させることが多いのが，末梢血管抵抗（SVR：systemic vascular resistance）である．スワンガンツカテーテルや動脈圧ラインを挿入するだけで，最近は SVR まで出てしまうので，パラメータが多く，初学者がみると指標の間の関係を考えるだけで訳がわからなくなることが多い．古典的には心拍出量低下に対して末梢血管は代償的に収縮し SVR 上昇するとされるが，あくまで，CS は上記定義で考えるため，SVR に関してはさらに付属的な指標であるという

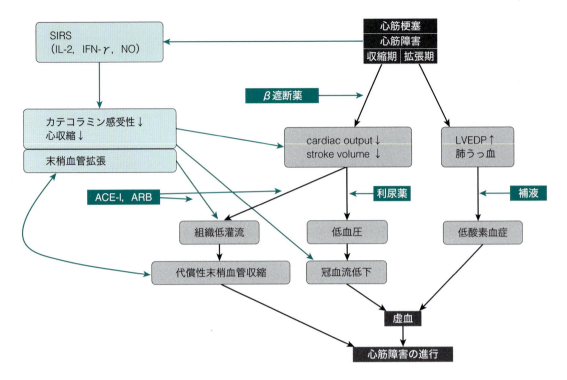

図 13-1　CS の病態

ことを理解しておくのがよいだろう．また，あくまで参考に提示すると，SVR 値はばらつきが多く，昇圧薬使用下においても平均 SVR 値は上昇していなかったとの報告もある[9,10]．つまり CS による影響は一元的ではなく，末梢血管拡張する病態の合併や，もしくは血管の代償機構が破綻している症例の存在が示唆される．実際に近年の研究により，神経ホルモンやサイトカインシステムなど SIRS の病態が CS の発症と維持に重要な役割を果たすことが知られている[5]．

また，少し違う視点でみてもらうと，AMI に合併した CS 患者おおよそ 3/4 は病院到着後に CS を発症していること[11]を鑑みると，CS 発症には多少なりとも医原性の要素が関与している可能性も考えておく必要があるだろう．β遮断薬や ACE 阻害薬，モルヒネ，利尿薬もしくは補液負荷も発症リスクとなり，心不全だからといって末梢血管をむやみに開くことだけがよいとは限らず注意が必要である（図 13-1）．

以上，定義について血行動態と病態を中心に考察したが，複雑である．そもそも定義とは，コミュニケーションを円滑に行い，特に医療においては診断と治療を共通認識のもと滞りなく行うためのものである．CS の定義はあくまで教科書上のものであって，日常臨床においては，厳格な定義に固執することなく，身体所見やエコー所見も参考としてベッドサイドで迅速に病態把握に基づく診断がなされることが最も重要であるだろう．

■ CS に対して強心薬・昇圧薬は有効か？

CS の治療基本方針は大きく 2 つあり，① 血行動態安定化による重要臓器の保護，② 原因検索と

介入による血行動態安定の維持である．そこで，①に関して血行動態の不安定な症例では早期から強心薬・昇圧薬が使用されるが，そもそも強心薬・昇圧薬の特性から，心筋障害を助長させる，あるいは末梢血管抵抗を高めて後負荷を増悪させるリスクを考慮すると，適切な強心薬・昇圧薬の使い方というのは難しい．実際には循環器内科医でも「できれば使いたくないが，適切に使用したい」という強い意識がある．

　まず，CS に関しての薬物投与において最も重要な報告は，De Backer らによるノルアドレナリンとドパミンつまり，昇圧薬（vasopressor）の比較である[12]．ドパミン使用群で心房細動などの不整脈が増えたことは，実臨床の感覚に非常に近いものであるが，何よりサブグループ解析において CS ではノルアドレナリンが有意に有効であるということはかなり大きな物議をかもすぐらいの話題になったので記憶しておいてもよいだろう．しかし，当然なことであるが，CS 患者における昇圧薬に関して，盲目的にノルアドレナリンを投与すべきということではなく，組織低灌流および臨床症状をみながら判断する必要があることはいうまでもない．特に前述したような血管拡張状態を伴うCS であれば病態生理的に効果が出るだろうとも考えられる．

　ここで触れられていないが，薬剤として日常臨床で最もよく使用されているのは，まさしく強心薬ドブタミン・ミルリノン（PDE Ⅲ 阻害薬）である．一般的な注意として，これらは昇圧薬ではない！　末梢血管を拡張させるためショック患者における低血圧を改善させないことは最低限知っておいていただきたい．強心薬は心拍出量低下により肺動脈楔入圧の上昇した症例をよい適応としており，1980年代に承認されたミルリノンはその特徴から肺動脈圧を低下させる効果も期待される．OPTIME-CHF study では β 遮断薬内服継続中の心不全増悪症例には PDE Ⅲ 阻害薬が有効な薬剤であることが示唆されている[13]．欧米では PDE Ⅲ 阻害薬の選択も多いということであるが，わが国では添付文書や不整脈誘発性から，ドブタミンが選択されることが多いと考えられる．ただし，いずれの薬剤も現時点での RCT でその短期的，長期的な予後を改善すると示せた研究はないことに留意されたい[14]．

　次に，各ガイドラインで推奨されている強心薬と昇圧薬の立ち位置や使用方法を次頁の表 13-2 にまとめてみる．

　わが国においては，2017年急性・慢性心不全診療ガイドラインが新たに出されている．それまでの 2011 年ガイドラインでは，血圧不安定な場合の第 1 選択としてドパミンを推奨していたが，今回の改訂に伴い，心拍出量を増加させるためのドブタミンと昇圧を確実にするためのノルアドレナリンの併用を推奨している[20]．ESC ガイドラインでは前述した NEJM 2010 の両者比較試験試験[12]をもとに昇圧薬としてノルアドレナリンを第 1 選択として推奨している．

　また，驚くべきは，ACCF / AHA ガイドラインでは薬物療法の記載が存在しないことである．あくまで橋渡し治療としての使用にとどまり，いずれの薬剤が優れているかに関する明確なエビデンスはないということを間接的に表現している．

　実際には，適切な補液管理のもとノルアドレナリンによる昇圧作用とドブタミンによる強心作用期待し，両者を「うまく」低用量で調整することが多く，ESC ガイドラインに沿った治療が実臨床の感覚と合致するのではないだろうか．ただ，根本的治療に早期につなげることで，なるべく早期にカテコラミンサポートの離脱をはかるように心がけるべきである．

表 13-2 各ガイドラインの比較

ガイドライン		強心薬	昇圧薬	推奨度 Class	推奨度 Level	付記
日本循環器学会	急性・慢性心不全診療ガイドライン（2017年改訂版）[15]	ドブタミン	ノルアドレナリン	IIa	B	・体液貯留を認めない患者では補液を試みる＊ ・両心不全・β遮断薬投与中の患者ではPDEIII阻害薬は選択肢となる
日本循環器学会	STEMI（2013年度版）[16]	ドブタミン 2〜15 μg/kg/分	ドパミン 5〜15 μg/kg/分	記載なし		
日本循環器学会	STEMI（2013年度版）[16]	単剤で効果不十分の場合は両者を併用→さらに循環動態が維持できない場合は，ノルアドレナリン（0.03〜0.3 μg/kg/分）を併用				
ACCF/AHA	心不全（2013年度版）[17]	薬剤比較に関しての記載なし		I	C	原疾患の解決までの一時的な橋渡しであるとし，血行動態を改善はするものの予後を改善することはない
ACCF/AHA	心不全（2013年度版）[17]	アドレナリン作動薬：ドパミン ドブタミン PDEIII阻害薬：ミルリノン				
ACCF/AHA	STEMI（2013年度版）[18]	薬剤比較に関しての記載なし		記載なし		ドパミンは有害事象が多いので注意すべき
ESC	急性・慢性心不全（2016年度版）[6]	ドブタミン	ノルアドレナリン	IIb	B	補液チャレンジ＊の後，強心薬もしくは昇圧薬を用いる．この際，肺動脈カテーテルの持続モニタリングを行う
ESC	STEMI（2017年度版）[19]	ドブタミン	ノルアドレナリン	記載なし		一時的な治療であり，予後を改善するものではない

＊ 左室容量負荷徴候（III音，水泡音，胸部X線での肺うっ血像）が認められない患者では生理食塩水を静脈内投与（＞200 mL/15〜30分で点滴静注）する．

■ CS に対して IABP / PCPS を使用するか？

　大動脈内バルーンパンピング（IABP：intra-aortic balloon pumping）や経皮的心肺補助（PCPS：percutaneous cardiopulmonary support）は，CSの機械的補助（mechanical support）の代表例である．実際には TandemHeart™ Percutaneous Ventricular Assist Device（pVAD）や Impella® も対象になるが，まず本書では全国的に使用可能であり，臨床現場でよく遭遇する上記2種類についてカバーし，改めてその適応適応やエビデンスについて再考する．

　IABPは大動脈内に挿入されたバルーンの膨張収縮により，収縮期血圧の低下と大動脈の拡張期血圧上昇に寄与し，心負荷軽減と拡張期の冠血流量を増加させることができる．この効果は血行動態不安定な症例で特に有効であり，心臓カテーテルや血行再建術を予定している患者の血行動態安定化に役立つ．ESCガイドラインでも複数の薬物療法を試みるよりも補助装置を使用するように推奨されている（Class IIb，Level C）．CS患者を対象とした大規模後方視研究では，IABPは31%の症例に使用されており，IABP使用群は非使用群と比べて有意に院内死亡が少なかった（67% vs 49%）とされる．しかし，primary PCIと組み合わせた症例でみると有意差はなかった（45% vs 47%）[21]．

さらに，近年の IABP-SHOCK II trial では IABP 使用による予後改善が認められなかった[22]．この IABP-SHOCK II trial は 2012 年に発表された大規模 RCT であり，CS を合併した急性心筋梗塞の血行再建術例を対象としている．IABP の有効性に関する初めての前向き研究であったが，その有効性が示されなかったことから，IABP 使用に対する消極的意見の根拠となっている．また，広範前壁梗塞の症例でも IABP 使用は梗塞範囲の拡大抑制にはつながらなかったとされている[23]．これらを受けて，ESC ガイドラインでは，ルーチンでの IABP 使用は推奨しないと記載されている(Class III, Level B)．

PCPS に関しては IABP の延長線上にあり，IABP を用いても循環補助が不十分な場合に考慮される．PCPS は経皮的に挿入可能であり，救急外来のベッドサイドでも挿入できるデバイスであるため，根本治療，もしくは嵐のような急性増悪の状態が去るまでの橋渡しの武器として重要である．難治性 CS に対して Venoarterial ECMO（extracorporeal membrane oxygenation；PCPS と同じと理解して構わない）を使用した 81 症例の後方視研究では，42％が無事に退院したとして，その救命効果が報告されている[24]．また，心原性ショックにおける PCPS と IABP を比較したメタアナリシスでは，PCPS は安全に使用可能で血行動態を改善したものの，30 日間の生存率に有意差はなく，出血に関する合併症が多かった[25]．

以上，CS に対する IABP や PCPS のベネフィットは非常に限定的であり，立ち位置としては昇圧薬・強心薬と同様の橋渡し治療と捉えるのが妥当であろう．しかし，血行動態が不安定で，補液や薬剤に反応しない症例には躊躇せず使用検討すべきであり，実際に ESC，AHA ガイドラインとも血行動態安定化のために使用を考慮せよとしている．根本治療までの橋渡し治療という観点からは，昇圧薬や強心薬では血行動態指標の改善から組織灌流改善を目指すが，IABP や PCPS ではこの指標とは別で直接機械的に低灌流を改善させるというイメージであれば伝わるのではないだろう．われわれが何を改善させて，何の指標をみなければいけないのか？ ということを常に考えておく必要があり，それぞれの弊害も理解しておいてほしい．

■ CS に対しての血行再建術は？

血行再建術は ACS に合併した CS 治療の柱，いわば根本的治療である．血行再建術の適応がある場合には，先ほどまで触れてきた強心薬や循環補助で橋渡しするというイメージである．実際に CS の発症率と死亡率は再灌流療法により減少しているとされているというマクロなイメージをもっていてもよいだろう．

STEMI に合併した CS では一般的な STEMI における PCI と同様に，発症から 12 時間以内の症例では 120 分以内に（理想的には 90 分以内に）primary PCI を施行するように推奨されている[26]．ESC ガイドラインでは STEMI に伴う CS では早期 PCI（入院から 2 時間以内）が Class I，Level B で推奨されている．SHOCK trial[7] からの長い歴史的変遷を経て，血行再建術は薬物療法安定化群と比較して，30 日死亡率という短期アウトカムではなく長期的に予後改善効果があることが臨床的に理解されている．責任病変がはっきりとした CS を合併する STEMI（STEACS）においてはあまり迷う必要性はほぼない状況でよいだろう．

臨床的に難しいのは CS をきたすような ACS では多枝病変や責任血管以外にも狭窄を認める症例

を多く経験することだ．三枝病変もしくは左冠動脈主幹部の狭窄を伴う症例に対してはCABGを行うことでPCI症例と同程度の生存が得られる可能性が示唆されている[27]．しかし，責任血管以外の多枝病変に関しては，メタアナリシスの結果より多枝PCIしたほうが予後不良とされたり（37.5% vs 28.8%）[28]，多施設RCTでも多枝病変をもつCS症例では，まずは責任血管のみのPCIを行うほうが，複合死亡や腎代替療法導入リスクが少ないと報告されている[29]．

　三枝病変もしくは左冠動脈主幹部の狭窄を伴う重症のACS症例ではCABGを基本とし，多枝病変でも責任血管が明確である場合には責任血管のみのPCIも選択肢に入るが，PCIチームのスキルや再灌流率，心臓血管外科の迅速性の施設ファクターにも影響されるため，必ず循環器チームでディスカッションを行うようにすることが大切である．

> **▶ 私はこうしている**
>
> 　CSの定義，またそれを支持する所見には複数あることを述べた．心係数低下，遷延する低血圧，左室充満圧上昇，EF低下，末梢血管抵抗上昇が評価項目であり，評価のためには身体所見や12誘導心電図，心エコーに加え，スワンガンツカテーテル，動脈圧ラインが有用となる．ただし，緊急時に侵襲的モニタリングで血行動態を評価するのは時間がかかるうえ，得られる結果はわれわれが予期したものとは必ずしも一致せず，惑わされてはならない．
>
> 　では目の前にバイタルサイン不安定な患者がいるときにどうするか．いかなるショックにも通じるであろうが，病態の早期把握と治療介入は予後改善に非常に重要である．そのなかでも特にCSは橋渡し治療から根本的治療へとつなげる必要があり，それぞれに循環器専門性の高い治療が要求される．そのため，ほかのショック原因の診断よりも，より診断感度を高く保つようにしている．
>
> 　具体的には，まずはショック状態と認識することから始まる．組織低灌流の所見として乳酸値上昇（2 mmol/L，18 mg/dL）は非常に有用であり，意識障害や尿量低下も初期の臓器障害所見として有用である．そして，一般的にショック患者は4つの分類（hypovolemic, cardiogenic, distributive, obstructive）で考えるが，心収縮の比較的保たれたCSや末梢冷感のないCSもあることを念頭におき，明らかにほかの3つに分類されない症例は，いわば除外診断的にCSとして精査と治療を進める．
>
> 　以後，循環器チームを主軸として，治療現場をカテーテル室へといつでも移せるように迅速な連絡を行う必要がある．まず薬物療法としては昇圧薬にノルアドレナリンを使用し，乳酸値が上昇傾向もしくは末梢冷感が強くなるようであれば，ドブタミンを開始するとともに，IABPもしくはPCPSの使用も検討する．カテーテル室に移すような症例においては，冠動脈造影による冠動脈評価を行うことが通常である．ここまでの重症度であれば，同時にスワンガンツカテーテルを挿入することが多い．スワンガンツカテーテルを用いることで，ようやく血行動態を数値的に評価し定義を満たすか確認できる．ただし，カテコラミンや循環補助デバイスが入っている場合には結局，血行動態指標が役に立たないことも多々ある．冠動脈の責任病変が同定される，もしくはCSの原因として外科的介入や血行再建術の適応がある場合には，心臓血管外科を交えたチームで治療戦略を議論し，根本的治療が企画されるという流れになる．CS患者の救命に向け，正確な病態把握と迅速なチームでの対応が望まれる．

参考文献

1) Goldberg RJ, et al.：Circulation. 2009；119(9)：1211-1219.(PMID：19237658)
2) Goldberg RJ, et al.：N Engl J Med. 1991；325(16)：1117-1122.(PMID：1891019)
3) Ueki Y, et al.：Circ J. 2016；80(4)：852-859.(PMID：27001192)
4) Wayangankar SA, et al.：JACC Cardiovasc Interv. 2016；9(4)：341-351.(PMID：26803418)
5) Reynolds HR, et al.：Circulation. 2008；117(5)：686-697.(PMID：18250279)
6) Ponikowski P, et al.：Eur Heart J. 2016；37(27)：2129-2200.(PMID：27206819)
7) Hochman JS, et al.：N Engl J Med. 1999；341(9)：625-634.(PMID：10460813)
8) Picard MH, et al.：Circulation. 2003；107(2)：279-284.(PMID：12538428)
9) Menon V, et al.：Am J Med. 2000；108(5)：374-380.(PMID：10759093)
10) Hochman JS：Circulation. 2003；107(24)：2998-3002.(PMID：12821585)
11) Babaev A, et al.：JAMA. 2005；294(4)：448-454.(PMID：16046651)
12) De Backer D, et al.：N Engl J Med. 2010；362(9)：779-789.(PMID：20200382)
13) Felker GM, et al.：J Am Coll Cardiol. 2003；41(6)：997-1003.(PMID：12651048)
14) Bayram M, et al.：Am J Cardiol. 2005；96(6A)：47G-58G.(PMID：16181823)
15) 日本循環器学会：急性・慢性心不全診療ガイドライン．2017．
16) 日本循環器学会：ST上昇型急性心筋梗塞の診療に関するガイドライン2013年改訂版．2013．
17) Yancy CW, et al.：J Am Coll Cardiol. 2013；62(16)：e147-239.(PMID：23747642)
18) O'Gara PT, et al.：Circulation. 2013；127(4)：e362-e425.(PMID：23247304)
19) Ibanez, et al.：Eur Heart J. 2018；39(2)：119-177.(PMID：2888621)
20) Levy B, et al：Crit Care Med. 2011；39(3)：450-455.(PMID：21037469)
21) Barron HV, et al.：Am Heart J. 2001；141(6)：933-939.(PMID：11376306)
22) Thiele H, et al.：N Engl J Med. 2012；367(14)：1287-1296.(PMID：22920912)
23) Patel MR, et al.：JAMA. 2011；306(12)：1329-1337.(PMID：21878431)
24) Combes A, et al.：Crit Care Med. 2008；36(5)：1404-1411.(PMID：18434909)
25) Cheng JM, et al.：Eur Heart J. 2009；30(17)：2102-2108.(PMID：19617601)
26) Keeley EC, et al.：Lancet. 2003；361(9351)：13-20.(PMID：12517460)
27) White HD, et al.：Circulation. 2005；112(13)：1992-2001.(PMID：16186436)
28) de Waha, et al.：Eur Heart J Acute Cardiovasc Care. 2018；7(1)：28-37.(PMID：28703046)
29) Thiele H, et al.：N Engl J Med. 2017；377(25)：2419-2432.(PMID：29083953)

3 呼吸

14 HFNC vs NPPV

小尾口邦彦

CONTROVERSY

・HFNC, NPPV の使いどきは？
・初期あるいは軽症呼吸不全に対して HFNC, NPPV, 侵襲的人工呼吸のいずれを選択すべきか？

BACKGROUND

かつては人工呼吸には挿管を伴うことが常識であった．声帯を通過するチューブ留置のみならず鎮静薬投与も侵襲的行為であり，侵襲的人工呼吸(invasive ventilation)と呼ばれる．

2000年代，挿管をせずマスクを顔に密着させることにより陽圧換気を行う NPPV(non-invasive positive pressure ventilation)が急速に普及した．特に4疾患・病態(表14-1)において強いエビデンスが得られ，NPPV は重症呼吸不全への対処は難しいものの，それら4病態を中心に NPPV を選択すべきとされるようになった．

さらに 2010 年代に HFNC(high flow nasal cannula)が登場した．プロング(鼻カニューラ)を装着し酸素濃度と流量を設定すればよい．アラームが鳴ることもない(回路閉塞アラームが鳴る機種あり)．NPPV に比して患者の不快感が少なく医療者の手間も格段に少ないこともあり，爆発的に普及した．

HFNC, NPPV をどう使い分けるかはまだ定まっていない．

POINT

COPD 急性増悪，心原性肺水腫には NPPV を積極的に使用している．その他の呼吸不全はどちらでもよいが，HFNC は現場の負担が少なく長期戦向きと感じている．

本項では，HFNC と NPPV と侵襲的人工呼吸を比較し，それぞれの特性理解の切り口としたい．呼吸デバイス比較の前に，一般的な肺保護換気の要点と，重症 COPD 患者の呼吸管理の要点を復習しよう．

表 14-1　NPPV の適応

強く推奨される疾患
COPD 急性増悪 *
心原性肺水腫 *
免疫不全に伴う急性呼吸不全
COPD 患者の侵襲的人工呼吸器離脱後の支援

*特に 2 疾患において臨床上使用有用性が高い．
〔日本呼吸器学会 NPPV ガイドライン作成委員会：NPPV（非侵襲的陽圧換気療法）ガイドライン改訂第 2 版．南江堂，2015 を参考に作表〕

■ 肺保護換気

肺保護換気の要諦は低容量換気と high PEEP である．重症呼吸不全の体表格といえる ARDS で考えてみよう．

1) 低容量換気

ARDS であっても，傷害されている部分もあれば傷害されていない部分もある．傷害された肺胞は「固い」ため容易に膨らまない．通常の 1 回換気量（近年 8 mL/kg 理想体重が一般的）を ARDS に対して用いると，傷害されていない部分にその大半が流れ込むため過膨張し，傷害されていない部分までも人工呼吸により傷害されることとなる．そのため 6 mL/kg で 1 回換気量を設定し，さらにプラトー圧 ≦ 30 cmH$_2$O となるように管理する．

2) high PEEP

傷害肺は固いため縮みやすくいったん縮むと容易に膨らまず無気肺が悪化する．また肺胞の完全縮小⇔開放を繰り返すと摩擦が大きいことから肺サーファクタントを浪費し肺傷害が進展する．PEEP をかけることにより呼気時における肺の虚脱を防ぐ．傷害の程度が強いほどと肺胞が膨らみやすくなる圧（lower inflection point）は高くなるが，患者ごとに求めるのは容易ではないため，F$_I$O$_2$ に応じて PEEP を設定するのが一般的である（表 14-2）．

■ 重症 COPD の呼吸管理

1) カウンター PEEP

肺胞壁と末梢気道の両方が脆弱であることに重症 COPD の特徴がある．球形である肺胞は過膨張し，末梢気道は周囲の過膨張した肺胞の圧によりつぶれ，呼気が困難となる．呼気を十分排出できないことにより肺胞内に残る圧を auto PEEP と呼ぶ．Auto PEEP によって末梢気道がつぶされているので，気道内にそれに対抗する圧（counter PEEP，counter の意は対抗）をかけ開放することが重要である．通常，肺保護換気ほどの高 PEEP は必要としない．また PEEP をかけすぎると，肺の過膨張が増悪する可能性がある．

表 14-2　F_IO_2 と PEEP の対応表

F_IO_2	0.3	0.4	0.5	0.6	0.7	0.8	0.9	1.0
PEEP	5	5〜8	8〜10	10	10〜14	14	14〜18	18〜24

ARDS network の研究における低い PEEP 群．高い PEEP 群においてはさらに高い圧設定がなされる．

2)呼気時間を十分確保する

COPD の本質は「息を吐けない」である．呼気時間を十分確保することが重要である．

3)安易に換気量を増やさない

COPD の本質は「肺の過膨張」である．すでに過膨張であるのに，無理に換気をするとさらに過膨張となり auto PEEP も上昇する．

肺保護換気，重症 COPD の呼吸管理の双方において 1 回換気量・PEEP の設定に注意を払わなければならないが，その理由が違うこと，よって設定量も違うことを理解しなければならない．

■ HFNC・NPPV・侵襲的人工呼吸の比較 [2]

1)HFNC

① 換気量モニタリングと低容量換気

酸素療法であるので 1 回換気量をコントロールできない．また，NPPV と侵襲的人工呼吸ともに 1 回換気量を通常モニタリングできるが，HFNC においてはモニタリングできない．侵襲的人工呼吸・NPPV など陽圧呼吸時の過大換気量に害があることははっきりしているが，自発呼吸における過大 1 回換気量を同列に並べられるかは現時点でははっきりしない．

② PEEP

HFNC の普及早期，「酸素療法であるにもかかわらず PEEP が生じる」と PEEP が主要効果としてしばしば強調された．PEEP という表現は正確ではないので，最近は PEEP 様呼気圧と表現される．開口時は非常に低く，閉口時においても流量 50 L/分で平均 3.31 cmH$_2$O(表 14-3)と PEEP 様呼気圧は大きなものではない．重症患者の多くは開口しており，筆者は HFNC の PEEP 様呼気圧を過大評価すべきではないと考えている．実際，各社のプロモーションにおいて PEEP 様呼気圧は以前ほど強調されない．

③ 呼吸仕事量の軽減

一般的な酸素療法は，酸素化について語れても換気を語ることはできない．HFNC は酸素療法であるので，本来は期待できないはずである．

HFNC の主要効果として，解剖学的死腔の洗い流しが語られる(図 14-1)．患者呼気時，HFNC が供給する大量のエアは狭い鼻腔内で患者呼気と激しくぶつかり乱流となり，鼻腔スペースは「洗い流され」，投与エアで満たされる．次回吸気直前には患者の呼気を含まないフレッシュな HFNC 投与エアで鼻腔が満たされる．

表14-3 流量によるネーザルハイフロー平均気道圧

流量 (L/分)	閉口 (cmH$_2$O)	開口 (cmH$_2$O)	P
30	1.93±1.25	1.03±0.67	0.046
40	2.58±1.54	1.30±0.80	0.03
50	3.31±1.05	1.73±0.82	<0.001

(平均±SD)

〔Parke RL, et al.:Respir Care. 2011;56(8):1151-1155.(PMID 21496369)より〕

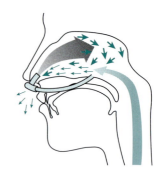

図14-1 解剖学的死腔の洗い流しのイメージ
〔パシフィックメディコ社提供〕

　1回換気量を500 mL,解剖学的死腔(酸素吸収・二酸化炭素排出に関係しない口鼻～末梢気道部分)150 mLとすると,ガス交換に実際に関与する肺胞換気量は350 mL程度である.鼻腔スペース(約50 mL)も解剖学的死腔の一部である.この50 mLをHFNCがフレッシュなエアで満たすため再呼吸が減少する.肺胞換気量が400 mLに増えるといえる.実質的な換気能力が向上するといえ,呼吸仕事量を軽減する可能性がある.
　HFNCは酸素療法でありながら換気効果を語れることとなる.ココがHFNCのスゴイところであり,この換気効果を高く評価するかしないかでHFNCへのスタンスは変わる.

④ 侵襲性

　プロングを鼻孔に入れるだけであり,侵襲性はないといってよい.ただし,ガチ高濃度酸素投与可能であるがゆえの注意が必要である.例えば酸素濃度80%・50 L/分といったハイパフォーマンスHFNC設定をしたとする.患者の吸入酸素濃度は80%近くである可能性が高い.漫然と長期使用すると高濃度酸素による肺傷害は避けられない.NPPVや侵襲性人工呼吸であれば高濃度酸素の害に関心が払われるが,HFNCは酸素療法であるからか高濃度酸素投与への注意が低いように感じる.そして,かなりの重症呼吸不全患者であっても先のようなハイパフォーマンス設定によって重症感が低いようにみえるケースがあるところが,HFNCの能力の高さでもあり,怖いところでもある.

⑤ 操作の簡便さ・必要とするスキル

　プロング装着はもとより,酸素濃度とエアの流量のみを設定するので非常に簡単である.スキルも必要としない.

2)NPPV(NIV:non-invasive ventilation とも表現される)

　まず,NPPVがARDS治療に関するガイドラインにおいてどのように位置づけられるか整理する(発表順)(表14-4).
　表14-4において前2者が症例を選んでNPPVを推す立場であるのに対して,敗血症診療国際ガイドライン(SSCG)2016は"no position"としている.SSCG 2016の解説文にあるように,挿管回避・鎮静薬減量などのNPPVがもつメリットを期待するものの,肺保護換気の要諦である低容量換気・

表 14-4　ARDS 治療に関するガイドラインにおける NPPV の位置づけ

- 敗血症診療国際ガイドライン(SSCG)2012 [4]
　NIV の利益を慎重に考慮され利益がリスクを上回るとき，敗血症性 ARDS 患者の一部において NIV を使用されるべきであることを提案する(grade 2B).
　理論(抜粋)：急性呼吸不全患者に対しての 2 つの RCT において，NIV 施行が成功したときには予後が改善した．しかし生命的危機がある低酸素を呈する敗血症患者のわずか数％のみがこの方法で管理可能である．NIV は循環動態が安定しており，比較的低 PS・低 PEEP で対応可能である敗血症性 ARDS に考慮されるべきである．

- ARDS 診療ガイドライン 2016 [5] (日本集中治療医学会・日本呼吸療法医学会・日本呼吸器学会)
　CQ2　成人 ARDS 患者の初期の呼吸管理として非侵襲的陽圧換気(NPPV)を行うべきか
　推奨　成人 ARDS 患者の初期の呼吸管理として非侵襲的陽圧換気(NPPV)を行うことを提案する
(GRADE 2C 推奨の強さ　弱い推奨，エビデンスの確信性　低)

- 敗血症診療国際ガイドライン(SSCG)2016 [6]
　敗血症性 ARDS 患者に対しての NIV(non-invasive ventilation)の使用の推奨を行わない(推奨度やエビデンスレベルの記載なし)(筆者注：賛成 or 反対のいずれの立場もとらないの意)
　解説(抜粋)：NIV は理論的には，良好なコミュニケーションが保たれること，鎮静を減らせること，挿管を避けることができるので，敗血症性 ARDS 患者に対して有効である．しかし，NIV によって，適切な PEEP と低容量換気を行うことは不可能かもしれない．また，NIV が比較的短期である心原性肺水腫や COPD 増悪といった適応とは対照的に，ARDS はしばしば数日から数週改善に時間を要し，NIV の長期使用は顔面の皮膚の損傷，不十分な栄養，呼吸筋を休ませることができないなどの合併症につながるかもしれない．(中略)ARDS 患者に NIV を使用するのであれば 1 回換気量を厳密にモニタリングすることを提案する．

high PEEP の達成が難しいことや，急性期 NPPV は長期戦に必ずしも向かないと判断されている．

① 換気量モニタリングと低容量換気

大半の NPPV 機器において換気量モニタリングが可能である．

SSCG 2012 から 2016 への改訂において，NPPV の推奨は後退したといえるが，「低容量換気を行うことは不可能かもしれない」が背景の一部である．NPPV の 1 回換気量は駆動圧(driving pressure＝IPAP－EPAP)によって規定される．過大な自発呼吸に悩まされるとき，侵襲的人工呼吸であれば鎮静薬を相当量投与して自発呼吸を「抑える」ことや，筋弛緩薬投与による管理もありうるが，NPPV は鎮静薬投与に限度があり筋弛緩薬投与はできない．1 回換気量のコントロールは容易ではない．

② PEEP(EPAP)

EPAP を 4 cmH$_2$O 程度から開始し，上限を 8 cmH$_2$O 程度とすることが一般的である(機器の設定は 25 cmH$_2$O 程度まで可能)．高 EPAP はリークにつながるためマスクの圧着を強くしがちであり，顔面の皮膚軟部組織損傷リスクが高くなる．HFNC より格段に PEEP 圧は高いが，侵襲的人工呼吸ほどの高い PEEP をかけることはできない．

③ 呼吸仕事量の軽減

駆動圧(driving pressure＝IPAP－EPAP)に応じて，呼吸仕事量は相当軽減される．

④ 侵襲性

挿管を伴わないので，非侵襲と表現されてきた．不適切な使用状況においてアラームが頻回に鳴りがちであること，マスクやヘッドギアによる皮膚軟部組織損傷発生の可能性もあること(NPPV マスクは医療関連機器圧迫損傷の原因の上位にある)，鎮静薬を使わないことが建前であるが，実態として半数以上において鎮静薬がセット使用されていることから，侵襲的人工呼吸に比して低侵襲

(less invasive)であるかもしれないが，非侵襲とまではいえないのではないかという捉え方もされつつある．

⑤ 操作の簡便さ・必要とするスキル

NPPVは簡単そうにみえるが，マスクフィッティングなど運用にさまざまなコツを必要とするためスキルを要する．実際，NPPVガイドライン[1]における喘息へのNPPVの適応は，経験が浅い施設に対しての推奨度が下げられている．ARDS診療ガイドライン2016[5]のNPPV項目の解説においても，「NPPVに慣れていない施設では，ARDSに対する人工呼吸としては気管挿管下の管理を選択すべきである」とされている．

NPPVという治療へ信頼感をもち普段から使っているかどうかで成績に差がでることは想像に難くない．NPPVは医療者の手間が侵襲的人工呼吸よりかかるかもしれないが，エビデンスレベルが高い病態(表14-1)の死亡率において患者に利益があるので選択する治療である．

3) 侵襲的人工呼吸(invasive ventilation，挿管を伴う人工呼吸)

① 低容量換気

1回換気量の設定は容易である．ただし，ARDSなど重症呼吸不全において，設定量を上回る過大な自発呼吸に悩まされることは少なくない．深鎮静を用いて対応するが，時間を限定した筋弛緩薬併用も考慮する．筋弛緩薬は自発呼吸による過大な経肺圧(肺胞壁に対して内部と外部からかかる圧の較差)をコントロールする意味が強いが，1回換気量のコントロールが容易となる面もある．

② PEEP

閉鎖式呼吸回路であり，high PEEPをかけることは容易である．

③ 呼吸仕事量の軽減

敗血症に代表される重症患者管理において，人工呼吸により患者の呼吸仕事量を軽減させることが重視される．酸素の需給バランスの改善を目指すものであるが，呼吸筋の疲労を防ぐ役割も大きい．A/Cモードを用いれば自発呼吸のすべてをサポートするので呼吸仕事量は大きく軽減される．フルサポートと呼ばれる．

④ 侵襲性

挿管のみならず鎮静薬投与自体が侵襲的である．また，不動となりがちであり，筋力低下などPICS(post-intensive care syndrome：ICU患者の後遺症)につながる可能性がある．

⑤ 操作の簡便さ・必要とするスキル

人工呼吸器解説本が数多くあり人工呼吸器講座が盛況であることからもうかがえるように，簡便とは言いがたい．

■ 初期あるいは軽症呼吸不全に対してHFNC，NPPV，侵襲的人工呼吸のいずれを選択すべきか？

重症呼吸不全は侵襲的人工呼吸で対応すべきであるし，侵襲的人工呼吸でなければ対応できないであろう．問題となるのは初期あるいは比較的軽度な呼吸不全であり，どのデバイスで対処すべきか現状では定まった方針はない．それぞれのデバイスの特性を理解し各施設の力量も考慮し対応す

べきである.

　HFNC・NPPV・酸素療法(マスク)を検討したFLORALI trial[7]において，HFNC群と比較した90日死亡ハザード比は酸素療法群2.01，NPPV群2.50(両者共有意差あり)とHFNCの優位を示すものであった．人工呼吸器なし期間(ventilator-free days)においてもネーザルハイフロー群24±8日，酸素療法群22±10日，NPPV群19±12日とHFNC群において有意に長かった．これらは，HFNCがNPPVに対して優位であることを示唆するものであり，NEJM誌に掲載されたこともあり影響が大きかった．SSCG 2016においてNPPVの推奨を変えた項の根拠にも引用された．

　FLORALI trialは高二酸化炭素血症を伴わない急性呼吸不全患者を対象としており，急性呼吸不全の原因の8割弱が肺炎(市中肺炎61〜67%，院内肺炎11〜14%)であった．急性期NPPVの適応としてエビデンスが高い気管支喘息・慢性呼吸不全の増悪，心原性肺水腫，重篤な好中球減少症は除外されていた．高二酸化炭素血症を伴わない患者を対象としたこととあわせると，NPPVに不利な結果がでるのは当然であろう．かように，呼吸デバイスを比較する研究は数多くあるが，対象疾患のみならずエンドポイントも死亡率・酸素化能の改善・挿管率・ventilator-free daysなど多岐にわたり解釈には常に注意が必要である．

1) 低酸素血症

　NPPVを使用するとむしろ過大換気量となる可能性がある．HFNCのほうが好ましいケースがあるかもしれない．ただし，HFNCは単なる酸素療法ではなく，スーパー酸素療法であるがゆえに注意が必要である．HFNCを使用するようになり筆者が驚いたのは，例えばCT画像所見における非常に重篤な肺傷害患者であってもHFNCによって「楽そうにみえる」ことが少なくない．HFNCのすごさではあるが，諸刃の剣ともなりうる．例えばHFNC設定流量60 L/分(多くのHFNC機器の最高流量)・酸素濃度80%で患者が「楽そうにみえる」からといって，その設定で長期間維持することが正しい対応であろうか．高濃度酸素による肺傷害が避けられない．そのような患者に対しては，侵襲的人工呼吸やNPPVの高PEEPを駆使し酸素濃度を下げるべきであり，流量60 L/分・酸素濃度80%といったHFNC設定は短期で解決が見込める急性心原性肺水腫といった病態に限定すべきであると筆者は考える．HFNCは酸素濃度60%以下に限定して使用すべきという考えもある．

2) 高二酸化炭素血症

　一般論として，II型呼吸不全に対しては，1回換気量増大による高二酸化炭素血症補正が見込まれるNPPVがHFNCに対して優位にある．高二酸化炭素血症を伴うARDSにNPPVを選択するかは，1回換気量次第であろう．1回換気量が過大とならないのであれば，NPPVは呼吸仕事量を軽減する効果もあり望ましいであろうし，1回換気量が過大であるときにはむしろ害となる可能性があり，HFNCか侵襲的人工呼吸のほうが好ましい可能性がある．Permissive hypercapnia(高二酸化炭素血症許容)も考慮に入れなければならない．そもそも，酸素化能(PaO_2 / F_IO_2)がARDS重症度分類に含まれ，血液中二酸化炭素濃度は重症度分類に含まれないものの，ARDSに高二酸化炭素血症を合併した時点でARDSの重症度は相当高いと考えるべきであろう．

表 14-5　NPPV に向く条件・向かない条件

NPPV に向く条件	NPPV に向かない条件	
・患者が NPPV に慣れている ・医療者が NPPV に慣れている ・意識レベルがやや低い ・患者の呼吸筋疲労が強い ・敗血症など患者の呼吸仕事量の軽減を目的とする ・治療期間が比較的短いと予想される	・患者がマスクを嫌がる ・医療者が NPPV に不慣れである ・医療者の NPPV への情熱がない ・意識が覚醒している ・顔面の損傷や頬のこけがありマスクフィッティングが難しい	・胃管チューブがある(胃管チューブをもつ患者にも NPPV マスクは使用しうるが皮膚損傷を招かないための工夫が必要) ・治療が長期間にわたることが予想される

3) 頻呼吸や呼吸困難感があるとき

呼吸仕事量を減らすことが重要であり NPPV や侵襲的人工呼吸が優先される．鎮静薬の投与も重要である．

4) 抜管後サポート

呼吸不全あるいは呼吸不全リスクが高い心臓血管術後患者の再挿管率を検討した RCT[8] において HFNC(21.0%) と NPPV(21.9%) の間に差はなかった．導入 24 時間後の皮膚トラブルは NPPV 群において有意に多かった(10% vs 3%)．再挿管リスクが高い患者を対象とした RCT[9] において，再挿管率は HFNC(22.8%)，NPPV(19.1%)であり，抜管後呼吸不全発症率は HFNC(26.9%)，NPPV(39.8%)であり有意差はなかった．両 RCT において HFNC の NPPV に対しての非劣性が示されたとされた．HFNC と NPPV と酸素療法を比較したメタアナリシス[10](2017 年)においては，HFNC は酸素療法より優れるものの，NPPV と比較すると，挿管率・呼吸サポート増加率・死亡率において優位性は示せないとされた．しかし，小規模研究が多く大規模 RCT が必要であるとされた．

5) 侵襲的人工呼吸への切り替えタイミング

HFNC 導入後 48 時間以内に挿管した群の ICU 死亡率が 39.2% であったのに対して，48 時間以降に挿管した群は 66.7% にも及んだとする後ろ向き研究[11]がある．抜管の成功も早期に挿管した群のほうが高かった．HFNC・NPPV ともに「潔く諦める勇気」が必要なデバイスである．

> **私はこうしている**
>
> HFNC の評価が上がりつつあるいま，I 型呼吸不全であれば HFNC，II 型呼吸不全であれば NPPV とクリアカットに区別することは難しい．また，HFNC の能力が高いゆえに，HFNC が失敗したケースの多くは，次に NPPV を試すより侵襲的人工呼吸に移行せざるをえないのではないかと感じている．
>
> 筆者は PEEP が重要な役割を果たし NPPV の強いエビデンスが確立している COPD 急性増悪や心原性肺水腫に対しては迷わず NPPV を選択する．血液中二酸化炭素濃度の補正が目的であれば，例えば CO_2 ナルコーシスに対してはやはり NPPV を選択する．
>
> その他の呼吸不全や抜管後の再挿管回避目的であれば，患者ごとに考えざるをえないのではないか．HFNC は「何でもあり」なので，NPPV に向く条件・向かない条件をチェックしたら

よいのかもしれない(表 14-5).

　NPPV に向かない条件の多くは，突き詰めると NPPV への熱意があれば乗り切れる条件でもある．しかし医療は根性主義で乗り切れるものではなく，医療者の手間が減ることはよいことであるので，NPPV ワールドが HFNC によって侵食されるのは仕方がないとも考える．

　NPPV をうまく使いこなすには医師・看護師・臨床工学技士の経験を要する．HFNC ばかり利用していると NPPV スキルが失われるので，筆者は意識的に抜管後患者に NPPV を使用するなど NPPV に触れる機会を増やすようにしている．

参考文献

1) 日本呼吸器学会 NPPV ガイドライン作成委員会：NPPV(非侵襲的陽圧換気療法)ガイドライン改訂第 2 版. 南江堂, 2015.
2) 小尾口邦彦：こういうことだったのか!!　NPPV. 中外医学社, 2017.
3) Parke RL, et al.：Respir Care. 2011；56(8)：1151-1155.(PMID 21496369)
4) Dellinger RP, et al.：Crit Care Med. 2013；41(2)：580-637.(PMID 23353941)
5) 日本呼吸器学会/日本呼吸療法医学会/日本集中治療医学会 ARDS 診療ガイドライン 2016 作成委員会：ARDS 診療ガイドライン 2016. 日本呼吸器学会・日本呼吸療法医学会・日本集中治療医学会, 2016.
6) Rhodes A, et al.：Crit Care Med. 2017；45(3)：486-552.(PMID 28098591)
7) Frat JP, et al.：N Engl J Med. 2015；372(23)：2185-2196.(PMID 25981908)
8) Stéphan F, et al.：JAMA. 2015；313(23)：2331-2339.(PMID 25980660)
9) Hernández G, et al.：JAMA. 2016；316(15)：1565-1574.(PMID 27706464)
10) Zhao H, et al.：Crit Care. 2017；21(1)：184.(PMID 28701227)
11) Kang BJ, et al.：Care Med. 2015；41(4)：623-632.(PMID 25691263)

15 気管挿管の実際

東 秀律，志賀 隆

CONTROVERSY

- 換気困難を予測できるのか？　換気困難患者のリスク因子とは？
- 挿管困難を予測できるのか？　挿管困難患者のリスク因子とは？
- RSI を行うのはどのような場合か？
- 鎮静薬，筋弛緩薬は何を選択するのがよいのか？

BACKGROUND

　筋弛緩薬，鎮静薬を用いた挿管，RSI(rapid sequence intubation)は，non-RSI に比べ救急での気管挿管の初回成功率を有意に上げることがわが国でも多施設研究で示されている(オッズ比：2.3；95%CI：1.8-2.9)[1]．一方で，鎮静薬，筋弛緩薬の使用は CICO(cannot intubation, cannot oxygenation：挿管も換気も不可能な状況)を招くリスクがあり，患者の予後に直結するため適応を慎重に判断しなければならない．

　手術室での気管挿管では予期しない CICO は 5,000〜100 万症例に 1 例といわれる[2]．定期手術症例の多くは呼吸，循環動態は安定し，基礎疾患，既往歴やアレルギー歴など患者の事前情報もわかっているが，救急外来や集中治療室において気管挿管が必要な症例では重篤な低酸素

血症，敗血症性ショックで呼吸，循環動態が不安定であったり，急性喉頭蓋炎や気道熱傷など気道すら保てていない状態のこともある．患者の病態だけでなく救急患者では基礎疾患や既往歴，アレルギー歴，患者の名前さえわからない場合もある．救急外来のセッティングでは気道確保の成功率（気管挿管，外科的気道確保）は 99.4%（95%CI：99.3-99.6）と報告されており[3]，気道困難症例に遭遇することは決してまれではないと想像できる．

したがって，患者の換気困難，挿管困難因子，予備能をすみやかに評価し，筋弛緩薬を使って RSI で挿管するのか，自発呼吸を残したまま awake で挿管するのか，薬剤は何を選択するのかをその場で判断する必要がある．ASA の difficult airway ガイドラインには，手術室での気道困難では canceling surgery（手術を延期する）という選択肢がある[4]が，救急外来や集中治療室で遭遇することの多い循環／呼吸状態が破綻した緊急時の気道確保ではこれは現実的ではない．

POINT

MOANS，LEMON，HOP で評価を行い，バックアップを準備したうえで極力 RSI を行う．

■ 換気困難を予測できるのか？ 換気困難患者のリスク因子とは？

換気困難は致死的になるため，リスク評価を行わずに鎮静薬・筋弛緩薬を使用することは慎まなければならない．

換気困難の発生率

手術室での 22,000 人以上の患者を対象にした研究では，換気困難を 4 つの grade に分類し，grade 3（difficult：2 人法での換気が必要）は 1.4%，grade 4（impossible：まったく換気ができない）は 0.16% と報告された[5]．

換気困難患者のリスク因子については複数の研究で研究されている．Langeron らの 1,500 人の研究では髭，肥満，55 歳以上，歯がない，いびきの既往が因子として報告された[6]．さらに Kheterpal らの 53,000 人以上に対する 4 年間にわたる観察研究の結果，独立した因子として髭，男性，頸部の放射線治療の既往，Mallampati 3 もしくは 4，睡眠時無呼吸発作の既往が抽出された[7]．Walls はこれらの結果を踏まえ，換気困難予測因子として **MOANS** を提唱している（表 15-1）[8]．Mallampati スコアは，挿管困難の因子ではあるものの換気困難の因子ではないとする研究結果もある[9]．また，S（Stiff lung）については研究で報告された因子ではないが，COPD などの閉塞性肺疾患やコンプライアンスの低下する ARDS，肺水腫では換気に高圧を要するためリスク因子となると考えリスク因子としている．研究で抽出されていない理由として，これらの因子をもつ患者は重症度が高いゆえに研究から除外されている点が推測される．

MOANS の外的妥当性を検証した大規模研究はなくエビデンスは限定的である．スコアで何項目以下であれば確実に換気困難を除外できるというカットオフは存在しないが，「なんとなく大丈夫そうだ」ではなく，具体的なリスク因子を認識することに意義がある．

表 15-1 換気困難予測因子：MOANS

Mask seal / Male sex / Mallampati	・毛量の多い髭，顔面の血液や分泌物の付着，下顎骨折で連続性が絶たれているなどでマスクをフィットできない ・男性 ・Mallampati 3 or 4
Obesity / Obstruction	・BMI＞26 ・妊婦 ・血管浮腫や扁桃周囲膿瘍，腫瘍，喉頭蓋炎での気道狭窄 / 閉塞
Age＞55～57	・上気道の筋肉や結合組織の緊張低下
No teeth	・頬がこけるためマスクフィット困難
Stiff lung / snoring	・換気の際に高圧を要する肺疾患 ・睡眠時無呼吸症候群

表 15-2 挿管困難の評価：IDS

N1	喉頭展開を試みた回数が増えるごとに 1 点
N2	術者の人数が増えるごとに 1 点
N3	患者の体位の変更，デバイス（喉頭鏡，チューブ，スタイレット）の変更，経鼻 / 経口ルートの変更，ファイバー / 喉頭外デバイスへの変更　変更するごとに 1 点
N4	初回の Cormack 分類の grade（点）盲目的挿管では 0 点
N5	喉頭を持ち上げるのに強い力が必要だと 1 点
N6	声帯の視野を改善するのに頸部での喉頭操作が必要だと 1 点
N7	声帯が外転していれば 0 点，内転していれば 1 点

IDS：N1～N7 の点数を合計したもの．IDS＝0：easy，1～5：slight difficulty，6 点以上：moderate to severe difficulty

■挿管困難を予測できるのか？ 挿管困難患者のリスク因子とは？

1) 挿管困難の定義

　Cormack-Lehane 分類で grade 3 or 4 とするもの，挿管までに要する喉頭展開の回数が 4 回以上とするもの，あるいは複数の項目を用いた IDS（intubation difficulty score）で 6 点以上（表 15-2）とするものなど研究によってさまざまである[10]．

　わが国の多施設前向き観察研究では救急外来での挿管困難患者（IDS≧6）の頻度は直接喉頭鏡では 5.4％（95％CI：4.7-6.2），ビデオ喉頭鏡では 7.4％（95％CI：5.6-9.7）と報告され[11]，気道確保に失敗した場合の重篤さを鑑みると看過できない頻度といえる．

　挿管困難患者を正確に予測できるツールは残念ながら存在しない．緊急気道確保時の挿管困難リスク因子の評価ツールとして米国の National Emergency Airway Management Course が提唱した **LEMON** がよく知られている（表 15-3）[8]．Mallampati スコアは緊急時には評価困難であり[12]，これを除いた項目での評価（modified-LEMON あるいは LEON）も検討されている．わが国での多施設前向き観察研究において，modified-LEMON は直接喉頭鏡では感度 85.7％（95％CI：79.3-90.4），特異度 47.6％（95％CI：47.2-47.9），陰性的中率 98.2％（95％CI：97.5-98.8），ビデオ喉頭鏡では感度

表15-3 挿管困難予測因子：LEMON

Look externally	小顎症，巨舌，口蓋裂，下顎骨骨折，口腔内からの出血
Evaluate 3-3-2	開口時の門歯間距離，顎舌骨間距離が3横指以下，舌骨喉頭隆起間距離が2横指以下 患者の指で評価
Mallampati	3，4
Obesity / Obstruction	肥満，血管浮腫や喉頭蓋炎での気道狭窄 / 閉塞
Neck mobility	関節リウマチ，強直性脊椎炎，外傷での頸部固定

表15-4 病態困難予測因子：HOP

Hypotension	低血圧
Oxygenation	低酸素血症，機能的残気量低下（肥満，妊婦）
pH↓，ICP↑	アシドーシス，頭蓋内圧亢進

〔中島義之：ABCプランニング．志賀隆，他編：必勝！気道管理術ABCははずさない，pp70-80，学研メディカル秀潤社，2015より〕

94.9％（95％CI：83.5-98.6），特異度40.3％（95％CI：39.4-40.6），陰性的中率99.0％（95％CI：97.5-98.8）といずれも高い陰性的中率を示し[11]，**LEONすべての該当項目がない場合には挿管困難は否定できるかもしれない**．今後，外的妥当性の検討が待たれる．

■ 病態困難予測

患者の病態で挿管困難に影響を与える因子をHOPで評価する(表15-4)[13]．

1) Hypotension

ICUでの気管挿管後の血圧低下は25％とも報告されており[14]，患者の予後に影響を与える．挿管の手技による迷走神経刺激，陽圧換気による左室前負荷の低下に伴う心拍出量の低下，使用する薬剤の副作用が原因と考えられる．挿管前の時点ですでに血圧が低い場合はもとより，高齢者，急性呼吸不全，COPD，慢性腎障害がリスクとされている[15,16]．該当する因子がある場合，循環抑制作用の少ない鎮静薬の使用，使用薬剤の減量，あるいはawakeでの挿管を考慮する．

2) Oxygenation

気管挿管において，$SpO_2<70％$の低酸素血症は不整脈，血行動態の破綻，低酸素性脳症，死亡のリスクを伴う[17]．挿管前に低酸素血症がある場合はもちろん，肥満，妊婦，腸閉塞や腹水貯留で機能的残機量が低下した患者では鎮静，筋弛緩薬の投与で自発呼吸がなくなると短時間で低酸素血症に陥るリスクが高い．挿管前に高濃度酸素投与を行う，なるべく自発呼吸を残した気管挿管の手段をとる工夫が必要である．

表15-5　ABCプランニング

・Assessment
・Backup plan
・Call for Help / Cooperate as a Team

〔中島義之：ABCプランニング．志賀隆，他編：必勝！気道管理術 ABCははずさない，pp70-80，学研メディカル秀潤社，2015より〕

3) pH↓，ICP↑（アシドーシス，頭蓋内圧亢進）

敗血症や糖尿病性ケトアシドーシスなど，重篤な代謝性アシドーシスの患者では呼吸性代償を行うことで生体のpHを7.4に近づけようとしている．この状態で鎮静薬，筋弛緩薬を使用し自発呼吸を抑制すると，バッグマスク換気が困難であれば代償ができないため，重症のアシデミアから不整脈，血圧低下によって死亡することもある．脳出血，重症頭部外傷患者では脳灌流圧の自己調節能が破綻し，過換気は脳血流を低下させる一方，低換気は脳血流を増加させ脳浮腫を起こす．また過度の降圧はCPP（脳灌流圧）低下から二次性脳損傷を招く．これらのリスクを考慮してRSIの適応や鎮静薬の選択を行う必要がある[13]．

■ RSIを行うのはどのような場合か？

冒頭でも述べたようにRSIを行ううえで最も懸念すべき合併症はCICOである．**換気困難，挿管困難のリスク評価，病態困難予測をMOANS，LEMON，HOPを用いて行うが，該当項目数のカットオフは決まっておらず，正確に予測することは困難である．**リスク因子があればRSIをしない，すべてなければ安全にRSIできるという単純なものではない．RSIの成功率，合併症の発生率は術者のスキル，使用する器具，個々の患者の病態によるところが大きいため，一般論として安全にRSIが行える基準というものはつくりにくい．

バックアップがどのくらい準備できているか，助けを呼べる状況にあるか，協働的に対応できる成熟したチームであるかどうかも，RSIを行うかどうかの判断に大きくかかわってくる．これらを合わせてABCプランニングと呼ぶ(表15-5)[13]．

挿管困難，換気困難因子いずれも該当項目がない場合であっても，鎮静薬，筋弛緩薬を投与した後にCICOに遭遇することがある．落ち着いて対応するためには事前の準備は不可欠である．**バックアッププランとして，換気困難への対応と挿管困難への対応を分けて考えるとよい．換気困難への対応は，経鼻，経口のエアウェイの使用，2人法でのマスク換気，喉頭外デバイスの使用，挿管困難への対応は，ビデオ喉頭鏡，ファイバー挿管，外科的気道確保である．**ビデオ喉頭鏡は自施設でどのような器具が使用可能か，使い慣れたデバイスであるかどうかが重要である．外科的気道確保は輪状甲状靱帯穿刺，輪状甲状靱帯切開があるが，十分にトレーニングしておく必要があり，そうでないなら手技に慣れたほかの救急医／耳鼻科医／外科医にあらかじめ声をかけておくほうがよいだろう．急性喉頭蓋炎のハイリスク症例では気管挿管の準備と同時に頸部を消毒し滅菌野を確保，外科的気道確保に必要な道具もすべて準備し，**気管挿管を行う医師と別に外科的気道確保を担当する医師を待機させたうえで臨む**(double-prep)．

■ Awake intubation とは何か？　どのような場合に望ましいか？

まず awake intubation とは，全身麻酔を導入する前に気管挿管を行うことを意味する．筋弛緩薬を使わずに局所麻酔薬を併用して自発呼吸を残したまま行い，鎮静薬は使用しないか，あるいは使用したとしても処置が安全に行える程度の用量で，呼吸抑制は最小限となるように減量して行う[18]．

Awake intubation の利点は，自発呼吸を残した状態であるためバッグマスク換気を行う必要がない点である．リドカインスプレーで口腔内，喉頭，気管を局所麻酔し，直接喉頭鏡，ビデオ喉頭鏡，ファイバーで喉頭を観察する．喉頭の視野を確認しそのまま気管挿管してもよいし，挿管困難のリスクが低いと判断すればいったん観察を中止し RSI に切り替えることも可能である．急性喉頭蓋炎や気道熱傷では繰り返し喉頭操作を行うほど条件が悪くなるため，初回で気管挿管するほうが安全であろう．Awake での喉頭観察では挿管が容易に思えても，RSI を行うと舌根沈下など喉頭の構造物の見え方が異なり予期せぬ CICO を招くケースもまれにあるため注意は必要である．

救急，集中治療領域で awake intubation と RSI の成功率や合併症を比較した研究はみあたらない．Awake intubation が選択肢となる患者は重症度，緊急度が高く，比較試験を行うのは不可能なのであろう．

では awake intubation が選択肢となるのはどのような場合か？

患者の自発呼吸が消失した場合に，術者が安全に気道確保（気管挿管，バッグマスク換気）を行えない可能性がある場合に適応があると考えられる．特に換気困難のリスクが高くなる気道異物，喉頭蓋炎，腫瘍や外傷で上気道の解剖学的異常が疑われる症例でよい適応となるだろう．

■ 鎮静薬，筋弛緩薬は何を選択するのがよいのか？

気管挿管の際に用いる鎮静薬，筋弛緩薬をまとめたものを示す（表15-6）．作用発現までの時間，作用持続時間の薬効動態と，呼吸と循環への作用を主に考慮して薬剤を選択する．

1) 鎮静薬の選択
- プロポフォール：作用発現までの時間が非常に短く，RSI に向いているが，循環抑制作用が強いため**血圧が低下している患者では注意を要する**．
- ミダゾラム：循環抑制作用がプロポフォールほど強くない．ベンゾジアゼピン系薬剤のなかでは比較的短時間で作用するものの，プロポフォールに比べれば長い．ベンゾジアゼピン系薬剤の長期使用歴やアルコール常用者では耐性があるため，適切な鎮静が得られるまでの量に個人差がある．適切な鎮静作用を得るまでに時間がかかる場合がある．
- ケタミン：**交感神経賦活作用により血圧低下を起こしにくい**ため，ショックの患者ではよい選択となる．頭蓋内圧を上昇させるエビデンスは乏しいが，わが国では頭蓋内圧亢進が疑われる患者では避けられることが多い．ケタミンは自発呼吸も残すため，awake intubation でも使いや

表 15-6　気管挿管で用いる鎮静薬・筋弛緩薬

鎮静薬

	投与量	作用発現時間 / 持続時間	注意点
プロポフォール	1.5 mg/kg	15～45 秒 / 5～10 分	低血圧
ミダゾラム	0.2～0.3 mg/kg	60～90 秒 / 15～30 分	Onset がやや長い ベンゾジアゼピン系薬剤やアルコールで耐性
ケタミン	1.5 mg/kg	45～60 秒 / 10～20 分	嘔吐，頭蓋内圧亢進 高血圧，ICP 上昇は禁忌
デクスメデトミジン	1 μg/kg　10 分で投与 その後 0.1 μg/kg/時	(挿管での使用データに乏しい)	徐脈，低血圧

筋弛緩薬

	投与量(mg/kg)	作用発現時間 / 持続時間	注意点
サクシニルコリン	1.5	45 秒 / 6～10 分	禁忌が多い
ベクロニウム	0.1	75～90 秒 / 60～75 分	Onset がやや長い 作用持続時間が長い
ロクロニウム	1.2	60 秒 / 40～60 分	

前投薬薬剤はエビデンスが乏しいため割愛した．

すい薬剤である．ただし嘔吐を誘発する場合があり注意が必要である．ショック患者の集中治療室での気管挿管にプロポフォールの循環 / 呼吸抑制作用を相殺する目的でケタミンを併用したケトフォール(ケタミンとプロポフォールを半量ずつ同時投与)を用い，その有用性を報告したものもある[19]．

- デクスメデトミジン：ケタミンと同じく自発呼吸を残したまま鎮静と健忘作用が得られる薬剤である．副作用として徐脈，低血圧を起こす場合がある．ファイバーを用いた awake intubation において，コントロール群と比べ低酸素や心血管合併症，気道閉塞のリスクは同等で，患者の不快感は少なく行えたという報告がある[20]が，明確なエビデンスにはまだ乏しく，今後のさらなる研究が待たれる．

2)筋弛緩薬の選択

RSI を行う場合，筋弛緩薬を投与してから作用発現までの時間が短く，CICO の場合を考えると作用持続時間も短い薬剤が好ましい．

- サクシニルコリン：作用発現までの時間も作用持続時間も短く，RSI には理想的な筋弛緩薬であり，脱分極型筋弛緩薬のため筋線維束攣縮で作用が確認しやすいのも利点である．しかし，脳卒中，神経筋疾患，挫滅症候群，重症感染症，熱傷の発症後 6 日以上経過した症例や，悪性高熱の家族歴，高カリウム血症では禁忌となるため，**患者の病態や家族歴，既往歴が不明な場合では使用しにくい．**
- ベクロニウム：前述したサクシニルコリンのような使用禁忌が少ない非脱分極型筋弛緩薬である．作用発現までの時間と作用持続時間が長いのが欠点である．

- ロクロニウム：ベクロニウムと同じ禁忌の少ない非脱分極型筋弛緩薬であるが，**作用発現までの時間と作用持続時間が短いため救急，集中治療領域でのRSIでは最も使いやすい筋弛緩薬といえる**．スガマデクス(1.5 mg/kg)による拮抗が可能という利点はあるが，緊急リバースまで中央値216秒[21]と報告されておりCICOでの利点には懐疑的な意見も多い[22]．

> **私はこうしている**
>
> 　気管挿管を行う場合，毎回必ず換気困難，挿管困難，病態困難予測の評価を行い，RSIを行うリスクがどの程度あるかを見積もる．明確なカットオフ，基準は存在しないが，バックアップの挿管手段，換気手段が準備でき，成熟したチームで臨めるのであれば多少のリスク因子があっても確実な気道確保を第1に考え，RSIは行うことが多い．しかし，換気困難因子で特にマスクフィットが困難，上気道閉塞(喉頭蓋炎，気道異物)，上気道の解剖学的異常の因子がある場合は慎重に，場合によってはawakeで，ファイバー挿管やビデオ喉頭鏡を準備して臨む．
>
> 　挿管の薬剤は血行動態が不安定であればケタミンを第1選択とするが，RSIでは血行動態が安定しているならプロポフォール，そうでなければミダゾラムかケタミンを鎮静薬として選択する．筋弛緩薬はあえてサクシニルコリンを使用する理由は少なく，ほぼロクロニウム1択で使用する．

参考文献

1) Okubo M, et al.：Int J Emerg Med. 2017；10(1)：1.(PMID：28124199)
2) Benumof JL：Anesthesiology. 1991；75(6)：1087-1110.(PMID：1824555)
3) Brown CA 3rd, et al.：Ann Emerg Med. 2015；65(4)：363-370. e1.(PMID：25533140)
4) Apfelbaum JL, et al.：Anesthesiology. 2013；118(2)：251-270.(PMID：23364566)
5) Kheterpal S, et al.：Anesthesiology. 2006；105(5)：885-891.(PMID：17065880)
6) Langeron O, et al.：Anesthesiology. 2000；92(5)：1229-1236.(PMID：10781266)
7) Kheterpal S, et al.：Anesthesiology. 2009；110(4)：891-897.(PMID：19293691)
8) Walls RM, et al.：Identification of the Difficult and Failed Airway. In：Walls RM, et al.(ed)：Manual of emergency airway management 4th ed. pp8-21, LWW, 2012.
9) Lee A, et al.：Anesth Analg. 2006；102(6)：1867-1878.(PMID：16717341)
10) Vannucci A, et al.：Minerva Anestesiol. 2016；82(1)：69-83.(PMID：25990431)
11) Hagiwara Y, et al.：Am J Emerg Med. 2015；33(10)：1492-1496.(PMID：26166379)
12) Bair AE, et al.：J Emerg Med. 2010；38(5)：677-680.(PMID：19297115)
13) 中島義之：ABCプランニング．志賀隆，他編：必勝！気道管理術 ABCははずさない，pp70-80，学研メディカル秀潤社，2015．
14) Jaber S, et al.：Crit Care Med. 2006；34(9)：2355-2361.(PMID：16850003)
15) Green RS, et al.：CJEM. 2012；14(2)：74-82.(PMID：22554438)
16) Heffner AC, et al.：J Crit Care. 2012；27(6)：587-593.(PMID：22762924)
17) Weingart SD, et al.：Ann Emerg Med. 2012；59(3)：165-175. e1.(PMID：22050948)
18) Heffner AC, et al.：Anesthesia and sedation for awake intubation. In：Walls RM, et al.(ed.)：Manual of emergency airway management 4th ed. pp266-274, LWW, 2012.
19) Gallo de Moraes A, et al.：Am J Case Rep. 2015；16：81-86.(PMID：25676819)
20) He XY, et al.：Cochrane Database Syst Rev. 2014；(1)：CD009798.(PMID：24442817)
21) Sørensen MK, et al.：Br J Anaesth. 2012；108(4)：682-689.(PMID：22315329)
22) Mendonca C：Anaesthesia. 2013；68(8)：795-799.(PMID：24044438)

16 人工呼吸器モードの選択（PCV vs VCV の比較）

櫻谷正明

CONTROVERSY

- PCV の利点は？
- VCV の利点は？
- PCV と VCV のどちらを使うか？
- 新しいモード・機能が有用な場合は？

BACKGROUND

本項では，まず代表的な人工呼吸器モードである PCV（従圧式換気：pressure control ventilation）と VCV（従量式換気：volume control ventilation）について考えていきたい．PCV と VCV が使用できるモードは A／C（補助・調節呼吸：assist／control）か SIMV（同期式間欠的強制換気：synchronized intermittent mandatory ventilation）であるが，筆者が働き始めた頃は人工呼吸といえばとにかく SIMV を使用していた．しかし，SIMV は呼吸器離脱が遅れることが指摘されており[1,2]，人工呼吸器による補助も一定ではないため非同調もきたしやすく，筆者は現在では急性期の呼吸管理において SIMV を使用するケースはほとんどない．VCV や PCV の違いは量を設定するか，圧を設定するかの違いであり，人工呼吸器はどちらか一方しか設定することができない（図 16-1）．VCV では気道内圧が変化し，PCV では換気量が変化する．人工呼吸による合併症を防ぐため，適切なモニタリングを行う必要がある．

人工呼吸で予後を改善した RCT は限られている．それらの代表的な RCT である ARMA study では，1 回換気量を理想体重あたり 6 mL/kg かつプラトー圧 30 cmH$_2$O 以下を目標に VCV で管理を行うと，12 mL/kg かつプラトー圧 50 cmH$_2$O 以下を目標に管理した場合と比べ死亡を減少させた[3]．1 回換気量制限やプラトー圧制限を行ういわゆる肺保護戦略が一般的になり，肺保護戦略の PCV や VCV とさまざまなモードを比較した RCT が現在に至るまでいくつか行われてきたが，死亡など真のアウトカムを改善させたという人工呼吸器モードはない．例えばHFOV（高頻度振動換気法：high frequency oscillatory ventilation）が死亡を増加させることが報告されたことは記憶に新しい[4,5]．また最近では，P／F≦250 の ARDS で気管挿管から 48 時間未満の患者を対象に APRV（airway pressure release ventilation）と肺保護戦略を比較した RCT では，VFD（人工呼吸器非使用日数：ventilator free days）を延長したが，ICU 死亡には有意差は認めなかった[6]．いまのところ，どういう人工呼吸器モードを使用するかというよりは，どういう管理を行うかというほうが重要であろう．

POINT

PCV でも VCV でもどちらでも構わないが，それぞれの施設で慣れた人工呼吸器モードを使用し，しっかりモニタリングすることが重要である．ただし，筆者は重症の閉塞性肺疾患や筋弛緩薬を投与する場合では VCV を用いることが多い．

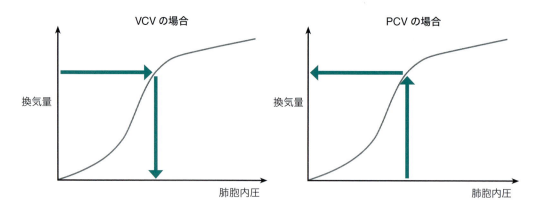

図 16-1 肺胞内圧と換気量の関係

■ PCV の利点は？

　PCV の利点は気道内圧を制限できることだろう．肺胞にかかるプラトー圧は設定した吸気圧を下回ることがあっても，超えることはない．また近年何かと注目されている駆動圧（プラトー圧－PEEP）であるが，PEEP やプラトー圧よりも駆動圧を制限することが最も予後と相関するといわれている[7]．換気量制限がよいといっても ARMA study は 12 mL/kg と 6 mL/kg を比較した結果であり，至適な換気量というのはよくわかっておらず患者によって異なっている．駆動圧は 1 回換気量をコンプライアンスで割った値であり，駆動圧が同じであればコンプライアンスの小さい膨らみにくい肺では，換気量がより小さくなる．駆動圧が小さいほどよいというのは硬い肺（重症）のほうがより換気量制限が必要ということであり，何となくわかる気がする．しかしこの研究は自発呼吸のない患者を対象にしているが，自発呼吸のある患者ではどうだろうか．気道内圧とはその名のとおり気道を内側から押す圧である．自発呼吸による呼吸努力が強ければ，肺胞を内側から押す圧に胸腔から引かれる力が加わり肺胞にかかる圧は大きくなるだろう．よって肺胞の圧損傷はプラトー圧のみをモニタリングしているだけでは不十分である．

■ VCV の利点は？

　VCV の利点は一定の換気量を維持できることである．例えば，脳出血で手術前の患者の人工呼吸管理を PCV で行っており，自発呼吸があり 500 mL だった換気量が脳ヘルニアを起こしたため，自発呼吸が減り換気量が減ってしまった．脳出血による一次性脳損傷は回避できないが，二次性脳損傷を起こすことは避けなければならない．このようなケースでは，PCV では吸気圧の設定変更が必要であり，設定変更が遅れると高二酸化炭素血症をきたし，さらに脳圧が上昇し神経学的予後は悪化するだろう．二酸化炭素が貯留する原因には，換気量の低下，死腔換気の増加，二酸化炭素産生の上昇があるが，VCV では少なくとも換気量を維持することができる．また換気量を設定できるため，換気量が過剰になることはなく，容量損傷のリスクを減らすことができる．

　また肺メカニクス評価は VCV の利点であろう．VCV では気道抵抗やコンプライアンスを定量的

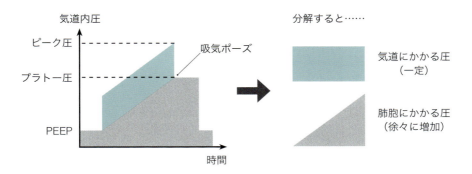

図 16-2　VCV（矩形波）の気道内圧波形

表 16-1　人工呼吸のモードと主な設定

	酸素化	換気	同調性
VCV	F_iO_2，PEEP	1回換気量，換気回数	吸気流量，1回換気量，トリガー
PCV	F_iO_2，PEEP	吸気圧，換気回数	吸気時間，トリガー
PRVC	F_iO_2，PEEP	1回換気量，換気回数	吸気時間，トリガー
ASV	F_iO_2，PEEP	％分時換気量	トリガー

に測定することができる．VCV（矩形波）で人工呼吸管理を行っている場合，肺胞にかかる圧は吸気前の状態から徐々に増加し吸気終末で最高となる（図 16-2 の三角形）．吸気流量が一定（矩形波）であれば気道にかかる圧は一定であり（図 16-2 の四角形），吸気終末でいったん換気を止めることで流量がなくなり気道にかかる圧もなくなるため，肺胞にかかる圧（プラトー圧）と気道にかかる圧（ピーク圧－プラトー圧）を算出することができる．これにより，気道と肺や胸郭のどちらに異常があるか情報を得ることができる．PCVではコンプライアンス測定はできるものの，吸気流量は吸いはじめが最も速く漸減するため一定ではない．よって，気道抵抗は定量化できず流量波形から推測するしかない．VCVでは漸減波で設定することもできるが，漸減波の吸気流量は吸いはじめが最も速く吸気終末にかけて漸減していく波形であり，PCVと同様にコンプライアンスは測定できるが気道抵抗は測定できない．VCV（矩形波）を用いれば，人工呼吸のトラブルシューティングにおいて「気道抵抗，コンプライアンス」のどちらに異常があるのか，選択肢を半分に絞り込むことができる．しかしながら，自発呼吸がある場合では息どめができないため肺メカニクスを評価するのは難しい．

■ PCV と VCV のどちらを使うか？

PCVとVCVについて述べてきたが，どちらがよいのだろうか．PCVでもVCVでも酸素化，換気，同調性についてそれぞれ評価および設定が必要であり（表 16-1），どちらのモードを使用するかというよりも，どのような管理をするのかが重要である．つまり，過剰な量が入りすぎないように，過剰な圧がかかりすぎないように設定する必要があるが，そのうち片方しか設定することができず，適切にモニタリングしなければならないということである．一般的には1回換気量は6 mL/kg

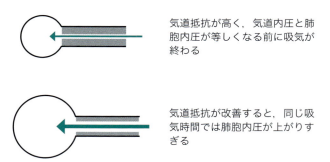

図 16-3　気道抵抗の変化による肺胞の過伸展

　以下，プラトー圧は 30 cmH$_2$O 以下が目標の目安とされており，少なくとも PCV では 1 回換気量が 6 mL/kg を超えないか，VCV ではプラトー圧が 30 cmH$_2$O を超えないかモニタリングが必要である．例えば，VCV で 6 mL/kg 以下に設定していてもプラトー圧が 30 cmH$_2$O を超える場合は，それよりも 1 回換気量を減らす必要がある（4 mL/kg が下限の目安とされる）．しかしながら，1 回換気量にしてもプラトー圧にしても，至適な目標値ははっきりとわかっていない．

　実際 PCV でも VCV でも，生理学的影響，肺傷害，同調性，患者の転帰には差はないと報告されており[10]，特に漸減波を用いた VCV は PCV と似かよっている．というわけで「各施設でよく慣れたモードを使用すればよい」というのがありがちな結論である．わが国では人工呼吸器を設定するのは主に医師だろうが，人工呼吸器のそばで最も長い時間を過ごすのは看護師であろう．医療安全（医療の質の担保，情報共有），教育の点からもある程度統一した管理のほうが望ましい．それではよく使用されているモードとは何だろうか．2002 年に報告された 20 か国で行われたコホート研究では，重症患者の人工呼吸管理のおよそ 60％で VCV が用いられていたが[11]，近年の報告では VCV は 40％程度まで減少し，初期の換気モードとして PCV を用いるのも 20％程度まで増えてきている[12]．さらに人工呼吸を開始し 48 時間以降では PCV や CPAP（持続的気道内陽圧：continuous positive airway pressure）＋PS（プレッシャーサポート：pressure support）が好まれるようになっている．このように VCV は徐々に減少してきており，個人的な印象ではわが国の多くの施設で PCV がよく使用されているように感じる．その理由の 1 つは同調性ではないだろうか．同調性の設定は主に，VCV では吸気流量および 1 回換気量を，PCV では吸気時間を設定する．同調性の評価には患者のフィジカルアセスメントはもちろんだが，グラフィック画面を見て同調性を評価するのは PCV のほうが容易な印象である．PCV では吸気流量が基線に戻るのを目安に吸気時間を設定するが，VCV では気道内圧波形から判断するため定量化するのが難しく慣れが必要であるように感じる．

　これまで述べてきたようにどちらかのモードのみを推奨することは難しく，各施設で慣れたモードを使用するとして構わない．筆者は気管支喘息重積発作の重症の閉塞性肺疾患と筋弛緩薬投与中の場合は，原則 VCV を用いるようにしている．重症の閉塞性肺疾患を人工呼吸管理する場合はかなり高い気道内圧が必要な場合があり（プラトー圧の安全域の目安である 30 cmH$_2$O を超える吸気圧が必要なことも多い），PCV でこのような設定で管理していると気道抵抗が改善した場合は同じ設定のままではかなり高い気道内圧が肺胞に到達してしまう可能性がある（図 16-3）．コンプライアンスには問題がないので，当然肺胞は過伸展を起こし気胸の人工呼吸器関連肺傷害の危険性が増

す．VCV だと気道抵抗が改善すると，気道にかかる最高気道内圧が変化するが，プラトー圧や1回換気量には変化がないためこのような危険は少ない．肺胞に過剰な圧がかからないようにするために，PCV で吸気圧を 30 cmH$_2$O を超えないように設定すると，吸気時間がより長く必要であり，呼気時間が短くなるぶん，内因性 PEEP をきたしやすい．気道抵抗が高い閉塞性肺疾患の呼吸管理では息を吐ききれるか（呼気流量が基線に戻るか）が重要であり，呼息が十分にできていない状況で残っている PEEP のことを内因性 PEEP という．内因性 PEEP があると VCV では胸腔内圧が上昇し循環動態に影響を与え，PCV では1回換気量低下が懸念される．また，人工呼吸器が患者の吸気を認識できない（ミストリガー）などの問題が生じるため，内因性 PEEP が極力ないように管理することが望ましい．これらの理由で，重症の閉塞性肺疾患の管理では PCV はやはり設定が難しい印象がある．また，筋弛緩薬投与中の呼吸管理は，同調性に気をつかう必要がさほどなく，1回換気量制限を確実に行うことができること，自発呼吸も認めないためコンプライアンスや気道抵抗を測定し肺メカニクスを評価できることから個人的には VCV を選択することが多い．

■ 比較的新しいモード・機能

比較的新しいモードを紹介し，それらが有用な状況についていくつか提示する．

1）PRVC（圧規定容量調整換気：pressure regulated volume control）

PRVC とは基本的には PCV のような従圧式の換気だが，吸気圧を設定するのではなく目標換気量を設定する．例えば1回換気量を 400 mL と設定したとする．1回換気量がこれよりも多い場合は次回の吸気圧を下げ，逆に換気量が少ない場合は吸気圧を上げ，目標換気量になるように吸気圧を調整する．吸気圧が毎呼吸変動する可能性があるが，換気が始まってしまえば従圧式換気であり，当然ながらコンプライアンスや気道抵抗，自発呼吸がある場合は呼吸努力によって1回換気量は変動する（表16-1）．1回換気量がある程度補償される PCV と聞くと何かと便利なモードのように聞こえるが，いくつか注意が必要である．最も注意すべきは適切な換気量を設定することである．例えば糖尿病性ケトアシドーシスで重度の代謝性アシドーシスを認める場合，呼吸性代償で換気量は増大しているだろう．気管挿管し，1回換気量を理想体重あたり 6 mL/kg に設定していたとすると，おそらくもっと大きい換気量が必要であり設定換気量よりも患者の自発呼吸の換気量が大きいため，人工呼吸器はどんどん吸気圧を下げようとする．その結果，人工呼吸器による呼吸補助は過小になってしまう．換気量を十分に設定したとしても，治療により代謝性アシドーシスが改善した場合は，必要な換気量は減少し，過剰な気道内圧がかかり続ける可能性がある．このように適切な換気量を見極めることが重要であり，短時間で必要な換気量が変動しうる場合は特に注意したほうがよい．PRVC は呼吸器によってその名称が異なっており，VC+，APV，VTPC など多様である．また，ドレーゲル社製の人工呼吸器では PRVC と VCV をモード選択で選ぶのではなく，AutoFlow^{TM} の有無で設定するため PRVC と VCV を誤解しやすいかもしれない（AutoFlow^{TM} ありだと PRVC，なしだと VCV）．

2) INTELLiVENT-ASV®

　ASV（適応補助換気：adaptive support ventilation）は自動化されたモードの1つである．酸素化の設定は主には F_IO_2 と PEEP であるが，換気の設定は％分時換気量となる（表16-1）．身長と性別を入力すれば理想体重が計算され，理想体重÷10 が分時換気量の目安（100％分時換気量）であり，例えば理想体重が 50 kg とすれば，100％分時換気量は 5 L/分となる．CO_2 が貯留し換気を増やしたい場合は，120％とすると分時換気量が 6 L/分になるように換気回数と換気量が自動調整される．INTELLiVENT-ASV® では，ASV に加えて SpO_2 値から F_IO_2 と PEEP を自動調整し，E_TCO_2 から％分時換気量までもが自動調整される．患者選択で ARDS，脳損傷，慢性閉塞性肺疾患が選択でき，これらの患者群は酸素化や換気の目標値が異なっている．例えば，ARDS では人工呼吸器関連肺傷害を防ぐため高 CO_2 血症を許容する場合があるが，脳損傷患者では正常範囲内の E_TCO_2 を目標としている．注意すべき点は SpO_2 や E_TCO_2 の値が SaO_2 や $PaCO_2$ と乖離している場合があり，特に急性期では適宜血液ガス分析を行いその差を確認しつつ調整しなければならない．また，人工呼吸器モードとは直接関係がないが，これらのモードが使用できるハミルトンメディカル社製の人工呼吸器はフローセンサーが口元についており，気道分泌物が付着した際にフローの計測ができなくなることがあり，慣れていない施設では注意が必要である．

3) PAV（比例補助換気：proportional assist ventilation）

　PAV はコンプライアンスや気道抵抗を測定することにより患者の呼吸仕事量に見合った補助を行う．吸気流量や換気量を測定し，下記のような計算式から補助する圧を調整している．PS では患者の呼吸によらずサポート圧は一定であるが，PAV では呼吸仕事量が増加すれば補助も増加する．

> 気道内圧＝吸気流量×気道抵抗＋換気量／コンプライアンス

　例えば，肺炎でコンプライアンスが低下した場合や気管支喘息発作で気道抵抗が上昇した場合は，そのぶん呼吸補助が増える．低コンプライアンスの肺では吸気終末にかけて圧補助が大きくなり，一方で気道に対する圧補助は吸気流量が最も速い吸気開始時に最大となるため気道内圧波形をみてみると PS とは異なり一定ではないことがわかる．また測定した吸気流量と圧から呼吸仕事量を計算しており，患者の呼吸仕事量をリアルタイムで知ることができる．

　呼吸とは，呼吸中枢からの信号が神経伝達され呼吸筋へと伝わり，胸郭を動かすことで圧較差を作り換気される．PAV を用いる場合は患者自身の呼吸努力が適切に行われているのが前提条件であり，いくらコンプライアンスや気道抵抗が測定できても，患者の状態に見合った吸気流量や換気量ではないと，適切な呼吸補助が行われない．要するに呼吸中枢から呼吸筋までの経路に異常がある場合は，PAV は使用できないことが多い．

4) NAVA（neurally adjusted ventilatory assist）

　NAVA は電極を伴った経鼻胃管を食道に留置することで，横隔膜の活動電位を測定し，その活動電位に応じた補助を行う．NAVA の利点は，横隔膜の電位を直接拾えることである．従来の圧トリガーやフロートリガーは横隔膜が動いて圧較差が生じることで気道内圧の低下や吸気流量を感知す

るが，NAVAでは横隔膜の電位を直接拾うのでより上位でトリガーすることができる．内因性PEEPが残っている状態では，圧や流量の変化を人工呼吸器がトリガーするためにより強い吸気努力が必要であるが，電位をモニターするNAVAではそのような場合でもミストリガーなく自発呼吸をトリガーできるかもしれない．しかし，数cmずれただけでも適切に作動しなくなることがあり，その場合には従来のトリガーに切り替わるようになっている．また，気管挿管患者以外でも，NPPV（非侵襲的陽圧換気：non-invasive positive pressure ventilation）でも使用できる．PAVと同様に，吸気努力が強くなればそのぶん補助も強くなるが，横隔膜の活動電位が生じるまでの過程が適切であることが前提条件である．つまり呼吸中枢から呼吸筋までの経路に異常がある場合は使用しにくい．

■ 新しいモード・機能が有用な場合は？

1) 自動調節モード

　ASVやINTELLiVENT-ASV®は機械がアルゴリズムに則って設定を変更してくれるが，それが本当に理にかなっているならば，人手が十分でないICUや夜間の管理には有用である．INTELLiVENT-ASV®はSpO_2やE_TCO_2が安定して測定できていれば頻回なフィードバックが入り，例えば脳損傷のような脳圧が高い患者で適切な二酸化炭素が維持できることは利点である．また酸素化の設定（PEEPやF_IO_2）についてはARDS networkのF_IO_2 / PEEP tableに基づいて設定変更されているが，急性呼吸不全患者でも安全に使用でき[13]，手動で行った設定変更回数も減らした[14]と報告されている．しかし，自動調節モードだからといって人工呼吸器におまかせではいけない．特に急性期では人工呼吸器から得られる情報は病勢の判断の評価に有用であるが，同じ設定で血液ガスや呼吸様式を評価するのではなく，設定変更された状態での評価になるためより複雑である．教育の観点から考えても難しいモードかもしれない．

2) 自発呼吸下でも肺メカニクスを評価できる

　静的コンプライアンスや気道抵抗を測定するためには，自発呼吸を認めないことが必要である．しかし，いくつかの人工呼吸器では自発呼吸がある患者でも肺メカニクスを測定することができる．決してその数値のみで評価がなされるべきではないが，自分のアセスメントを裏づける1つの情報として使用することはできるだろう．

　ハミルトンメディカル社製の人工呼吸器は，呼気時の波形を解析することにより，気道抵抗とコンプライアンスを計算し呼気時定数を表示している．時定数とは気道抵抗とコンプライアンスを乗じたものであり，時定数の5倍の時間の呼気時間を設ければほぼすべての呼息を行うことができるとされる．要は，気道抵抗が上昇すれば息を吐き終わるまでの時間は長くなり，コンプライアンスが低下した硬い肺では速くしぼんでしまいより短時間で呼息することができる．呼気時定数の正常値は0.5〜0.7秒とされ，継時的な変化で時定数が大きくなっていれば気道抵抗が悪化しているのではないか，時定数が小さくなっていればコンプライアンスが悪化しているのではないかと疑ったりできる．ちなみに前述のASVではこれらの測定した情報を用いて，呼吸仕事量が最小となるように呼吸回数と1回換気量を調整している．

また，PAVでは，4〜10呼吸ごとの吸気終末時に短いポーズ（0.3秒間）を行うことで，気道抵抗とコンプライアンスを測定しており，それぞれが表示されている．例えば，PS 10 cmH$_2$O で1回換気量が 500 mL とする．500 mL の換気量に対し気道内圧の変化は 10 cmH$_2$O であり，これらの数値をもとにコンプライアンスを計算すると 500÷10＝50 mL/cmH$_2$O である．しかし PAV に変更して，測定したコンプライアンスは 10 mL/cmH$_2$O であった．これはどういう状況だろうか．つまりコンプライアンスが低下しており，500 mL の換気量を吸うためには肺胞にかかる圧較差は 50 cmH$_2$O 必要なのである．おそらくこのような患者は呼吸補助筋を使用してめちゃくちゃしんどそうであり何となくやばいなと感じるだろうが，PS 10 cmH$_2$O では足りない 40 cmH$_2$O の陰圧を自発呼吸で行っていたというのが数値でイメージできる．

3）同調性の改善

人工呼吸器非同調を認めると呼吸器離脱が遅れたり[15]，死亡が増加したりするという報告もあり[16]，人工呼吸器非同調を避けることは重要である．また，不適切な鎮静が用いられる原因になるかもしれない．PAV や NAVA は患者の吸気努力に応じた補助を行うモードのため，同調性を改善することが期待される．PS は小さすぎると呼吸不快になり，過剰でも無呼吸の原因になりどちらも睡眠の妨げとなるが[17]，PAV は PSV より快適で，睡眠の質を改善したという報告もある[18]．また，NAVA は PSV と比較し人工呼吸器非同調や抜管後の NPPV の使用を減らすと報告されている[19]．

これまでに述べたとおり，さまざまな新しいモード・機能があるが，呼吸器モードを比較した研究は急性期よりも離脱に向けた時期の研究が多く，酸素化や人工呼吸器非同調の改善についての報告はあるものの，死亡など真のアウトカムを改善するという報告はない．またこれらのモードは各メーカーの人工呼吸器にしか搭載されておらず，PCV や VCV のように共通のモードではなく広く普及してはいない．現状ではこれらの新しいモードを積極的に使用する根拠は乏しい．

> **私はこうしている**
>
> 人工呼吸器はもちろん集中治療はチーム医療であり，自分だけではなくその管理に携わるすべてのスタッフが最低限理解できている必要がある．適切なモニタリングができないのなら，どんなすばらしいモードを使おうとも適切な人工呼吸管理を行うことができない．大切なのはモードうんぬんよりもどのように管理するかである．
>
> よって PCV でも VCV でもどちらでも構わないが，その施設でよく使っているモードを使用するのがよいだろう．しかし，重症の閉塞性肺疾患や筋弛緩薬投与中では VCV のほうが管理しやすいことが多い．

参考文献

1) Esteban A, et al.：N Engl J Med. 1995；332(6)：345-350.(PMID：7823995)
2) Brochard L, et al.：Am J Respir Crit Care Med. 1994；150(4)：896-903.(PMID：7921460)
3) Brower RG, et al.：N Engl J Med. 2000；342(18)：1301-1308.(PMID：10793162)
4) Ferguson ND, et al.：N Engl J Med. 2013；368(9)：795-805.(PMID：23339639)
5) Young D, et al.：N Engl J Med.；368(9)：806-813.(PMID：23339638)

6) Zhou Y, et al.：Intensive Care Med. 2017；43(11)：1648-1659.(PMID：28936695)
7) Amato MB, et al.：N Engl J Med 2015；372(8)：747-755.(PMID：25693014)
8) Talmor D, et al.：N Engl J Med. 2008；359(20)：2095-2104.(PMID：19001507)
9) Kallet RH, et al.：Respir Care. 2005；50(12)：1623-1631.(PMID：16318643)
10) Chacko B, et al.：Cochrane Database Syst Rev. 2015；1：CD008807.(PMID：25586462)
11) Esteban A, et al.：JAMA. 2002；287(3)：345-355.(PMID：11790214)
12) Esteban A, et al.：Am J Respir Crit Care Med. 2013；188(2)：220-230.(PMID：23631814)
13) Arnal JM, et al.：Intensive Care Med. 2012；38(5)：781-787.(PMID：22460854)
14) Bialais E, et al.：Minerva Anestesiol. 2016；82(6)：657-668.(PMID：26957117)
15) Thille AW, et al.：Intensive Care Med. 2006；32(10)：1515-1522.(PMID：16896854)
16) Blanch L, et al.：Intensive Care Med. 2015；41(4)：633-641.(PMID：25693449)
17) Rittayamai N, et al.：Intensive Care Med. 2016；42(4)：531-541.(PMID：26759012)
18) Bosma K, et al.：Crit Care Med. 2007；35(4)：1048-1054.(PMID：17334259)
19) Demoule A, et al.：Intensive Care Med. 2016；42(11)：1723-1732.(PMID：27686347)

17 人工呼吸器設定の実際（PEEPと換気量の設定）

横山俊樹

CONTROVERSY

・1回換気量制限はどのように行うか？
・ARDS以外においても低容量換気は有効か？
・高PEEPは有効か？

BACKGROUND

2000年に発表されたARMA studyからもうすぐ20年になる[1]．人工呼吸管理における1回換気量の制限とPEEPを高く設定する，いわゆる肺保護戦略は現在でもARDSにおける人工呼吸管理の最も基本の管理方法となっており，呼吸管理についてのさまざまな研究・ガイドラインに必ずといっていいほど言及されている．急性期人工呼吸管理における基本中の基本ともいえる管理方法ではあるが，改めて「high PEEP＋low tidal」による肺保護戦略について考えてみたい．

POINT

可能な範囲で6 mL/kgを目指して低容量換気を行い，「適切」なPEEPを設定する．

■ 肺保護戦略とは何か？

まず基礎的なことから考えてみたい．すでに当たり前の用語になっている「肺保護戦略」とは何か，もう一度理解することは重要である．まったく別の臓器に置き換えて考えてみると非常に理解しやすいため，他臓器で考えてみよう．ある活動を行うにあたって重要臓器が損傷しているためにその活動ができなかった場合，医療としてはどのようなことをするだろうか．例えば足で考えてみよう．足を骨折した場合，骨折部位の損傷を固定，治療しないままに歩かせることを推奨するだろうか．当然，骨折した足を十分固定したうえでリハビリテーションを進めていくことになる．骨折

の程度に応じて一定期間の安静が必要であり，そのまま歩かせることはありえない．

　肺のような重要臓器であってもこれは同様である．びまん性に損傷したARDSのような病態において，低酸素血症だからといって肺をそのまま過剰に換気し，無理に伸展させることは，肺に起きている損傷をより悪化させるに違いない．肺損傷が重篤であればあるほど肺の換気はより抑えた"low tidal"な換気にするべきであろう．また最も重症な病態であれば肺をまったく使わない膜型人工肺（ECMO）のようなデバイスが必要となることもうなずける．さらにPEEPも同じ機序で考えることが可能である．呼気時の陽圧は「酸素を押し込む」という非科学的な理論で行っているわけではなく，呼気時に肺の虚脱を防ぎ，肺胞を開いたままの状態で呼吸を継続するために，過剰な呼吸仕事量を軽減できることにもつながる方法である．

　重要臓器の損傷では，まずは臓器保護を意識しながら管理を行っていくことが重要なのである．

■ 肺保護戦略の歴史

　ARDSの診断基準が明確化されたのは，1994年のAECC基準[2]の作成からであるが，すでに1960年代にはAshbaughらによってショックや外傷に続発する急性呼吸不全が報告され[3]，疾患概念としては検討がなされていた．1970～1980年代にかけてSIMVやPSVのさまざまな換気様式が発展し，人工呼吸器のさまざまな機器が登場したが，臨床現場では血液ガスデータを正常化するために，積極的に肺を換気させることが重要であると捉えられていた．ただし，経験的な知識の集積から高濃度酸素投与が肺障害を増悪させることが知られるようになり，positive end-expiratory pressure（PEEP）を設定することによって酸素化を改善する手法がとられるようになっていった[4,5]．

　このようななか，ブラジルのAmatoらはARDS患者を対象とした「新たな換気様式」についてのRCTを行った．本研究では，15例を1回換気量6 mL/kgの「新たな換気方法」群として，また13例を1回換気量12 mL/kgの「従来の換気方法」群として比較し，いわゆるpermissive hypercapniaについての評価を行っている．結果として死亡率では有意な差は出なかったが，人工呼吸器離脱率やPaO_2/F_IO_2において有意に1回換気量6 mL/kg群で良好な結果だった[6]．この結果を受けて，Amatoらは症例数を増やしたRCTを行い，1回換気量6 mL/kg群29例では28日死亡率が38%だったのに対して，12 mL/kg群24例では死亡率71%と有意差を認めていた[7]．これらの結果を受けて北米のARDS networkでは低容量換気について大規模な多施設合同比較試験を行った．2000年に報告された本ARMA studyでは陽圧人工呼吸を要する816例のARDS患者について，過去の報告と同様に6 mL/kg群と12 mL/kg群とが比較されたが，結果は低容量換気（6 mL/kg）群において死亡率が31.0%と，12 mL/kg群の死亡率39.8%と比べて有意に低下していた[1]．ARMA study以降，ARDSにおける低容量換気は呼吸管理のスタンダードとなり，各種のガイドラインでも必ず言及されるようになっている．

■ 1回換気量制限はどのように行うか？

　ARMA study以降，教科書的にはARDSに対してlow tidal volumeでの肺保護戦略が推奨されるようになってきたが，実際にどのように換気量制限を行うのかがポイントとなる．ARMA studyでは，

プロトコル開始後4時間以内に6 mL/kgの1回換気量まで制限を行うこととなっている．またこの際にプラトー圧が30 cmH$_2$Oを超える場合には，1 mL/kgずつ1回換気量を漸減していくというプロトコルであり，この結果，7日間までの測定でおおむね6 mL/kgが維持できていた．全身管理についての詳細な記載はないが，筋弛緩薬の使用についての記載として，生存例においては筋弛緩使用日数は両群ともに6％前後の日数とされていた．ただし死亡例においては筋弛緩使用日数がlow tidal群で20±32％，コントロール群で16±28％（有意差なし）とされており，より重症例での低容量換気では筋弛緩・深鎮静を行う必要があり，管理は簡単ではないかもしれない．

また，低容量換気を行うことで十分に換気量が維持できなくなることはある．つまり，CO$_2$貯留をきたし，呼吸性アシドーシスを呈する可能性がある．換気回数を増やす方法で，ある程度の分時換気量は維持できるので，多くの場合は管理可能であり，軽度のCO$_2$貯留・アシドーシスはpermissive hypercapneaとして臨床的に許容できる場合が多い．ただしその程度は明確ではない．CO$_2$貯留によるデメリットとしては，脳血流の増大により脳圧亢進をきたす可能性があり，何らかの脳障害を呈している症例では推奨されない．またさらに循環への影響も無視はできない．一般に高二酸化炭素血症においては，心拍出量が増大し，このため酸素運搬能が増大するとされている．しかしその一方で，肺においては肺血管抵抗が増大し，肺高血圧・右心不全は増悪する．以上から，脳圧亢進症例や肺高血圧を有する症例では低容量換気は施行が難しい場合が多い．

■ 低容量換気（自発呼吸を温存するかどうか）

実臨床の立場からいえば，1回換気量を減らすことは必ずしも容易なことではない．1回換気量を低容量に保つためには，当然人工呼吸器設定において換気量を減らすことになるわけだが，機械の設定した換気量どおりに換気されるのは患者がまったく自発呼吸をしていない場合に限られる．筋弛緩・深鎮静を前提とすれば問題はないかもしれないが，患者の自発呼吸がある場合には無理な低容量換気設定では，患者-人工呼吸器間に同調不良が起きてしまう．患者に強い不快感を与えたり，過剰な呼吸仕事量を要したりすることにつながるだろう．このため，低容量換気設定を行う際にはいかに自発呼吸を適切にコントロールするかが重要である．

ただし近年では，重症ARDSにおいて自発呼吸を温存しておくことに警鐘を鳴らす報告もみられている．ARDSなどの強い炎症・損傷が肺に存在する場合，横隔膜の吸気運動による陰圧がまず背側肺領域に局在化して発生するため，より強い吸気陰圧が背側の障害肺に形成される．このため，吸気初期に腹側肺領域から背側肺側領域へ肺胞内の空気が移動する，いわゆるpendelluft現象が指摘されている．障害の強い背側肺では虚脱から過伸展が繰り返されることとなり，障害を悪化させる可能性が示唆されている[8]．

従来は，自発呼吸による陰圧は強制換気における陽圧と比べると肺の状態にかかわらず全体に均一にかかるために，特に背側を主体とした局所的な無気肺の防止・改善には有効であり，可能な限り温存したほうがよいと考えられていた[9,10]．Pendelluft現象がどこまで人工呼吸器誘発肺障害（VILI）へ影響を及ぼすかについてはまだ議論の途中だが，過剰な自発呼吸は肺障害を悪化させる可能性はある．

■ 換気量制限（鎮痛・鎮静）

　筋弛緩を使用せずに患者の自発呼吸をコントロールするためには，適切に患者の呼吸困難を緩和する．つまり適切な鎮静・鎮痛を行うことであるが，必ずしも容易ではない．特に呼吸困難を緩和するためにオピオイドによる鎮痛を過剰に行うと，むしろオピオイドによる作用により1回換気量は過剰に大きくなってしまうこともある．適切な鎮痛・鎮静を行うことは重要だが，これのみで換気量制限を成し遂げようとするのは困難が多い．ただし，少なくとも呼吸困難をはじめとする苦痛は十分に取り除くべきである．鎮痛・鎮静の使用方法については経験によるところも大きく，「適切な鎮痛・鎮静を行う」というあいまいなものを目指して試行錯誤を繰り返していくことが実際には多い．

■ 換気量制限（筋弛緩）

　前述のように最もわかりやすい方法は筋弛緩薬を使用することである．筋弛緩薬を使用することで患者の自発呼吸を止めてしまえば，機械設定どおりに換気が行われるようになるため，低容量換気を行うことのみを主眼にすれば，非常に有用な方法といえる．しかしこれもメリット／デメリットのある方法であり，慎重な判断が必要である．

　近年，重症ARDSにおける筋弛緩についてのRCTが報告されている．Papazianらの研究（ACURASYS study）では，PaO_2/F_IO_2 150以下の重症ARDSにおいて急性期の48時間に限って筋弛緩薬（Cisatracurium）を用いる筋弛緩群と通常管理群を比較し，90日死亡率において有意な改善が得られたと報告されている[11]．ともに1回換気量については6 mL/kg前後とされており，筋弛緩を用いての換気量制限は適切に使用すれば安全に施行可能かもしれない．ただし，本研究では90％前後の症例が血管作動薬を使用され，3割ほどが腎代替療法を施行される重症患者であり，PaO_2/F_IO_2 も150以下となる重症例が対象となっており，筋弛緩を用いるメリットの大きい症例を十分見極めることが重要であろう．さらに本研究で用いられた筋弛緩薬はわが国にはない種類のものであり，この点も配慮を要する．

　話を換気量制限に戻すが，本研究では筋弛緩群も通常換気群もともに十分な低容量換気ができていた．このため，筋弛緩有無にかかわらず低容量換気の施行は可能かもしれないが，注目すべきは通常管理群において10％ほどの症例が気胸を発症し，有意にbarotraumaが増えている事実である．本研究に組み込めるほどの重症例においては，筋弛緩を使用しない低容量換気はリスクが高いといえるのかもしれない．

■ ARDS以外においても低容量換気は有効か？

　低容量換気をいかに実践するかについてはさまざまな意見や問題はあるものの，理論としてはARDSにおいて低容量換気を行うことはきわめて重要であるというのは現在十分なコンセンサスが得られていると考えられる．では非ARDSにおける呼吸管理において換気量制限はいかにあるべきだろうか．

ARMA studyの結果を受けて，低容量換気についてのさまざまな報告が非ARDS症例についてもなされている．Gajicらの332例の48時間以上の人工呼吸患者についての後方視的コホート研究では，24％でALIへの増悪がみられており，リスク因子としては高い換気量と血液製剤の使用が指摘されていた[12]．特に換気量については増大することでALI発症率も増大していることが指摘されている．同著者らの別の報告では3,261例の人工呼吸患者データベースについて検討し，ARDS発症率は6.1％と低かったが，初期設定における1回換気量はARDS発症と関連していた[13]．複数の観察研究により，人工呼吸患者におけるARDS発症の要因として初期設定における1回換気量の増大が関係していることが指摘された．

さらにその後，さまざまなRCTも行われた．Masciaらは脳死移植ドナー118症例を対象として，通常換気群（1回換気量10〜12 mL/kg and 3〜5 cmH$_2$O PEEP）と肺保護換気群（1回換気量6〜8 mL/kg and 8〜10 cmH$_2$O PEEP）を比較するRCTを行っている[14]．結果としては肺保護換気群で有意に脳死肺のドナー提供が可能（53％対27％；$p=0.004$）となっており，低1回換気量は肺保護において有用と指摘された．Determannらによりなされたより大きな検討では，150例の人工呼吸患者に対して6 mL/kgでの換気と10 mL/kgでの換気が比較され，途中中間解析でALI発症率が6 mL/kg換気群で2.6％と10 mL/kg換気群で13.5％と差が大きく，途中で研究終了となった[15]．また，6 mL/kg換気群では炎症性サイトカインの産生が抑制されていたことも指摘され，さらには追加の鎮静薬使用や血管作動薬の使用も要さなかったと報告されている．

2012年にはSerpa Netoらにより非ARDS 2,822例，20 study（うち15はRCT）についてのメタアナリシスも報告されている[16]．本報告では，前述のように非ARDS症例において低容量換気はARDS発症を抑制するだけではなく，死亡率，肺炎合併率，入院期間についても有用と指摘された．

さらに近年では，外科手術麻酔時においても低容量換気が浸透してきていることも報告されている[17]．外科手術中の呼吸管理は短時間であっても，過剰な換気量は炎症性メディエータの産生を促し，術後の増悪の引き金となる．複数のメタアナリシスにより術中の低容量換気は高容量換気と比べて術後のARDSの発症が抑制されることが報告されている[18,19]．

現在のところ，術中麻酔を含む短時間の人工呼吸管理であっても，リスクがない限り低容量換気を行うことが推奨される．

■ 低容量換気はいつまで続けるべきか？

急性期における低容量換気は重要であるとして，それではいつまで続ければよいのだろうか．具体的に何日間続ければよいかというコンセンサスはいまのところない．ただし，多くの臨床研究において低容量換気を評価した報告では人工呼吸管理を続ける限りは低容量換気を維持するように報告されている．例えば，前述のARMA study[1]では低容量換気群の症例では7日目においても低容量換気を継続している．ただし，途中人工呼吸器が離脱できた症例については除外となり，また実際に換気量も測定できないためこの限りではない．基本的には病態が改善し，人工呼吸器が離脱できるまでは低容量換気を継続するのが原則である．

ただし近年の急性期人工呼吸管理では急性期からの積極的な離床も推奨されている．当然のことながら，運動時には換気量が増大するため，離床中に低容量換気を維持することは不可能である．

換気量制限をするべきか，それとも離床を含む積極的なリハビリテーションを進めるべきタイミングなのか，病態から十分にアセスメントしていくことが重要である．この点について厳密な取り決めはなく，臨床的に判断をしていくしかないのが実情であろう．

■ 高 PEEP は有効か？

1回換気量と合わせて重要な人工呼吸器設定項目である，PEEP について言及したい．PEEP は呼気終末に付加される陽圧のことであることはご存知であろうが，なぜ呼吸管理として有効なのか，もう一度考えてみよう．まず1つには，呼気終末時の陽圧によって，虚脱した肺胞を広げる，もしくは虚脱を予防する効果があることである．特に ARDS の炎症をきたしている肺胞では，肺胞は虚脱しやすく，容易にたくさんの微小無気肺を形成しうる．このため，呼気時に陽圧が存在することで肺胞虚脱を防ぐことが可能となるのである．肺胞虚脱の予防は肺の機能的残気量の増大効果があり，またシャントも減少させることができる．以上から酸素化の改善の効果が期待できる．もう1つの効果として，PEEP の付加は肺を保護する効果が期待できる．呼気時における陽圧は過剰な換気努力・運動の抑制につながり，過剰な肺胞虚脱と膨張の繰り返しを減じることができるとされている．特に ARDS においては，肺胞の過剰な運動に伴うずり応力，いわゆる shear stress によって肺損傷が増悪することが知られており，PEEP の付加により肺損傷の増悪が抑制され，肺保護の一環として有効だとされている．無論，PEEP は前述の1回換気量の抑制にも有効である．適正な PEEP は肺胞虚脱を防ぎ，肺のコンプライアンスを改善させ，心肺機能を最適化させる．さらには PEEP を上げることにより機能的残気量（FRC）を増やすため，過剰な換気努力を抑制し，さらには1回換気量制限にもつながる．PEEP の設定による1回換気量制限はこれのみで十分ではないかもしれないが，まず試してみてよい方法の1つである．

では実際に高い PEEP を用いることが ARDS の予後を改善するかという点が重要である．これまでにさまざまな大規模 RCT において，高い PEEP が有効なのかどうかについて検討がなされてきた[20-22]．しかしこれら3つの研究ではそれぞれ短期的な酸素化の改善の効果は得られたものの，生存率や人工呼吸日数など重要な臨床的パラメータでの高い PEEP の有用性は認められなかった．このため ARDS におけるルーチンでの高い PEEP の付加は推奨されないのが実情である．

なお，これら3つの大規模研究を含むメタアナリシスでは複数の報告において，PaO_2 / F_IO_2 の低い重症例においては高い PEEP が有用とする報告がいくつかなされている[23, 24]．あくまでもサブグループでの解析であり，必ずしも強い根拠ではないが，重症例においてはより虚脱肺胞が問題となり，高い PEEP を付加することで酸素化の改善や肺保護効果が高くなるのかもしれない．ただし，近年また新たにリクルートメントを併用する PEEP タイトレーションと低めの PEEP を比較する大規模研究が報告された[25]．各群500例ほどの大規模な RCT で検討がなされたが，主要評価項目の28日生存率ではリクルートメントを併用下高 PEEP タイトレーション群のほうが予後不良という結果になっていた．

前述のように病態を考えると PEEP を高くすることは ARDS の予後改善効果を期待したくなるが，実際には証明できていないばかりか，過剰な PEEP はかえって害でしかないというのが実情である．

17 人工呼吸器設定の実際（PEEPと換気量の設定）

> **私はこうしている**
>
> 　現在，人工呼吸器を設定するにあたって，「可能な範囲で 6 mL/kg を目指して低容量換気を行う」ことと，「適切な PEEP を設定する」ことが標準的である．なかでもより重症例・急性期であれば，低容量換気の重要性はより高くなる．重症 ARDS では場合によっては筋弛緩薬を併用してでも低容量換気を設定するべきである．ただし離床を進めていくべき段階になってくれば，自発呼吸が主体の管理となっていくため現実的には低容量換気が不可能な場面も多々みられる実情はあるだろう．離床のメリットが肺保護を上回ると臨床的に判断した時点で低容量換気は終了し，換気量増大を許容することを考えている．
>
> 　PEEP については過剰な高値は循環抑制をきたし，かえって状態を悪化させる可能性はあるため，主に循環動態や水分バランスに注意して安全に使用可能な範囲で PEEP を設定することが重要であり，軽度から中等度くらいの PEEP から開始し，循環動態をみながら漸増していくことが妥当である．

参考文献

1) Acute Respiratory Distress Syndrome Network, et al.：N Engl J Med. 2000；342(18)：1301-1308.（PMID：10793162）
2) Bernard GR, et al.：Am J Respir Crit Care Med. 1994；149(3 Pt 1)：818-824.（PMID：7509706）
3) Ashbaugh DG, et al.：Lancet. 1967；2(7511)：319-323.（PMID：4143721）
4) Petty TL, et al.：Respir Care. 1971；16：173-176.
5) Springer PR, et al.：Am J Med. 1979；66(2)：196-200.（PMID：371394）
6) Amato MB, et al.：Am J Respir Crit Care Med. 1995；152(6 Pt 1)：1835-1846.（PMID：8520744）
7) Amato MB, et al.：N Engl J Med. 1998；338(6)：347-354.（PMID：9449727）
8) Yoshida T, et al.：Am J Respir Crit Care Med. 2013；188(12)：1420-1427.（PMID：24199628）
9) Putensen C, et al.：Am J Respir Crit Care Med. 2001；164(1)：43-49.（PMID：11435237）
10) Wrigge H, et al.：Anesthesiology. 2003；99(2)：376-384.（PMID：12883410）
11) Papazian L, et al.：N Engl J Med. 2010；363(12)：1107-1116.（PMID：20843245）
12) Gajic O, et al.：Crit Care Med. 2004；32(9)：1817-1824.（PMID：15343007）
13) Gajic O, et al.：Intensive Care Med. 2005；31(7)：922-926.（PMID：15856172）
14) Mascia L, et al.：JAMA. 2010；304(23)：2620-2627.（PMID：21156950）
15) Determann RM, et al.：Crit Care. 2010；14(1)：R1.（PMID：20055989）
16) Serpa Neto A, et al.：JAMA. 2012；308(16)：1651-1659.（PMID：23093163）
17) Hess DR, et al.：J Crit Care. 2013；28(4)：533. e9-533. e15.（PMID：23369521）
18) Zhang Z, et al.：BMJ Open. 2015；5(9)：e007473.（PMID：26351181）
19) Gu WJ, et al.：CMAJ. 2015；187(3)：E101-E109.（PMID：25512653）
20) Brower RG, et al.：N Engl J Med. 2004；351(4)：327-336.（PMID：15269312）
21) Meade MO, et al.：JAMA. 2008；299(6)：637-645.（PMID：18270352）
22) Mercat A, et al.：JAMA. 2008；299(6)：646-655.（PMID：18270353）
23) Briel M, et al.：JAMA. 2010；303(9)：865-873.（PMID：20197533）
24) Oba Y, et al.：Respir Med. 2009；103(8)：1174-1181.（PMID：19269800）
25) Writing Group for the Alveolar Recruitment for Acute Respiratory Distress Syndrome Trial（ART）Investigators, et al.：JAMA. 2017；318(14)：1335-1345.（PMID：28973363）

18 人工呼吸管理中の合併症治療 （気胸，大量胸水，無気肺の診断と治療）

長谷川隆一，多田勝重

CONTROVERSY

- 人工呼吸管理中の合併症にはどのようなものがあるか？
  1. 気胸への対応は？
  2. 胸水への対応は？
  3. 無気肺への対応は？

BACKGROUND

　気管挿管を伴う陽圧人工呼吸管理中の合併症は，換気によるもの，人工気道によるもの，臥床や安静の維持によるものに大別される（図 18-1）．陽圧換気では静脈還流量減少，低血圧・心拍出量低下といった循環系合併症，気道内圧や1回換気量増加といった物理的ストレスによる肺傷害，エア・リーク（気胸，縦隔気腫），無気肺に伴う肺傷害がある．人工気道によるものは，気管挿管に伴う声帯損傷や誤嚥，回路の汚染に伴う VAP（人工呼吸器関連肺炎：ventilator associated pneumonia）があり，対策としていくつかのケアを組み合わせて介入する「VAP バンドル」が考案され効果を上げている．安静臥床については近年「ABCDE バンドル」が考案され，鎮痛ファースト，浅い鎮静，せん妄対策，早期離床の組み合わせが効果を上げつつある．

　本項では代表的な合併症である「気胸」「胸水」「無気肺」について私見を交えて詳説する．

POINT

- 陽圧人工呼吸中に新たに生じた気胸は，ほぼ全例ドレナージする．
- 出血や膿胸を除く胸水は，原則ドレナージしない．
- 無気肺は無理に解除せず，離床させる．

■ 気胸への対応は？

　集中治療室において陽圧人工呼吸中に「気胸」と診断される患者は一体どのくらいいるのだろう．文献的には 4〜15% と報告されているが[1]，この数字はやや多い印象がある．基本的にはリスクの高い症例に多く発生する（表 18-1）[2]ことを想定して，リスクの高い症例では人工呼吸管理中は医療者が気胸に対する感度を上げて患者の診療やケアに従事する必要がある．また気胸は ICU 患者において独立した予後規定因子であることが報告されており[3]，これを早期に診断・治療することが予後改善につながると考えられる．特に陽圧人工呼吸中の症例において生命予後を悪化させうる「緊張性気胸」を早期に診断し処置へつなげることが重要である．陽圧人工呼吸中には気胸の発症から緊張性気胸まで数分で悪化する場合もあり，低酸素血症や血圧低下，心停止といった重篤な合併症の発生が非人工呼吸症例と比較してそれぞれ 12.6，17.7 倍に達する[4]．緊張性気胸に対してはまず太めの外筒針を鎖骨中線第2肋間に刺入して脱気を行い，危機的な状況を脱してからトロッカーを挿

18 人工呼吸管理中の合併症治療(気胸，大量胸水，無気肺の診断と治療)

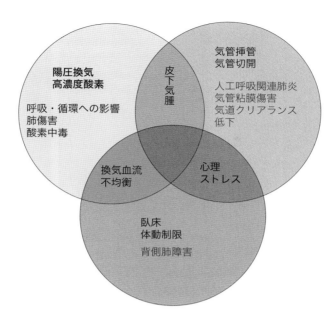

図 18-1 人工呼吸中の合併症

表 18-1 気胸に関連する疾患と処置

疾患
・ARDS
・肺炎：
　　ニューモシスチス肺炎
　　肺結核
　　細菌性肺炎
・外傷
・慢性閉塞性肺疾患
医原性
・陽圧人工呼吸
・CV 穿刺後
・頭頸部・胸部の外科術後
・気腹を伴う腹腔鏡手術後

〔Yarmus L, et al.：Chest. 2012；141(4)：1098-1105.(PMID：22474153)より一部改変〕

入する．人工呼吸中の気胸では「疑う」，あるいは何かおかしいと「気づく」段階で対応することがポイントである．

　では気胸をどのように診断するか．わが国でのゴールドスタンダードはいまだに「胸部 X 線写真」であろう．一方，欧米では胸部 X 線による診断精度の限界が認知され，ベッドサイドで超音波装置を用いた診断方法にシフトしてきている．しかし超音波診断では術者の技量の影響を受けるため，普段から胸壁，特に肺の超音波診断を行って手技や画像の読影に習熟しておくことが重要である．また肺の超音波診断には解像度の高いリニアプローブが適しており，診断精度を高めるためにも揃えておきたい．

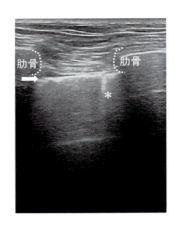

図 18-2　胸壁からの肺の超音波画像（B-mode）

矢印：lung sliding sign，＊：comet-tail artifact（B-line）．

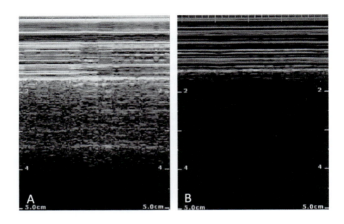

図 18-3　胸壁からの肺の超音波画像（M-mode）

A：seashore sign，B：肺のアーチファクトが消失．

　超音波で肺を観察する場合は肋骨に対して直角にプローブを当てて肋間から胸腔内を観察する．手順としては，まず B-mode で解剖学的に皮下組織から肋骨，肋間筋，胸膜（pleural line）を確認するが，肺は空気を多く含むため深部はほとんどアーチファクトとしてみえる．正常肺では呼吸運動に合致して肺の横方向への動きを観察することができ，これを lung sliding sign と呼ぶ（図 18-2, 矢印）．また肺の表層の組織内で生じる多重反射による高輝度エコーも観察され，これを comet-tail artifact（または B-line）と呼ぶ（図 18-2, ＊印）．続いて同部位で M-mode を用いると，正常肺ではアーチファクトの呼吸性動揺を拾って，海岸に波が寄せるような並行線状の画像が得られ，seashore sign と呼ばれる（図 18-3A）．ここで気胸を発症すると肺が胸壁から離れるため超音波の反射が得られず，アーチファクトに起因する肺の所見が消失する（図 18-3B）．観察の手順としては，まず鎖骨中線の第 2～4 肋間の健側胸壁で上記の正常肺の所見を得た後，患側で上記所見の消失を確認する．さらに前腋窩線上や中腋窩線上を加えた複数箇所で検査することで気胸の範囲を評価し，その重症度についても情報を得ることができる[5]．

　一方，エアリークがわずかで，CT を撮影して初めて気づかれる程度のものも指摘されている．これは重症患者が仰臥位で X 線を撮影されることが多く，肺の前面および肺底部に集まった空気を検出できないことに起因する．こちらは occult pneumothorax として近年注目され，外傷後の検討が多い．このような軽微な気胸への対応はどうすればよいだろうか．2011 年の多施設研究で，外傷患者を対象に人工呼吸患者をただちにドレナージする群と経過をみながら必要時にドレナージする群に分けて比較した結果，死亡率・入院期間・ICU 入室期間に有意差はなく，31％の症例で追加のドレナージが必要であったものの緊急を要するものはなかったと報告されている[6]．一方で人工呼吸中には全例ドレナージを推奨するガイドラインもあり[7]，現時点では「それほど慌てなくてもよいがドレナージしておくほうが安心」というのが落としどころのようである．

　実際にドレナージを行う場合，以前は 20 Fr 以上の太めのチューブを用いることが多かったが，近年は空気のドレナージが主であれば細めのチューブが推奨されており，また挿入方法としてガイドワイヤーを使ったセルジンガー法を用いるとしている．一方わが国ではセルジンガー法を用いて

挿入する胸腔ドレナージキットは販売されておらず，結局は細いトロッカーカテーテルを用いることが多い．この場合8 Frからサイズがあるが，細いものは全長が23 cmと短いため固定が難しく事故抜去や屈曲，閉塞に注意が必要である．私の場合はカテーテルの長さと屈曲への強度を優先して20 Frのシングルカテーテルを第5～7肋間，前腋窩線で挿入することが多い．エアリークが多い場合や外傷による血胸や膿胸を伴う場合は，もっと太いカテーテルを用いることはいうまでもない．

■ 胸水への対応は？

　胸水は正常でも0.1～0.2 mL/kg程度存在し，肺が呼吸運動を行う際に胸壁との摩擦を少なくして楽に呼吸ができるように作用している．通常胸水は壁側胸膜より分泌され，壁側胸膜および肺のリンパ系よりドレナージされている．このドレナージ能力はかなり高く，正常の20倍程度まで胸水産生が増加しても十分補うことが可能とされている[8]．一方，急性肺傷害の実験モデルでは胸水の分泌は通常の25倍にものぼるとされ，さらに血管透過性の亢進によるアルブミンの血管外漏出が血中の膠質浸透圧を低下させて胸水の増加を加速する．一方，人工呼吸による胸腔内の陽圧はリンパの流れを遅くして胸水のドレナージ量を低下させ，結果的に胸水を増加させる．つまりICUで人工呼吸を行っている重症患者の多くは，胸水が貯留する条件がすっかり揃っている．血管透過性の亢進以外にも，過剰輸液や心不全による毛細管圧上昇，胸膜炎・膿胸，術後などICU症例の疾患背景や病態が胸水を増加させることにつながっている．

　胸水診断のゴールドスタンダードはCTだが，残念ながらICUでルーチンに撮影される前後像のX線写真で胸水を明確に診断することは難しい（感度39％，特異度47％）[9]．しかし気胸と同様に超音波診断装置を用いれば容易に見つけることができ（感度92％，特異度93％），画像から量的な評価も可能である[10,11]．実際に臨床症状とX線で胸水を調べたFartoukhらの報告では胸水はICU患者の8.4％に認めるのみであったが[12]，超音波とX線を組み合わせた診断を行ったMattisonらの報告ではICU患者100人中62人(62％)に胸水を認めており[13]，大きな食い違いがある．

　一般的に胸水の治療方針に関しては試験穿刺を行っていわゆる「Lightの基準」[14]で胸水の性状を滲出性と漏出性に分けて決めることが多いのではないだろうか．ただしLightの基準はあくまでも一般症例を対象としたものであり，人工呼吸が施行されているICU症例でこの基準の妥当性を調べた報告はない．例えば心不全に敗血症を合併した症例では「滲出性」という結果であっても，病態から漏出性の要素も否定できない．このように胸水については多くのICU症例で認めるものの，治療適応についてはケースバイケースといえる．ドレナージが望ましいとされる疾患や病態を表18-2に示す．

　一方，人工呼吸患者において胸水の量が多いと，それが酸素化不良や肺コンプライアンスの低下を招いて人工呼吸時間を増加することが示され，胸水の積極的なドレナージがその後の臨床経過を改善する可能性が示されてきている．例えば2011年にGoligherらは過去の文献のメタアナリシスを行い有意に胸水ドレナージが酸素化を改善することを示した[15]．彼らが引用した文献のなかには，呼吸数や気道内圧，呼吸仕事量の有意な減少や，動的コンプライアンスの改善を示したものもある．一方，Kupferらは単施設で168例の大量胸水貯留症例を後ろ向きに検討し，ドレナージ施行群と保存治療群を比較した結果，ドレナージ群で人工呼吸時間が有意に短縮し（3.8日 vs 6.5日，p＝

表 18-2　胸腔ドレナージの適応

> 気胸
> ・すべての人工呼吸症例
> ・外筒針挿入後の緊張性気胸
> ・初回脱気後の持続性気胸または再発性気胸
> ・50 歳以上の続発性自然気胸
> 悪性胸水（胸膜癒着有無問わず）
> 膿胸および肺炎随伴胸水
> 外傷性血気胸
> 術後（開胸術，食道手術，心臓手術など）

〔Havelock T, et al.：Thorax. 2010；65 Suppl 2：ii61-ii76.（PMID：20696688）より一部改変〕

0.03），ドレナージ後に人工呼吸器離脱した症例も有意に多い（76% vs 52%，p＝0.001）と報告した[16]．このときドレナージ群の排液量は総計 1,220±150 mL であった．また Razazi らは超音波検査で 500 mL 以上の胸水量が推定された症例で積極的に胸水ドレナージを行った結果，時間経過とともに酸素化および残気量が有意に改善するが，その効果は ARDS 症例では減弱することを示した[17]．

ドレナージを考慮すべき胸水貯留の程度（量）については確立されたデータはないが，胸水のドレナージ量と酸素化の改善は正比例するという報告がある[10]．肺コンプライアンスを目安に行うという意見もあるが，臨床ではあまり一般的ではない．しかし多くの文献では 500 mL を 1 つの目安としており，前出の Balik らや Rock らの報告を参考に胸水量を推定すればタイミングを図る目安の 1 つにはなるだろう．しかし早期の胸水ドレナージが患者の予後を改善するかについてはデータが少なく，今後の検討が待たれる．私の施設ではできるだけ侵襲的な処置は行わず，栄養療法と早期離床，運動療法を早期から行うことで，多少胸水が残存していてもほとんどの症例で人工呼吸器から離脱できている．ただし片側性，両側性に大量胸水があり肺コンプライアンスが著しく低下して複数回の SBT を要し，その負荷に患者が耐えられない場合にはドレナージを考慮する．

ちなみにドレナージチューブの抜去のタイミングも悩ましい問題の 1 つである．Utter の総説では，チェストチューブは入院期間や患者の行動制限，院内感染の発生に影響するためできるだけ早期に抜去することが望ましいが，抜去が早すぎると気胸や胸水貯留の再発，膿胸の再燃を生じる場合があり注意が必要としている[18]．そして安全に抜去するための排液量に関する検討は不十分としながら，これまでの観察研究からは「1 日あたり 2 mL/kg」を下回れば安全に抜去できるだろうと推測している．

■ 無気肺への対応は？

気胸や胸水の予防は難しいが，無気肺に関しては「できる限り肺を重力から開放する」ような方策によって予防したり軽減したりすることが可能である．無気肺は閉塞性のものと非閉塞性のものに大きく分けられるが[19]，閉塞性無気肺は気道のいずれかの部位で閉塞をきたして気流が制限されることにより，その部位より末梢側でガスが吸収されて気道や肺胞が虚脱して生じるもの（resorption atelectasis）で，腫瘍や感染症，気道異物といった比較的太い気道が閉塞するものと，気管支炎による

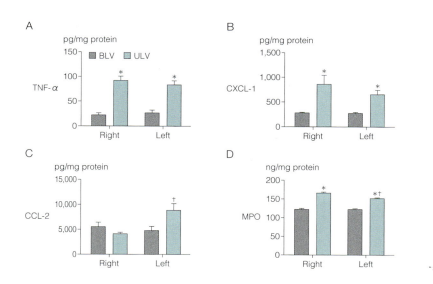

図 18-4　無気肺と過大な換気量による炎症性サイトカイン

BLV：両側換気，ULV：一側肺換気，Right：right lung（無気肺側），Left：left lung（過大換気量側）
測定は ELISA を用いタンパク質濃度で補正．
〔Tojo K, et al.：Intensive Care Med Exp. 2015；3(1)：56.（PMID：26215820）より〕

粘膜浮腫や分泌物過多による閉塞といった比較的細い気道が閉塞するものに分けられる．一方，非閉塞性無気肺は，気道は開通しているがブラや末梢性の腫瘤で肺胞が潰される，あるいは気胸や胸水によって正常肺が圧排されて生じるもの（compression atelectasis），ARDS や人工心肺など炎症により肺胞のサーファクタントが不活化されコンプライアンスが低下する（surfactant impairment）ことで生じるものもある[19-21]．

改めて人工呼吸器装着患者における無気肺を考えると，上記に加えて気管挿管中の鎮静・鎮痛薬投与による無動化や仰臥位時間延長，咳嗽反射抑制，気道クリアランスの不良といった不利な条件が多いことがわかる．これを人工呼吸に伴う医原性合併症と考えると，人工呼吸器関連肺炎（VAP）と同様に予防への取り組みを積極的に行うべきであるといえよう．近年動物実験にて無気肺の部位から炎症性サイトカインが分泌され，それが全身の炎症を惹起して発熱や臓器障害につながるとする報告がある[22]（図 18-4）．従来無気肺は単に酸素化を悪化させるものとされてきたが，この論文からは無気肺の影響で予後が悪化する可能性も示唆される．

無気肺による影響としては，機能的残気量（FRC）の減少や肺コンプライアンスの低下，さらに換気血流の不均衡やシャントによる酸素化障害が主であるが，肺血管抵抗も上昇するので ARDS で肺障害に加えて無気肺が形成されると思いがけず右心負荷が顕著となり静脈還流障害，胸水増加の悪循環となる．ただし無気肺による肺高血圧は可逆性であり，リクルートメントが成功すれば血管抵抗は低下する[23]．

無気肺の診断は気胸や胸水と同様，いまだに胸部 X 線写真が最もよく用いられており，閉塞性無気肺で肺門部からの楔状無気肺を呈する場合や，片側性の無気肺は比較的同定しやすい．しかし人工呼吸中の無気肺として多いのは，仰臥位で加療することによる背側無気肺（gravitational consolidation）であり，これは重力による肺の圧排と高濃度酸素吸入による非閉塞性・吸収性の無気肺といえ

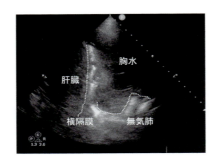

図 18-5　無気肺と胸水貯留の超音波画像
（右腋窩中線・第5肋間より）胸腔内腹側に胸水，背側に無気肺，その境界に淡い索状物を認める．

る．背側無気肺の問題は肺コンプライアンス低下や酸素化障害を遷延させ人工呼吸患者の予後に影響しうることである．したがって早期に診断・評価し，リクルートメントや早期離床を積極的に進める必要があり超音波診断は重要である．超音波画像で正常肺の肺内構造物をみることは不可能だが，無気肺は超音波の反射が増加してあたかも充実性臓器のようにみえる．周囲に胸水を伴うことも多く，横隔膜の上に明瞭に肺の構造を見つけられれば容易に診断できる（図 18-5）．さらに熟練した術者が用いることで精度を高め，胸郭の上に無気肺の範囲を描写して定量的な評価を行うことも可能とされる[24,25]．いずれにしてもICUにおける肺エコーは集中治療医にとって欠くべからざる手技となっており，診断能力を高めるため超音波装置のバージョンアップも定期的に行いたいものである．

　人工呼吸中の無気肺への対策としては「肺を重力から開放する」こと，つまり早期離床が最も重要であることはいうまでもないが，吸収性の無気肺を考えた場合は「吸入酸素濃度」もポイントになる．酸素濃度が高いと肺胞内の酸素がヘモグロビンと結合して血中へ移行するため，肺胞気酸素分圧（P_AO_2）が低下し肺胞のガス容量も低下する．人工呼吸中の背側肺では重力の影響で換気量が少なく，肺胞のガス容量が低下すると容易に虚脱して無気肺を形成する．これに対しできるだけ酸素濃度を低く維持すれば窒素分圧が上がり，血中と平衡することで肺胞のガス容量を維持して虚脱を最小限にできる可能性がある．Suzuki らは ICU の人工呼吸器装着患者を対象に SpO_2 の管理目標を積極的に 90〜92％に制限するよう F_IO_2 を調節する"COT：conservative oxygen therapy"を行い，前後比較研究を行ったところ COT 群で X 線上の無気肺が改善し，人工呼吸器離脱が早まることを報告した[26]．研究デザインや症例数の少なさという限界はあるが，リスクを増やすことなく無気肺の改善や呼吸器離脱に寄与する可能性が示されたことは興味深い．近年多くの施設で SpO_2 の管理目標が低下傾向にあり，無気肺対策の追い風になっていることは望ましい状況といえよう．

> **▶ 私はこうしている**
>
> 　人工呼吸管理中の合併症には本項に挙げた3つ以外にも多くのものがあり，医原性の側面からもその予防や治療には全力をあげる必要がある．気胸については，陽圧人工呼吸中は短時間で緊張性気胸に至る場合もあり，原則的に全例でドレナージを行う．また従来よりも細いトロッカーの有用性が示されており，侵襲を最小限にした治療ができる．胸水については，血胸

や膿胸を除いて原則的にドレナージしていない．肺のリザーブが大きいことに加え，病態が改善すれば自然に改善することが多いためである．無気肺については早期離床に勝る予防・解決策はない．鎮静を浅くして理学療法を積極的に行うこと，酸素濃度を下げる努力と排痰の促進で改善を待つこととしている．

参考文献

1) Yarmus L, et al.：Chest. 2012；141(4)：1098-1105.(PMID：22474153)
2) Rankine JJ, et al.：Postgrad Med J. 2000；76(897)：399-404.(PMID：10878196)
3) Chen KY, et al.：Chest. 2002；122(2)：678-683.(PMID：12171850)
4) Roberts DJ, et al.：Ann Surg. 2015；261(6)：1068-1078.(PMID：25563887)
5) 亀田徹，他：外傷性気胸の超音波診断―FAST から EFAST へ―．日救急医会誌 2012；23(4)：131-141.
6) Moore FO, et al.：J Trauma. 2011；70(5)：1019-1023；discussion 1023-1025.(PMID：21610419).
7) Havelock T, et al.：Thorax. 2010；65 Suppl 2：ii61-ii76.(PMID：20696688)
8) Walden AP, et al.：Respirology. 2013；18(2)：246-254.(PMID：23039264)
9) Lichtenstein D, et al.：Anesthesiology. 2004；100(1)：9-15.(PMID：14695718)
10) Roch A, et al.：Chest. 2005；127(1)：224-232.(PMID：15653988)
11) Balik M, et al.：Intensive Care Med. 2006；32(2)：318.(PMID：16432674)
12) Fartoukh M, et al.：Chest. 2002；121(1)：178-184.(PMID：11796448)
13) Mattison LE, et al.：Chest. 1997；111(4)：1018-1023.(PMID：9106583)
14) Light RW：N Engl J Med. 2002；346(25)：1971-1977.(PMID：12075059)
15) Goligher EC, et al.：Crit Care. 2011；15(1)：R46.(PMID：21288334)
16) Kupfer Y, et al.：Chest. 2011；139(3)：519-523.(PMID：20688921)
17) Razazi K, et al.：Ann Am Thorac Soc. 2014；11(7)：1018-1024.(PMID：25079591)
18) Utter GH：Ann Thorac Surg. 2013；96(6)：2262-2267.(PMID：24209425)
19) Ray K, et al.：BJA Education. 2014；14(5)：236-245.
20) Duggan M, et al.：Anesthesiology. 2005；102(4)：838-854.(PMID：15791115)
21) Albert RK：Am J Respir Crit Care Med. 2012；185(7)：702-708.(PMID：22227381)
22) Tojo K, et al.：Intensive Care Med Exp. 2015；3(1)：56.(PMID：26215820)
23) Schwaiberger D, et al.：Recruitment of atelectasis prevents pulmonary hypertension in a pig model of acute respiratory distress syndrome(ARDS).
 https://doi.org/10.1164/ajrccm-conference.2012.185.1_MeetingAbstracts.A3063
24) Stefanidis K, et al.：Crit Care. 2011；15(4)：R185.(PMID：21816054)
25) Acosta CM, et al.：Anesthesiology. 2014；120(6)：1370-1379.(PMID：24662376)
26) Suzuki S, et al.：J Crit Care. 2015；30(6)：1232-1237.(PMID：26346814)

19 人工呼吸器離脱・抜管の実際

大下慎一郎

CONTROVERSY

- 人工呼吸器離脱において，自発呼吸トライアル(SBT：spontaneous breathing trial)は漸減法より優れているのか？
- SBT は具体的にどうやって行うのか？
- 抜管は具体的にどうやって行うのか？
- どういうとき抜管後の呼吸補助が必要なのか？
- 人工呼吸器離脱困難の場合どうすればよいか？

BACKGROUND

人工呼吸管理は，呼吸不全になった原疾患が改善するまでの間，呼吸状態を維持するために必要な管理である．しかし，陽圧換気・高濃度酸素投与には，人工呼吸関連肺傷害（VILI：ventilator-induced lung injury），気道クリアランス低下，人工呼吸関連肺炎（VAP：ventilator-associated pneumonia），循環動態への影響（血圧低下，尿量減少，頭蓋内圧上昇），精神的ストレスといった合併症が存在するうえに，機械・回路トラブル，自己抜管といった安全管理上の問題点もある．このため，呼吸不全の原疾患が改善したら，人工呼吸管理からはなるべく早く離脱することが望ましい．人工呼吸器から早期離脱するためには，①適切な鎮静・鎮痛管理，②人工呼吸器からの離脱開始安全基準を毎日評価，③人工呼吸器離脱の手順を決めて評価することが重要である．その一方で，早すぎる人工呼吸器離脱は心肺機能に過剰な負担をかけ，再挿管・長期人工呼吸管理となる危険性があるため，できるだけ正確な離脱可否の判断が必要である．

POINT

- 人工呼吸器からの早期離脱のためには，漸減法よりも SBT を使用する．
- SBT は自発覚醒トライアル（SAT：spontaneous awakening trial）成功の後に行い，気管チューブ抵抗を相殺する圧支持（PS：pressure support, 5〜8 cmH$_2$O）を併用し，観察時間は 30 分で終わらせる．
- 人工呼吸を 36 時間以上行った患者は，抜管前にカフリークテストで抜管後上気道狭窄のリスク評価を行い，カフリークが少ない場合はステロイドを使用する．
- 抜管前の基礎疾患・重症度に応じて，抜管後に非侵襲的陽圧換気法（NPPV：non-invasive positive pressure ventilation）・高流量鼻カニュラ酸素療法（HFNC：high-flow nasal cannula）を用いた呼吸補助を行う．
- 人工呼吸器離脱困難患者では，closed-loop ventilation などを使用して離脱を目指す．

■ 人工呼吸器離脱において，SBT は漸減法より優れているのか？

1950 年代，現在の人工呼吸法の中心である陽圧式人工呼吸法が普及し始めた．しかし，当時は自発呼吸に同調するモードは存在せず，モニターやアラームもない状況であった．このため当時は，原疾患が改善すると，鎮静と人工呼吸を中断して，自発呼吸で耐えられる状況かを評価する SBT が主流だった[1-3]．

その後，テクノロジーの進歩に伴い，自発呼吸に同調できるモード〔同期式間欠的強制換気法（SIMV：synchronized intermittent mandatory ventilation）〕[4,5] や従圧式モード〔圧支持換気法（PSV：pressure support ventilation）〕[6-8] が出現してくると，自発呼吸へ徐々に移行する離脱法（漸減法）のほうが，患者にかける負担が少なく安全であるという考えが主流となってきた．この頃より，人工呼吸器から徐々に離脱していくプロセスのことを，「ウィーニング（weaning）」という言葉で表現するようになった．

1990 年代になって，SBT，SIMV，PSV のいずれが優れているのかを検討した研究が報告される

ようになった．Estebanら[9]は，初回SBTに失敗した人工呼吸中の患者130人を対象に検討を行い，SBT群がSIMV群・PSV群に比べ，人工呼吸器離脱が早かったことを示した（SBT群3日，SIMV群5日，PSV群4日）．また，SBTを1日1回行った群と1日2回以上行った群で，人工呼吸器離脱期間に差がなかったことも示した．Elyら[10]は，人工呼吸中の患者300人を対象に検討を行い，SBT群は，SIMV・PSV群に比べ，人工呼吸器離脱が早く，合併症は少なく，コストも安いことを示した．これらの結果から，人工呼吸器離脱には漸減法（SIMV・PSV）を用いるよりもSBTのほうが優れていることが示された．つまり，再びSBTの時代へ回帰したといえる．

■ SBTは具体的にどうやって行うのか？

SBTを行う際は，呼吸不全の原疾患が改善していることと，SATが成功していることが原則である．原疾患の改善は，単純な数値で評価できるものではなく，胸部画像所見〔X線・CT（computed tomography）〕，血液データ，バイタルサインなどから総合的に評価することが重要である．

SATとは，鎮静薬を減量・中止し，自発的に覚醒するかを評価するテストである．その際，麻薬の鎮痛薬は中止せず，気管チューブによる苦痛緩和を継続しておくほうが望ましい．観察時間は30分〜4時間とし，不安・興奮・疼痛が著しくなく，頻呼吸・低酸素血症・新たな不整脈が出現しないことを確認する．

SAT成功基準を満たしたら，次はSBT開始安全基準の評価を行う（図19-1）．SBT開始安全基準には複数種類があるが，いずれの基準を用いてもSBT不成功率・再挿管率に大きな違いはないため，各施設に合った基準を選択してよい．しかしその一方で，単一項目のみでSBT開始安全性を十分に予測できる指標はないため，複数の指標を組み合わせて評価することが必要である．Rapid shallow breading index（RSBI）は，SBT開始安全基準のなかで，比較的信頼性の高い指標とされているが，気管チューブ径や人工呼吸モードの影響を受けるため，単独指標とするにはやはり不十分である．

SBT開始安全基準を満たしたら，次は実際にSBTを開始する．SBT中に鎮静を少量行う群と完全に行わない群を比較した研究では，鎮静を完全に行わないほうが人工呼吸期間・集中治療室（ICU）滞在日数・入院期間が短かったため，SBT中は鎮静を行わないのが原則である．なお，SBT中に鎮静を行わなかった群では自己抜管率が増加したが，再挿管率には影響なかったと報告されている[11]．SBT中の人工呼吸器設定は，$F_IO_2 \leq 0.5$，持続気道陽圧（CPAP：continuous positive airway pressure）$\leq 5\ cmH_2O$，$PS \leq 5\ cmH_2O$，またはT-ピースを使用するのが標準である．しかし，気管チューブ径が細い場合（特に7 mm以下）では気道抵抗が高くなるため，T-ピースではその気道抵抗を相殺するには不十分であることが多い．このため，低圧のPSか，使用可能な機種であればautomatic tube compensation（ATC）を使用するほうが好ましい．PSとT-ピースを比較したメタアナリシス[12]では，人工呼吸器離脱，ICU内死亡率，再挿管率，ICU滞在期間，肺炎合併率において両者に有意差はなかったが，SBT成功率はPSのほうが優れていた（リスク比：1.09；95%CI：1.02-1.17）と報告されている．American Thoracic Society（ATS）/ American College of Chest Physicians（ACCP）ガイドライン[13-15]でも，24時間以上人工呼吸を行った患者では，T-ピースやCPAPよりも，PS（5〜8 cmH$_2$O）を使用したSBTを推奨している．ATCはPSとほぼ同等の有用性である[16]．観察時間は，一般的に30分〜120分程度であるが，30分と120分の観察時間を比較した研究結果[17]から，再挿管率・ICU内死亡

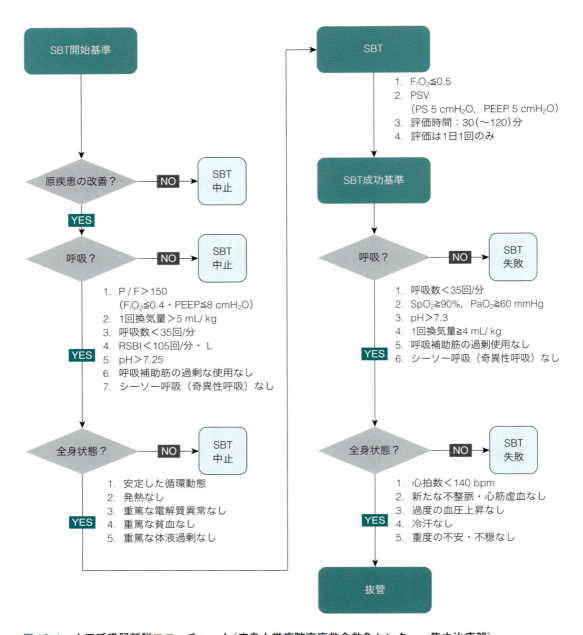

図 19-1　人工呼吸器離脱フローチャート（広島大学病院高度救命救急センター・集中治療部）

自発覚醒トライアル（SAT：spontaneous awakening trial）で，SAT 成功基準を満たした後，フローチャートに示す方法で自発呼吸トライアル（SBT：spontaneous breathing trial）を行う．30（～120）分観察のうえ，SBT 成功基準を満たせば抜管を行う．P／F（PaO_2／F_IO_2 ratio），F_IO_2（fraction of inspiratory oxygen），PEEP（positive end expiratory pressure），RSBI（rapid shallow breading index＝1 分間の換気回数／1 回換気量（L）），PSV（pressure support ventilation），PS（pressure support），SpO_2（percutaneous oxygen saturation），PaO_2（partial pressure of oxygen in arterial blood），bpm（beats per minute）．

呼吸	循環
1. 呼吸仕事量増加 2. コンプライアンス低下 　（肺炎，肺水腫，肺線維化） 3. 気道攣縮 4. 気道抵抗増加 5. 気管チューブの存在 6. 多量の気道分泌物 7. 内因性 PEEP	1. 心機能低下 2. 心仕事量増加 　（代謝亢進，敗血症）

神経・筋	その他
1. 呼吸中枢ドライブの低下 　（アルカローシス，過鎮静・過鎮痛） 2. 神経・筋萎縮（ICU-AW） 3. 人工呼吸器誘発性横隔膜機能不全 　（VIDD）	1. ステロイド使用 2. 高血糖 3. 肥満 4. 低栄養 5. 貧血 6. せん妄・うつ病

図 19-2　SBT 不成功因子
SBT 不成功だった場合は，図に示す不成功の原因因子を検証し，適切に対処する．
PEEP(positive end expiratory pressure)，ICU-AW(intensive care unit-acquired weakness)，VIDD(ventilator-induced diaphragmatic dysfunction)．

率・院内死亡率に有意差を認めなかったため，通常は 30 分観察するだけで十分である．さらに，SBT に伴う横隔膜筋疲労は回復までに約 24 時間を要するため，SBT 実施は 1 日 1 回のみとする[18]．SBT 成功基準を 図 19-1 に示す．この基準を満たせば抜管を行う．しかし，もしこの基準を満たさなかった場合は，中途半端な設定で人工呼吸を再開するのではなく，SBT 前の人工呼吸器設定まで戻し，24 時間後に再度 SBT を試みる．その際，ただ単に SBT を繰り返すだけにならないよう，SBT 不成功の原因(図 19-2)を検証し，適切に対処することが重要である．また，再挿管は死亡リスク上昇と関連しているため，再挿管にならないよう SBT 不成功の原因を可能な限り除去することも重要である．

■ 抜管は具体的にどうやって行うのか？

　抜管は，ただ単に気管チューブを気管から抜くだけの作業にとどまらず，その前後の入念な患者評価も重要な手技である．人工呼吸が長期間(36 時間以上)の患者では，抜管後上気道狭窄の危険性が高くなる．その他，表 19-1 に示す危険因子が複数ある場合には，抜管後上気道狭窄の発生に対して，特に入念に対策することが重要である[19]．具体的には，抜管前にカフリークテスト(図 19-3)を行い，カフリーク量が 110 mL 以下または 1 回換気量と比較し 25％以下の場合，カフリークテスト不合格（カフリーク量が少ない）と判定する[20]．不合格の場合は，図 19-3 に示すスケジュールで抜管前にステロイドを投与し，翌日以降に，抜管の適応を再評価したうえで安全性が確認できたら抜管する[21]．抜管にはさまざまなリスクを伴うため，決して 1 人では行わず，緊急再挿管の可能性に備え十分なスタッフと機材を準備しておくことが必要である．抜管後の喉頭浮腫による気道閉塞はきわめて緊

3 | 呼吸

表 19-1　抜管後上気道狭窄の危険因子

1. 気管挿管 36 時間以上
2. 女性
3. 年齢 80 歳以上
4. 太い気管チューブ（男性：8.5 mm 以上，女性：8.0 mm 以上）
5. 咽喉頭・気道系異常の可能性（挿管困難，抜管後上気道狭窄・喘息の既往，頸部術後，上気道外傷，熱傷）
6. APACHE（acute physiology and chronic health evaluation）II スコア 12 以上

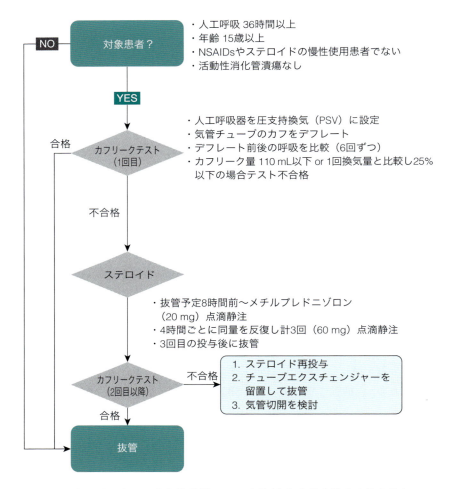

図 19-3　カフリークテストと抜管前ステロイド（広島大学病院高度救命救急センター・集中治療部）

人工呼吸が 36 時間以上に及ぶ患者は，図の流れに従って抜管後上気道狭窄のリスク評価を行う．カフリークテストで抜管後上気道狭窄の可能性が高いと判断されたら，ステロイドを投与する．再度抜管後上気道狭窄のリスク評価を行って，安全であると判断されたら抜管を行う．

急性を要するため，抜管時にはチューブエクスチェンジャーを用いて再挿管に備えることも検討する．また速やかに再挿管ができない危険性に備え，緊急気管切開の準備をしておくことも重要である．
　抜管後 1 時間は，15 分ごとに気道（頸部聴診・嗄声の有無）・呼吸（呼吸数・SpO_2・呼吸様式・咳

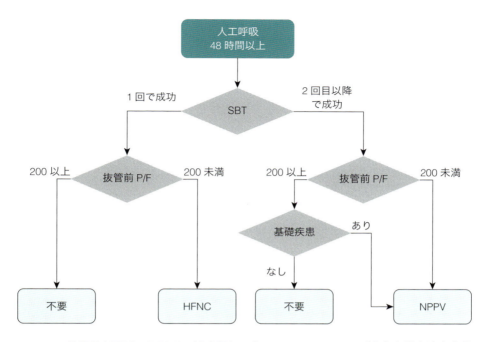

図 19-4　抜管後 HFNC・NPPV の適応評価のためのフローチャート（広島大学病院高度救命救急センター・集中治療部）

人工呼吸が 48 時間以上に及ぶ患者は，図の流れに従って抜管後 HFNC・NPPV の適応を評価する．基礎疾患では，うっ血性心不全，慢性閉塞性肺疾患（COPD：chronic obstructive pulmonary disease），高二酸化炭素血症（>45 mmHg）の有無を評価する．P/F（PaO_2/F_IO_2），SBT（spontaneous breathing trial），HFNC（high-flow nasal cannula），NPPV（non-invasive positive pressure ventilation）．

咳反射・胸部聴診）・循環（血圧・脈拍）・意識の評価を行う必要がある．そして，抜管後 30 分以内に動脈血液ガス分析を行い，pH，$PaCO_2$，PaO_2 が適切に維持できていることを確認する．

■ どういうとき抜管後の呼吸補助が必要なのか？

　抜管後に，HFNC，NPPV を用いて適切に呼吸補助を行うことは，再挿管リスクの高い患者における再挿管率を低減する[22-24]．またメタアナリシスの結果では，抜管後 NPPV 使用は，ICU 滞在日数短縮や死亡率軽減にも有効と報告されている[13-15]．さらに，抜管後 HFNC 使用は，再挿管リスクが低い患者では酸素投与のみよりも再挿管率を低減させ[25]，再挿管リスクが高い患者では NPPV と同等の再挿管率・抜管後呼吸不全発生率だったと報告されている[26]．このことから，人工呼吸管理を 48 時間以上受けた患者では，図 19-4 に示すフローチャートに従って，抜管後の NPPV，HFNC の必要性を評価するのがよい．具体的には，① 抜管前の PaO_2/F_IO_2（P/F）比，② SBT の実施回数，③ 基礎疾患〔うっ血性心不全，慢性閉塞性肺疾患（COPD：chronic obstructive pulmonary disease），高二酸化炭素血症（>45 mmHg）〕の有無によって判断する[13-15, 25, 27]．ただし，抜管後の呼吸不全に対して平均 9 時間後に NPPV 使用開始した臨床研究[28]では，NPPV 使用による再挿管リスクは減少せず，むしろ ICU 死亡率は上昇する傾向にあったことから，NPPV 使用の適切なタイミングを考慮する必要がある．F_IO_2 は 0.6 を上限とし，この設定で酸素化不良，過剰な呼吸仕事量，意識障害など

表 19-2 ウィーニングの分類

分類	定義
① 単純離脱 (simple weaning)	最初の SBT (spontaneous breathing trial) で離脱可能
② 困難離脱 (difficult weaning)	最初の SBT では離脱不可だが 3 回目の SBT までに離脱可能．または，最初の SBT から離脱までが 7 日以内
③ 遷延離脱 (prolonged weaning)	最初の SBT では離脱不可かつ 4 回以上の SBT が必要．または，最初の SBT から離脱までが 8 日以上
④ 遷延人工呼吸 (prolonged mechanical ventilation)	1 日 6 時間以上，21 日以上人工呼吸が必要
⑤ 離脱失敗 (weaning failure)	SBT に耐えられない．または，抜管後 48 時間以内に再挿管

が持続する場合は，速やかに再挿管を検討することが重要である．

■ 人工呼吸器離脱困難の場合どうすればよいか？

　人工呼吸器離脱（ウィーニング）は，① 単純離脱（simple weaning），② 困難離脱（difficult weaning），③ 遷延離脱（prolonged weaning）の 3 段階に分類されており[29]，さらに ④ 遷延人工呼吸（prolonged mechanical ventilation）[30]，⑤ 離脱失敗（weaning failure）[29] についても，表 19-2 のように定義される．このなかで，主に ③〜⑤ については，SBT を使用した呼吸器離脱よりも漸減法のほうがよい[31-33]．具体的には，PSV を用いて PS 圧を徐々に下げていく方法が一般的である．

　近年，PSV や ATC を用いた人工呼吸器離脱のほかに，神経調節補助換気（NAVA：neurally adjusted ventilatory assist）や，比例補助換気（PAV：proportional assist ventilation），Smart Care®，adaptive support ventilation（ASV）といった新しい人工呼吸器モードの有用性が示されてきている．いずれのモードも，患者の呼吸メカニクス情報を人工呼吸器にフィードバックして，人工呼吸補助を自動調整するモードである（closed-loop ventilation）．NAVA や PAV は，患者と呼吸器の同調性に優れている利点があるが，人工呼吸器離脱における有用性については十分には確立しておらず，今後さらなる検討が必要である．

> **➡ 私はこうしている**
>
> 　以上のような研究背景に基づき，広島大学病院では，人工呼吸器離脱には全例 SBT を使用している．その際，SBT 開始前に，SAT やカフリークテストも実施しておく．カフリークが少ない場合は，図 19-3 に示すプロトコルでステロイドを使用している．SBT には，通常 PS 5〜6 cmH$_2$O + PEEP 5〜6 cmH$_2$O を使用し，観察時間は 30 分としている．抜管後は，図 19-4 に示すフローチャートに従い，NPPV・HFNC で呼吸補助を行っている．人工呼吸器離脱困難患者では，主に SIMV や PSV を用いた漸減法を行い，難治症例（神経筋疾患患者，慢性呼吸不全患者）では NAVA や PAV を使用して離脱を行っている．

参考文献

1) Goldstone J, et al.：Thorax. 1991；46(1)：56-62.（PMID：1871697）
2) Feeley TW, et al.：N Engl J Med. 1975；292(17)：903-906.（PMID：1090827）
3) Tobin MJ, et al.：Crit Care Clin. 1990；6(3)：725-747.（PMID：2199003）
4) Petty TL：Chest. 1975；67(6)：630-631.（PMID：1126217）
5) Williams HM, Jr.：Chest. 1980；78(6)：804.（PMID：7449457）
6) Nathan SD, et al.：Chest. 1993；103(4)：1215-1219.（PMID：8131468）
7) MacIntyre NR：Chest. 1986；89(5)：677-683.（PMID：3698697）
8) Brochard L, et al.：Am Rev Respir Dis. 1989；139(2)：513-521.（PMID：2643905）
9) Esteban A, et al.：N Engl J Med. 1995；332(6)：345-350.（PMID：7823995）
10) Ely EW, et al.：N Engl J Med. 1996；335(25)：1864-1869.（PMID：8948561）
11) Girard TD, et al.：Lancet. 2008；371(9607)：126-134.（PMID：18191684）
12) Ladeira MT, et al.：Cochrane Database Syst Rev. 2014；(5)：CD006056.（PMID：24865303）
13) Girard TD, et al.：Am J Respir Crit Care Med. 2017；195(1)：120-133.（PMID：27762595）
14) Schmidt GA, et al.：Am J Respir Crit Care Med. 2017；195(1)：115-119.（PMID：27762608）
15) Ouellette DR, et al.：Chest. 2017；151(1)：166-180.（PMID：27818331）
16) Cohen J, et al.：Crit Care. 2009；13(1)：R21.（PMID：19236688）
17) Perren A, et al.：Intensive Care Med. 2002；28(8)：1058-1063.（PMID：12185425）
18) Travaline JM, et al.：Am J Respir Crit Care Med. 1997；156(5)：1562-1566.（PMID：9372676）
19) Cavallone LF, et al.：Anesth Analg. 2013；116(2)：368-383.（PMID：23302983）
20) Pluijms WA, et al.：Crit Care. 2015；19：295.（PMID：26395175）
21) Kuriyama A, et al.：Chest. 2017；151(5)：1002-1010.（PMID：28232056）
22) Thille AW, et al.：Crit Care. 2016；20：48.（PMID：26926168）
23) Ferrer M, et al.：Am J Respir Crit Care Med. 2006；173(2)：164-170.（PMID：16224108）
24) Nava S, et al.：Crit Care Med. 2005；33(11)：2465-2470.（PMID：16276167）
25) Hernández G, et al.：JAMA. 2016；315(13)：1354-1361.（PMID：26975498）
26) Hernández G, et al.：JAMA. 2016；316(15)：1565-1574.（PMID：27706464）
27) Ferrer M, et al.：Lancet. 2009；374(9695)：1082-1088.（PMID：19682735）
28) Esteban A, et al.：N Engl J Med. 2004；350(24)：2452-2460.（PMID：15190137）
29) Boles JM, et al.：Eur Respir J. 2007；29(5)：1033-1056.（PMID：17470624）
30) MacIntyre NR, et al.：Chest. 2005；128(6)：3937-3954.（PMID：16354866）
31) Brochard L, et al.：Am J Respir Crit Care Med. 1994；150(4)：896-903.（PMID：7921460）
32) MacIntyre NR, et al.：Chest. 2001；120(6 Suppl)：375S-395S.（PMID：11742959）
33) Peñuelas O, et al.：Am J Respir Crit Care Med. 2011；184(4)：430-437.（PMID：21616997）

20 気管切開

早川 桂

CONTROVERSY

- 気管切開のタイミング　早期 vs 晩期？
- 外科的気管切開(ST)vs 経皮的気管切開(PT)　どちらが好ましいか？
- 疾患による気管切開術への考え方の違いはあるか？
- 気管切開術後の管理(交換のタイミング, 抜管に向けて)

BACKGROUND

ICUに入室して人工呼吸管理が行われている目の前の担当患者についてわれわれが知りたいことはこの患者に気管切開が必要かどうか，そして必要ならばそのタイミングはいつかということである．しかし気管切開の必要性はその患者の病態，経過，さらには社会的背景も含めて逐次変化していくため判断が難しい．

事実としては，ICUにおいて約1/4の患者が気管切開チューブで人工呼吸管理が行われており[1]，ICUを管理するうえでは気管切開の知識・手技は避けて通れない．

すでに気管切開に関しては多数のレビューや教科書の記載があるが，本項では2017年のJournal of Critical Careに掲載された"Evidence-based guidelines for the use of tracheostomy in critically ill patients"[2]（以下，本ガイドライン）を中心に話を進めていきたい．本ガイドラインは細かいところまでわかりやすく書いてあるので，ぜひ一読をおすすめしたい．

POINT

- 気管切開のタイミングはおおむね入室14日目〜が目安である．それよりも早期の気管切開のメリットはいまのところないと考えられている．
- 外科的気管切開(ST)，経皮的気管切開(PT)のどちらかがより優れているということはない．ただし緊急対応が行えるように，STの手技の経験を積んで，解剖学的な理解を得ておくことを推奨する．
- 気管切開チューブは患者の状態や目標に合わせて適切なものを選択する．

■ 気管切開のタイミング

挿管/人工呼吸管理期間が「長期」に及ぶと考えられる場合は，気管切開の適応となる．ここでの「長期」とは一般的に3週間以上を指している．われわれはこれ以上長期に挿管管理を行う場合は，気管切開を行うのが常識と考えているが，実際は気管切開を行うことで喉頭や気管の潰瘍合併症を減らしたり，死亡率を減らしたりというエビデンスはなく，1つの慣習にすぎない．本ガイドラインでも3週間以降の気管切開はエビデンス不足により推奨度を提示していない．

それ以降の情報は限られてしまっているため，3週間以内の気管切開で議論を進めていきたい．その3週間のなかで，早期に気管切開を行ったほうがよいのか，それともギリギリまで待って気管切開を行ったほう（晩期）がよいのかについて過去に検討がなされている．

早期気管切開術 vs 晩期気管切開術

代表的な論文を2つ提示する．1つは2010年イタリアのTerragniらの報告[3]で，600人を対象としたRCTである．対象症例はSAPS II 35-65，SOFAスコアが5以上であり，かつエントリー時に肺炎をすでに起こしている症例は除外された．人工呼吸管理開始6〜8日目で気管切開を行う早期群（209例）と，13〜15日で施行する晩期群（210例）で比較が行われた．結果，主要評価項目のVAP発症率で有意差は認めなかった（早期群 vs 晩期群＝14% vs 21%，$p=0.07$）．ちなみに副次評価項目であるventilator-free days(VFDs)とICU-free daysは早期群で大きくなっている．

もう1つは2011年フランスのTrouilletらの報告[4]で，心臓血管外科術後の長期人工呼吸管理が予

想される患者を対象とした検討である．心臓手術後に4日以上人工呼吸管理を行い，7日以上の人工呼吸管理が必要と「予測」された患者で，5日目に気管切開を行った早期群(109例)と，それ以降に気管切開を行った長期群(107例)を比較した．結果，主要評価項目の60日間におけるVFDsには早期群と長期群で有意差を認めなかった(早期群 vs 長期群＝30.4日 vs 28.3日，p＝0.50)．

上記の報告を踏まえると早期(人工呼吸管理開始後7日以内)に気管切開を行うメリットはないと考えてよい．一方で早期に気管切開を行うと，本来は気管切開が不要であった，すなわち人工呼吸器離脱・抜管が可能であった患者まで不要な気管切開を行ってしまうというリスクも存在している．以上の結果より現時点では早期気管切開を行うための合理的な理由は認めず，本ガイドラインでも早期気管切開を推奨していない(Grade 1B)．

> **私はこうしている**
>
> さいたま赤十字病院高度救命救急センターでは気管切開を行うかどうか，そしてそのタイミングは，一定のプロトコルやマニュアルに沿ったものでなく，医師カンファレンスで合議のうえに決定される．タイミングとしては，人工呼吸管理1週間ほど経った時点(おおむね10日前後か)で担当医師から気管切開の実施に関してカンファレンスの議題に上がる．決定されると家族や本人の同意を得たうえで，数日以内に気管切開が実施される．すなわち気管切開実施のタイミングは2週目(14日目～)ぐらいがおおまかな目安となる．10日目ぐらいに実施が決定されてから，実際に行われるまで(14日目ぐらい～)に数日のタイムラグがある．実際は「年齢が若いので頸部に傷をつけたくない」「高齢なので侵襲的な処置をしたくない」の気持ちのバイアスが働き，「本当に人工呼吸離/抜管できないか」を再検討する余地が数日与えられることが多い印象にある．

■ 外科的気管切開(ST) vs 経皮的気管切開(PT) どちらが好ましいか？

気管切開の大きな術後合併症として出血と感染がある．PT(percutaneous tracheostomy)はST(surgical tracheostomy)に比べて創部が小さくてすむことから当初PTはこれらの合併症を完全に克服するものとして期待されていた．しかし，その後いくつかの報告でそれらは否定されることとなった．特に1999年にCritical Care medicine誌に報告されたメタアナリシスでは1990年以前の手技も含まれているためか，PTのほうがSTよりも合併症が多いとされてしまった[5]．2000年以降も複数のメタアナリシスが報告されているが，その結果は一言でいうとどちらの手技でも合併症に関して大きな差がない．

外科的気管切開術(ST) vs 経皮的気管切開術(PT)についてのメタアナリシス

注目したい2つの報告を提示する．1つは2006年のDelanneyらの報告[6]で，この17のRCTを対象としたものでは，PTはSTと比較して感染合併症は有意に減少するが，出血や気胸の合併症は減らさないと報告した．トータルとしての死亡率も有意差を認めない．また2014年のPutensenらの報告によるとPTは難易度は高いが，処置時間が短く，術後出血や感染を減少すると報告した．

まとめるとPTはもしかしたら感染合併症をすこし減らすかもしれないが，それ以上に特筆すべ

きところはなく現時点でどちらに軍配があがるかを意識する必要はない．本ガイドラインでは，この感染合併症軽減効果に伴いPTを推奨している(Grade 1B)．

> **私はこうしている**
>
> 　筆者の考えでは，気管切開を行う医師は，出血など何かトラブルが起こったときに24時間すぐに対応できるために頸部の解剖を熟知しておく必要があると考えている．PTはSTよりも時間も短く（だいたいSTでは準備も含め40分ぐらいかかるが，PTは20分程度で完了してしまう）看護師にも好まれて，手技に際してはそれほど頸部解剖を意識しないでもできてしまう．そのため気管切開はついPTに流れがちになるが，術者として行うためにはまず最低20例以上のSTの経験を積んで，頸部解剖をしっかりと覚え，それ以降に気管支鏡下でのPTの手技を実施するようにと指導している．ちなみに本ガイドラインでは気管切開術の習得のために動物モデルやシミュレーターを用いて術前にトレーニングを行うことを弱く推奨している(Grade 2C)．

■ 疾患による気管切開術への考え方の違いはあるか？

　気管切開は経口気管挿管(OTI：orotracheal intubation)と比較していくつかのメリットが存在する．おおまかに述べると，気管切開チューブは安定性が高く，また気管に直接アクセスするため呼吸に有利な点が多い(表20-1)．

　気管切開の適応はただ1つで「長期にわたり気道確保を要する場合」である．長期にわたって人工呼吸管理を要する場合もあれば，声帯麻痺や顔面熱傷で気道確保を要する場合もある．個々の症例や背景によって気管切開の適応は変わるため，その必要性をまとめて議論するのは不可能である．

　しかし「外傷，熱傷，肥満患者などの疾患群で早期に気管切開を行ったほうがよいか」，すなわち「早期に気管切開を行うと死亡率を下げるか」や「STとPTのどちらが好ましいか」など特定の疾患の特定の条件下に関する報告は複数ある．1997年にKaneらが多発外傷患者に早期気管切開の有用性を[7]，また2004年にはArabiらは集中治療を要した外傷患者に対しては人工呼吸期間(9.6日 vs 18.7日，p＜0.0001)や，ICU在室日数(10.9日 vs 21.0日，p＜0.0001)が短くなったと報告している[8]．またAhmedらは重症頭部外傷患者を対象として同様の報告を行っている[9]．またBMIが35以上の肥満患者にSTとPTを行ったところ，両者に合併症の差はなかったとする報告[10]や頸髄損傷患者に

表20-1　気管切開チューブのメリット

・チューブのズレや，事故抜管の危険性の軽減
・再挿入が容易
・チューブ内腔が閉塞しにくい
・患者の違和感の軽減(鎮静薬の減量)
・口腔内衛生環境の向上や口腔〜喉頭の損傷軽減
・気道分泌物が吸引しやすい
・呼吸仕事量の低減により呼吸器ウィーニングの一助になる

〔Jaeger JM, et al.：Respir Care. 2002；47(4)：469-480.(PMID：11929618)のTable 1を一部改変〕

対しては PT 群で ICU 滞在日数，肺炎合併が少ないとする報告がある[11]．また熱傷患者においては早期気管切開の有用性を示したエビデンスはないが，PT のほうが合併症は少ないとする報告がある[12]．

まとめると，早期に気管切開の必要性を判断するのは難しいということ，ST よりも PT のほうが好ましいかもしれないということが近年の論調である．

ちなみに過去に長期人工呼吸になるかどうかの予測が試みられているが，確立はされていない．Seneff らの前向きコホート研究によると，長期人工呼吸に至る原因として，ICU 入室の契機になった疾患および APACEⅢの acute physiology score（APS）を因子として挙げている[13]．

気管切開そのものには絶対禁忌はなく，出血傾向のある患者や，頸部の血管異常，腫瘍，膿瘍がある場合，また頸髄損傷や関節リウマチで頸部の伸展が困難な場合はその手技に際して細心の注意を要するが，禁忌にはならない．

したがって疾患によって気管切開に対する考え方に若干の違いはあるが，おおまかな点（早期 vs 晩期や ST vs PT）では共通しているともいえる．

気管切開術後の管理（交換のタイミング，抜管に向けて）

気管切開チューブの初回交換は ST の場合 3〜7 日以降に，PT の場合は 10〜14 日目以降に行われる[14]．これは形成された気切孔が安定するために要する時間であり，これより早くチューブが抜去されてしまうと，気切孔が閉鎖して，再挿入困難になってしまうためである．

その後の定期的なチューブの交換はおおむね 7〜14 日に 1 回の頻度で行われる．チューブの位置異常や，患者の違和感，カフリーク，気管チューブタイプの変更を要する場合は適宜チューブの交換を行ってもよい．ちなみに下気道分泌物の吸引で気管支鏡をスムーズに行う際はチューブの内径（ID：inner diameter）が 7.5 mm 以上必要とされるので，チューブの選択の際にはあらかじめ注意しておく．

気管チューブは内筒の有無（単管式 or 複管式），スピーチタイプ，カフの有無で分類できる．代表的なチューブの 1 例を 図 20-1 に示す．

内筒（インナーカニュラ）のあるもの（複管式とも呼ぶ）はそれを 1 日 1 回洗浄または交換することで，チューブ内腔の閉塞を防ぐことができる．そのため喀痰が多くて硬い患者に有用である．

スピーチタイプに関してはチューブに側孔が開いており，ワンウェイバルブ（一方弁）または人工気道閉塞用キャップ（通称：赤キャップ，使用の際はカフをデフレートしないと窒息する）を装着することで，呼気を声門方向へ送り，発語が可能となる．特に喉頭に上向きの空気の流れができるため，気道分泌クリアランスを促進したり，発声や咳の喉頭の反射を促したりするため，リハビリテーションの一助となる．

カフはそれを膨らませることで下気道を分離し，人工呼吸管理を行ったり，上気道からの唾液や血液の垂れ込み（誤嚥）を防止したりすることができる．ただし，すべての誤嚥を完全に防止できるわけではないので，注意が必要である[15]．

わが国で使用可能な特徴のあるチューブとして 2 つ提示しておきたい（図 20-2）．1 つは GB アジャストフィット吸引型™であり，これはチューブがシリコン製であるため柔軟性が高く，かつウイング部分の位置調整が可能なため，肥満や頸部腫瘍で皮膚〜気道の距離が長いなど解剖学的な異常が

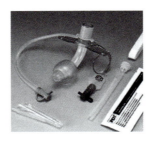

図 20-1　代表的なチューブの1例（コヴィディエンアスパーエース™ 内筒つき）
内筒装着可，カフあり，スピーチなし，（カフ上吸引あり）でよく使用されるチューブである．気管切開チューブの基本的な性能を備えており，気管切開術が行われた最初のチューブに選択される．

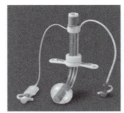 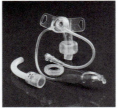

A　ファイコン GB アジャストフィット吸引型™　　B　コーケンネオブレススピーチタイプ™

図 20-2　わが国で使用可能な特徴のあるチューブ

あるときに有用である．カフ上吸引機能も備えている．もう1つはコーケン ネオブレススピーチタイプである．これは複管式で，スピーチタイプ，カフありでそれらを自由に組み合わせることができる．例えば発声練習を行いたいときは内筒を抜き，ワンウェイバルブを装着してスピーチタイプとして使用，場合によっては内筒を挿入して，カフを膨らませることで，人工呼吸器に装着・管理することもできる．日中と夜間など時間帯によって使い分けることができるため，人工呼吸器離脱期で積極的にリハビリテーションを行いたいときに有用なチューブと考えている．

> **➡ 私はこうしている**
>
> 　筆者の気管切開チューブの選択の流れについて1例を示す（図20-3）．まずは気管切開を行った場合，通常であれば単管カフ付きのチューブを選択し，肥満や頸部が伸展できないなどのチューブ位置異常が発生しやすいことが予想される場合はウイングが動かせるチューブを選択する．その後は人工呼吸器離脱，発声の訓練を行っていく．基本的には発声訓練はシンプルな単管式カフなしのスピーチカニューレで行うが，コーケンネオブレススピーチタイプ™ は人工呼吸器を付けたり，スピーチにしたりと汎用性が高いため，筆者は好んで使用している．
>
> 　最終的には上気道閉塞がない，痰量が減少，嚥下機能が改善，発声も可能で，かつ夜間を通して気道確保の懸念がなくなった場合はチューブの抜去を行う．チューブサイズを徐々に小さくしてウィーニングを行っていく手法も報告されているが[16]，筆者は日常的には行っていない．

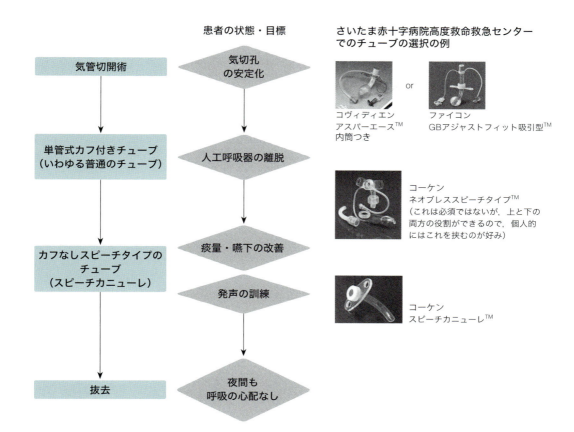

図 20-3 気管切開チューブ選択の流れ（例）

神経筋疾患の患者においては cough peak flows（CPF）をチェックすることもあり，これが 160 L/分を超えている場合は抜去に成功する割合が高いと報告されているため注目している[17]．

参考文献

1) Esteban A, et al.：Am J Respir Crit Care Med. 2000；161(5)：1450-1458.（PMID：10806138）
2) Raimondi N, et al.：J Crit Care. 2017；38：304-318.（PMID：28103536）
3) Terragni PP, et al.：JAMA. 2010；303(15)：1483-1489.（PMID：20407057）
4) Trouillet JL, et al.：Ann Intern Med. 2011；154(6)：373-383.（PMID：21403073）
5) Dulguerov P, et al.：Crit Care Med. 1999；27(8)：1617-1625.（PMID：10470774）
6) Delaney A, et al.：Crit Care. 2006；10(2)：R55.（PMID：16606435）
7) Kane TD, et al.：Respir Care Clin N Am. 1997；3(1)：1-20.（PMID：9390900）
8) Arabi Y, et al.：Crit Care. 2004；8(5)：R347-R352.（PMID：15469579）
9) Ahmed N, et al.：Surg Infect（Larchmt）. 2007；8(3)：343-347.（PMID：17635057）
10) Heyrosa MG, et al.：J Am Coll Surg. 2006；202(4)：618-622.（PMID：16571432）
11) Ganuza JR, et al.：J Spinal Cord Med. 2011；34(1)：76-84.（PMID：21528630）
12) Gravvanis AI, et al.：World J Surg. 2005；29(12)：1571-1575.（PMID：16311847）
13) Seneff MG, et al.：Chest. 1996；110(2)：469-479.（PMID：8697853）
14) Mitchell RB, et al.：Otolaryngol Head Neck Surg. 2013；148(1)：6-20.（PMID：22990518）

15) Elpern EH, et al.：Chest. 1994；105(2)：563-566.(PMID：8306764)
16) Laufs U：Eur J Clin Pharmacol. 2003；58(11)：719-731.(PMID：12634978)
17) Bach JR, et al.：Chest. 1996；110(6)：1566-1571.(PMID：8989078)

21 成人呼吸 ECMO

小倉崇以

CONTROVERSY

- ECMO は行うべきか？
- ECMO はどのようなときに行うべきか？
- ECMO は誰が行うべきか？
- ECMO センターではない場合に何をすべきか？

BACKGROUND

　ECMO の歴史は古く，さかのぼると 1930 年代にまで到達する．1937 年にはじめて体外循環補助装置が開発され，その後 16 年の年月を経て，1953 年には世界で最初の体外循環補助装置を用いた，心房中隔欠損症の修復術が行われた[1]．しかし当時の体外循環補助装置は，溶血や血栓，血漿漏出の合併症が強く，術中サポート以上にその装置を用いて ICU で患者管理を行うには，その質は担保されていなかった．

　1957 年以降，シリコンラバーによる膜型人工肺が開発され，その名のとおり，extra-corporeal membrane oxygenation(ECMO：体外式膜型人工肺)が登場するに至る．その後も技術革新に伴ってECMO 装置の質は改善の一途をたどり，1975 年，Bartlett らは世界ではじめて新生児の重症呼吸不全患者を ECMO により救命した[2]．これを皮切りとして，Bartlett らによる従来治療群と ECMO 治療群の RCT(1980 年代初頭)[3]，O'Rourke らによる RCT(1980 年代後半)[4]，Firmin らによる全英的 RCT(1990 年代前半)が行われ[5]，重症呼吸不全の小児(新生児)におけるECMO の有効性は，確固たるものとなっていった．

　一方で，成人における呼吸 ECMO の有用性は，いまだ挑戦の最中にある．1953 年の体外式補助循環装置の開発以降，人類は成人呼吸不全の予後改善のため，ECMO の有用性を探ってきた．数々の挑戦がなされてきたが，1970 年代の RCT[6] と 1990 年代の RCT[7] は，双方が失敗に終わった．ECMO 装置の技術革新と，ECMO を専門とする specialize されたチームでの ECMO 治療提供の展開により，2000 年代に入りようやく成人呼吸 ECMO の有用性が，RCT ではじめて Peek らにより証明されるに至った[8]．2009 年の H1N1 インフルエンザパンデミックを経て，成人呼吸 ECMO もまた確固たる地位を確立しつつあるが，全般的な重症呼吸不全(ARDS)診療における ECMO の挑戦は，いまだ道なかばといえる．

> **POINT**
> 成人呼吸 ECMO は，それに習熟した施設で ECMO チームが施行するよう努める（ECMO センターに自身がいない場合は，早期から ECMO センターとコンタクトをとり，ECMO の適応について議論する）．

■ ECMO は行うべきか？

　冷静な科学評論家の視点に立てば，成人重症呼吸不全に関して，ECMO が Yes だとはいい切れない．成人重症呼吸不全に対する ECMO の闘いは，いまだ道なかばであるであるがゆえ，EOLIA trial の結果が公表された現時点においても，結論を急ぐべきではない．しかし，結論が出ていない現時点においても，患者は常に目の前に来るので，われわれは成人呼吸 ECMO に対する一定のポジションを用意しておく必要がある．そして結論からすれば，成人呼吸 ECMO は，選ばれし者に対し適切な施設の医療者が提供するべきものという文言に落ち着く．

　2018 年の時点で，成人呼吸 ECMO の有用性を指示する強いエビデンスは，先に紹介した Peek らの CESAR trial と Combes らの EOLIA trial である[8,9]．CESAR trial は重症 ARDS を対象とした英国で施行された世界唯一の RCT であり，ECMO 群 90 例（ECMO センター 1 施設）と従来治療群 90 例（103 施設）を比較し，6 か月後に QOL を高く維持できた状態で生存した患者の割合は，ECMO 群で 63%，従来治療群で 47% であった（p＝0.03）．2011 年には，この CESAR trial を支持する形で，インフルエンザパンデミックにおける ECMO の治療成績が公表された．その内容は，2009〜2011 年の influenza（H1N1）related ARDS を対象として ECMO 治療と従来治療を比較したところ，ECMO 治療と従来治療群とでは（propensity score matching；52 vs 52），院内死亡率が ECMO 群 24.0% に対して従来治療群 46.7% であり（p＝0.008），ECMO 群のほうが有意に院内死亡率が低いというものであった[10]．

　しかしながら，これらの結果は，解釈に疑義が生じる．まず，これらのスタディは，ECMO を専門としている ECMO センターに入院し，ECMO 治療を受けた患者と，ECMO センターではない病院で従来治療を受けた患者との比較検討であるため，厳密には「ECMO 治療を受けた患者と従来治療を受けた患者の比較」というだけでなく，「ECMO センターで治療を受けた患者とそうでない施設で治療を受けた患者」の比較研究であるとも解釈しうるデザインとなっている．よって，「ECMO 治療そのものが従来治療に優っていたのか」「ECMO センターという機関が有意な予後改善因子として寄与したのか」は定かではないのである．現時点では，ECMO センターと称する施設において ECMO 治療を行えば，おそらく，一般的な施設で従来治療を受けるよりも，予後改善効果を期待できやすくなるというのが，文献を読み込む評論家的な主張となるであろう．

　また，CESAR trial 以降，ECMO の有用性を支持する報告は，上記に紹介した文献を含めて，その主体はインフルエンザによる ARDS 患者を対象に解析されたものとなっている[10,11]．よってインフルエンザによる ARDS において ECMO は effective であると結論づけることに大きな疑義は生じないが，逆をいえば，インフルエンザによる ARDS 以外の ARDS に対する ECMO 治療の有用性は，確認が不十分であった．

　そこで登場したのが EOLIA trial である．「EOLIA は，重症 ARDS 全般に早期の ECMO は有効

か？」という clinical question に対して臨床試験が行われた．EOLIA は，欧州諸国を中心とした国際的な多施設 RCT であり，severe ARDS と診断された人工呼吸管理患者において，ECMO で治療介入する群とそうでない群で，60 日後の死亡率が比較検討された．この trial では「severe ARDS 患者の管理において，ECMO 群と人工呼吸群では，40％の死亡率と 60％の死亡率ほどの大きな差がある」という仮説を設定し，帰無仮説が構築された．またコントロール群では，患者が死の危機に瀕した場合，ECMO を導入して患者死亡を回避できる，rescue ECMO プロトコルが設定された．しかし実際に試験を行ってみると，参加者が 249 例に達した時点での中間解析で，「有意差検出の見込みなし」とのことで，目標症例数（331 人）に達する前に trial 中止となった．この時点での解析では，ECMO 群は 124 例，コントロール群は 125 例で，第 60 病日の死亡率は ECMO 群で 35.5％（44/124），コントロール群で 44.8％（56/125）（p＝0.07）（ただし，intention to treat の観点から，rescue ECMO となった症例はすべてコントロール群に属するものとして計算されたが，全 rescue ECMO35 例のうち 15 例は ECMO にて survive した）であり，あらかじめ仮説としていた "ECMO 群の死亡率 40％と人工呼吸群の死亡率 60％という大差" は，検出できなかったという結果であった．

上記考察を通し，「成人重症呼吸不全に対して ECMO は行うべきか？」というコントロバーシーに対し，現状を冷静に分析してわれわれの臨床家としてのポジションを用意するのであれば，「ECMO センターと称される ECMO に習熟した施設において，influenza induced ARDS の患者に限定して施行される場合，ECMO は治療の選択肢となりうる」ということになる．これはあくまで，現時点での臨床家としてのポジションをどこに置くかと問われた際に，答えがないなかで示すべき立ち位置の 1 例にすぎない．結論を出すには，もう少し，時間を要する．EOLIA trial では ECMO 群の死亡率 40％と人工呼吸群の死亡率 60％という大差は証明されなかったが，少なからずその差は存在するはずであり，かつ，その差は，ECMO センターにおける精錬された ECMO 管理によって際立つと予想された．

■ ECMO はどのようなときに行うべきか？

EOLIA trial の結果から感じることも多いが，もしも成人呼吸 ECMO を行うと決意するのであれば，おそらくその決断は早いほうがよい．具体的には，ずばり，人工呼吸管理が開始されて 3〜7 日以内を目安に ECMO の施行を決定すべきである．

実際のところ，残念ながら ECMO の開始時期に関して強いエビデンスを提示する報告は皆無といってよい．しかしありがたいことに，過去の報告から，ECMO の適応についてほどよくまとめたレビューが存在する[12]（表 21-1）．エビデンス不在の現時点では，この基準を参考にするのが無難といえる．ここで最も強調したい点は，① ECMO の適応が人工呼吸器によるガス交換の限界に達したときにやってくるという点と，② 厳しい人工呼吸器設定となってから 7 日以内に ECMO 導入を決断すべきという点の 2 点である．

① については多くの医療者が納得できる内容である．PEEP を 20 cmH$_2$O もかけ続けても低酸素血症が継続する場合，低酸素や高二酸化炭素により脳やその他の主要臓器にダメージが及びかねないと判断できるので，この時点で ECMO を導入するという考えに至るのはごく自然なことであろう．一方で ② については，まさにコントロバーシーである．文献によっては，厳しい人工呼吸器開

表21-1 ECMOの適応，相対的禁忌，絶対禁忌

適応	・重篤な低酸素血症(改善可能な呼吸不全患者に対して6時間以上PEEPを15～20 cmH₂Oかけても$PaO_2/F_IO_2<80$となる場合) ・標準的な人工呼吸器管理を行ってもpH<7.15となるような高二酸化炭素血症 ・標準的な人工呼吸器管理を行ってもプラトー圧が35～40 cmH₂Oを超えてしまう場合
相対的禁忌	・プラトー圧が30 cmH₂Oを超える期間が7日間以上続いている場合 ・$F_IO_2>80\%$を超える期間が7日間以上続いている場合 ・血管確保に制限がある場合 ・重度の不可逆的脳障害や治癒不能な悪性腫瘍など，ECMOを施行するうえでメリットがない場合
絶対禁忌	・抗凝固療法ができない場合

始から早期(3日程度)のECMO導入が望ましいとする報告もある一方[13]，7日間以上の厳しい人工呼吸管理を経ても，ECMOの導入なしに社会復帰を果たす症例を経験することも珍しくない．当然のことながら重症呼吸不全の治療経過は原疾患によりさまざまであり，またその治療反応性によっても治療プランの組み立て方はさまざまであるため，一概に人工呼吸管理期間のみでECMOの適応の判断をすることはできない．また，絶対禁忌とされている抗凝固療法が施行不可能な場合についても，例えば重症胸部外傷によりガス交換不良となった症例に対し，抗凝固療法なしにECMOを導入しても，治療を完遂できるという報告は数多く見受けられることを考えれば[14]，抗凝固療法が施行不可能な場合であっても，一概に呼吸ECMOの絶対禁忌とまではいい切れない．

現時点では表21-1に示した基準をベースにECMOの導入の適応について判断するというのがわれわれの実行動になる．しかしながら，これはあくまで1つの基準であり，実際は症例ごとにテーラーメイドでECMO導入の決定をしていく必要があることを忘れてはならない．そして，もしECMOを導入するならば，その決断は早いほうがよさそうであり，厳しい人工呼吸器設定開始から3～7日以内にその決断をしていく(それが最も難儀ではあるが)ことが，世の中のスタンダードになっていくであろう．

■ ECMOは誰が行うべきか？

ずばりいうと，ECMOセンターでECMOの習熟した医療チームが施行すべきである．先に紹介したCESAR Trialやインフルエンザ A(H1N1)パンデミックの報告では[8,10]，ECMOセンターに入院となりECMO導入となった重症ARDS症例と，ECMOセンターではない病院で従来治療を受けた重症ARDS症例との比較検討がなされ，結果として，ECMO治療群に軍配が上がったと報告された．しかしこれらの研究は(繰り返しになるが)，厳密には「ECMO治療を受けた患者と従来治療を受けた患者」の比較というだけでなく，「ECMOセンターで治療を受けた患者とそうでない施設で治療を受けた患者」の比較研究であるとも解釈しうるデザインとなっている．事実，CESAR trial[8]では，ECMO群の24%は実際にはECMOが導入されていないにもかかわらず，intention to treatの考え方からそれらがECMO群に組み入れられて解析がなされている．CESAR trialの統計学的研究方法の是非はともかく，これらの事実から同研究をみると，同研究は「ECMO治療を受けた患者と従来治療を受けた患者」の比較というよりも「ECMOセンターで治療を受けた患者とそうでない施設

で治療を受けた患者」の比較研究という色が強くなる．

　事実，ECMOセンターでは日常的に重症呼吸不全患者の診療を行っているため，日々の経験や教育を通して，必然的にその治療成績の向上が見込めるという側面がある．この事実は，CESAR trialにも反映されている．CESAR trialでは，ARDSネットワークで推奨されているlung protective ventilation（low tidal volume，low pressure ventilation）の順守率がECMOセンターで93％であったのに対し，対照群では70％にとどまっていた．先に述べたとおりECMO群の24％は実際にはECMOが導入されていない事実を考慮すると，CESAR trialは，lung protective ventilationの順守率の差が予後に影響を及ぼした可能性を否めないことを暗に報告している研究といえる．

　視点を変えてみると，ECMOセンターは，むしろ重症呼吸不全センターという意味合いが強いようにも思える．ECMOセンターはhigh intensity intensivist operation formのICUであり，常時，intensivistがICUに入室している患者の管理を担当している．一般的にhigh intensity intensivist operation formであるclosed ICUでは，ARDS患者の呼吸管理においてガイドラインが示すlung protective ventilationの順守率が，open ICUに比較して高く[15]，ECMOセンターもそれに同じといえる．また筆者が留学していた英国のECMOセンター（Cambridge University Health Partners Royal Papworth HospitalおよびKing's College London Guy's and St Thomas' Hospital）では，ECMOが導入された患者のケースカンファレンスが1週間に1度のペースで開催されており，そのカンファレンスは，心臓血管外科や呼吸器内科，血液内科などの他診療科に加え，看護師や臨床工学士，栄養士や理学療法士などの他職種の人間が一堂に介してECMO治療の質を高めるための会議となっており，必要があれば自施設のプロトコルを見直す作業が繰り返されていた．また，1年に4回のペースで国内5施設のECMOセンターがカンファレンスを開き（図21-1），自施設の治療成績の報告と検討内容の提示を行い，他施設のECMOセンターとの比較から自施設のECMOプロトコル改善のチャンスを得ていた．このようにECMOセンターでは自己成長システムの構築がなされており，ECMO管理の質が担保される仕組みが敷かれている．high intensity intensivist operation formで運営し，自己成長システムを有する英国式のECMOセンターは，ECMO管理も含めて，重症呼吸不全患者の治療に適している．他職種・他施設の定期カンファレンスの開催など，ECMOに対する人的資源の投入とそれに応じた各施設の努力は，データには現れずとも本誌紹介に値する事実であると筆者が感じているとともに，筆者は，このような努力の1つひとつがECMO治療の成績向上につながっているものと考えている．

■ ECMOセンターではない場合に何をすべきか？

　ECMOセンターではない施設が，重症呼吸不全と向き合う場合に何をすべきか．その答えは，ECMOセンター専門ホットライン（専用電話番号）を使って早めにコンタクトをとり，ECMOの適応について議論することである．

1）ECMOセンターとのコンタクト

　わが国では，ECMOセンターとのコンタクトに関して，定型のシステムは存在しない．通常の患者紹介システムにより，各施設の医師から各ECMOセンターの医師に直接相談があり，アクセプ

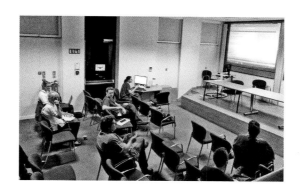

図 21-1　英国 ECMO センター会議の様子（Leicester University Glenfield Hospital）

トするかどうかが決められている．そして ECMO が適応外であれば，ECMO センターに転院することは通常ない．

　一方で，英国の ECMO センターでは，ECMO 専用のホットラインが存在する．ECMO 適応となりそうな患者（F/P＜100 で人工呼吸管理期間が 7 日以内）が発生した場合，各施設の医師よりそのホットラインに電話が入る．ホットラインの対応は ECMO スペシャリストが担い，定型の書式に則った患者の年齢や基礎疾患，原疾患名や人工呼吸器設定，人工呼吸器管理期間，血液ガス所見の情報を得る．医師はその情報と地域連システムにより閲覧可能な CT 画像や胸部 X 線写真を眺め，ECMO の適応を判断し，ECMO 適応と判断すれば，各施設に出向き，ECMO を導入し，ECMO 装着下で ECMO センターに転院させる．

　わが国と大きく異なるのは，ECMO を現地で装着し ECMO センターに搬入する点であり，転院搬送（トランスポート）の安全の担保が転院元の責任下にあるわが国の通常システムでは危険すぎて転院までたどり着かなかった症例が，英国では ECMO を装着してから転院搬送されることで安全に ECMO センターまで搬送されている．

　また，英国では ECMO 導入が実際には必要でなくても，ECMO センターに転院となるケースも多々ある．英国の ECMO センターは ECMO の患者のみを転院の対象としているのではなく，重症呼吸不全患者のすべてを受け入れており，地域の病院で対応困難となった重症呼吸不全患者を集約しているといってよい．

　英国の ECMO センターは「重症呼吸不全センター」として機能しており，ECMO 管理だけでなく，呼吸管理のプロとして，地域の役割を担っている．群馬県前橋市にある前橋赤十字病院では，英国の ECMO システムに倣い，ECMO センターを開設している．重症呼吸不全患者の往診や，ドクターヘリを使用した迅速で安全な搬送（ECMO 未装着）を行い，地域の重症呼吸不全患者の集約を行い，適応のある症例について ECMO を導入している．

　最近では，英国から資機材を輸入し，ECMO 搬送が可能な新型ドクターカーを導入し，紹介元での ECMO 導入と安全な ECMO 搬送を実現可能にした（図 21-2）．これがわが国の 1 つのモデルとなればと筆者は考えている．

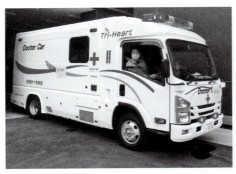
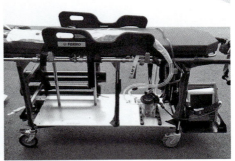
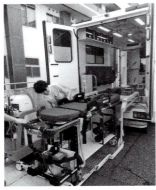
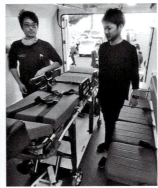

図 21-2　ECMO 搬送が可能な新型ドクターカー

2）ECMO 患者の集約化

　実際のところ，わが国には ECMO センターが多数存在し，ECMO 患者の集約化がまったく進んでいない．平均すると，年間の ECMO 症例は 2〜3 例といったところである．国内で ECMO センターを 5 つに制限し，年間 80 例程度の ECMO 患者を診ている英国のシステムと比較すると，わが国の ECMO の実情が悲惨な状態にあることは想像に難くない．わが国では，日本呼吸療法医学会が主導する ECMO シミュレーションコースや ELSO recognized の ECMO コース（ショートプログラム）の教育コースの開催により ECMO 管理の質の担保が試みられているが，各 ECMO センターの年間症例数は前述のとおりであり，ECMO 管理の質の担保は今後の課題といえる．前橋赤十字病院は，群馬県内の ECMO 患者の集約を実現している．200 万人の人口圏で年間 10〜15 例の ECMO 患者を受け入れており，英国の ECMO センターとまではいかないものの，ECMO 患者集約化の 1 つのモデルとして活動している．

　ECMO の適応は，high PEEP をかけ続けても低酸素血症が継続する場合に ECMO を導入するというおおまかな一定の基準はあるものの，当然のことながら重症呼吸不全の治療経過は原疾患によりさまざまであり，またその治療反応性によっても治療プランの組み立て方はさまざまであるため，実際は症例ごとにテーラーメイドで ECMO 導入の決定をしていく必要があることは，前述のとおりである．

　ECMO の合併症は，出血（脳出血や消化管出血，カニューレ挿入部出血が多い）や感染症，血栓塞栓症，易感染性など，重篤なものが多く，それらから目を背けることはできない．これら ECMO の

合併症を考慮すれば，安易なECMOの導入は慎むべきであり，また，医療経済的な面からも，高額医療であるECMOの適応は慎重に判断すべきである．また，ECMOの導入に際し，表21-1ではプラトー圧が30 cmH$_2$Oを超える期間が7日間以上続いている場合，または，F$_I$O$_2$＞80％を超える期間が7日間以上続いている場合は，ECMOが相対禁忌とある．ECMOの適応にあまり慎重な態度をとり続けると，適切なECMOの導入時期をいつのまにか逸する可能性もあり，総じてECMOの適応判断は難しい．

ECMOセンターは，質の高いECMO管理を提供する施設であるとともに，豊富な経験から，ECMOに適切な患者を選択する能力を有する．ECMO適応の判断には，病歴（治療歴），診断，患者背景，基礎疾患，治療反応性，家族背景（生体肺移植の可能性）など，さまざまな情報が必要である．ECMOセンターではない施設が重症呼吸不全の患者に遭遇した場合は，早期からECMOセンターとコミュニケーションをとり，患者の情報提供と治療のプランニングを共有し，適切な時期にECMO導入の判断ができるよう，ECMOセンターと紹介施設の双方が努力しなければならない．

また，high intensity intensivist operation formであるclosed ICUでは，ARDS患者の呼吸管理においてガイドラインが示すlung protective ventilationの順守率が，open ICUに比較して高く，low intensity intensivist operation formであるopen ICUではその順守率が低い[15]．ECMOセンターへの紹介元となりやすいlow intensity intensivist operation ICUでは，無理をして厳しい人工呼吸器設定で乗り切ることを目指すのではなく，ECMOというオプション治療の可能性を常日頃から念頭におき，ECMO導入の前段階の管理としてlung protective ventilationの提供に注力しなければならない．

> **私はこうしている**
>
> 前橋赤十字病院はhigh intensity intensivist operation formであるclosed ICUを運営しており，かつ，ECMOチームが存在するECMOセンターである．ECMO physicianである筆者はそのチームの1人であり，ECMO治療の質の向上のため，マニュアルの整備や症例検討会の開催，シミュレーショントレーニングを主催し，ECMOセンター内の自己成長システムを稼働させている．そのようなバックグラウンドをもつ私が，1人の臨床家として成人呼吸ECMOに対するポジションを述べるのであれば，「成人呼吸ECMOは，一般的な基準を参考にわれわれECMOチームがその適応を判断し，ECMOセンターにおいて，われわれECMOチームが施行する」という文言となるであろう．
>
> われわれはいまだ1930年代から続く長い挑戦の最中にある．先人の情熱に敬意を払いながらも，その結論を決して急がず，いまある現状を冷静に受け止め判断し，重症呼吸不全におけるECMOの適正使用について，日々，思慮を深めるべきである．

参考文献

1) Brogan TV, et al.：ECMO Extracorporeal Cardiopulmonary Support in Critical Care 5th ed, Extracorporeal Life Support Organization, 2017.
2) Bartlett RH：Trans Am Soc Artif Intern Organs. 1985；31：723-735.（PMID：3915623）
3) Knox RA：A Harvard study on newborn draws fire. Boston globe, 1989；August 7：25.
4) Marwick C：JAMA. 1990；263(18)：2420.（PMID：2329621）
5) UK Collaborative ECMO Trial Group：Lancet. 1996；348(9020)：75-82.（PMID：8676720）

6) Zapol WM, et al.：JAMA. 1979；242(20)：2193-2196.(PMID：490805)
7) Morris AH, et al.：Am J Resp Crit Care Med. 1994；149(2 Pt 1)：295-305.(PMID：8306022)
8) Peek GJ, et al.：Lancet. 2009；374(9698)：1351-1363.(PMID：19762075)
9) Combes A, et al.：N Engl J Med. 2018；378(21)：1965-1975.(PMID：29791822)
10) Noah MA, et al.：JAMA. 2011；306(15)：1659-1668.(PMID：21976615)
11) Pham T, et al.：Am J Respir Crit Care Med. 2013；187(3)：276-285.(PMID：23155145)
12) Brodie D, et al.：N Engl J Med. 2011；365(20)：1905-1914.(PMID：22087681)
13) Patroniti N, et al.：Intensive Care Med. 2011；37(9)：1447-1457.(PMID：21732167)
14) Muellenbach RM, et al.：J Trauma Acute Care Surg. 2012；72(5)：1444-1447.(PMID：22673280)
15) Treggiari MM, et al.：Am J Respir Crit Care Med. 2007；176(7)：685-690.(PMID：17556721)

22 肺高血圧に伴う右心不全の治療

齊藤茂樹

CONTROVERSY

- 右心不全はどのようにモニターすべき？　肺動脈カテーテルは使うべき？
- 右心不全はどのように治療すべき？　どの昇圧薬，強心薬，肺動脈拡張薬を用いるべき？
- ARDS に伴う右心不全に対する治療・換気戦略は？
- 急性肺塞栓症に対する血栓溶解療法の適応は？

BACKGROUND

　右心不全に関しては普遍的に受け入れられている定義はないが，右室充満圧が上昇している（右房圧 8 mm 以上）にもかかわらず心拍出量が低く（心係数 2.5 L/分/m² 以下）全身の血液灌流が低下している状態と定義できよう[1,2]．

　右心不全は，右心後負荷の上昇を伴うものと，伴わないものに大別できる．前者には肺高血圧症に伴う右心不全が，後者には右室収縮能の低下をきたす右室梗塞が含まれる[3,4]．この項では前者の管理について主に述べる．

　重症右心不全は ICU での綿密な管理が必要であり，非侵襲的・侵襲的モニターを適切に利用したい．治療の基本原則は，誘因の除去，右室前負荷の最適化，右室収縮能の増強，右室後負荷の低減，全身血圧・組織灌流の維持であり，不整脈にも積極的に対応する必要がある．専門家へのコンサルトや専門施設への転送もためらわずに行うべきである．

POINT

　非侵襲的（心エコーを含む）および侵襲的（中心静脈ライン，肺動脈カテーテルなど）方法で血行動態を緊密にモニタリングする．

　輸液の制限あるいは負荷により右室前負荷の最適化を図る．強心薬や昇圧薬により右心収縮能の増強を図る．肺動脈性肺高血圧症などでは肺動脈拡張薬を用いる．

　ARDS に伴う右心不全では，プラトー圧および driving pressure を制限，酸素化の改善を図り，過度の二酸化炭素レベル上昇は避ける．

　ショックを伴う急性肺塞栓症では抗線溶薬を（禁忌がなければ）使用する．

表22-1 肺高血圧症の臨床分類（Nice 分類 2013 年）

1 肺動脈性肺高血圧症（PAH：pulmonary arterial hypertension）
 1.1 特発性（idiopathic）
 1.2 遺伝性（heritable）
  1.2.1 BMPR2
  1.2.2 ALK1, endoglin, SMAD9, CAV1, KCNK3
  1.2.3 不明（unknown）
 1.3 薬物／毒物誘起性
 1.4 他病態に関係した（associated with）
  1.4.1 膠原病（connective tissue disease）
  1.4.2 HIV 感染
  1.4.3 門脈圧亢進症（portal hypertension）
  1.4.4 先天性心疾患（congenital heart disease）
  1.4.5 住血吸虫症（schistosomiasis）
 1' 肺静脈閉塞性疾患（PVOD：pulmonary veno-occlusive disease）and／or 肺毛細血管腫症（PCH：pulmonary capillary hemangiomatosis）
 1" 新生児遷延性肺高血圧症（persistent pulmonary hypertension of newborn）
2 左心疾患による肺高血圧症（PH owing to left heart disease）
 2.1 収縮機能不全（systolic dysfunction）
 2.2 拡張機能不全（diastolic dysfunction）
 2.3 弁疾患（valvular disease）
 2.4 先天性／後天性右心流入／流出路閉塞および先天性心筋症
  （congenital／acquired left heart inflow／outflow tract obstruction and congenital cardiomyopathies）
3 肺疾患および／あるいは低酸素による肺高血圧症（PH owing to lung disease and／or hypoxia）
 3.1 慢性閉塞性肺疾患（COPD）
 3.2 間質性肺疾患（interstitial lung disease）
 3.3 拘束性と閉塞性パターンが混在するほかの肺疾患
  （other pulmonary diseases with mixed restrictive and obstructive pattern）
 3.4 睡眠呼吸障害（sleep-disordered breathing）
 3.5 肺胞低換気（alveolar hypoventilation disorders）
 3.6 高地への慢性曝露（chronic exposure to high altitude）
 3.7 発生異常（developmental abnormalities）
4 慢性血栓塞栓性肺高血圧症（CTEPH：chronic thromboembolic pulmonary hypertension）
5 原因不明および／または複合的要因による肺高血圧症（PH with unclear multifactorial mechanisms）
 5.1 血液疾患（hematologic disorders）：慢性溶血性貧血（chronic hemolytic anemia），髄増殖性疾患（myeloproliferative disorders），脾腫（splenectomy）
 5.2 全身性疾患（systemic disorders）：サルコイドーシス（sarcoidosis），肺ランゲルハンス細胞組織球症（pulmonary Langerhans cell histiocytosis）：リンパ脈管筋腫症（lymphangioleiomyomatosis）
 5.3 代謝疾患（metabolic disorders）：糖原病（glycogen storage disease），ゴーシャー病（Gaucher disease），甲状腺疾患（thyroid disorders）
 5.4 その他（others）：腫瘍閉塞（tumoral obstruction），線維化性縦隔炎（fibrosing mediastinitis），慢性腎不全（chronic renal failure），区域性肺高血圧（segmental PH）

〔Simonneau G, et al.：J Am Coll Cardiol. 2013；62（25 Suppl）：D34-D41.（PMID：24355639）より〕

■ どのようにモニターすべき？ 肺動脈カテーテルは使うべき？

　肺高血圧とは平均肺動脈圧が 25 mmHg 以上の状態と定義され，表22-1 のように 5 つのグループに分類される（注：この分類は慢性的な肺高血圧を主に念頭においたものである）[5].

　いずれの型の肺高血圧も右心不全をきたしうるが，前述のような本格的な右心不全がみられるの

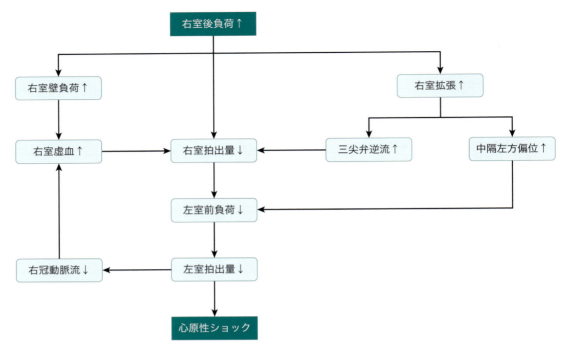

図 22-1　右室後負荷上昇を伴う右室不全の病態生理
〔Hoeper MM, et al.：Am J Respir Crit Care Med. 2011；184(10)：1114-1124.(PMID：21700906)より一部改変〕

表 22-2　肺高血圧症による非代償性右心不全の誘因

・感染（肺炎，尿路感染，カテーテル感染，特発性細菌性腹膜炎，bacterial translocation） ・貧血 ・外傷 ・手術 ・妊娠	・低塩分食や服薬（利尿薬）の非順守，肺動脈性肺高血圧症治療薬（プロスタサイクリン持続静注）の予期せぬ中断（静脈ラインのトラブル） ・肺血栓塞栓 ・不整脈

〔Hoeper MM, et al.：Am J Respir Crit Care Med. 2011；184(10)：1114-1124.(PMID：21700906)より一部改変〕

は，典型的には肺動脈性肺高血圧症（グループ1）あるいは慢性血栓塞栓性肺高血圧症（グループ4）である．左心不全による肺高血圧症（グループ2）や肺疾患および／あるいは低酸素による肺高血圧症（グループ3）でも右心不全の臨床的徴候（特に右室拡張機能不全と右心充満圧の上昇に関連した体液貯留）がみられることがあるが，低心拍出量を伴う右室不全はグループ1ほどにはみられない．逆に，大きな動静脈奇形（遺伝性出血性毛細血管拡張症）や慢性溶血性貧血では，心拍出量がむしろ著しく上昇した状態で右室不全の徴候を呈することがある（いわゆる高心拍出心不全）．右心不全の病態生理を 図22-1 に，右心不全の誘因を 表22-2 に，右心不全を疑うべき病歴・身体所見・検査所見を 表22-3 に示す．

　心原性ショックを含む重症患者において肺動脈カテーテル（PAC：pulmonary artery catheter）を使用しても予後の改善がみられないことが多くの研究により示されていることから，ICUにおけるPACの使用は減少してきている．しかしながら，これらの研究は重症肺高血圧・右室不全患者を対

表 22-3　肺高血圧症による右心不全を疑うべき病歴・身体所見・検査所見

病歴	・呼吸困難 ・めまい ・失神 ・狭心痛	・疲労 ・肺高血圧の既往，既往がない場合は肺高血圧症（特にグループ 1 と 4）の危険因子の有無 ・浮腫，腹囲増加，あるいはその両者
身体所見	・右室挙上 ・心音 II 音の P2 成分の増強 ・右側の心音 S3	・三尖弁逆流や肺動脈逆流の心雑音 ・浮腫，腹囲腫脹，腹水
心電図	・右室肥大（慢性期） ・右房拡大 ・右軸偏位	・右脚ブロック ・不整脈（特に上室性頻脈）
心エコー	・右室肥大（慢性期） ・右房拡大，推定右房圧の上昇（下大静脈径の拡張および呼吸性変動の消失） ・右室拡大，右室による左室の圧排（中隔が平坦で左室が D 字型） ・右室収縮能の低下（tricuspid annular plane excursion [TAPSE], Tei index）	・McConnell's sign（心尖部の収縮は正常だが右室自由壁中央部が収縮しない；急性肺血栓塞栓症でしばしばみられる） ・推定肺動脈収縮期圧の上昇（35～40 mmHg 以上） （メモ：肺動脈収縮期圧＝右房圧＋4×（三尖弁逆流速度）^{2} と推定される．しばしば真の値からのずれが大きいこと，また重症の右心不全では肺動脈圧はむしろ低下することに注意）
胸部 X 線写真	・心拡大，特に右房拡大（右第 2 弓）・右室拡大（左室の後上方挙上・突出）	・肺動脈拡張（左第 2 弓）
造影胸部 CT	・右室拡大，右室による左室の圧排	・肺動脈主幹部の拡大 ・造影剤の下大静脈への逆流

〔Hoeper MM, et al.：Am J Respir Crit Care Med. 2011；184(10)：1114-1124.（PMID：21700906）より一部改変〕

表 22-4　重症肺高血圧症の重症患者に対し推奨されるモニタリング

パラメータ	種類	治療目標
腎機能	尿カテーテル 血清クレアチニン	腎機能・尿量の維持．一般に体液バランスを負に維持する必要がある．
肝機能	AST，ALT，ビリルビン	肝うっ血の軽減，肝灌流の維持
心機能	中心静脈カテーテル〔中心静脈圧（central venous pressure），中心静脈酸素飽和度（ScvO$_2$）〕	心拍出量の増加と右房圧の改善（低減）で示される心機能の改善 ScvO$_2$ 70％以上，SvO$_2$ 65％以上
	肺動脈カテーテル〔右房圧，心拍出量・心係数，平均肺動脈圧，肺血管抵抗，混合静脈血酸素飽和度（SvO$_2$）〕	
	心エコー	心室収縮能・心室充満の改善
組織灌流／酸素化	乳酸	2.0 mmol/L 未満
神経ホルモンマーカー	BNP ないし NT-proBNP	BNP の低下
心筋灌流	全身血圧（非侵襲的ないし侵襲的）	全身血圧を適正に維持（平均血圧 60 mmHg 以上）
	心電図	頻脈・頻脈性不整脈を避ける・あるいは治療する
	トロポニン	心筋灌流を適正化する（トロポニン陰性）

〔Hoeper MM, et al.：Am J Respir Crit Care Med. 2011；184(10)：1114-1124.（PMID：21700906）より一部改変〕

表 22-5　血管作動薬の肺循環への影響

		心拍出量	肺血管抵抗 (PVR)	全身血管抵抗(SVR)	血管抵抗比 (PVR / SVR)	頻脈	腎・代謝
昇圧薬	ノルアドレナリン	＋	＋	＋＋	＋ / －	＋	乳酸アシドーシス
	低用量バソプレシン	＋ / －	＋ / －	＋＋	－	－	利尿＋＋
	フェニレフリン	－	＋＋	＋	＋	－	－
強心薬	ドブタミン（＜5 μg/kg/分）	＋＋	－	－	－	＋	
	ドパミン	＋	＋ / －	＋	＋	＋＋	ナトリウム利尿
	アドレナリン	＋＋	－	＋＋	－	＋＋	乳酸アシドーシス
強心・血管拡張薬	PDE Ⅲ阻害薬（ミルリノン）	＋＋	－	－	－	＋ / －	－

PVR：pulmonary vascular resistance，　SVR：systemic vascular resistance．
〔Price LC, et al.：Crit Care. 2010；14(5)：R169.(PMID：20858239)より一部改変〕

象としていない．重症肺高血圧・右室不全でICUに入室するような患者では，PACを挿入して血行動態を把握・追跡することはむしろ必須であろうと筆者（および多くの肺高血圧症専門家）は考える．もちろん，PAC使用は頻脈性不整脈や肺動脈破裂といった重大な合併症を引き起こしうるため，熟練者の監督のもと慎重に行う必要がある．また，手技そのものにも増して重要なのは，圧波形・値を正確に認識・測定し，得られた結果を正しく解釈することである．まずは患者の臨床経過および／あるいはバイオマーカー〔中心静脈酸素飽和度（central venous oxygen saturations：$ScvO_2$）や乳酸値〕をフォローし，患者の状態，臨床家自身の経験，肺高血圧症専門家の助言をもとにPACを考慮するのが妥当であろう．

　より具体的には，以下および表22-4のとおりである．
　血圧，尿量，乳酸値をモニターする．心エコーを積極的に使用し，心機能（右室拡大有無や心収縮能），右房圧（下大静脈径の呼吸性変動の有無）を経時的に評価する．また，中心静脈ラインを用いて，中心静脈圧，中心静脈酸素飽和度をモニターする．重症患者にはPACを挿入し，肺動脈圧，肺毛細血管楔入圧，心拍出量，混合静脈飽和度，肺血管抵抗もモニターする．

■ どのように治療すべき？　どの昇圧薬，強心薬，肺動脈拡張薬を用いるべき？

治療の原則は以下および表22-5，22-6のとおりである．

表 22-6　ICU において肺血管抵抗を低下させるために用いられる薬剤

1）静注

薬剤	用量	半減期（持続時間）	副作用
プロスタサイクリン（エポプロステノール Epoprostenol）	1 ng/kg/分で開始；効果に応じ 2 ng/kg/分ごとに漸増	3～5 分（10 分）	低血圧，酸素化の悪化（換気血流不均衡の増加），抗血小板効果，頭痛，紅潮，顎痛，嘔気，下痢
イロプロスト Iloprost	1～5 ng/kg/分	30 分	エポプロステノールに類似；失神も（5%）
シルデナフィル Sildenafil（わが国では未発売）	低用量：0.05 mg/kg 高用量：0.43 mg/kg	3～5 時間	低血圧：体液減少時，重度の左室流出路閉塞，自律神経障害がある場合には慎重に．換気血流不均衡による低酸素血症 よくあるもの：頭痛，紅潮，下痢，鼻出血，振戦 まれだが重要なもの：前部虚血性視神経症
ミルリノン Milrinone	50 μg/kg を 10 分かけて静注，ひきつづき 0.375～0.75 μg/kg/分で静注	1～2 時間	頻脈性不整脈，低血圧
アデノシン Adenosine	50～350 μg/kg/分，50 μg/kg/分ずつ漸増	5～10 秒（2 分）	徐脈，気管支攣縮，胸痛

2）吸入（好まれる投与経路；ただし吸収の変動は大きい）

薬剤	用量	半減期（持続時間）	副作用
プロスタサイクリン（エポプロステノール Epoprostenol）	10～20 μg/mL を呼吸器回路の吸入脚に噴霧したものを 0.2～0.3 mL/分（30～40 ng/kg/分）	3～5 分	静注と同様だが，静注に比べ低血圧の程度は軽く酸素化は良好
イロプロスト Iloprost	2.5～5 μg 6～9 回/日	30 秒	静注と同様；気管支攣縮も
ミルリノン Milrinone	1 mg/mL を呼吸器回路へ；0.2～0.3 mL/分で 10～20 分	1～2 時間	静注より低血圧になりにくい
一酸化窒素 Nitric Oxide	5～80 ppm 持続で	15～30 秒（5 分）	メトヘモグロビン血症

3）経口（ICU ではあまり用いられない）

薬剤	用量	半減期（持続時間）	副作用
ボセンタン Bosentan	62.5～125 mg 1 日 2 回	5 時間	肝機能異常，薬剤相互作用，浮腫
シルデナフィル Sildenafil	0.25～0.75 mg/kg 4 時間ごと	3～4 時間	静注と同様；安定した患者では低血圧や低酸素血症は比較的少ない

〔Price LC, et al.：Crit Care. 2010；14(5)：R169.（PMID：20858239）より一部改変〕

1）右室前負荷の最適化

右室収縮能は右室拡張終期容量の変化に応じて大きく変化する（volume-dependent）ため，綿密な体液管理が重要である．例えば，右室充満圧が高い場合には利尿薬使用により（慎重に）その低減を図る．

2）全身血圧の維持

冠灌流の低下は心機能の悪化を招くため，必要に応じて昇圧薬・血管収縮薬を使用する．低用量のノルアドレナリンやバソプレシンは右室後負荷を（あまり）上昇させないため，好んで用いられる．一方，フェニレフリンは右室機能を悪化させることもある[6,7]ため，筆者は用いない．

3）右室収縮能の増強

必要に応じドブタミンやミルリノンなどの強心薬を使用する．ミルリノンはPVRを上昇させない／させにくいという報告はあるが，肺高血圧に伴う右心不全においてミルリノンのほうがドブタミンより優れているという確たるエビデンスはない[6,7]．両者とも体血管拡張作用があり血圧を低下させる可能性があるので，昇圧薬の併用が必要となることが多い．

4）右室後負荷の低減

低酸素血症・高二酸化炭素血症を是正する．必要に応じ肺血管拡張薬を使用する．肺血管選択的に作用（＝全身血圧への影響が小さい）し，（特にグループ3肺高血圧では）換気血流不均衡を起こしにくい薬剤（一酸化窒素吸入）が好まれる．また，グループ1肺高血圧に対しては，プロスタサイクリンの肺動脈血管拡張薬の使用を考慮する[7]．

5）不整脈の管理

不整脈をコントロールし，頻脈を避けることは非常に重要である．心房細動・心房粗動の上室性頻拍性不整脈がよくみられるが，これらに対しては心拍数のコントロールのみでは不十分で，洞性リズムの回復が重要な場合が多い．血行動態が不安定な場合や不整脈が新たに発生した場合には，抗不整脈薬に加え電気的除細動を考慮すべきである．例えば，新たに発生した心房細動に対しては，電気的除細動およびアミオダロン（除細動前から開始し，除細動後も再発防止のため継続）を考慮する．一般的に，β遮断薬やカルシウムチャネル遮断薬は右室機能をさらに悪化させる可能性があるので急性期には避けるべきであろう．ジギタリス配糖体は，心拍数コントロールにある程度役立つ場合もあるかもしれないが，一般に効果は限られている．さらに，難治性上室性頻拍性不整脈に対してはラジオ波焼灼術も考慮すべきであろう．

6）可逆的な誘因の治療

貧血・アシドーシス・低酸素血症・高二酸化炭素血症を是正する．ARDS患者に対し肺保護的換気を行う際には，高二酸化炭素血症が肺血管抵抗を上昇させることに留意する．また，疼痛コントロールなど，交感神経過刺激を抑制することも重要である．

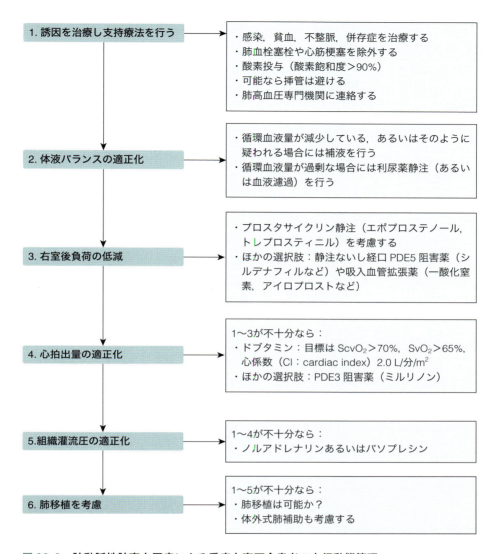

図22-2　肺動脈性肺高血圧症による重症右室不全患者の血行動態管理
どのステップが必要かは患者により異なる．多くの場合，これらは順番に行うのではなく，むしろ同時に行う必要がある．活動性の上昇したSLEに関連した肺動脈性肺高血圧症の場合には，免疫抑制薬（ステロイドパルスとアザチオプリンないしシクロホスファミド）の積極的使用も考慮する．
〔Hoeper MM, et al.：Am J Respir Crit Care Med. 2011；184(10)：1114-1124.(PMID：21700906)より一部改変〕

■ WHO分類別の治療

グループ1：肺動脈性肺高血圧症（図22-2）

前述の原則に基づき治療され，肺動脈血管拡張薬〔プロスタサイクリン，エンドセリン受容体拮抗薬，ホスホジエステラーゼ5（PDE5：phosphodiesterase5）阻害薬〕の使用[7]を除いては特異的な治療選択肢があるわけではない．ただし，一般に患者は重症であり（敗血症，肝不全，腎不全を含めた多臓器不全のリスクが高い），プロスタサイクリン使用も含めその管理は複雑なため，専門的知識を必

要とする．こうした患者を日常的に診ていない場合は，専門機関に連絡をとり治療選択肢や病院間転送について話し合うべきである．

また，体外式肺補助（ECLS：extracorporeal lung support）は，主には移植への橋渡しとして用いられてきたが，右室不全の誘因が治療可能な場合には回復までの橋渡しとなりうる．

グループ2：左心疾患による肺高血圧症

これに伴う右心不全では，左室の前負荷・収縮能・後負荷を調整することによって左室機能を改善することに集中すべきである．しかし，積極的治療〔ときに左室補助装置（LVAD：left ventricular assist device）装着も含む〕により左房圧／左室拡張終期圧が低下しても，経肺動脈圧較差（transpulmonary pressure gradient；平均肺動脈圧と肺動脈楔入圧の差）が依然上昇していることがある．こうした場合には，シルデナフィルや吸入一酸化窒素の肺動脈拡張薬を用いて右室後負荷を低減することにより，右室補助装置（RVAD：right ventricular assist device）を避け心移植への橋渡しを目指すことがある．そうした特殊な状況を除いては，左心不全患者のICU管理において肺動脈拡張薬には役割はない．

グループ3：肺疾患および／あるいは低酸素による肺高血圧症

閉塞性肺疾患，間質性肺炎，低換気症候群に伴う肺高血圧の患者では，ふつう低酸素血症と高二酸化炭素血症の是正が治療の中心となる．高二酸化炭素呼吸不全と肺高血圧に伴い右室不全徴候を呈する患者は，非侵襲的換気を含めた標準治療により迅速に回復することが多い．これらの患者において肺血管拡張薬が予後を改善したというデータはまだない．むしろ，これらの患者では肺血管拡張薬はガス交換および予後を悪化させる可能性もあり，その使用は注意すべきである．現在，間質性肺炎に伴う肺高血圧症に対する吸入肺血管拡張薬トレプロスティニル（treprostinil）の臨床試験が進行中である．ARDSに伴う右心不全については後述する．

グループ4：慢性肺血栓塞栓肺高血圧症

一般に，肺血栓内膜摘除術（PTA：pulmonary thromboendarterectomy）の適応がない患者，あるいはPTA後も肺高血圧が残存する患者に対しては，抗凝固薬に加え肺動脈性高血圧症（グループ1）に準じた治療が行われることが多い（これは両者の病理・病態に共通点が多くみられることにもよるが，そうした治療アプローチを支持する確固たるエビデンスは実際にはない）．

急性肺塞栓症に伴う右心不全については後述する．

■ ARDSに伴う右心不全に対する治療・換気戦略は？

肺高血圧症はARDSに伴って起こることがあるが，もともと肺動脈性肺高血圧症がないかぎり，血行動態上大きな問題となることはなく，特異的な治療は通常必要ないと考えれらてきた．しかし，近年，ARDSに伴う肺高血圧・右心不全が予後と関連するというデータが報告されるようになり，こうした患者をどのように治療すべきか議論がなされている．

一般にARDSに対しては，肺保護的換気を行う．つまり，1回換気量は6 mL/kgに設定し（lower

tidal volume ventilation），PEEP は呼気終末における肺胞の虚脱を防ぐためのレベルに設定し，吸気プラトー圧制限を優先（目標＜30 cmH$_2$O）して高炭酸ガス血症は容認する（permissive hypercapnea）する．しかし，右心不全患者においては右室後負荷を上昇させる極端な高二酸化炭素血症は避けたいところである．それゆえ，「右室保護的換気戦略」（① プラトー圧および driving pressure（＝プラトー圧－PEEP）を制限することにより肺へのストレスを最小限にする，② 酸素化を改善し二酸化炭素レベルを厳格にコントロールすることにより肺血管収縮を防ぐあるいは reverse する，③ 右室から負荷を除くために患者を腹臥位にする）が唱えられているが，こうした換気戦略が予後を改善したというエビデンスはまだない[8]．

また，吸入一酸化窒素や吸入プロスタサイクリンは低酸素血症を（一時的に）改善する可能性があるが，これらの薬剤が（ICU）生存の（中）長期的予後を改善したというデータはない．

ARDS 患者に対しては，腹臥位，筋弛緩，およびショックのない場合の輸液制限・利尿といったエビデンスに基づいた治療を軸に，個々の患者の状態に応じて呼吸管理を実施する必要があろう．

■ 急性肺塞栓症に対する血栓溶解療法の適応は？

一般に，抗線溶薬はショックや低血圧が遷延する重症例（high-risk PE；いわゆる massive PE）で，禁忌がない場合に適応となる．これは，RCT で確固たるエビデンスが示されていないものの，life-saving と考えられるためである．同様に，肺血栓塞栓によると考えられる心肺停止も適応になるとする意見もある．逆に，正常血圧で右心機能障害も有さない場合（low-risk PE）には適応がない．これは，ヘパリンと比較した場合，より早期に血栓の溶解がみられるものの長期予後の改善はみられず，逆に出血の合併症がより多くみられるためである．

血圧が保たれているものの心エコーで右心負荷所見がみられる場合（intermediate-risk PE；いわゆる submassive PE）での使用については，依然議論が分かれる．

ヘパリン＋偽薬とヘパリン＋抗線溶薬（tenecteplase）の二重盲検 RCT PEITHO（Pulmonary Embolism Thrombolysis）は，1,000 人以上の患者が参加したかつてない大規模な臨床試験であり，その一次エンドポイントは全死亡ないし 7 日後の血行動態虚脱（低血圧による CPR の必要性，収縮期血圧 90 mmHg 未満ないし 40 mmHg 以上の血圧低下が 15 分以上，カテコラミンの必要性）という複合エンドポイントであった．両群間で全死亡に有意差はみられなかった（ヘパリン単独群 1.8％ vs 線溶薬併用群 1.2％）が，複合一次エンドポイントは線溶薬併用群で有意に低率であった（5％ vs 1.6％）．一方，頭蓋内出血を含めた重大な出血は血栓溶解薬で有意に多かった（1.5％ vs 6.3％）．特に 75 歳未満の患者では，線溶薬併用の恩恵が大きく頭蓋内出血も少ない傾向にあったと報告されている[9]．

抗線溶薬が長期的予後を改善するという確固たるエビデンスはない．PEITHO 参加者のフォローアップ（中央値 37.8 か月）では，両群間で死亡率に有意差はみられず〔ヘパリン単独群 18.0％，線溶薬併用群 20.3％（p＝0.43）〕，遷延呼吸苦（多くは軽度）や心エコーにて肺高血圧あるいは右室機能不全に示した生存者の割合にも有意差はみられなかった．CTEPH と診断された例は両群とも少数であった〔ヘパリン単独群 6 例（3.2％），線溶薬併用群 4 例（2.1％）〕[10]．

intermediate-risk PE に対しては，抗線溶薬の経肺動脈カテーテル投与も試みられており，短（中）期的には右心機能を改善するようだが，長期的予後を改善するかは不明である．また，出血リスク

の程度も報告によりさまざまである[11-14].

> **私はこうしている**
>
> 　非侵襲的および侵襲的方法で血行動態を緊密にモニタリングする.
>
> 　血圧，尿量，乳酸値のモニターに加え，心エコーで心機能（右室拡大有無や心収縮能）や右房圧（下大静脈径の呼吸性変動の有無）を経時的に評価する．また，中心静脈ラインを用いて，中心静脈圧や中心静脈酸素飽和度をモニターする．重症患者には肺動脈カテーテルを挿入し，肺動脈圧，肺毛細血管楔入圧，心拍出量，混合静脈飽和度，肺血管抵抗もモニターする．
>
> 　輸液の制限あるいは負荷により右室前負荷の最適化を図る．強心薬（ドブタミン・ミルリノン）や昇圧薬（低血圧の場合；低用量ノルアドレナリンやバソプレシン）により右心収縮能の増強を図る．肺動脈性肺高血圧症など一部の肺高血圧症では，肺動脈拡張薬（プロスタサイクリン，PDE5阻害薬あるいは吸入一酸化窒素）を用いる．
>
> 　ARDSに伴う右心不全では，プラトー圧およびdriving pressure（＝プラトー圧－PEEP）を制限し，かつ酸素化を改善し二酸化炭素レベルを厳格にコントロールするよう努める．腹臥位，筋弛緩，およびショックのない場合の輸液制限・利尿といったエビデンスに基づいた治療を軸に，個々の患者の状態に応じて呼吸管理を実施する．
>
> 　低血圧・右心不全・ショックを伴う急性肺塞栓症では抗線溶薬を（禁忌がなければ）使用する．

参考文献

1) Hoeper MM, et al.：Am J Respir Crit Care Med. 2011；184(10)：1114-1124.(PMID：21700906)
2) 齊藤茂樹，他：Intensivist 5(4)：857-866，2013.
3) Harjola VP, et al.：Eur J Heart Fail. 2016；18(3)：226-241.(PMID：26995592)
4) Wenger DS, et al.：Ann Am Thorac Soc. 2017；14(6)：1025-1030.(PMID：28570151)
5) Simonneau G, et al.：J Am Coll Cardiol. 2013；62(25 Suppl)：D34-D41.(PMID：24355639)
6) Simon MA：Nat Rev Cardiol. 2013；10：204-218.(PMID：2339974)
7) Price LC, et al.：Crit Care. 2010；14(5)：R169.(PMID：20858239)
8) Zochios V, et al.：Chest. 2017；152(1)：181-193.(PMID：28267435)
9) Meyer G, et al.：N Engl J Med. 2014；370(15)：1402-1411.(PMID：24716681)
10) Konstantinides SV, et al.：J Am Coll Cardiol. 2017；69(12)：1536-1544.(PMID：28335835)
11) Kucher N, et al.：Circulation. 2014；129(4)：479-486.(PMID：24226805)
12) Piazza G, et al.：JACC Cardiovasc Interv. 2015；8(10)：1382-1392.(PMID：26315743)
13) Kuo WT, et al.：Chest. 2015；148(3)：667-673.(PMID：25856269)
14) American Thoracic Society：PRO-CON debate on Catheter-based thrombolysis in acute pulmonary embolism. Pulmonary Circulation Assembly Journal Club on April 13, 2017 2018.3.15 閲覧
https://www.thoracic.org/members/assemblies/assemblies/pc/journal-club/pro-con-debate-on-catheter-based-thrombolysis.php

腎

23 AKIの定義・診断・原因鑑別

土井研人

CONTROVERSY
- AKIの定義・診断基準とは？
- AKIは等しく予後の悪い病態なのか？
- 腎前性AKIと腎性AKIの鑑別をいかに行うか？

BACKGROUND

　急性腎障害(AKI：acute kidney injury)は疾患スペクトラムの広い症候群であり，さまざまな状況で生じうる．AKIの発症は有意に死亡率を上昇させることが数多くの疫学研究にて明らかにされている．AKIの病態生理は複雑であり，微小循環障害や過剰な炎症反応，尿細管上皮細胞におけるミトコンドリア障害など複数のメカニズムが同時多発的に生じることで腎障害が惹起されると考えられている．基礎研究の分野においていくつかのAKI治療薬候補が報告されているが，いまだ臨床応用されたものはない状況が続いている．その理由として病態が複雑であることに加えて，早期診断・早期介入がAKIではこれまで十分に行われていなかったのではないかという問題点が指摘された．加えて，急激な腎機能低下をきたす症例の疾患背景が医療の進歩とともに異なってきたことも鑑み，急性腎不全(ARF：acute renal failure)と呼ばれていた病態をAKIとあえて呼び変えることで，早期診断と早期介入こそがAKI/ARFの予後改善に必要不可欠であると強調されるようになった．AKI診断基準の統一は国際標準を目指したものであり，現在では2012年にKDIGOより発表されたKDIGO基準が国際標準として認識されている．

POINT

　AKIの定義にはKDIGOが2012年に提示した基準を用いるが，この基準に固執することなく臨床的に判断する．AKI診断と重症度判定では必ずclinical contextを考慮する．腎前性・腎性AKIの鑑別には尿検査が必須である．

表 23-1　KDIGO ガイドラインによる AKI 診断基準と重症度分類

定義	1. Δ血清クレアチニン＞0.3 mg/dL（48 時間以内） 2. 血清クレアチニンの基礎値から 1.5 倍上昇 3. 尿量 0.5 mL/kg/時以下が 6 時間以上持続	
	血清クレアチニン	尿量
Stage 1	Δ血清クレアチニン＞0.3 mg/dL or 血清クレアチニン　1.5〜1.9 倍上昇	0.5 mL/kg/時未満 6 時間以上
Stage 2	血清クレアチニン　2.0〜2.9 倍上昇	0.5 mL/kg/時未満 12 時間以上
Stage 3	血清クレアチニン　3.0 倍〜上昇 or 血清クレアチニン＞4.0 mg/dL までの上昇 or 腎代替療法開始	0.3 mL/kg/時未満 24 時間以上 or 12 時間以上の無尿

定義 1〜3 の 1 つ以上を満たせば AKI と診断する．血清クレアチニンと尿量による重症度分類では重症度の高いほうを採用する．

■ AKI の定義・診断基準とは？

　第 2 次大戦時に数時間程度の四肢の挫滅・圧迫から救出された症例が，その後急激な経過で腎不全を呈して死亡することを報告した英国 Bywaters と Bealls による有名な論文[1]が発表され，1951 年に腎臓生理学者である Smith が「The kidney-structure and function in health and disease」のなかで最初に ARF という用語を記述したことは広く知られている．以降，約半世紀にわたり急激な腎機能低下を呈する病態は ARF として認識されていたが，統一された診断基準は存在しなかった．ピッツバーグ大学の Kellum が検索したところによると 2002 年には少なくとも 35 の異なる ARF 定義が文献検索にて確認されている[2]．このような状況のなか，2004 年に腎臓医（nephrologist）のみならず集中治療医（intensivist）を構成員とした The Acute Dialysis Quality Initiative（ADQI）が RIFLE（risk, injury, failure, loss of kidney function, end stage of kidney disease）基準を提唱した[3]．頭文字の RIFLE は重症度の高い順に risk（R），injury（I），failure（F）の 3 つの重症度分類および 2 つの臨床的アウトカム分類である loss（L），end stage kidney disease（E）を表す．重症度分類は血清クレアチニンの変化または尿量低下の程度で定義され，各基準のどちらか悪いほうのグレードが使われた．その後，特に心臓手術後に血清クレアチニン値の軽度上昇（≧0.3 mg/dL）が死亡率と関連することが報告され，2007 年には Acute Kidney Injury Network（AKIN）が 48 時間以内に発生する血清クレアチニンのわずかな変化（≧0.3 mg/dL）を含める変更を加えた AKIN 基準を発表した[4]．2012 年に KDIGO から発表された「急性腎障害のための KDIGO 診療ガイドライン」において，RIFLE 基準と AKIN 基準と統合された形で国際標準の KDIGO 基準が発表された（表 23-1）．

　これまで RIFLE，AKIN，KDIGO と 3 つの異なる国際統一診断基準が提唱されたが，これらを比較検討した観察研究が複数報告されている．これらの報告は 2016 年に 5 学会合同（日本集中治療医学会，日本腎臓学会，日本透析医学会，日本急性血液浄化学会，日本小児腎臓病学会）で発表された「AKI（急性腎障害）診療ガイドライン 2016」にて分析され，以下のような結果が示されている．すなわち，KDIGO 基準と AKIN および RIFLE 基準を比較した検討でアウトカムとして死亡が評価された観察研究が 11 あり，KDIGO 基準による AKI 診断と RIFLE あるいは AKIN 基準を比較したもの

では，KDIGO は RIFLE，AKIN よりも高い精度あるいは同等に院内死亡率を反映したと記載されている．

■ 臨床現場における AKI 診断は？

「実際の臨床において KDIGO 基準による AKI 診断および重症度分類は本当に役に立つのか？」という疑問は生じて当然であると筆者は考える．その理由を以下に述べる．

1) ベースラインの血清クレアチニン値からの増加率が採用されているが，受診歴がないなどの理由でこの値が不明な場合，腎機能正常者における AKI 新規発症と慢性腎臓病（CKD：chronic kidney disease），そして CKD における急性増悪（acute-on-chronic）の区別が困難である．救急外来において AKI 診断は実は困難であり，エコーによる腎臓サイズ評価など別の指標が必要となる．

2) 既往症として CKD があると判明している場合，同じ糸球体濾過量（GFR：glomerular filtration rate）の絶対値減少であっても，48 時間で 0.3 mg/dL 超の上昇を示す確率はベースラインの血清クレアチニン値が高いほど上昇する．言い換えると「CKD が背景にある症例とそうでない症例で同じ基準を用いてもよいのか？」という疑問である．一方で CKD 合併は予後が悪いので，CKD は簡単に AKI になりやすく予後が悪い（＝全身性の insult が軽い），非 CKD は AKI になりにくいがいったん AKI 発症すると予後が悪い（＝全身性の insult が重い），なので「AKI は等しく予後が悪いという疫学結果が繰り返し報告されているのでは？」と思われる．

3) 血清クレアチニン基準が 48 時間あるいは 7 日間という時間枠を採用している一方で，尿量基準は 6〜24 時間という短い時間枠を採用している．血清クレアチニン値は糸球体濾過低下から 24〜48 時間遅れて上昇することは古くから知られており，尿量がより鋭敏に糸球体濾過を反映しうることは納得がいく．しかし，循環動態がダイナミックに変動する ICU 症例においては，例えば入室直後には尿量が一定せず，尿量基準で Stage 1 と 2 を繰り返して，24 時間経過したところで尿量が増加しはじめ，48 時間後に評価した血清クレアチニン基準では AKI に該当しないという症例が存在する．これは AKI を発症していなかったのか，AKI 発症後回復したのか，そもそもこのような議論をすることに意味があるのかという考えすら頭をよぎってしまう．

■ AKI は等しく予後の悪い病態なのか？

先に述べたように表 23-1 の診断基準を満たせば AKI と診断できるため，さまざまな病態が AKI を呈することとなる．同じ重症度＝同等の血清クレアチニン値上昇あるいは尿量減少，であっても生命予後は背景疾患や発症機序により大きく異なる．AKI は幅広い疾患スペクトラムを有しており，院内あるいは院外のいずれにおいても発症しうる．低・中所得国では院外発症 AKI が多く発生し，高所得国では院内発症 AKI を対象にした論文が数多く発表されている．院内 AKI は虚血，腎毒性物質，敗血症によるものが多く，院外 AKI では脱水，感染症，出産など予防可能な原因が多い．「AKI（急性腎障害）診療ガイドライン 2016」では，「院内発症 AKI と院外発症 AKI に対して異なる対

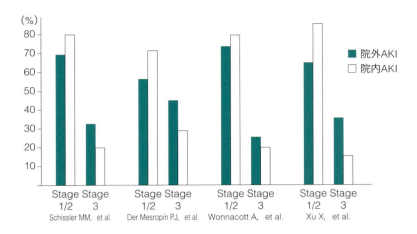

図 23-1　院外・院内 AKI における重症度の違い
〔AKI（急性腎障害）診療ガイドライン作成委員会編：AKI（急性腎障害）診療ガイドライン 2016. 日腎会誌 59（4）：419-533，2017 より〕

応をすべきか？」というクリニカルクエスチョンに対して文献検索が行われ，院内 AKI と院外 AKI を比較した 8 つの観察研究について記載されている．メタアナリシスの結果，院外発症 AKI のほうが院内死亡率は低く入院日数が短かった．また AKI 重症度の分布を比較したところ，院外発症 AKI のほうがより重症であった（AKI Stage 1，2 が少なく，AKI Stage 3 が多い）（図 23-1）[5]．したがって，院内発症 AKI と院外発症 AKI では重症度と死亡率の関係が異なる可能性があり，区別して対応することが望ましいと結論づけられている．

　同様の議論は ICU においても外挿できる．Surgical ICU と medical ICU あるいは救命センター ICU では同じ重症度の AKI であっても予後は異なりうる．心臓手術術後 AKI と敗血症性 AKI でも臨床経過は大きく違うことは臨床においてはある意味当然であろう．したがって，盲目的に AKI 診断基準を用いて AKI 診断および重症度評価を行うことは，必ずしも正確な予後予測や全身の重症度評価にはつながらず，AKI を呈するに至った臨床経過を十分に考慮する必要がある．もう一点，学会で AKI に関する疫学研究について議論する際に，同じ AKI という用語を使用しているものの，外科医の AKI，循環器医の AKI，集中治療医の AKI，救急医の AKI，内科医の AKI とそれぞれの臨床像が異なることも感じることが多い．この現象は AKI が幅広い疾患スペクトラムを有する症候群であることを実感させるものである．

■ 腎前性 AKI と腎性 AKI の鑑別をいかに行うか？

　AKI の病型分類としてはさまざまなものが存在しうるが，腎前性・腎性・腎後性に分類することが広く受け入れられている．腎後性については主に泌尿器科的疾患による尿路閉塞が原因であること，遅延のない閉塞の解除により腎機能の回復が期待できることから，腎前性および腎性とは区別して考えてよい．一方，腎前性と腎性については臨床において数多く生じる病態であるが両者の鑑別は容易ではない．腎臓の組織的障害が生じていない可逆的な段階で急激かつ一過性の腎低灌流を

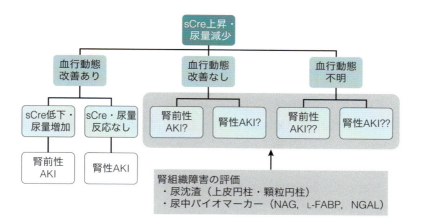

図23-2 **AKI における評価フローチャート**

表23-2 **FENa と病態**

FENa＞1%を呈する病態	FENa＜1%を呈する病態
・正常腎機能・塩分摂取過剰 ・ATN ・脱水＋利尿薬 ・脱水＋CKD 合併	・正常腎機能・塩分摂取減少 ・脱水 ・肝不全・心不全 ・敗血症 ・横紋筋融解(利尿期) ・腎移植拒絶

きたした場合には，適切な血行動態に改善することで尿量が増加すれば，腎障害が生じたのではなく循環不全・低灌流が存在していたと解釈されるであろう(腎前性 AKI)．あるいは，血行動態の改善や利尿薬投与を行っても尿量増加が認められなかった場合には，腎臓の障害が存在していると判断される(腎性 AKI)．尿量のみならず血清クレアチニンにおいても同様で，特に BUN / Cre 比が高い状況での血清クレアチニンの増加は prerenal azotemia とも呼ばれ，腎組織灌流圧の低下を示唆する．そして，実際の臨床で数多く経験されるように高度かつ一定期間持続した腎低灌流は，腎毒性物質や敗血症などその他の因子とともに，腎実質に障害をきたす(腎前性から腎性 AKI への移行)．

臨床的に問題となるのは，血行動態改善が不十分であるのか，腎実質の組織学的障害がどの程度生じているのかという疑問に対して，血清クレアチニンおよび尿量のみでは判断できないことである(図23-2)．古くから提唱されてきた FENa，FEUN，BUN / Cre 比，尿比重がこのような状況では有用であると教科書的には記載されているが，決定的な判断材料にはなりえないと考えられる．特に FENa についてはカットオフとされる 1% という値について考える必要がある．1% という値の根拠は，1976 年 JAMA 誌に発表された 17 人の乏尿 AKI(20 mL/時以下)を検討した Espinel 論文にさかのぼる[6]．1%以下であれば腎前性 AKI と判断することが多いが，肝不全，心不全，ネフローゼ症候群，横紋筋融解症など，表23-2 に記載した種々の病態においてでも低値を示すこととなる．Vanmassenhove らの報告によれば，ICU に入室する敗血症では AKI 有無にかかわらず FENa 低下が全体の 75% に認められている[7]．もともと尿細管尿濃縮能障害が存在する CKD 患者，あるいは高齢者

においてはFENaは高値となりうるが、このような症例に対する適切なカットオフ値は検討されていない。また、Na再吸収を阻害するループあるいはサイアザイド利尿薬の影響を受けることは広く知られている。

　現時点で広く用いられ、最も確実な方法と考えられているのは輸液反応性を評価することであろう。0.5～1 L、ときには数 L の輸液蘇生を行い、血圧上昇とともに尿量が増加し翌日の血清クレアチニン値が低下していれば腎前性 AKI であり、血圧上昇が得られたにもかかわらず輸液に見合わない乏尿が持続して血清クレアチニン値もさらなる上昇を示せば腎性 AKI であったと判断できよう。しかし、いわゆる fluid challenge を腎前性 AKI と腎性 AKI の鑑別に用いるには溢水のリスクを常に負うこと、判定が常に後ろ向きで数時間を要する点が大きな問題である。

■ 腎組織障害を適切にモニターするには？

　腎臓は異なる複数の細胞からなる非常に複雑な構造を有する臓器である。血管内皮細胞、足細胞（上皮細胞：ポドサイト）、メサンジウム細胞で構成される糸球体は、低灌流や虚血・低酸素には抵抗性であり、AKI においてもその解剖学的構築が破壊されることはほとんどない。一方、腎髄質および皮髄境界に存在する尿細管上皮細胞は虚血・低酸素により容易に障害を受け、古典的には急性尿細管壊死（ATN：acute tubular necrosis）をきたすとされている。この尿細管構造の組織学的破壊は血清クレアチニン上昇および尿量減少をきたすが、尿細管上皮細胞は再生能に富んでいるため、数日から数週間の経過でほぼもとどおりに修復される。尿細管の組織学的障害の有無あるいは程度により、腎前性 AKI あるいは腎性 AKI として認識される病態が規定されると考えてよい。

　先に述べたように血清クレアチニンおよび尿量では尿細管の組織学的障害は判断できない。最も確実な方法は腎生検あるが、その代替として尿沈渣による評価と新規尿中バイオマーカー測定が挙げられよう。尿沈渣は古典的な検査法であり、糸球体腎炎・ネフローゼにおいて認められる変形赤血球や赤血球円柱、卵形脂肪体が広く知られているが、ATN を生じた腎より排泄された尿には顆粒円柱や上皮細胞円柱が認められる。Perazella らは尿沈渣におけるスコアリングが AKI 症例の予後予測に有用であったことを報告している[8]。新規尿中バイオマーカーは AKI の早期診断を目的として開発されてきたが、尿細管上皮細胞由来の物質であることから、腎前性 AKI と腎性 AKI の鑑別に有用であるとの報告がある[9]。わが国においては、β-D-N アセチルグルコサミニダーゼ（NAG：N-acetyl-β-D-glucosaminidase）、L 型脂肪酸結合タンパク（L-FABP：L-type fatty acid-binding protein）、好中球ゼラチナーゼ関連リポカリン（NGAL：neutrophil gelatinase-associated lipocalin）が体外診断薬として承認されており、実臨床で測定可能である。血清クレアチニンおよび尿量は腎臓の機能的な要素を反映している一方、これらの尿中バイオマーカーは尿細管上皮細胞の組織学的障害を反映していることから、2つの組み合わせによって腎性 AKI と腎前性 AKI の鑑別が可能になると提唱されている（図23-3）[10]。

　AKI の重症度の進展を予測するのに、フロセミド負荷試験（FST：furosemide stress test）が提唱された。従来、臨床の現場において、例えば腎代替療法の開始を迷う場面で経験的にフロセミドを投与しその反応をみることは数多く行われてきた。FST は AKI 重症度分類（表23-1）で Stage 1 または 2 の AKI 患者に対し、1.0 mg/kg のフロセミドをボーラス投与し、その後 2 時間の尿量を測定するもので

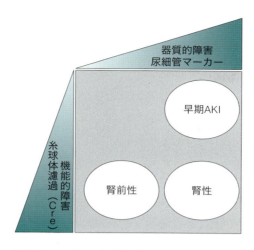

図23-3　血清クレアチニンと尿細管マーカーによるAKI鑑別診断

ある．この間の尿量が200 mL未満であった場合には，Stage 3のAKIへの進展を有意に予測できたと報告されている[11]．各種のAKIバイオマーカーと比較してもFSTの予測能は有意に高いという結果[12]も示されており注目に値する．

> **私はこうしている**
>
> あらゆる病態に共通したことであるが，国際的にも統一された疾患・症候群の定義は有用であり，AKIにおいてはKDIGOが2012年に提示した基準を用いるべきである．しかし，AKIは疾患スペクトラムの広い症候群であり，臨床経過や患者背景により同じ重症度であっても予後や診療マネジメントが大きく異なることを認識して，腎機能障害だけではなく全身性侵襲あるいは多臓器不全の状態を視野に入れて診療する必要がある．腎前性AKIと腎性AKIの鑑別には血清クレアチニン値と尿量のみで構成されるAKI診断基準・重症度分類は無力であり，新規AKIバイオマーカーや沈渣の尿検査を必ず施行する．

参考文献

1) Bywaters EG, et al.：Br Med J. 1941；1(4185)：427-432.(PMID：20783577)
2) Kellum JA, et al.：Curr Opin Crit Care. 2002；8(6)：509-514.(PMID：12454534)
3) Bellomo R, et al.：Crit Care. 2004；8(4)：R204-R212.(PMID：15312219)
4) Mehta RL, et al.：Crit Care 2007；11(2)：R31.(PMID：17331245)
5) Inokuchi R, et al.：Clin Nephrol. 2017；88(10)：167-182.(PMID：28737132)
6) Espinel CH：JAMA. 1976；236(6)：579-581.(PMID：947239)
7) Vanmassenhove J, et al.：Crit Care. 2013；17(5)：R234.(PMID：24119730)
8) Perazella MA, et al.：Clin J Am Soc Nephrol. 2010；5(3)：402-408.(PMID：20089493)
9) Doi K, et al.：Kidney Int. 2012；82(10)：1114-1120.(PMID：22854644)
10) Murray PT, et al.：Kidney Int. 2014；85(3)：513-521.(PMID：24107851)
11) Chawla LS, et al.：Crit Care. 2013；17(5)：R207.(PMID：24053972)
12) Koyner JL, et al.：J Am Soc Nephrol. 2015；26(8)：2023-2031.(PMID：25655065)

24 AKIの治療と予防（RRT以外）

高折佳央梨, 内野滋彦

CONTROVERSY
- 輸液は何を使うべきか？
- 輸液の量はどうするべきか？
- 血圧調整はどうするべきか？
- 利尿薬を使用するべきか？
- 造影剤腎症の有効な予防法とは？

BACKGROUND

ICU患者の約半数がAKIを起こすといわれており，AKIは短期的・長期的な罹病率や死亡率の独立したリスク因子である[1]．

AKI-EPI studyによると，重症患者におけるAKIの原因は敗血症，hypovolemia，腎毒性物質の順で多い[2]．AKIの治療法は確立されておらず，予防と早期発見が重要である．

近年，e-alert（electronic automated early warning systems）を用いてAKIを早期発見しAKIケアバンドルによる介入を行うとAKIの進行を防ぎ，死亡率を下げたとの報告もある[3]．

本項ではAKIの予防と治療に関するトピックスについて説明する．

POINT
- リンゲル液を主体とした輸液を行い，水分過多とならないよう輸液量を調整する．
- 基本的には平均血圧（MAP）65 mmHg以上を目標とするが，画一的に血圧のターゲットを設定するのではなく，普段の血圧をもとに個別化した血圧管理を行っている．昇圧薬はノルアドレナリンを第1選択とし，必要に応じてバソプレシンを追加する．
- 体液過剰是正目的としてフロセミド，心房性ナトリウム利尿ポリペプチド（ANP）を使用する．また心臓術後では積極的にANPを使用する．
- 造影剤腎症予防としての追加の処置は基本的には行っていない．

■ 輸液は何を使うべきか？

一般的に使用できる輸液製剤として晶質液と膠質液がある．これらの特徴および効果を比較してみる．

1）晶質液

晶質液には生理食塩水と緩衝晶質液（リンゲル液）がある．生理食塩水が最もよく使用されてきたが，Cl濃度が高く，大量輸液により高Cl性代謝性アシドーシスを引き起こし，腎血管収縮に伴う糸球体濾過量の低下を起こしうることがわかってきた[4]．

ICUでの検討で，Cl制限群のほうがAKIの発症（オッズ比：0.52；95%CI：0.37-0.75）やRRTの

使用（オッズ比：0.52；95%CI：0.33-0.81）を有意に減らせるとする報告[4]がある一方で，最近報告されたSPLIT trial[5]（リスク比：1.04；95%CI：0.80-1.36）やSALT trial[6]（p＝0.98）ではCl含有量によるAKI発症率に差はないという結果であった．

大量輸液の場合Cl負荷が多いほど生存率が下がるという報告[7]もあり，大量輸液では特にリンゲル液のほうが望ましいだろう．

2）膠質液

膠質液はHES含有製剤とアルブミン製剤に分けられる．溶質の分子量が大きいため血管内細胞間隙を通過しにくく，膠質浸透圧の形成により，血管内に多くとどまる製剤である．出血や血管透過性が亢進する病態に有用とされる．

① HES含有製剤

HES含有製剤に関してはVISEP trial[8]，6S trial[9]，CHEST trial[10]の3つのRCTで晶質液と比較がなされているが，いずれも腎障害（AKIやRRTの必要性），凝固障害が多いことが示された．HES含有製剤の腎臓や骨髄への蓄積が一因と考えられている[9]．

しかし最新の大規模多施設RCTであるCRISTAL trial[11]では，膠質液群のほうが90日死亡率は有意に低い結果であり，さらなる研究が待たれる．

また，ショックからの離脱までの時間や輸液量についても膠質液が晶質液より優れているという明確なエビデンスはなく[12]，現時点ではHES含有製剤の使用は控えるべきだろう．

② アルブミン製剤

アルブミン製剤に関しては2004年のSAFE studyが最初の大規模RCTである[13]．ICU症例6,997例での生理食塩水との比較では28日死亡率（リスク比：0.99；95%CI：0.91-1.09）やRRT施行期間（0.5日vs 0.4日，p＝0.41）に差はなかった．しかしアルブミン製剤群のほうが輸液量は有意に少なく，また重症敗血症でのサブ解析では死亡率が低い傾向がありアルブミン製剤の有効性が期待された．

敗血症患者での検討としてはEARSS study[14]とALBIOS study[15]がある．いずれも晶質液と比較して死亡率，腎障害に有意差なしであった．

一方で，低アルブミン血症を有するICU患者100例で，血清アルブミン濃度3.0 g/dL以上となるようにアルブミン製剤を投与すると，コントロール群に比べて輸液量は1/3に減らせ，臓器障害が有意に改善した（p＝0.026）という報告もある[16]．

SSCG 2016では「敗血症の初期蘇生でアルブミンを用いないことを弱く推奨（grade 2C）．大量の晶質液を必要とする場合や低アルブミン血症がある場合にはアルブミン製剤の投与を考慮してもよい（エビデンスなし）」と記載されている[17]．

アルブミン製剤は安全（臓器不全を増やさない）ではあるが，生存率を改善する効果はなく，感染やコストを考慮すると第1選択としての使用は推奨されない[18]．

■ 輸液の量はどうするべきか？

1) 敗血症における輸液量
① EGDT に基づく初期輸液蘇生

　2001 年 Rivers らは救急外来を受診した敗血症患者 263 例で early goal-directed therapy (EGDT) と通常治療を比較し，EGDT 群のほうが病院死亡率 (30.5% vs 46.5%，p＝0.009)，APACHE Ⅱ score (13.0 vs 15.9，p＜0.001) は有意に低いことを報告した[19]．これを受けて SSCG 2012 では EGDT が蘇生バンドルに組み入れられるようになった[20]．

　しかしその後 ProCESS trial[21]，ARISE trial[22]，ProMISe trial[23] の 3 つの多施設 RCT で，いずれも死亡率や臓器障害の改善は認められなかった．Rivers らの研究から 10 年以上経過しており標準治療の改善（早期抗菌薬投与，血糖コントロール，肺保護換気）や，初期大量輸液の概念が普及した影響があると考えられている．

　Kellum らは，ProCESS trial のデータから敗血症時の蘇生輸液が AKI の発症に影響を及ぼすかについて検討した．プロトコル群（輸液量 3.3 L）は通常治療群（輸液量 2.3 L）と比べて AKI の発症率 (p＝0.90) や期間 (p＝0.59)，RRT の割合 (p＝0.08)，AKI からの回復 (p＝0.93) にいずれも有意差は認められず，プロトコルに基づく初期輸液は，AKI 新規発症や進展の予防効果はないと結論づけている[24]．

② 蘇生後の輸液制限

　CLASSIC trial は敗血症性ショック 151 例で，初期蘇生後の輸液制限群と通常治療群を比較した RCT である．輸液制限群は虚血イベント（オッズ比：0.32；95%CI 0.08-1.27）を増やすことなく，AKI の進行（オッズ比：0.46；95%CI 0.23-0.92）を有意に減らした[25]．

　Silversides らは敗血症，ARDS での蘇生後の輸液制限に関する 11 の RCT（2,051 例）でメタアナリシスを行っている．輸液制限群は通常治療群に比べて死亡率（リスク比：0.92；95%CI：0.82-1.02）に有意差は認めなかったが，人工呼吸器離脱期間（1.82 日；95%CI：0.53-3.10）は長く，ICU 滞在期間（－1.88 日；95%CI：－0.12--3.64）は短かった．本メタアナリシスでは RRT の割合については両群で有意差はなかったが FACTT study（下記参照）の結果をふまえると，腎アウトカムに対して初期蘇生後の輸液制限は安全かつ有効な治療である可能性があると結論づけている[26]．

2) AKI と水分過多（fluid overload）

　SOAP study[27] や PICARD study[28]，FACTT study[29] の解析から，AKI での水分過多は死亡の独立したリスクファクターであることがわかっている．また，FINNAKI study では RRT 導入時の水分過多が死亡の独立したリスクファクターであると示された[30]．

　また，Heung らは急性尿細管壊死と診断され RRT を要した入院患者 170 例の単施設での後ろ向き研究で，RRT から離脱した群は離脱できなかった群に比べて，RRT 導入時の水分貯留（[(RRT 導入時の体重－ベースラインの体重) / ベースラインの体重]×100）が有意に少ない（3.5% vs 9.3%，p＝0.004）と報告している[31]．

　水分過多が腎臓に悪影響を及ぼす機序としては，腎静脈圧や間質圧，尿細管圧の上昇，腎血管抵抗の上昇，腹腔内圧の上昇，RAS 系の亢進が考えられている[32]．

このように AKI における水分過多と生命予後，腎予後には相関関係があるといえる．

以上より，初期蘇生のための大量輸液は，漫然と続けるべきではなく，過剰輸液は有害であることを常に念頭におく必要があるだろう[33]．

■ 血圧調整はどうするべきか？

1) 血圧のターゲット

SSCG では MAP を 65 mmHg 以上に保つことを推奨しているがその根拠は小規模研究からのみである．そこで SEPSISPAM trial では敗血症性ショック 776 例で MAP のターゲットを高い群(80～85 mmHg)と低い群(65～70 mmHg)に分けて死亡率を比較した．28 日死亡率は両群で有意差はなかった（ハザード比：1.07；95%CI：0.84-1.38）が，慢性高血圧を有する患者では高い MAP 群のほうが RRT の割合(31.7% vs 42.2%，p＝0.046)や Cr の倍化(38.9% vs 52.0%，p＝0.02)が有意に少なかった[34]．

また，心臓術後 76 例の後ろ向き研究では AKI を発症した群は発症しなかった群に比べて，血圧が術前より有意に低下しており，ベースラインからの血圧低下が AKI のリスクとなる可能性が示唆された[35]．

INPRESS study は術中の血圧管理を，個々の術前血圧に基づいて調整する群(個別治療群)と，標準治療群で比較した多施設 RCT(298 例)である．術後の SIRS(全身性炎症反応症候群：systemic inflammatory response syndrome)または臓器障害(腎・呼吸器・心血管・凝固・神経障害のいずれか 1 つ以上)の発生は個別治療群で有意に少なかった(リスク比：0.73；95%CI：0.56-0.94)[36]．なお，腎臓だけに注目すると RIFLE 分類でリスク以上の腎傷害は個別治療群で 32.7%，標準治療群で 49.0%と個別治療群で有意に少なかった(リスク比：0.70；95%CI：0.53-0.92)．

以上のことから，腎臓にとっては画一的に血圧のターゲットを設定するのではなく，普段の血圧をもとに個別化した血圧管理が重要といえるだろう．

2) 昇圧薬の選択：ノルアドレナリン vs バソプレシン

ICU での血圧管理において昇圧薬はなくてはならない薬剤である．ノルアドレナリンとバソプレシンの比較は多数検討されている．本項では腎臓への影響に注目してみる．

バソプレシンは輸出細動脈にある AVPR1a 受容体に結合することで輸出細動脈を収縮させ，糸球体濾過を増加させるという機序が報告されている[37]．

VASST study[38]〔敗血症性ショックでのノルアドレナリンとバソプレシンの比較 RCT(778 例)〕の post hoc 解析では，バソプレシン群のほうが AKI の進行(20.8% vs 39.6%，p＝0.03)や RRT の割合(17.0% vs 37.7%，p＝0.02)は有意に低かった[39]．

また早期(ショックから 6 時間以内)のノルアドレナリンとバソプレシン投与に関する腎臓への影響をみたのが，成人の敗血症性ショック患者を対象とした VANISH trial(409 例)である．Kidney failure free days は両群で有意差なしであったが，RRT の割合はバソプレシン群のほうが有意に少なかった[40]．

さらに VANCS trial(330 例)では心臓術後の vasoplegic shock においてノルアドレナリンとバソプレ

シンを比較しているが，バソプレシン群のほうが，死亡率・重篤な合併症（ハザード比：0.55；95%CI：0.38-0.80），AKI（オッズ比：0.26；95%CI：0.15-0.46），RRT（オッズ比：0.17；95%CI：0.06-0.51）の割合は有意に少なかった[41]．

以上より，現時点でバソプレシンはノルアドレナリンにとって変わるものではないが，特に心臓術後やAKIのリスクがある症例においては使用してもよいのではないかと考えられる．

■ 利尿薬を使用するべきか？

非乏尿性AKIのほうが乏尿性AKIより予後がよいとの報告から利尿薬が使われることが多い．KDIGOガイドラインでは「体液過剰の治療以外では，AKIを治療する目的での利尿薬の投与は行わないことが望ましい（Grade 2C）」と記載されている[42]．

1) フロセミド

代表的な利尿薬であるフロセミドは，近位尿細管に分泌されヘンレループで尿細管管腔側から$Na^+K^+2Cl^-$共輸送体を抑制することで利尿効果を発揮する[43]．

AKIにおける利尿薬と死亡率の関係については議論が分かれるところである．552例のコホート研究[44]では利尿薬の使用は死亡やAKIの改善なしと有意に関連があった（オッズ比：1.77；95%CI：1.14-2.76）としている一方で，B. E. S. T. Kidneyの1,743例の疫学研究では利尿薬の使用は死亡率の上昇と関連しなかった[45]．

Hoらによる AKI におけるフロセミドに関するメタアナリシス（9つのRCT，849例）では，フロセミドは死亡率（リスク比：1.11；95%CI：0.92-1.33）やRRTの割合（リスク比：0.99；95%CI：0.80-1.22），乏尿の割合（リスク比：0.54；95%CI：0.18-1.61）を改善させなかった．高用量のフロセミドは一時的な難聴や耳鳴りと有意に関連があった（リスク比：3.97；95%CI：1.00-15.78）[46]．

よって AKI においては体液過剰の是正という目的以外の，例えばAKIの予防や治療としてフロセミドを使用すべきではない．

2) 心房性ナトリウム利尿ポリペプチド（ANP）

ANPは心臓から分泌される体液量および循環調節に関与しているペプチドで，遺伝子組み換え法で製造されたカルペリチドは主にわが国において急性心不全治療薬としてよく使用されている．ANPは輸出細動脈を収縮させ輸入細動脈を広げることで糸球体濾過量を増やし[47]，ナトリウム利尿作用，RAS抑制効果も有している．

心臓術後のAKI患者61例で，低用量ANP（0.05 μg/kg/分）とプラセボを比較したRCTでは，RRTの割合はANP群のほうが有意に低かった（ハザード比：0.28；95%CI：0.10-0.73）[48]．さらにSezaiらのNU-HIT trialは冠動脈バイパス手術における低用量ANP（0.02 μg/kg/分）の有用性を検討したRCTである．CKD患者303例において，術後急性期のRRT施行率はANP群のほうがプラセボ群に比べて有意に少なく（0.7% vs 5.6%，p=0.006）[49]，またEuroSCORE 6点以上のハイリスク患者367例でも主要有害心・脳血管イベント（MACCE）の割合（p<0.0001）やRRT施行率（p=0.0147）はANP群のほうが有意に少なかった[50]．

KDIGOのガイドラインでは「AKIの予防(Grade 2C)または治療(Grade 2B)目的ではANPを使用しないことが望ましい」とされている[42]が，心臓術後においてはAKIの進行(RRT)を減らすことが示されており，今後さらなる研究が望まれる．

■ 造影剤腎症の有効な予防法とは？

1) 造影剤腎症とは

造影剤腎症は造影後48時間以内に0.5 mg/dL以上，またはベースラインから25％以上のCrの上昇と定義されることが多い．造影剤がAKIを起こす機序は尿細管への直接的な細胞毒性によるものと，造影剤による腎髄質の血管収縮が低酸素を惹起するというメカニズムが知られている[51]．

造影剤腎症の発症率は，造影剤の投与が緊急か予定か，経静脈的か経動脈的か，腎機能障害があるかないか，重症かどうかによって大きく異なる．例えば造影CTでの造影剤腎症の発症率は，腎機能正常で予定CTであれば1％未満であるのに対し，緊急CTでは10％以上，重症患者では18％程度である．さらに経皮的冠動脈形成術では腎機能正常であれば3％未満であるが，CKD患者では40％程度とされている[51]．

造影剤腎症のリスクファクターは既存のCKD，糖尿病，高齢，多発性骨髄腫，脱水，うっ血性心不全，循環動態が不安定であること，腎毒性物質の併用，造影剤の投与量や高浸透圧性造影剤の使用，経動脈的投与が知られている[51]．

造影剤腎症を起こすと短期的・長期的死亡率が高くなるといった報告や，造影剤腎症の既往はその後のCKDの進展と関連しているといった報告がある[51]．造影剤腎症を起こしてしまった際の有効な治療法は確立されておらず，予防が最も大事であるといえる．

2) 予防

造影剤腎症の予防で最も重要なことは不要な造影を避けることである[51]．造影剤腎症の予防方法については主に循環器領域で多く研究がなされており，エビデンスが構築されつつあるのでご紹介する．

① 輸液

●炭酸水素ナトリウム vs 生理食塩水

造影剤腎症にはフリーラジカルの産生が関与しており[52]，尿をアルカリ化することでフリーラジカルの産生を抑制すれば造影剤腎症を予防できるのではないかという推測のもと炭酸水素ナトリウムによる輸液の検討が行われた．

Cr 1.1 mg/dL以上の安定したCKD患者において，造影剤を使用する119例で炭酸水素ナトリウムと生理食塩水を比較した単施設RCT(両群とも検査前1時間3 mL/kg/時＋検査後6時間1 mL/kg/時)では，炭酸水素ナトリウム群のほうが造影剤腎症の発症は有意に少なく($1.7\% \text{ vs } 13.6\%$, $p=0.02$)，炭酸水素ナトリウムの有用性が初めて報告された[53]．

一方，生理食塩水の24時間投与と炭酸水素ナトリウムの短期投与(検査前1時間3 mL/kg/時＋検査後6時間1 mL/kg/時または検査前20分3 mL/kg＋経口500 mg/10 kg)の3群を比較したRCT(造影剤を使用するCKD患者258例)では，造影剤腎症の発症は生理食塩水群で少なく($p=0.02$)，炭

酸水素ナトリウムの投与期間での比較では検査前のみの短期投与は7時間投与に比べて非劣性であった(p=0.9)[54].

　PRESERVE trial は血管造影を受けるハイリスク患者5,177例で，炭酸水素ナトリウムと生理食塩水を比較した(両群とも検査12時間前後で同じプロトコル)最大規模のRCTである．プライマリーアウトカムである90日の死亡，RRT，Crの上昇は両群で差はなかった(オッズ比：0.93；95%CI：0.72-1.22)．造影剤腎症の発症も差がなく(p=0.13)，造影剤腎症の予防としての炭酸水素ナトリウムの有効性に疑問を投げかける結果となった[55].

　さらにICUでの検討としてHYDRAREA studyがある．検査直近の腎機能が安定しているICU患者307例で炭酸水素ナトリウムと生理食塩水(両群とも検査前1時間3 mL/kg/時+検査後6時間1 mL/kg/時)を比較したところ，造影剤腎症の発症(p=0.81)やRRTの割合(p=0.77)に差を認めなかった[56].

　近年の炭酸水素ナトリウムに関する報告は否定的なものが多く，第1選択として使用する根拠に乏しいといえる．しかし，多くの研究で炭酸水素ナトリウムの短期投与(検査前1時間+検査後6時間)が生理食塩水の長期投与(検査前後12時間)と比較されていることから，緊急造影や外来など検査前に十分な輸液を行えないハイリスク症例においては検討されるかもしれない．

● 輸液の必要性

　そもそも造影剤腎症の予防として輸液を行わなければならないのだろうか．Trivediらは予定の心臓カテーテル検査(CAG)を施行した患者53例を生理食塩水群(検査前後12時間1 mL/kg/時)と飲水群に分けて造影剤腎症の発症を比較したところ，生理食塩水群のほうが有意に少なかったと報告している(リスク比：0.11；95%CI：0.015-0.79)[57].

　また，ST上昇型心筋梗塞に対して経皮的冠動脈形成術(PCI)を施行した408例で生理食塩水群(検査前後12時間1 mL/kg/時)と輸液なし群に分けて比較した検討では造影剤腎症の発症は生理食塩水群で有意に少なく(11% vs 21%，p=0.016)，生理食塩水による輸液は造影剤腎症発症のリスクを48%下げるという結果であった[58].

　一方，AMACING trial は造影剤を投与される eGFR 30～59 mL/分/1.73 m^2 のCKD患者660例で輸液群(生理食塩水を検査前後12時間1 mL/kg/時，または検査前後4時間3～4 mL/kg/時)と輸液なし群に分けて造影剤腎症の発症および，輸液群に対する輸液なし群の費用対効果を検討した単施設RCTである．造影剤腎症の発症率に差はなく(p=0.4710)，輸液なし群のほうが費用を節約でき(1455ユーロ vs 792ユーロ)，費用対効果が高かった．生理食塩水群では5.5%に輸液関連の合併症が起きた．

　以上より，輸液による造影剤腎症の予防をしないことは，従来の輸液による予防に対して非劣性であることが示された[59]．本研究は救急患者やICU患者を除外していること，入院患者が9%しか含まれていないことは念頭におかなければならないが，費用や患者の負担，輸液による合併症といった観点から，すべての症例で輸液による予防が必ずしも必要でないといえるかもしれない．

② **NAC(N-acetylcysteine)**

　NACは酸化ストレスを減らし，腎臓の血行動態を改善させ造影剤腎症を予防する可能性があると報告されている[60]．NACに関して多数研究が行われ，NACを有効とするもの，無効とするものさまざまであった．ACT trial は血管造影を受ける2,308例での大規模多施設RCTであるが，プラ

セボと比較して造影剤腎症の発症率(p=0.97)，RRT の割合と死亡率(p=0.92)ともに有意差なしであった[61]．

Subramaniam らによるメタアナリシスでは，NAC は低浸透圧性造影剤使用時において生理食塩水と併用(リスク比：0.69；95%CI：0.58-0.84)，または生理食塩水，スタチンと併用(リスク比：0.52；95%CI：0.29-0.93)することで，造影剤腎症を減らすという結果であった[62]．

輸液の項目で先述した PRESERVE trial では NAC の有無に関しても検討されている．血管造影を受けるハイリスク患者5,177例でプライマリーアウトカムである90日死亡率，RRT，Cr の上昇は両群で差はなかった(オッズ比：1.02；95%CI：0.78-1.33)．造影剤腎症の発症も差がなかった(p=0.58)[55]．

ACC / AHA ガイドライン[63]では経動脈的に造影剤が投与される際の NAC 投与は推奨されないとしている一方で，KDIGO ガイドライン[42]では等張性晶質液とともに経口的に NAC を投与することが望ましい(2 D)としており，ガイドラインによっても推奨度が異なる．

NAC は安全で安価であるため簡単に使用できるというメリットがあるが，ルーチンに使うことを支持するほど強いエビデンスはないのが現状である．

③ スタチン

スタチンはコレステロール値を下げる以外に，抗酸化，抗炎症，抗血栓作用など多面的効果を有しており造影剤腎症の予防法としての可能性がいわれてきた[64]．

PROMISS trial は CKD 患者247例で，CAG におけるシンバスタチン(短期高用量)の有用性を検討した最初の RCT である．Cr のピーク値(p=0.559)や造影剤腎症の発症率(p=1.00)に有意差は認めなかった[65]．

一方で ARMYDA-CIN trial[66]〔PCI におけるアトルバスタチン(短期高用量)に関する241例の RCT〕，PRATO-ACS study[64]〔急性冠症候群におけるロスバスタチン(短期高用量)に関する543例の RCT〕では，スタチン群が造影剤腎症の発症を有意に低下させた(オッズ比：0.34；95%CI：0.12-0.97，オッズ比：0.38；95%CI：0.20-0.71)．

また，TRACK-D trial は2型糖尿病・CKD 患者で経動脈的血管造影を受ける患者2,988例での多施設 RCT であるが，ロスバスタチン群のほうがプラセボ群よりも造影剤腎症の発症が有意に少なく(p=0.01)，30日での心不全増悪も有意に少なかった(p=0.02)[67]．

スタチンに関する研究は数多くあるが，スタチンの種類(水溶性か脂溶性か)，高用量か低用量か，投与期間・開始のタイミングが研究によってまちまちであり，単純には比較できない．また主に CAG，PCI での検討であることに注意が必要である．

CAG，PCI 時のスタチンの使用は European Society of Cardiology のガイドライン[68]では特にハイリスク患者において推奨されているが，ACC / AHA ガイドライン[63]では推奨されていない．造影 CT など経静脈的投与される場合の検討は少なく，現時点で積極的に使用する根拠に乏しいといえるだろう．

④ 造影後の透析

造影剤は比較的分子量が小さい，タンパク結合しないといった特徴から，透析で除去されやすく造影剤腎症の予防に有効ではないかと考えられてきた．

CKD 患者82例において CAG 後の予防的透析がコントロール群に比べて一時的な透析を減らし

(2% vs 35%，p＜0.001），維持透析の数も有意に少なかった(0% vs 13%，p＜0.018）というRCTが報告されている[69]．

しかしCruzらのメタアナリシス(11の研究，1,010例）によると，予防的透析は造影剤腎症の発症を減らさないという結果であった（リスク比：1.02；95%CI：0.54-1.93）．さらに血液透析だけに限るとむしろ造影剤腎症の発症は増え（リスク比：1.61；95%CI：1.13-2.28），維持透析やESKDへの進展予防に無効であった（リスク比：1.47；95%CI：0.56-3.89）．

透析で造影剤を除去できるにもかかわらず造影剤腎症の発症が増える機序としては"RRT-related toxicity"がある．透析によって炎症反応や凝固系が活性化することや，血液と透析膜の接触に関連するサイトカインの影響で低血圧や腎虚血が起こるといった可能性が指摘されている[70]．

以上より造影後の透析は推奨されない．

3）ICUでの造影剤腎症

ICU患者には造影剤以外に，敗血症や低血圧，腎毒性物質の使用など腎障害を起こしうる多くの要因が存在している．ICUに限定した造影剤腎症についての研究は少ないのが現状である．

KimらによるICU患者335例での単施設後ろ向き研究では，造影剤腎症の発症率は15.5%で，造影剤腎症を起こした群は起こさなかった群に比べてICU死亡率が有意に高かった（オッズ比：2.51；95%CI：1.34-4.67）[71]．

一方で380例の2施設での前向きコホート研究では造影剤使用の有無によるAKIの発症率，死亡率に差はなかった．AKIのリスク因子として造影剤の使用は有意ではなく（オッズ比：1.57；95%CI：0.69-3.53），SOFAスコア（オッズ比：1.18；95%CI：1.07-1.31）やその他の腎毒性物質の使用（オッズ比：1.38；95%CI：1.03-1.85）が関連していた[72]．

EhrmannらはICUでの造影剤腎症に関するメタアナリシス(10の研究，560例）を行っており，造影剤はAKIの発症を増加させなかった（オッズ比：0.95；95%CI：0.45-1.62）[73]．

さらにMcDonaldらはCTを施行した6,877例のICU患者で，プロペンシティスコアを用いて解析している．eGFR 45 mL/分/1.73 m^{2}以上の群においてはAKIの発症率（オッズ比：0.88；95%CI：0.75-1.05），透析の割合（オッズ比：1.20；95%CI：0.66-2.17），死亡率（オッズ比：0.87；95%CI：0.69-1.10）に関して造影の有無で有意差はなかった．eGFR 45 mL/分/1.73 m^{2}未満では透析の割合は造影した群のほうが有意に高かった（オッズ比：2.72；95%CI：1.14-6.46）[74]．

多数のAKIリスク因子をもつICU患者にとって造影剤の影響はわずかであり，造影剤を使用することで診断に有益な情報が加わるといったメリットを考慮すれば，造影剤の使用は差し控えるべきではないといえるだろう．

> **▶ 私はこうしている**
>
> 輸液の種類については晶質液，そのなかでもリンゲル液が第1選択であることに異論はないであろう．低アルブミン血症を有し，大量の晶質液でも低血圧が遷延するような場合はアルブミン製剤も考慮する．輸液量については rescue, optimization, stabilization, de-escalationの4つのフェイズを意識しながら水分過多とならないよう輸液量を調整し，漫然と輸液をし続けることは避けるようにしている．

血圧に関しては MAP 65 mmHg 以上を目標にノルアドレナリンを調整する．自宅や病棟での血圧を参考に，もともと血圧が低めの患者では MAP のターゲットを 60 mmHg や場合によっては 55 mmHg に下げるといったように適宜目標血圧を調整している．ノルアドレナリン高用量（例えば 0.3 μg/分/kg 以上）でも MAP を維持できない場合はバソプレシンを追加している．

　体液過剰の場合，内科的治療としてフロセミド，ANP を使用する．ICU では A-line が挿入されていることが多く，ANP による低血圧は早期に気づくことができ，適宜 ANP の用量調整を行っている．心臓手術では術中の輸液量は多く，循環動態が安定したらなるべく早期に ANP を使用し体液管理を行っている．

　ICU では造影剤による AKI の影響は少ないと考えられるため，造影 CT など造影剤を経静脈的に投与する場合は積極的な予防対策は行っていない．もともと輸液が行われている場合はその輸液を継続している．CAG や PCI 施行の際は生理食塩水による造影剤腎症予防を行っている．

参考文献

1) Joannidis M, et al.：Intensive Care Med. 2017；43(6)：730-749.（PMID：28577069）
2) Hoste EA, et al.：Intensive Care Med. 2015；41(8)：1411-1423.（PMID：26162677）
3) Kolhe NV, et al.：Nephrol Dial Transplant. 2016；31(11)：1846-1854.（PMID：27190331）
4) Yunos NM, et al.：JAMA. 2012；308(15)：1566-1572.（PMID：23073953）
5) Young P, et al.：JAMA. 2015；314(16)：1701-1710.（PMID：26444692）
6) Semler MW, et al.：Am J Respir Crit Care Med. 2017；195(10)：1362-1372.（PMID：27749094）
7) Sen A, et al.：Crit Care Med. 2017；45(2)：e146-e153.（PMID：27635770）
8) Brunkhorst FM, et al.：N Engl J Med. 2008；358(2)：125-139.（PMID：18184958）
9) Perner A, et al.：N Engl J Med. 2012；367(2)：124-134.（PMID：22738085）
10) Myburgh JA, et al.：N Engl J Med. 2012；367(20)：1901-1911.（PMID：23075127）
11) Annane D, et al.：JAMA. 2013；310(17)：1809-1817.（PMID：24108515）
12) Bayer O, et al.：Crit Care Med. 2012；40(9)：2543-2551.（PMID：22903091）
13) Finfer S, et al.：N Engl J Med. 2004；350(22)：2247-2256.（PMID：15163774）
14) Charpentier J, et al.：Intensive Care Med. 2011；37(Suppl 2)：S115.
15) Caironi P, et al.：N Engl J Med. 2014；370(15)：1412-1421.（PMID：24635772）
16) Dubois MJ, et al.：Crit Care Med. 2006；34(10)：2536-2540.（PMID：16915107）
17) Rhodes A, et al.：Intensive Care Med. 2017；43(3)：304-377.（PMID：28101605）
18) Patel A, et al.：BMJ. 2014；349：g4561.（PMID：25099709）
19) Rivers E, et al.：N Engl J Med. 2001；345(19)：1368-1377.（PMID：11794169）
20) Dellinger RP, et al.：Intensive Care Med. 2013；39(2)：165-228.（PMID：23361625）
21) Yealy DM, et al.：N Engl J Med. 2014；370(18)：1683-1693.（PMID：24635773）
22) Peake SL, et al.：N Engl J Med. 2014；371(16)：1496-1506.（PMID：25272316）
23) Mouncey PR, et al.：N Engl J Med. 2015；372(14)：1301-1311.（PMID：25776532）
24) Kellum JA, et al.：Am J Respir Crit Care Med. 2016；193(3)：281-287.（PMID：26398704）
25) Hjortrup PB, et al.：Intensive Care Med. 2016；42(11)：1695-1705.（PMID：27686349）
26) Silversides JA, et al.：Intensive Care Med. 2017；43(2)：155-170.（PMID：27734109）
27) Payen D, et al.：Crit Care. 2008；12(3)：R74.（PMID：18533029）
28) Bouchard J, et al.：Kidney Int. 2009；76(4)：422-427.（PMID：19436332）
29) Grams ME, et al.：Clin J Am Soc Nephrol. 2011；6(5)：966-973.（PMID：21393482）
30) Vaara ST, et al.：Crit Care. 2012；16(5)：R197.（PMID：23075459）

31) Heung M, et al.：Nephrol Dial Transplant. 2012；27(3)：956-961.(PMID：21856761)
32) Prowle JR, et al.：Nat Rev Nephrol. 2014；10(1)：37-47.(PMID：24217464)
33) Ostermann M, et al.：Crit Care. 2015；19：443.(PMID：26707872)
34) Asfar P, et al.：N Engl J Med. 2014；370(17)：1583-1593.(PMID：24635770)
35) Saito S, et al.：Crit Care. 2016；20：74.(PMID：27013056)
36) Futier E, et al.：JAMA. 2017；318(14)：1346-1357.(PMID：28973220)
37) Edwards RM, et al.：Am J Physiol. 1989；256(2 Pt 2)：F274-F278.(PMID：2916660)
38) Russell JA, et al.：N Engl J Med. 2008；358(9)：877-887.(PMID：18305265)
39) Gordon AC, et al.：Intensive Care Med. 2010；36(1)：83-91.(PMID：19841897)
40) Gordon AC, et al.：JAMA. 2016；316(5)：509-518.(PMID：27483065)
41) Hajjar LA, et al.：Anesthesiology. 2017；126(1)：85-93.(PMID：27841822)
42) Kidney Disease：Improving Global Outcomes(KDIGO)Acute Kidney Injury Work Group：Kidney Int Suppl. 2012；2：1-138.
43) Ho KM, et al.：Anaesthesia. 2010；65(3)：283-293.(PMID：20085566)
44) Mehta RL, et al.：JAMA. 2002；288(20)：2547-2553.(PMID：12444861)
45) Uchino S, et al.：Crit Care Med. 2004；32(8)：1669-1677.(PMID：15286542)
46) Ho KM, et al.：BMJ. 2006；333(7565)：420.(PMID：16861256)
47) Marin-Grez M, et al.：Nature. 1986；324(6096)：473-476.(PMID：2946962)
48) Swärd K, et al.：Crit Care Med. 2004；32(6)：1310-1315.(PMID：15187512)
49) Sezai A, et al.：J Am Coll Cardiol. 2011；58(9)：897-903.(PMID：21851876)
50) Sezai A, et al.：Ann Thorac Surg. 2013；96(1)：119-126.(PMID：23702231)
51) Ozkok S, et al.：World J Nephrol. 2017；6(3)：86-99.(PMID：28540198)
52) Katholi RE, et al.：Am J Kidney Dis. 1998；32(1)：64-71.(PMID：9669426)
53) Merten GJ, et al.：JAMA. 2004；291(19)：2328-2334.(PMID：15150204)
54) Klima T, et al.：Eur Heart J. 2012；33(16)：2071-2079.(PMID：22267245)
55) Weisbord SD, et al.：N Engl J Med. 2018；378(7)：603-614.(PMID：29130810)
56) Valette X, et al.：Crit Care Med. 2017；45(4)：637-644.(PMID：28181941)
57) Trivedi HS, et al.：Nephron Clin Pract. 2003；93(1)：c29-c34.(PMID：12411756)
58) Jurado-Román A, et al.：Am J Cardiol. 2015；115(9)：1174-1178.(PMID：25759106)
59) Nijssen EC, et al.：Lancet. 2017；389(10076)：1312-1322.(PMID：28233565)
60) Bakris GL, et al.：Am J Physiol. 1990；258(1 Pt 2)：F115-F120.(PMID：2301588)
61) ACT Investigators：Circulation. 2011；124(11)：1250-1259.(PMID：21859972)
62) Subramaniam RM, et al.：Ann Intern Med. 2016；164(6)：406-416.(PMID：26830221)
63) Levine GN, et al.：Catheter Cardiovasc Interv. 2012；79(3)：453-495.(PMID：22328235)
64) Leoncini M, et al.：J Am Coll Cardiol. 2014；63(1)：71-79.(PMID：24076283)
65) Jo SH, et al.：Am Heart J. 2008；155(3)：499. e1-8.(PMID：18294484)
66) Patti G, et al.：Am J Cardiol. 2011；108(1)：1-7.(PMID：21529740)
67) Task Force on Myocardial Revascularization of the European Society of Cardiology(ESC)and the European Association for Cardio-Thoracic Surgery(EACTS), et al.：J Am Coll Cardiol. 2014；63(1)：62-70.(PMID：24076297)
68) Wijns W, et al.：Eur Heart J. 2010；31(20)：2501-2555.(PMID：20802248)
69) Lee PT, et al.：J Am Coll Cardiol. 2007；50(11)：1015-1020.(PMID：17825709)
70) Cruz DN, et al.：Am J Med. 2012；125(1)：66-78. e3.(PMID：22195531)
71) Kim MH, et al.：BMC Anesthesiol. 2015；15：23.(PMID：25780349)
72) Ehrmann S, et al.：Crit Care Med. 2013；41(4)：1017-1026.(PMID：23324952)
73) Ehrmann S, et al.：Intensive Care Med. 2017；43(6)：785-794.(PMID：28197679)
74) McDonald JS, et al.：Intensive Care Med. 2017；43(6)：774-784.(PMID：28213620)

25 RRTの適応と開始するタイミング

小尾口邦彦

CONTROVERSY

- IRRTとCRRTをどう使い分けるのか？
- CRRTのどのモードを使うべきなのか？
- どのタイミングでCRRTを開始するのか？　早期導入したほうがよいのか？
- Non-renal indicationとは？

BACKGROUND

慢性腎不全の増悪により尿毒症を呈した患者に対してRRT（腎代替療法：renal replacement therapy）を導入することに議論はない．敗血症や外傷などの急性疾患において，上述のコントロバーシーがあり，血液浄化に積極的な施設と消極的な施設がある．

血液浄化の議論が難しいのは，その仕組みやパフォーマンスを理解したうえで血液浄化を積極的に臨床に取り入れる施設がある一方，必ずしもIRRT（間欠的腎代替療法：intermittent renal replacement therapy）やCRRT（持続的腎代替療法：continuous renal replacement therapy）の仕組み・パフォーマンスを理解しないまま「血液をきれいにすればよいであろう」といった印象をもとに施行されがちなことである．また，IRRTにおいて主に用いられるのはIHD（間欠的血液透析：intermittent hemodialysis）であるが，CRRTにはCHD（持続血液透析：continuous hemodialysis），CHDF（持続血液ろ過透析：continuous hemodiafiltration），CHF（持続血液ろ過：continuous hemofiltration）があり，それぞれキャラが異なるが理解されているとは言いがたい．

また，情報量の非対称性があるテーマでもある．血液浄化積極派の考えは，血液浄化関連本・学会や講演会・血液浄化関連企業のプロモーションを通じて広く流布される．血液浄化消極派に血液浄化関連本の執筆依頼は少なく，ましてスポンサーはつかない．よって，消極派の考えが伝えられる機会は少ない．コントロバーシーがあること自体あまり知られない．

POINT

重症敗血症のfirst line治療，あるいはnon-renal indicationとしてCRRTを捉えていない．しかし，重症患者の水分管理がスムーズとなる面があり，比較的早期に使用することはありえる．

RRTの議論を進める前に，まず「血液の浄化＝各種臓器の浄化なのか？」「RRTの能力はどれぐらいあるのか？」の2点を整理したい．

■ 血液を浄化する意義[1]

中毒の治療を切り口として考えてみよう．数十年前，技術の進歩により中毒物質の血液濃度が比較的容易に測定できるようになった．そして多くの中毒患者において，「血液中にそれなりに中毒物

質がある」ことがわかった．血液を浄化し血液中濃度を減らすことに意義があると考えられ，中毒の治療に血液浄化が積極的に用いられた時代があった．

　各種中毒に血液浄化の意義があるかどうかを議論するためには，分布容積という概念を理解しなければならない．

分布容積

　中毒物質の除去に血液浄化が有効である条件はどのようなものであろうか？　さまざまな要素があるが，特に分布容積が重要である．分布容積はやや理解が難しい概念だが，要は薬や中毒物質がどれだけ組織に移行しやすいかを示す数値である．循環血液量が 5 L，Ht 30%とすると血漿成分 3.5 L となる．赤血球内部を洗うことはできないのでこの 3.5 L に対して血液浄化がパフォーマンスを発揮することとなる．分布容積が血漿量と同程度であれば，その物質はほぼ血管内にあることを意味する．血液洗浄で取り除ける中毒物質であれば，ほぼ全量取り除けることとなる．分布容積が血漿量より相当大きければ，血管内より組織に多くあることを意味する．例えば，アミオダロン（アンカロン®）の分布容積は 2,000 L 以上にも及ぶ．アミオダロンは血漿よりはるかに高い濃度で皮膚や肺に存在するが，分布容積は低い血漿濃度をもとに計算されるからである．血管内にアミオダロンはあるが，アミオダロン中毒に対して血液浄化を行ってもまったく意味がない．

　炎症性サイトカインは，薬剤や中毒物質ではないが，組織で産生され，それのごく一部が血液内に流れ込み存在する点において「分布容積が大きい薬剤・中毒物質」に似る．

■ IRRT・CRRT の理論上の能力 [1]

　急性期血液浄化の最大のコントロバーシーは，「血液中の炎症性サイトカインを除去すればそれにより敗血症の病態が改善するのか？」である．このテーマに臨むには RRT の能力がどれぐらいあるのか知らなければならない．血液浄化に不慣れな医療者は RRT，特に CRRT は「すごい能力をもつ」と考えがちである．

1）IHD と CHD の小分子除去能力の違い

　構成（図 25-1）が同じである IHD と CHD のパフォーマンスの違いを，それぞれの典型設定（除水なし）を，泥水（血液）を水（透析液）で洗う状況に例えて考えてみよう．

　IHD 血液ポンプ流量 250 mL/分（＝15 L/時），透析液ポンプ流量 500 mL/分（＝30 L/時），排液ポンプ流量 500 mL/分（30 L/時）　⇒　15 L の泥水に水を 30 L いれ，全体をのばした後，30 L 捨てる．

　CHD 血液ポンプ流量 100 mL/分（6 L/時），透析液ポンプ流量 800 mL/時，排液ポンプ流量 800 mL/時　⇒　6 L の泥水に水を 1 L いれ，全体をのばした後，1 L 捨てる．

　わが国における CRRT の血液流量は 60〜100 mL/分程度が一般的である（欧米では 150 mL/分程度）．IHD は動脈と静脈を吻合することにより形成されるシャントを用いるので，200〜300 mL/分もの血液流量を確保できる．透析液流量においても大きく異なり，IHD は 500 mL/分（＝30 L/時）と CRRT の数十倍の透析液流量や補充液流量を使用する．よって IHD は CHD に比してはるかに

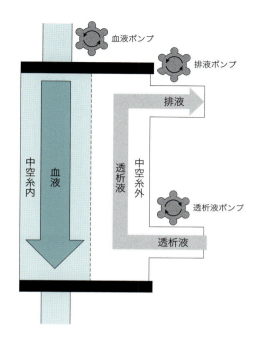

図 25-1　IHD・CHD の構成

多い「洗浄される泥水（血液）」と「洗浄に用いる水（透析液）」を使用する．パフォーマンスが大きく異なることを理解しなければならない．**高カリウム血症や尿毒症を，血液浄化を用いて速やかに補正したいという状況においては，IHD が最も適する．**

　ただし，IHD・CHD は拡散原理によるものであり，小分子（せいぜい分子量 1,000 まで）除去パフォーマンスにおいてあてはまる話である．炎症性サイトカインに代表される中分子は，IHD・CHD ともに除去できない．

2）CRRT による炎症サイトカイン除去能力

　分子量が 10,000〜20,000 程度の炎症性サイトカインを除去するためには，ろ過原理が必要となる．炎症性サイトカイン除去を目的として CHDF（図 25-2）や CHF（図 25-3）が用いられる．

　CHDF 透析液ポンプ流量 500 mL/時，ろ液ポンプ流量 800 mL/時，補液ポンプ流量 300 mL/時（わが国において標準的とされる CHDF 設定）

　ヘモフィルターに透析液を 500 mL/時送り 800 mL/時除去するので，300 mL/時の差があり，これがろ過原理によって半透膜を通過する量である．ろ液流量は 300 mL/時である．よって 300 mL/時炎症性サイトカインを除去できることとなる．循環血漿量は 3,500 mL 程度であると先に示したが，循環血漿量の 1/10 程度を 1 時間あたりで洗浄できることとなる．洗浄量として多いとは言いがたい．

　CHF ろ液ポンプ流量 800 mL/時，補液ポンプ流量 800 mL/時（わが国における CRRT 用補充液・透析液の保険上限が 15〜20 L/日であることを考慮した設定）

　ヘモフィルターから 800 mL/時液体成分を取り除くので，これがろ過された量（ろ液流量）であ

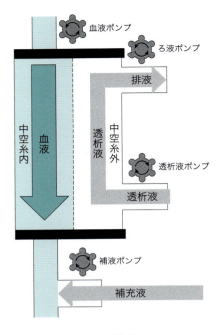

図 25-2　CHDF の構成

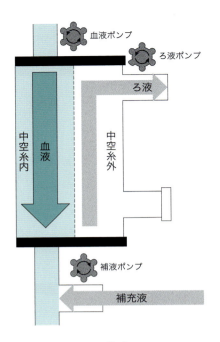

図 25-3　CHF の構成

る．よって 800 mL/時炎症性サイトカインを除去できることとなる．これならば循環血漿量 3,500 mL 程度のうち，1 時間あたりで 1/4 程度を洗浄できることとなる．炎症性サイトカインに代表される中分子を血液浄化によって目指すときわが国においては CHDF が主流であるが，欧米においては CHF が主に用いられる．

■ CRRT の実際の能力 [1]

1) ふるい係数

ろ過原理は，いわばところてん突きの突き棒を押すようなものであり，ところてん突きの先端にある網より小さい物質はすべて均一に押し出される．CRRT に用いるヘモフィルターの膜孔は分子量 20,000 程度の物質が通る大きさであるので，**理論的には**，多くの炎症性サイトカインは分子量 20,000 以下であり，ろ液流量に一致する効率で取り除かれることとなる．実際には，分子量が大きくなるほど膜孔を通過するとき抵抗を受けるため効率が落ちる．実効性を示す数値としてふるい係数がある．ふるい係数は分子量が大きいほど小さくなり，分子量 12,000 で 0.2 程度という報告もある．

> CHF・CHDF の小・中分子除去能力　＝ ろ液流量 (理論)
> CHF・CHDF の小分子除去能力　　＝ ろ液流量 (実際)
> CHF・CHDF の中分子除去能力　　＝ ろ液流量 × ふるい係数 (実際)

表 25-1　基準時点と 72 時間後のメディエータ濃度

メディエータ	CHF			対照群		
	基準値	72 時間後	p 値	基準値	72 時間後	p 値
IL-6(pg/mL)	1,296(217)	370(543)	0.09	2,051(25,015)	179(445)	<0.1
IL-8(pg/mL)	97(378)	49(43)	0.09	189(865)	48(45)	0.1
IL-10(pg/mL)	21(357)	47(383)	NS	60(581)	37(62)	NS
TNF-α(pg/mL)	337(156)	345(91)	NS	340(138)	332(199)	NS

濃度は中央値(IQR：四分位数範囲)で表示．括弧内は第 3 四分位数．NS：not significant．
〔Cole L, et al.：Crit Care Med. 2002；30(1)：100-106.(PMID：11902250)より〕

ふるい係数を考えると，CRRT ろ過原理によって炎症性サイトカインを取り除く効率は非常に低いといえる．こういった批判に対して，吸着原理が唱えられるようになった．

2)吸着原理

半透膜の孔を通じて血漿成分が通過する際，半透膜に血漿中の成分が吸着され取り除かれるという考えである．「血液中の小・中分子を半透膜に近づける力＝ろ液流量」であるので，半透膜に接触したものがすべて吸着されるなら，

> CHF・CHDF の小・中分子除去能力＝ろ液流量

となる．また，ろ過原理であれば，除去可能な物質は半透膜の膜孔径以内でなければならないが，吸着原理は膜に「しみこませる」だけなので，膜孔より大きな物質を除去できる可能性がある．例えば晩期炎症メディエータ HMGB1 の分子量は 33,000 であるが，そういった膜孔径より大きな物質も吸着できる可能性が指摘される．ヘモフィール(東レメディカル)やセプザイリス(バクスター)は吸着能力が高い半透膜を有するとされる．

3)実際の CRRT によるサイトカインクリアランス

CRRT によるサイトカインの除去量を論じた研究は意外に少ない．第一人者による研究では，1,000 mL/時程度のクリアランスであった[2]．CRRT は，血液中の炎症性サイトカインをある程度取り除く能力があると考えられる．

4)「サイトカインが血漿中から取り除かれる⇒血液中サイトカイン濃度が低下」とはならない

観察研究や前後比較研究において，CRRT により血液中炎症性サイトカイン濃度の低下が語られるが，エビデンスレベルの高い研究は少ない．

初期敗血症を対象とし CHF 群(ろ液流量 2 L/時)と対照群を比較した RCT[3] においてサイトカイン濃度減少に有意差はなかった(表 25-1)．また，昇圧薬投与期間・人工呼吸期間・ICU 滞在日数に差はなく，著者らは「CHF の早期使用は各種サイトカイン濃度減少・臓器障害に影響を与えなかったので，重篤な AKI がなければ敗血症治療の補助治療として CHF をすすめない」とした．

表 25-2　CHDF（PMMA膜）によるサイトカインのクリアランス

	クリアランス（mL/分）
TNF	17.2±15.2
IL-6	8.9±9.0
IL-8	16.6±21.5
IL-10	18.7±21.4

低サイトカイングループではさらにクリアランスが低かった．CHDF設定：血液流量 60 mL/分・排液流量 800 mL/時・透析液流量 500 mL/時・ろ液流量 300 mL/時
〔平澤博之，他：日集中医誌 1998；5(4)：345-355 より血液中高サイトカイングループについて〕

■ なぜCRRTによって炎症性サイトカインを取り除いても血液中サイトカイン濃度への影響がないのか？

1）サイトカインの半減期は非常に短い

　炎症性サイトカインの半減期は5〜10分程度といわれる．高サイトカイン血症とは，莫大な量が産生されると同時に膨大な量が消失していることを意味する[1]．

　　　血液中炎症性サイトカインの生体クリアランス
　　　＝血液量 5,000 mL の中の物質を 5〜10 分で半減させる

$$=\frac{2,500 \text{ mL}}{5\sim10\text{ 分}}=250\sim500 \text{ mL}/分$$

となる．CRRT能力の実測値（表 25-2）の10倍以上である．

2）炎症の本丸は原疾患臓器である

　例えば重症肺炎であれば，炎症の中心は肺炎部分にあり，おそらく炎症性サイトカインの濃度は肺炎部分の細胞内が最も高い．血液はいわばおこぼれであり，それよりはるかに低い濃度である．「おそらく」とせざるをえないのは，半減期が短く非常に小さい単位（pg/mL）の物質の細胞内濃度など計測しようがないからである．

■ CRRTにより炎症性サイトカインを一定量取り除くことに意義があるかは議論がある

　CRRTによって，「血液中の炎症性サイトカインはある程度除去される」「血液中炎症性サイトカインの濃度に変化はない」はほぼコンセンサス[4]となった．そのうえで，CRRTによって炎症性サイトカインを取り除くことに意義があるかの議論は尽きない．

- 意義があるとする考え

　血液中の炎症性サイトカインの濃度は変化しなくても，血液中からサイトカインを取り除くこと

により細胞内のサイトカインが血液中に移動し細胞環境は改善されるのではないか？[5]
- 意義がないとする考え

炎症性サイトカインの半減期は短く，血液浄化されるものより生体クリアランスによって処理されるものが大半である．また，分布容積が大きい中毒物質と炎症性サイトカインの分布は似る．血液中の炎症性サイトカインを除去しても，細胞内環境は改善されない．

■ CRRT導入が予後改善につながるのか？

2000年にAKI患者を対象としたRCT[6]は，CHFのろ過量を① 20 mL/kg/時，② 35 mL/kg/時，③ 45 mL/kg/時に分けて予後を比較した．生存率は①群41％，②群57％，③群58％と有意に①群が低く，ろ液流量35 mL/kg以上が必要ではないかという考えが世界的に広まった．しかし，その後2009年に発表された2つのRCT[7,8]において，ろ液流量による予後改善を見出せなかった．また，1つ以上の臓器障害を呈した初期敗血症患者を対象とし，CHF群（ろ液流量25 mL/kg/時）と対照群に分け多臓器不全スコアを比較したRCT[9]においては，多臓器不全スコア・カテコラミン離脱・死亡率・人工呼吸器離脱はCHF群において予後が悪化した．

このように「血液浄化が予後改善に寄与しないのではないか」という研究に対して，「血液浄化量が足りないのではないか．血液浄化量をさらに増やせばよいのではないか」という考えから，HVHF（high volume hemofiltration：ろ液流量≧50～60 mL/kg）が追求された．AKI合併敗血症を対象としたIVOIRE trial[10]（137症例，2013年）においては，28日死亡率において統計学的有意差を示せず，著者らは「AKIを合併する敗血症の治療としてHVHFはすすめられない」とした．2017年にHVHFのコクランレビュー[11]が出されが，28日死亡率評価において，IVOIRE trialとわずか全10症例の2研究のみが対象となり，やはり有意な効果を示せなかった．AKIを合併した敗血症患者を浄化量40 mL/kg/時と80 mL/kg/時に群分けしたRCT[12]は，80 mL/kg/時群において有意な血液中炎症性サイトカインの減少がみられたが，予後に影響はなかった．スーパーCRRTといえるHVHFを用いると，さすがに血液中サイトカイン濃度を下げることができるが，現時点において期待された予後改善を見出せないといえる．

■ どのタイミングでCRRTを開始するのか？

AKI患者を対象とし，AKI（Rifle I）と診断されてからCRRT導入までの時間（＜7.1時間，7.1～17.6時間，17.6～46.0時間，46時間≧）による28日，90日死亡率に有意差はなかった[12]．

■ Non-renal indicationとは？

腎臓の代わりとして行う血液浄化の適応をrenal indicationと呼ぶのに対して，病態の原因物質を取り除く目的で行う適応をnon-renal indicationと呼ぶ．PubMedで"non-renal indication""nonrenal indication""non renal indication"を検索してもnon-renal indicationに関連する論文は数本であり，エビデンスレベルが高いものは皆無である．日本語電子ジャーナルを多く収録するJ-stageにおいて同

様に検索すると約50本ある．Non-renal indicationがわが国において特に好まれることが伺える．

　海外の多くの血液浄化関連論文においては血液浄化積極派によるものであっても，「敗血症患者がAKIを合併したのでCRRTを導入した」といった文章がほぼ間違いなくある．CRRTは侵襲的治療であり，侵襲的な治療はできるかぎり最小限とするのが医療の原則であり，海外においてはAKIを合併してはじめて導入を許されるという姿勢である．

> **私はこうしている**
>
> 　重症敗血症・敗血症性ショック・重症急性膵炎・大腸穿孔による腹膜炎といった病態に対して，尿量が保たれていても，AKIを合併していなくても，積極的にnon-renal indication CRRTを行う施設は少なからずあると聞く．また，そういった病態に対してCRRTをfirst line治療と位置づける施設も多いと聞く．CRRTを敗血症初期蘇生バンドルの1つとして位置づけているといえる．
>
> 　高K血症・うっ血性心不全でもないかぎり，IRRTなりCRRTがfirst line治療にはなりえない．敗血症性ショック患者であれば，血液培養採取・抗菌薬投与・感染フォーカスの追求・可能であればフォーカスの治療・輸液やカテコラミン管理・人工呼吸管理がfirst line治療である．血液浄化の開始は手間を要し，first line治療がおろそかとなる可能性が高い．マンパワーがあればよいという考えもあるが，若手医師やコメディカルが診療の優先順位を誤解するのではないかと心配になる．
>
> 　筆者は，「CRRTによって高サイトカイン血症が補正され予後改善に結びつく」とは考えない血液浄化消極派である．敗血症性ショックといった病態に対して筆者部下がいきなり「CRRTを開始します」といえば，「おいおい，治療は常に優先順位を考えてしようぜ」という．しかし，敗血症性ショック患者の治療が始まって数時間経過し，初期治療が奏効しバイタルサインは比較的落ち着きつつあり，尿は赤く染まり尿量は減りAKIの合併はほぼ間違いないといった状況において，「積極的に」CRRTを行うことに反対はしない．
>
> **1）CRRTを用いたほうが重症患者の水分管理は圧倒的に楽である**
>
> 　敗血症性ショックの初日に「水引き」など考える必要性はまったくない．しかし，ある程度落ち着いた段階で積極的に水分管理につとめないと，「体重測定をしたらプラス10 kgでした！」といった状況に容易におちいる．重症患者においても早期経腸栄養を積極的に行うことは当然であるが，無尿患者において経腸栄養は特に大幅なプラスバランスの要因となりやすい．IRRTによっても水分管理はできるはずだが，CRRTほど自由自在にはならない．「水を引く」フェイズを見極めてCRRTを使えば重症患者管理が相当スムーズとなると感じる集中治療医が多いのも事実である．
>
> 　またAKIリスクの高い患者，尿が赤くなっており早晩無尿となることが確実である患者にフロセミドを乱れ打ちするシーンを以前よく目にした．「尿量が減る」という恐怖心理は理解できる．バイタルサインが不安定な時期に，安定しない尿量に苦労しながら管理，あるいはIRRTにより管理するよりCRRTを用いたほうが格段に楽である．
>
> **2）CRRTを使えないとわが国では言いづらい**
>
> 　現在のわが国においてCRRTは人工呼吸と並んでICU治療のスター的存在であり，「私は集

中治療医ですが，CRRT にエビデンスはまったくないので知りません」とはいえない状況がある．筆者は集中治療医の卵には CRRT の仕組みやそのスムーズな運用のコツも理解してもらいたいと願っている．ズルいかもしれないが，CRRT をうまく使いこなすには，ある程度普段から使用することが重要であると考えている．Non-renal indication はやりすぎと考えているが，AKI を合併した重症敗血症といった病態においては CRRT の積極的な導入を認めている．ただし，くれぐれも「まず，するべき治療」ではない．

参考文献

1) 小尾口邦彦：ER・ICU 診療を深める 2　リアル血液浄化．中外医学社，2015．
2) 平澤博之，他：日集中医誌 1998；5(4)：345-355．
3) Cole L, et al.：Crit Care Med. 2002；30(1)：100-106.（PMID：11902250）
4) Ronco C, et al.：Crit Care. 2015；19：146.（PMID：25887923）
5) Honore PM, et al.：Int J Artif Organs. 2004；27(12)：1077-1082.（PMID：15645619）
6) Ronco C, et al.：Lancet. 2000；356(9223)：26-30.（PMID：10892761）
7) RENAL Replacement Therapy Study Investigators, et al.：N Engl J Med. 2009；361(17)：1627-1638.（PMID：19846848）
8) VA/NIH Acute Renal Failure Trial Network.：N Engl J Med. 2008；359(1)：7-20.（PMID：18492867）
9) Payen D, et al.：Crit Care Med. 2009；37(3)：803-810.（PMID：19237881）
10) Joannes-Boyau O, et al.：Intensive Care Med. 2013；39：1535-1546.（PMID：23740278）
11) Borthwick EM, et al.：Cochrane Database Syst Rev. 2017；1：CD008075.（PMID：28141912）
12) Park JT, et al.：Am J Kidney Dis. 2016；68(4)：599-608.（PMID：27084247）

26 酸塩基平衡の解釈方法

大塚将秀

CONTROVERSY

・代謝性因子は，炭酸水素イオン（HCO_3^-）濃度と余剰塩基（BE：base excess）のどちらで評価するのか？
・2 種類ある BE はどう使い分けるのか？
・新しく提唱されている Stewart 法は臨床での酸塩基平衡解釈に有用か？
・従来の Henderson-Hasselbalch 式はもう不要なのか？

BACKGROUND

　酸塩基平衡診断といえば，PCO_2 と HCO_3^- 濃度で分析するのが通例である．しかし HCO_3^- と PCO_2 は互いに干渉するため，PCO_2 に依存しない代謝性因子の指標として BE が考案された．ところが，「HCO_3^- は血液中に実在するが BE は架空の値である」「イオンという物質を想定しているのに負の値があってわかりにくい」といった批判もある．

　また，呼吸性酸塩基平衡障害は PCO_2 の変化で明瞭に説明できるが，代謝性障害を HCO_3^- 濃度や BE だけで説明するのは不適切なことも多い．例えば，下痢や腎障害による HCO_3^- 喪失のアシドーシスは HCO_3^- 濃度の一次性の変化だが，低リン血症や胃液の喪失のような二次性の変化も HCO_3^- 濃度の変化として扱われ，鑑別も困難であった．つまり，多くの原因がある代謝性酸塩基平衡障害の解釈には，PCO_2 と HCO_3^- 濃度で分析する従来の方法では不十分

といえる.まず,酸塩基平衡がなぜ大切なのか考えてみる.

> **POINT**
> - 血液ガス分析結果は,まず Henderson-Hasselbalch の式に基づく従来の方法,すなわち二酸化炭素分圧(PCO_2)と HCO_3^- 濃度で評価する.
> - 代謝性因子は,PCO_2 に依存して基準値が変化する HCO_3^- 濃度ではなく,BE を参考にする.
> - 代謝性酸塩基平衡診断は actual base excess で行い,炭酸水素ナトリウムの投与量計算には standard base excess を用いる.
> - 全患者に Stewart 法を適用することはないが,代謝性酸塩基平衡障害がある患者では Stewart 法で用いるイオン濃度を吟味し,原因推定の参考にする.

■ 水素イオンの特殊性

水素イオン(H^+)は,原子番号1の水素原子が電子を失って陽子1つの原子核だけとなったもので,安定して存在する最も小さい粒子である.ほかの元素では,電子を失って陽イオンになっても残りの電子が必ず辺縁に存在するので,負に帯電した電子の反発力でほかの原子と一定の距離以内に近づくことができない.しかし,水素イオンは電子をもたないので周囲の原子に至近距離まで接近できる.その結果,接近された原子や原子団は大きな電気的影響を受けて構造や化学反応性が大きく変化する.水素イオンは,ほかのイオンに比べて影響力が非常に大きいといえる.実際に,血液中の濃度は Na^+ が 0.14 mol/L,K^+ が 0.004 mol/L 程度であるのに対して,H^+ は 0.00000004 mol/L ときわめて低濃度であるにもかかわらず濃度変化は大きな意義をもつ.

■ 血液 pH の変化が生体に及ぼす影響

カルシウムは,血中でイオン(Ca^{2+})または非イオン(Ca)の状態で存在する.カルシウムは,血液凝固・血管平滑筋の緊張度・心筋収縮力・細胞内の代謝など生体内の多くの反応に関与するが,イオン化カルシウムだけが活性をもち,非イオン化カルシウムは活性がない.血液 pH は弱酸・弱塩基の解離状態やイオン化の割合を変化させるが,カルシウムでは pH の低下でイオン化割合が増加する.つまり,血中のカルシウム総量が一定でも,各種の生体内反応は pH の変化だけで影響を受けることになる.マグネシウムやリン酸も同様の現象を生じる.薬剤も,多くは pH でイオン化の割合が変化する.イオンと非イオンでは細胞膜の透過性が異なり,薬理作用の強さも変化する.

体内の酵素の多くは pH の影響を受けて三次構造が変化し,酵素活性も変化するので,各種の代謝や薬物の分解に影響がある.

生体にとって,血液 pH の安定性は死活問題といえる.

■ いくつかの公式

酸塩基平衡の解釈に必要な物理化学的公式や法則を**表 26-1** に示した.

表 26-1 公式

質量作用の法則	平衡反応　$A+B \rightleftarrows C+D$　において， $K=([C]\times[D])/([A]\times[B])$ K：解離定数，$[X]$ は物質 X の濃度を表す
質量保存の法則	平衡反応　$HA \rightleftarrows H^+ + A^-$　において， $[HA]+[A^-]=$一定
電気的中性の法則	[陽イオン]の総和＝[陰イオン]の総和
強イオンの性質	水溶液中で，ほぼ 100％イオンになる

- 質量作用の法則とは，平衡反応では両辺の物質の濃度比が一定になることをいう．
- 質量保存の法則は，化学反応を生じても物質の総量は変化しないことをいう．
- 電気的中性の法則は，溶液中の陽イオンの総和と陰イオンの総和は常に等しく，全体として電気的に中性が保たれることをいう．
- 強イオンは，溶液中でほぼ 100％がイオン化していて，非イオン状態では存在しない．逆にいえば，非イオン状態で存在しないものが強イオンで，イオンと非イオンが混在するものを弱イオンと定義することもできる．

■従来の酸塩基平衡の解釈

CO_2 と水の反応について質量作用の法則(表 26-1)を当てはめて変形すると，

$$pH=6.1+\log\{[HCO_3^-]/(0.03\times PCO_2)\}$$

が得られる(図 26-1)．これを Henderson-Hasselbalch の式といい，PCO_2 と HCO_3^- 濃度で血液の pH が決まることを表している．物理化学的法則から導かれたこの式は真実であり，CO_2 も HCO_3^- も血液中に多量に存在することから，血液の酸塩基平衡を説明する理論として長い間用いられている．

酸である CO_2 が増加すると血液は酸性に傾き，塩基である HCO_3^- が増加するとアルカリ性に傾く．逆に，CO_2 が減少すると血液はアルカリ性に傾き，HCO_3^- が減少すると酸性に傾く．血液を酸性に傾けようとする病態をアシドーシス(acidosis)，アルカリ性に傾けようとする病態をアルカローシス(alkalosis)という．換気で調節される CO_2 は呼吸性因子，腎で調節される HCO_3^- は代謝性因子ともいわれ，これらの組み合わせで表 26-2 のように診断される．動脈血における PCO_2・HCO_3^- の基準値は，それぞれ 35〜45 Torr・22〜26 mmol/L とされ，この範囲を逸脱したものを酸塩基平衡障害という．

■代謝性因子は，炭酸水素イオン(HCO_3^-)濃度と余剰塩基(BE)のどちらで評価するのか？

Henderson-Hasselbalch の式に基づく酸塩基平衡の評価では，PCO_2 と HCO_3^- 濃度の 2 因子で pH が決まるとされていた．しかし，CO_2 は水と反応すると炭酸を経て H^+ と HCO_3^- になる．

$$CO_2+H_2O \rightleftarrows H_2CO_3 \rightleftarrows H^+ + HCO_3^- \quad \cdots(式1)$$

$$CO_2 + H_2O \rightleftharpoons H_2CO_3 \rightleftharpoons H^+ + HCO_3^-$$

$$K = \frac{[H^+][HCO_3^-]}{[CO_2][H_2O]}$$

水の濃度（mol/L）は一定なので，

$$K' = \frac{[H^+][HCO_3^-]}{[CO_2]}$$

$[CO_2]$ (mmol/L) $= 0.03 \times PCO_2$ (Torr) なので，

$$K' = \frac{[H^+][HCO_3^-]}{0.03 \times PCO_2}$$

両辺の対数をとって変形すると，

$$\log \frac{1}{[H^+]} = \log \frac{1}{[K']} + \log \frac{[HCO_3^-]}{0.03 \times PCO_2}$$

$\log \dfrac{1}{[H^+]} = pH$, $\log \dfrac{1}{[K']} = pK' = 6.1$ なので，

$$pH = 6.1 + \log \frac{[HCO_3^-]}{0.03 \times PCO_2}$$

図 26-1　Henderson-Hasselbalch の式
CO_2 と水の反応に質量作用の法則を当てはめて導くことができる．

表 26-2　基本的な酸塩基平衡障害の診断

呼吸性アシドーシス	$PaCO_2 > 45$ Torr
呼吸性アルカローシス	$PaCO_2 < 35$ Torr
代謝性アシドーシス	$[HCO_3^-] < 22$ mmol/L
代謝性アルカローシス	$[HCO_3^-] > 26$ mmol/L

これは，酸塩基平衡を決定する2因子が独立ではなく，互いに影響を及ぼし合う関係にあることを示している．先に HCO_3^- 濃度の基準値は 22～26 mol/L と述べたが，正確にいえばこれには「$PCO_2 = 40$ Torr の場合」という条件がつく．PCO_2 が上昇すると，（式1）の反応は右に進んで，HCO_3^- 濃度が上昇する．実際に，PCO_2 が 60，80 Torr の場合は，HCO_3^- 濃度の基準値もそれぞれ約 25～28，26～29 mol/L に上昇する．これでは，換算表でも用意しないかぎり代謝性因子の評価ができなくなる．そこで PCO_2 が 40 Torr になったと仮定したときの HCO_3^- 濃度を計算で求めて，PCO_2 に依存しない仮想の代謝性因子の指標が考案された．さらに，基準値が0となるように仮想 HCO_3^- 濃度から 24 mmol/L を引いて値をシフトさせたものが BE (base excess) である[1]．BE は HCO_3^- 濃度から導いているので単位は mmol/L で，PCO_2 の値にかかわらず基準値は 0 ± 2 mmol/L となる．BE が $+2$ mmol/L より大きい場合は HCO_3^- 濃度が基準範囲を超えて高いことを表し，塩基が過剰な状態すなわち代謝性アルカローシスと診断できる．逆に -2 mmol/L よりも小さい場合は塩基が不足した状態，つまり代謝性アシドーシスと診断できる．BE の値が負の場合，「負の余剰」というのはわかりにくいので，その絶対値を不足塩基 (base deficit) という場合もある．

代謝性アシドーシスの場合に炭酸水素ナトリウムを投与して補正することがあるが，このときも PCO_2 の値で基準値が変動する HCO_3^- 濃度より，基準値が一定である BE を参考にしたほうが投与

量の計算が簡単になる．

■ 2種類あるBEはどう使い分けるのか？

ところで，生体で血管内に電解質溶液を投与すると，血管内だけにとどまらず間質にも分布する．したがって，不足するHCO_3^-の総量は（BE×血管内水分量）ではなく（BE×細胞外液量）となる．しかし，血管内には赤血球やタンパク質など酸塩基平衡を緩衝する物質が豊富なのに対し，間質液にはそれらが乏しいので，血液で求めた塩基の不足分をそのまま間質液に当てはめると補正が過剰となる．そこで，血液と間質液の組成の違いを考慮して，生体における細胞外液全体（血管内水分および間質液）の塩基の過不足を推定する指標が考案された．これは，血液ガス分析の検査結果では$BE_{(vi)}$，$BE_{(ECF)}$，standard BE，SBEと表記される．具体的には，ヘモグロビン濃度を標準血液の3倍，つまり5 g/dLに希釈したときのBE値として求められる[2]．これに対して血液検体そのもののBEは$BE_{(vt)}$，$BE_{(blood)}$，actual BE，ABEと表記される．ちなみに，viは *in vivo*，ECFは extracellular fluid，vtは *in vitro* の略である．血液の実際の代謝性因子状態を表現するのは後者で，代謝性アシドーシスを補正するために投与する炭酸水素ナトリウムの量を計算するときは前者を用いる．

■ 従来の酸塩基平衡解釈の問題点

従来の酸塩基平衡の解釈は，PCO_2とHCO_3^-濃度で分析しようというものであった．決して間違いではないが，実際の代謝性酸塩基平衡障害はHCO_3^-濃度の異常が直接の原因でないことも多い．例えば，下痢や近位尿細管障害のアシドーシスはHCO_3^-の喪失が原因なので，HCO_3^-濃度の直接的な変化だが，生理食塩液の大量輸液によるアシドーシスはCl^-過剰投与によるもので，HCO_3^-濃度の異常が根本的な原因ではない．従来の酸塩基平衡の解釈は代謝性の因子をすべてHCO_3^-の濃度変化として捉えるのでこれらの鑑別ができず，病態の分析に不都合があった．

■ 新しく提唱されているStewart法は臨床での酸塩基平衡解釈に有効か？

アニオンギャップは酸塩基平衡に関連した血中電解質の評価法で，測定した陽イオン濃度の和から陰イオン濃度の和を引いたものをいう（表26-3）．血液中のイオンは電気的中性の法則（表26-1）に従うので陽イオンの和と陰イオンの和は等しいが，臨床検査で測定するのはその一部なので計算されたアニオンギャップは0にならない．未測定のイオンには赤血球やタンパク質のような陰イオンが多いので，アニオンギャップは一般に正の値をとる．HCO_3^-＜22 mmol/Lは代謝性アシドーシスと診断されるが，アニオンギャップを計算するとその原因を特定できることもある．例えば，HCO_3^-の喪失やCl^-過剰投与による酸塩基平衡障害ではアニオンギャップは基準値内にとどまるが，低Mg血症・高リン血症・ケトアシドーシスでは高値となる．つまり，代謝性酸塩基平衡障害時にアニオンギャップを計算すると，その原因を式に含まれるNa^+，Cl^-，HCO_3^-，K^+の異常と，それ以外の要因の2つに分類することができる．

Stewart法[3]はこれをさらに発展させたもので，Mg・アルブミン・乳酸・リン酸の測定値を式に

表26-3 アニオンギャップ

アニオンギャップ＝（測定した陽イオン）−（測定した陰イオン）	基準値
式①：アニオンギャップ＝[Na^+]−([Cl^-]+[HCO_3^-])	8〜16 mmol/L
式②：アニオンギャップ＝([Na^+]+[K^+])−([Cl^-]+[HCO_3^-])	12〜20 mmol/L

臨床で使われる式には[K^+]を含めない式①と含める式②があり，基準値も異なる．

表26-4　Stewart法の基本的な考え方

- 陽イオンの総和＝陰イオンの総和
- 強イオンは100％電離する
- CO_2はほかのイオンとは独立して肺で自由に調節される
- 強陽イオンと強陰イオンの濃度差は弱イオンで調節される
- 弱イオンのなかにH^+があり，その濃度でpHが決定される
- pHを測定すれば未測定イオンの多寡が計算できる

測定した陽イオンの総和＋未測定の陽イオンの総和
　　＝測定した陰イオンの総和＋未測定の陰イオンの総和
陽イオン≒強陽イオン
陰イオン＝強陰イオン＋弱陰イオン

測定される強陽イオン＝[Na^+]＋[K^+]＋[Ca^{2+}]＋[Mg^{2+}]
測定される強陰イオン＝[Cl^-]＋[Lactate$^-$]
測定される弱陰イオン：HCO_3^-，アルブミン，リン酸
※乳酸は弱酸だが，血液のpHではほぼすべて電離しているので強イオンとして扱う

加えて代謝性酸塩基平衡障害の原因をより詳細に分析しようとしたものである．実はStewart法といっても1つの分析法ではなく，乳酸を加えないもの[4]，尿酸を加えるもの[5]などいくつかの亜系がある．項目数を増やせば細かく分析できるが，測定や計算が煩雑になる．将来的にも，イオン測定が一般化した項目を新たに加えて，さらに変化していく可能性がある．

　Stewart法の基本的な考え方は，アニオンギャップと同じで血液中の陽イオン濃度の和と陰イオン濃度の和が等しいことに基づいている．さらに，強イオンは100％電離してイオンとなり，酸塩基平衡に影響を及ぼすCO_2はほかのイオンとは独立して肺で制御され，強陽イオンと強陰イオンの濃度差は弱イオンで調節され，弱イオンのなかにH^+があってその濃度で血液のpHが決まるというものである（表26-4）．臨床応用では，pHは容易に測定できるのでH^+濃度にはpHから計算された値を代入し，未測定イオンの多寡の推定に用いられる．Stewart法では多くのイオンを測定するので，アニオンギャップ法に比べて未測定イオンの種類は減少し，病態の分析がより容易になる．高Cl^-性アシドーシスや低リン性アルカローシス，低アルブミン血症に伴うアルカローシスの診断も容易にできる．

　実際の計算では，まずNa，K，Ca，Mg，Cl，乳酸，アルブミン，リン酸の血中濃度およびPCO_2とpHを測定する．強イオンはすべて電離していると仮定し，弱イオンはpHによって電離状態が変化するため係数をかけて求めたイオン濃度を式に代入する（表26-5）．その結果得られたstrong ion gap（SIG）の多寡で，未測定イオンの動向を評価する．もちろん，代入した種々のイオン濃度も酸塩基平衡に影響するので，それらも評価する．SIGの増加には未測定陽イオンの減少と未測定陰イオ

表 26-5　Stewart 法の実際の計算

強イオン差 (SIDa：apparent strong ion difference)	＝測定される強陽イオン－測定される強陰イオン ＝([Na$^+$(mEq/L)]＋[K$^+$(mEq/L)]＋[Ca^{2+}(mEq/L)] 　＋[Mg^{2+}(mEq/L)])－([Cl$^-$(mEq/L)]＋[Lactate$^-$(mmol/L)])
弱陰イオンの総和(SIDe：effective SID)	＝[HCO$_3^-$]＋[アルブミンイオン]＋[リン酸イオン] ＝$2.46 \times 10^{-11} \times$ PCO$_2$(Torr)/$10^{-\text{pH}}$＋[Alb(g/dL)] 　$\times$ ($0.123 \times$ pH-0.631)＋[Pi(mmol/L)]$\times$ ($0.309 \times$ pH-0.469)
Strong ion gap (SIG)	＝SIDa－SIDe
イオン濃度の換算	Mg^{2+}(mEq/L)＝$0.833 \times$ Mg(mg/dL) リン酸イオン(mEq/L)＝$0.323 \times$ リン酸(mg/dL)

ンの増加があり，ケトン体など有機酸イオンの増加や硫酸イオンの増加が該当する．SIG の減少には未測定陽イオンの増加と未測定陰イオンの減少があり，リチウム中毒が該当する．

> **▶ 私はこうしている**
>
> 　血液ガス分析をしたら，まずシンプルに PCO$_2$ と HCO$_3^-$ 濃度で呼吸性／代謝性およびアシドーシス／アルカローシスの診断をする．代謝性因子の診断にあたっては，HCO$_3^-$ 濃度そのものでなく，actual BE を参考にする．もし炭酸水素ナトリウムで代謝性アシドーシスを補正する場合は，standard BE を用いて半量補正する．
> 　呼吸性酸塩基平衡障害の場合は，CO$_2$ の産生と排泄について評価を行う．
> 　代謝性酸塩基平衡障害の場合は，Stewart 法に用いる Na，K，Ca，Mg，Cl，乳酸，アルブミン，リン酸の血中濃度を確認し，診断の参考にする．これらのイオンが基準値から大きく外れていない場合は SIG を計算する．SIG 増加の場合は，未測定の有機酸や陰イオンの増加と判断し，必要があればさらに検査を追加する．

解析例

> **症例**
>
> 　身長 152 cm，体重 40 kg の 50 歳代の女性．以前より慢性糸球体腎炎があり，最近の血清クレアチニンは 3 mg/dL 程度であった．今朝から意識障害があり，全身性の痙攣を生じたため救急車で来院した．来院時も痙攣が続いていたので，ジアゼパムを投与したところ痙攣は頓挫した．しかし舌根沈下による換気障害を呈したため，気管挿管の後に ICU に入室した．ジャクソンリース回路接続下自発呼吸での動脈血血液ガス分析および同時に採血した血清電解質は以下のとおりである．
> 　pH 7.338，PaCO$_2$ 37.6 Torr，PaO$_2$ 452 Torr，HCO$_3^-$ 19.7 mmol/L，ABE -5.1 mmol/L
> 　Na$^+$ 140 mEq/L，K$^+$ 3.5 mEq/L，Cl$^-$ 105 mEq/L，Ca^{2+} 0.93 mmol/L，Lactate$^-$ 6.7 mmol/L
> 　Mg 2.2 mg/dL，無機リン 8.3 mg/dL，Alb 2.5 g/dL，尿ケトン陰性

表 26-6　提示症例において酸塩基平衡に影響を与える諸因子の寄与度

因子	基準中央値	測定値	偏移	mEq/L 換算	寄与度
Na^+	140 mEq/L	140	0	0	0
K^+	4.0 mEq/L	3.5	−0.5	−0.5	−0.5
Cl^-	104 mEq/L	105	+1	+1	−1
Ca^{2+}	1.25 mmol/L	0.93	−0.32	−0.32	−0.32
Lac^-	1.0 mmol/L	6.7	+5.7	+5.7	−5.7
Mg	2.2 mg/dL	2.2	0	0	0
Pi	3.0 mg/dL	8.3	+5.3	+1.7	−1.7
Alb	4.0 g/dL	2.5	−1.5	−0.4	+0.4

Lac：lactate（乳酸），Pi：無機リン．
寄与度は HCO_3^- 濃度を変化させる大きさで，符号の＋はアルカローシス，−はアシドーシス方向を示す．

Henderson-Hasselbalch 式による解析

まず，pH が 7.35 以下なのでアシデミアである．$PaCO_2$ は 35〜45 Torr の基準値の範囲内であり，ABE は −2 mmol/L 以下なので，急性代謝性アシドーシスと診断できる．

アニオンギャップによる解析

カリウムを含むアニオンギャップは 18.8 mEq/L と基準値の範囲内なので，アニオンギャップが正常の代謝性アシドーシスと診断できる．アニオンギャップが正常の場合は，HCO_3^- の減少に対応した Na^+ や K^+ の減少または Cl^- の増加がなければならないが，この症例ではいずれも基準値の範囲内なので，これ以上の原因の究明はできない．

Stewart 法による解析

表 26-6 に酸塩基平衡に関与する因子とこの症例における寄与の程度を示す．この症例では K^+，Cl^-，Ca^{2+}，$Lactate^-$，無機リンの変化が代謝性アシドーシスの原因となりうるが，寄与の程度では乳酸イオンの影響が最も大きいことがわかる．したがって主病態は乳酸アシドーシスで，患者背景と合わせて考えると痙攣重積による嫌気性代謝亢進が原因として最も疑われる．

参考文献

1) Anderson OS：Scand J Clin Lab Invest. 1960；12：311-314.（PMID：13793334）
2) Siggaard-Anderson M, et al.：Acta Anaesthesiol Scand. 1995；107：123-128.（PMID：8599264）
3) Stewart PA：Can J Physiol Pharmacol. 1983；61：1444-1461.（PMID：6423247）
4) Figge J, et al.：J Lab Clin Med. 1992；120(5)：713-719.（PMID：1431499）
5) Kellum JA, et al.：J Crit Care. 1995；10(2)：51-55.（PMID：7647842）

5 感染症

27 抗菌薬の賢い使い方とは

岩田健太郎

CONTROVERSY

- バイオマーカーはどう使う？
- De-escalation の方法とタイミングは？
- 抗菌薬適正使用のあり方とは？

BACKGROUND

本項のお題は上記のように3つである．

まずは，感染症領域でよく用いられるバイオマーカー．代表的なものにC反応性タンパク（CRP）やプロカルシトニン（PCT），プレセプシンがある．これらを（ほかのセッティングではなく）集中治療というセッティングでどのように活用できるか，が第1の命題だ．

第2の命題は de-escalation である．感染症は診断時に原因微生物やその薬剤感受性が不明なことが多く，よってざっくりと広域抗菌薬で「外さない治療」を行うエンピリックな治療が行われることが多い．原因微生物と薬剤感受性が判明した段階で，より狭い抗菌薬に絞る．これが targeted therapy とか de-escalation と呼ばれるプラクティスだ．日本語ではわかりやすく，かつ普及している呼称がないため，診療現場ではそのまま「ディエスカレーション」と呼ぶことが多い．では，集中治療のセッティングにおいて de-escalation はどのくらい有効で，どのように実践すべきか．これが第2の命題だ．

最後の命題は，抗菌薬適正使用である．集中治療のセッティング，集中治療室（ICU）において，抗菌薬はいかにして適正に使用すべきか．そもそも，何をもって「適正」と呼ぶべきか．この命題は大きなトピックで簡単には扱えないが，本書の性質を鑑みて，できるだけ簡潔に記すことにする．

POINT

バイオマーカーは薄目で見て，診断をつけてから de-escalation をして，診断に基づいて最良の抗菌薬を選択している．これじゃ意味がわからないと思うので，本文を読んでください．

■ バイオマーカーはどう使う？

1) CRP は役に立つか

　CRP は急性炎症が起きたときに肝臓から作られる急性期タンパク質（acute phase protein）の 1 つである[1]．

　わが国では感染症の診断や治療効果判定に使われる非常にポピュラーな検査であるが，米国など諸外国では赤沈（ESR）のほうが使われることが多かった．

　わが国にはもともと米国での感染症科，感染症医に相当する診療科や診療医がおらず，他領域の専門家が感染症を（主に臓器別に）治療していた．米国でトレーニングを受けた日本人医師が帰国して感染症診療を始めたとき，特に問題になったのが CRP であった．臨床的な吟味よりもむしろ「米国ではこうなっている」「ここは日本だ」的な「流派」の代理戦争として CRP は論争の種となり，決着のつかないまま今日に至っている[2]．

　全身炎症反応症候群（SIRS）のある患者での敗血症診断に関するメタアナリシスによると，CRP のプールされた感度，特異度はそれぞれ 75％，67％であった[3]．

　HIV 感染者や免疫抑制者の細菌感染の診断に関するメタアナリシスでは，プールされた CRP の感度と特異度はそれぞれ 70％と 74％であった[4]．新生児の敗血症診断についての感度，特異度は，それぞれ 71％と 86％であった[5]．ちょっとは役に立つが，あまり役に立たないくらいの値だろう．

　よって，CRP を根拠に敗血症のような重症感染症を除外したり，確定したりするのは危険である．敗血症を疑う患者で CRP が高い場合は「まあ，そうだろうな」と思うし，CRP が低い患者でも「やっぱ，敗血症じゃないか」と考えるべきだ．

　敗血症など感染症を疑わない患者で CRP がやたら高いときは，感染症以外の疾患，例えば自己免疫疾患のような全身炎症を伴う疾患を考える．ICU のセッティングでよくみるのは，肺塞栓のような血栓・塞栓に伴う炎症や，crowned-dens syndrome を含む結晶性関節炎（痛風，偽痛風）である．

　それから，ICU 入室「前」から CRP が高かった患者の場合，実は巨細胞性動脈炎のような慢性疾患の表現型だったりすることもある．以前の値がわからない限り，検査値「そのもの」はオンセットや急性，慢性の区別をしてくれないので，「点」の検査で感染症と決めつけないことが大事である．要するに，いい古されたことではあるが，適切な病歴聴取を欠いていてはどのような属性をもつ検査も有効には活用できないのだ．

2) PCT は役に立つか

　次に PCT である．プロカルシトニンは，甲状腺から分泌されるカルシトニンの前駆物質だ．カルシトニンは甲状腺髄様がん診断のバイオマーカーとして研究されていたが，その過程で PCT が見つかった．1990 年代から，熱傷や外傷患者で PCT が多く検出されることがわかり，後に敗血症や敗血症性ショックとの関連が指摘されるようになった[6]．

　メタアナリシスによると，敗血症の診断における PCT のプールされた感度，特異度は 79％と 78％である[3]．要するに，診断においては PCT は「ちょっとましな CRP」なのである．敗血症をはじめとする感染症の診断に PCT はあまり使えないし，筆者はだから，PCT を使わない．

　ただし，PCT は抗菌薬適正使用の観点から注目されている．PCT を根拠に抗菌薬を中止する戦略

を用いると抗菌薬使用日数が減り，また短期の死亡率が下がることがメタアナリシスで示唆されているのだ[7]．このメタアナリシスに採用されたなかで最大の患者数を占めたのが重症患者を対象とした de Jong らの RCT で，ここで PCT による抗菌薬中止群のほうが 28 日後の死亡率が低かったことが示されたし（20% vs 25%，$p=0.0122$），1 年後の死亡率でも両者に有意な差はみられなかった（36% vs 43%，$p=0.0188$）[8]．ちなみに，死亡率に差がみられた PCT 群と標準治療群では CRP において経過中，まったく差がみられなかった．つまり，CRP は患者の予後予測には役に立たないことが示唆されているのだ．ただし，本研究では研究参加した主治医の半数以上が推奨された抗菌薬中止のプロトコルに従っていない．これは同様の検証を下気道感染に対して行った先行研究と同じ瑕疵である[9]．PCT プロトコルによる抗菌薬中止アルゴリズムを診療現場に持ち込むには，追試による検証が必要だと私は思う．

3）プレセプシンは役に立つか

最後に，プレセプシンである．プレセプシンは 2004 年に発見された新しいバイオマーカーである．敗血症のときに検出されるエンドトキシン〔グラム陰性菌細胞壁にあるリポ多糖（LPS）〕の可溶性受容体サブタイプ（sCD14 subtype）だ．これが新たなバイオマーカーとして注目されている[10]．

最新のメタアナリシスによるとプールされた研究の感度，特異度はそれぞれ 78％ と 83％ であり，各研究の異質性も高かった[11]．プレセプシンと PCT のガチンコの比較システマティックレビューとメタアナリシスが現在進行中だという（2018 年 9 月時点）[12]．

現時点ではプレセプシンは海のものとも山のものともわからない存在で，今後のデータが待たれるところであるが，最も楽観的な評価をすることができたとしても「ベターな PCT」くらいにとどまる可能性が高い．

ちなみに原稿執筆時点での CRP，PCT，プレセプシン（すべて定量）の保険点数はそれぞれ 16 点，320 点，320 点である．プロカルシトニンとプレセプシンを同時に測定するとどちらか片方の算定となる．

筆者は以上より，PCT とプレセプシンは使わないが，すでに測定されているときは参考値として用いる．

4）バイオマーカーは問いを立てるために有効なことがある

ところで，このようなメタアナリシスはいずれも連続変数である数値を dichotomous な二値の問題として感度，特異度を計算している．

しかし，例えば CRP が 5 mg/dL なのと，30 mg/dL なのとでは，まったくそのもつ意味合いが異なってくるのは当然だ．前者であれば，ウイルス感染や治癒した感染症でもよくある値なので患者の状態がよければそう気にする必要はない．しかし，CRP 30 mg/dL を放置することはできない．もちろん，これで感染症と断定できるわけではなくほかの疾患なこともしばしばだが，いずれにしても「何かが起きている」ことは間違いない．

問題は，CRP にせよ，ほかのバイオマーカーにせよ，正確に「何が起きているのか」を教えてくれない（特異度が低い）ことである．よって，これらのバイオマーカーは答えを教えてくれるのではなく，「これからどう考えようか」という問いを立てるために有効なことがある．

いずれにしても，臨床的に治癒しているのに CRP が高いために抗菌薬を始めたり，変えたりする誤謬はよく観察する．バイオマーカーは患者全体の文脈のなかで活用するものであり，患者を無視してバイオマーカーだけを独り歩きさせて判断の根拠としてはならない．すべての検査がそうなのだが．

■ De-escalation の方法とタイミングは？

次に de-escalation である．

コクランレビューが de-escalation のシステマティックレビューを行おうとしたときも，質の高い RCT を 1 つも見つけることができなかった[13]．

しかし，エビデンスとは「ある，ない」の dichotomous な概念ではない．どのくらいあるかが重要なのである．

その後，後ろ向き研究も含む de-escalation の効果を評価するメタアナリシスが複数発表された．そのうちの 1 つは，われわれの研究である．

Paul らは菌血症／重症敗血症と肺炎における de-escalation を評価し，前者と人工呼吸器関連肺炎における死亡率の低下が示唆された（それぞれオッズ比：0.45；95％CI：0.30-0.67，オッズ比：0.49；95％CI：0.26-0.95）[14]．

われわれのメタアナリシスはより特異的にセッティングごとにフォレスト・プロットを作って分析したが，例えば ICU で発症した肺炎での院内死亡率は de-escalation 群で低下しており（オッズ比：0.34；95％CI：0.17-0.68），その他のセッティングでも de-escalation による死亡リスクの増加は観察されなかった[15]．Tabah らは ICU 感染すべてをまとめて調べ，患者の異質性が中等度ある程度あるものの死亡リスクは下がることを示した（リスク比：0.68；95％CI：0.52-0.88）[16]．

以上より，ICU のセッティングで原因微生物が同定されたときに，広域抗菌薬から狭域抗菌薬への変更（de-escalation）は安全に行うことができ，かつ患者の予後も改善する可能性が示唆されている．これを確定するためのさらなる質の高い研究が待たれるところだ．

De-escalation もどのような診断のどのような微生物に対してどういう抗菌薬を扱うのか，どのような患者背景を相手にしているのかと条件に多様性がある．よって，質の高い前向き RCT を設計することが難しい．とはいえ，決して不可能なプロトコルではない．現在われわれも多施設前向き研究を準備中である．

De-escalation のポイントは，検出菌に絞ることではなく，あくまでも患者に起きている現象を正確に把握し，最良の抗菌薬の投与に尽力することにある．

例えば，腹腔内感染患者の血液培養から腸球菌が検出されたからといって，腸球菌「だけ」をカバーする抗菌薬に変更するのは妥当な de-escalation とはいえない．なぜなら，腹腔内ではグラム陰性菌，嫌気性菌を含む複数菌の混合感染が起きていることが推察されるわけで，検出された菌はその一部にすぎないからである．逆に，シンプルな尿路感染やカテーテル関連血流感染であればかなりの確度をもって安全で有効な de-escalation は可能である．

ここでも，検査結果ありきではなく，妥当性の高い臨床推論が推測した原因菌と病態に，検査結果をすり合わせたうえでの de-escalation である．また，正確な臨床推論がなされ，原因微生物が確

定できていれば，患者の重症度や基礎疾患の有無は de-escalation の妨げにはならない．重症肺炎球菌感染症に苦しむ患者であっても，感受性がわかればペニシリン G に de-escalation はできる（すべき）なのであり，「重症だから」という理由でカルバペネムを継続するのは間違っている．重症度が原因微生物や患者のアセスメント「そのもの」を変えるわけではないからだ．

■ 抗菌薬適正使用のあり方とは？

というわけで，最後に抗菌薬の適正使用である．すでにここまでの段階でほとんど回答が得られているのではなかろうか．

細菌感染症において最も重要なのは正確な診断である．患者に何が起きているかを正確に把握できれば，必要な抗菌薬は自ずと導き出される．原因微生物に効果が高く，感染臓器に移行性が高く，理想的には臨床面でのエビデンスも経験値も豊富な抗菌薬を使い，かつ関係ない微生物は殺さない．関係ない微生物を殺さないのは，ICU での薬剤耐性菌を増やさないためであり，*Clostridium difficile* 感染（CDI）のような合併症を避けるためでもある．

細菌感染症の正確な診断のために最も重要なのが微生物の培養検査である．ようやく，わが国でも血液培養 2 セットが保険で認められるようになったが，現在でも，ICU のようなセッティングですら血液培養が 1 セットしかとられていない，あるいはまったくとられないままで抗菌薬を始められているケースを散見する．微生物検査なくして正確な感染症診断はありえず，正確な感染症診断なくして，適切な抗菌薬使用はありえない．

今後，研究が進むであろう領域は，抗菌薬の治療期間である．従来，抗菌薬の使用期間は専門家の経験値におおむね委ねられており，科学的な妥当性は十分ではなかった．例えば，血液培養陽性の場合は 2 週間の抗菌薬治療を要すると感染症専門医はよく推奨するが，その科学的根拠は十分とはいえない[17]．

しかし，近年になって抗菌薬の治療期間を吟味する臨床試験とそのエビデンスが少しずつ集まりつつある．例えば，腹腔内感染であれば臨床症状の改善があり，十分なドレナージやデブリドマンが行われていれば，4 日程度の抗菌薬治療で十分なことが前向き RCT で示されている[18]．われわれも，菌血症を伴う急性胆管炎でもドレナージがしっかりできていれば 1 週間以内の抗菌薬治療で患者の死亡率が上がらないであろうことを，後ろ向き傾向スコア分析で示している（ID Week 2016，論文投稿中）．今後はこのような研究が進み，これまでよりも短い期間で細菌感染症を治療できるようになるかもしれない．それは，上に挙げた薬剤耐性菌や CDI といったリスクを減らし，ICU 入室期間や入院期間に好影響を与え，あるいは患者の予後すら改善する可能性をもっている．

> **➡ 私はこうしている**
>
> バイオマーカーについては，私自身が積極的にオーダーすることはないが，CRP を測定してもまあいいか，くらいの気持ちではいる．ただ，ICU においては臨床診断と CRP の値はパラレルに動くことがほとんどで，みなかったからといって感染症診療の妨げになることはほとんどない[19]．CRP が教えてくれることは，たいていベッドサイドの情報が教えてくれ，逆にベッドサイドの情報を CRP が置換することはほとんどない．

むしろ，感染症でない発熱を看破するときに，思いのほか低い CRP 値を根拠の助けとすることはある．薬剤熱でも CRP は上がるが，20 や 30 mg/dL を超えることはまれだからだ．その他のバイオマーカーが診療上役に立ったことはまだ一度もない．PCT を根拠に抗菌薬を中止するプラクティスもまだ行っておらず，それはおそらくは「臨床的な感染症の除外」と同じことをやっているのだと筆者は推察する．

　De-escalation は診断確度が高ければ積極的に行っている．特に多いのが肺炎球菌感染症でのペニシリンへの de-escalation である．ブドウ球菌菌血症（感染性心内膜炎含む）で感受性がよい場合のバンコマイシンからセファゾリンへの de-escalation（頭部感染がある場合を除く），基質拡張型 β ラクタマーゼ産生菌（大腸菌，クレブシエラ）感染でのカルバペネムからセフメタゾールへ de-escalation は特に積極的に行っている[20-22]．

　抗菌薬適正使用についてはすでに語ったのでここでは繰り返さない．とにかく医師たるもの，診断には徹底的にこだわるべきである．「感染症」は診断ではなく，「敗血症」すら十分な診断とはいえない．「なぜ」「どういう敗血症なのか」を説明しないかぎりは．

参考文献

1) Aguiar FJB, et al.：Rev Assoc Med Bras. 2013；59(1)：85-92.（PMID：23440147）
2) 臨床賛否両論 CRP，本当に要るのか CRP を使った感染症診断，どうするか https://www.m3.com/clinical/sanpiryoron/163542
3) Liu Y, et al.：Springerplus. 2016；5(1)：2091.（PMID：28028489）
4) de Oliveira VM, et al.：J Crit Care. 2017；42：129-137.（PMID：28735154）
5) Shabuj KH, et al.：Mymensingh Med J. 2017；26(2)：364-371.（PMID：28588174）
6) Bohuon C：Intensive Care Med. 2000；26 Suppl 2：S146-S147.（PMID：18470709）
7) Huang H-B, et al.：Ann Intensive Care. 2017；7(1)：114.（PMID：29168046）
8) de Jong E, et al.：Lancet Infect Dis. 2016；16(7)：819-827.（PMID：26947523）
9) Christ-Crain M, et al.：Lancet. 2004；363(9409)：600-607.（PMID：14987884）
10) Zou Q, et al.：World J Emerg Med. 2014；5(1)：16-19.（PMID：25215141）
11) Wu J, et al.：PLoS One. 2015；10(7)：e0133057.（PMID：26192602）
12) Hayashida K, et al.：BMJ Open. 2017；7(3)：e014305.（PMID：28264831）
13) Silva BN, et al.：Cochrane Database Syst Rev. 2013；(3)：CD007934.（PMID：23543557）
14) Paul M, et al.：Clin Microbiol Infect. 2016；22(12)：960-967.（PMID：27283148）
15) Ohji G, et al.：Int J Infect Dis. 2016；49：71-79.（PMID：27292606）
16) Tabah A, et al.：Clin Infect Dis. 2016；62(8)：1009-1017.（PMID：26703860）
17) Gomi H, et al.：J Hepatobiliary Pancreat Sci. 2018；25(1)：3-16.（PMID：29090866）
18) Sawyer RG, et al.：N Engl J Med. 2015；372(21)：1996-2005.（PMID：25992746）
19) Iwata K, et al.：Am J Med. 2008；121(12)：e7；author reply e9.（PMID：19028189）
20) Matsumura Y, et al.：Antimicrob Agents Chemother. 2015；59(9)：5107-5113.（PMID：26100708）
21) Fukuchi T, et al.：BMC Infect Dis. 2016；16(1)：427.（PMID：27538488）
22) Doi A, et al.：Int J Infect Dis. 2013 Mar；17(3)：e159-e163.（PMID：23140947）

28 ICUにおける侵襲性カンジダ症

滝本浩平

CONTROVERSY

- 侵襲性カンジダ症の治療をいつ開始するか？
- 侵襲性カンジダ症の治療をいつやめるか？
- 侵襲性カンジダ症の抗真菌薬による予防は必要か？

BACKGROUND

ICUでは，カンジダ（*Candida*）やアスペルギルス（*Aspergillus*），クリプトコッカス（*Cryptococcus*）などの真菌による感染症をしばしば経験する．年々その数は増加しており，さらに死亡率も高く，感染症を専門としない集中治療医であっても，真菌感染症に対する理解は必要である[1]．敗血症の疫学データによると，その原因として真菌は10～20%を占めており，決してまれではない．そのなかでも，カンジダによる感染症（侵襲性カンジダ症，これにはカンジダ血症と深在性カンジダ症が含まれる）は最も頻度が高く，真菌全体の80～90%を占める[2,3]．そこで本項では，集中治療医が目にすることが多く，かつ診療上の疑問点が多い侵襲性カンジダ症のみを解説し，専門家のマネジメントが必要である侵襲性カンジダ症以外の真菌感染症については言及しない．また対象とする患者群は，ICUに入室する一般的な患者群とし，固形臓器移植後，造血幹細胞移植後，好中球減少症といった特殊な患者群は含めていない．

POINT

- カンジダのリスク因子（患者要因）と，侵襲性カンジダ症の発生率（施設要因）に応じてエンピリカルな抗真菌薬開始を決定する．基本的にバイオマーカーは使わない．
- 侵襲性カンジダ症を否定するのは困難であり，いったん治療を開始したら最低でも14日間抗真菌薬を投与する．
- カンジダの抗真菌薬による予防投与を支持するエビデンスはない．カンジダのリスク因子があるというだけで，ICU患者に抗真菌薬を投与しない．

■ 侵襲性カンジダ症の治療をいつ開始するか？

ICUにおける真菌感染症のなかではカンジダは最も頻度が高く，また罹患した場合の死亡率も高い．例えば，米国の血流感染症サーベイランスによると，カンジダ血症はICUにおける血流感染の約10%を占めており，コアグラーゼ陰性ブドウ球菌，黄色ブドウ球菌についで3番目の原因菌であった[4]．また，2007年に行われたICUにおける感染症の罹患率調査（EPIC II）では，カンジダによる感染症は全体の17%であり，真菌感染症のみの内訳では87.5%を占めていた[2]．さらに，カンジダ血症を合併した場合の粗死亡率は40～50%と高い[3,5]．このように侵襲性カンジダ症のICU患者への生命予後に対する影響は大きい．

侵襲性カンジダ症の診断は困難である．まず，カンジダは菌血症の状態でも血液培養が陽性にな

らないことがある．その原因として，血液中のカンジダの量が血液培養が陽性になるほど多くないことがわかっており，その感度は63〜83％である．また，培養が陽性になるのも中央値で2〜3日と遅い[6,7]．さらに，剖検で侵襲性カンジダ症が判明した症例のうち，50％以上が血液培養と組織生検が陰性だったという報告もある[8]．すなわち，血液培養だけで侵襲性カンジダ症を診断するのは困難である．また，深在性カンジダ症では血液培養が陽性になるのがまれであるという事実も，その診断を難しくしている[7]．

　ところで，敗血症では抗菌薬を早期に投与することが予後の改善に重要であり，抗菌薬の投与が1時間遅れるごとに院内死亡のオッズが約1.1倍上昇することが知られている[9,10]．グラム陰性桿菌や黄色ブドウ球菌に対する抗菌薬は早期に投与することが多いが，侵襲性カンジダ症に特異的な所見や検査はなく，早い段階でカンジダを想定し抗真菌薬を投与することはなかなか難しい．そのため，侵襲性カンジダ症は，敗血症の初期治療の遅れにつながることが指摘されており[11,12]，その結果，死亡率が上昇する[13]．

　それでは，どのようなときに侵襲性カンジダ症を疑い，抗真菌薬を投与するのがよいのだろうか．リスク因子とバイオマーカーを利用した2つアプローチについて述べる．

1）侵襲性カンジダ症のリスク因子を利用した方法

　侵襲性カンジダ症のリスク因子として表28-1に挙げた要因が知られている[14-16]．このリスク因子をもとに，candida colonization indexやcandida scoreといったスコアリングシステムが開発された．

　Candida colonization indexは，カンジダの培養が陽性になった数を，培養を採取した部位の数で割り計算する指標である．侵襲性カンジダ症を発症する前には，カンジダの定着が皮膚や消化管系，泌尿器系に多く，さらに，定着部位の多さが侵襲性カンジダ症の発症と関連しているという事実に基づき考案された[17]．この値が0.5以上の場合に，カンジダによる定着と感染を区別することができるとされている[17,18]．ただし，カンジダの定着を見つけるためには，咽頭や尿などの定期的な培養（サーベイランス）が週に2〜3回必要であり，煩雑さや培養コストの問題があるため一般的には用いられていない．

　Candida scoreは4つのリスク因子（経静脈栄養，手術，カンジダ定着が2つ以上，重症敗血症の

表28-1　侵襲性カンジダ症のリスク因子

① カンジダの定着（多数の部位）	⑤ カテーテルに関連するもの
② 重症度	・透析カテーテル
③ 高齢	・中心静脈カテーテル
④ 免疫抑制状態に関連するもの	⑥ ICUでの管理に関連するもの
・好中球減少	・人工呼吸管理
・化学療法，ステロイド	・膀胱留置カテーテル
・移植	・制酸薬の使用
・糖尿病	・広域抗菌薬の使用
・慢性肝不全	・経静脈栄養
・慢性腎不全	・長期入院，長期ICU入室
・悪性腫瘍	⑦ 壊死性膵炎
・低栄養	⑧ 最近の大手術，特に腹部手術
	⑨ 最近の真菌感染症

有無）を点数化（重症敗血症は2点，その他は1点）したものであり，その合計が3点以上の場合に侵襲性カンジダ症の発症を予測するとした．カットオフ値を2.5にした場合の感度と特異度は，それぞれ81%と74%であった[19]．

この2つに共通する特徴として，高い陰性適中率と低い陽性適中率が挙げられる．すなわち，感染のリスクが低い患者を同定するのには非常に有効であるが，これを用いて侵襲性カンジダ症を診断するのは難しい．カンジダに感染していない多くの患者に不必要な抗真菌薬が投与される可能性があるため，侵襲性カンジダ症の診断をこれらの方法に依存してはならない．

2）侵襲性カンジダ症のバイオマーカーを利用した方法

侵襲性カンジダ症のバイオマーカーには，β-D-グルカン，カンジダマンナン抗原，PCRの3つがある．

β-D-グルカンは，カンジダやアスペルギルスなどの真菌細胞壁を構成する要素であり，侵襲性カンジダ症の診断に用いられる．この検査は，カンジダの感染リスクが高い患者群において，血液培養陽性が判明するよりも早く上昇し，また，candida scoreやcandida colonization indexに比べて侵襲性カンジダ症を予測するのに優れている[20, 21]．これまでのメタアナリシスによると，診断の感度と特異度はそれぞれ75〜80%と80%である[22-24]．しかし，β-D-グルカンは，適切なカットオフ値や検査頻度が不明であること，検査キットによってカットオフ値が異なること，費用対効果が不明であること，大きな確認試験（validation study）がないことから，検査結果の解釈が困難である．さらに，偽陽性（例えば，透析，血液製剤の使用，ガーゼの使用）の問題もあるため，侵襲性カンジダ症の診断目的のために単独では用いない．

カンジダマンナン抗原検査は，*Candida albicans*の細胞壁の構成成分であるマンナン抗原を検出するものである．メタアナリシスによると，侵襲性カンジダ症を診断する感度と特異度はそれぞれ58%と93%である．抗マンナン抗体を検出する検査もあり，マンナン抗原検査と組み合わせることで感度は上昇するが，わが国にはその検査キットがない．血液培養が陽性になる数日前から検査が陽性になるが，菌種によって感度が異なり，*C. albicans*はいちばん高く，次に*C. glabrata*，*C. tropicalis*が続く[25]．この検査もβ-D-グルカンと同じく大きな確認検査がなく，診断精度の検討はこれからである．

PCR検査は，診断期間を短くし治療開始を早めることが期待されている．侵襲性カンジダ症の診断に対する感度と特異度はそれぞれ95%と92%という報告があるが，まだデータに乏しく商業ベースでは行われていない[26]．PCR検査は，血液培養が陽性になる症例では高い感度で診断できるかもしれないが，血液培養が陰性となることが多い深部カンジダ症の診断には限界があるかもしれず，さらなる検討が必要である．

3）ガイドラインにおける推奨

日本版敗血症診療ガイドライン2016では，エキスパートコンセンサスとして「侵襲性カンジダ症の複数のリスク因子のある敗血症，敗血症性ショックに対して，通常の抗菌薬に加えて抗カンジダ薬を投与することを考慮する」という推奨が記載されている．診断方法に関する記載はない．解説文のなかで，カンジダのリスク因子をもつ患者群に対してβ-D-グルカンが診断にどのように役立つ

かはこれからの研究課題だとされている[14]．

SSCG 2016 では，「敗血症および敗血症性ショックの患者に対して，エンピリカルな広域抗菌薬を投与し，可能性のある原因菌をすべてカバーすること」が強く推奨されている．カンジダのリスク因子の記載はあるが，どのようなときに抗真菌薬を開始すべきか言及はなく，バイオマーカーについての記載もあるが，その使い方に関する言及はない[15]．

IDSA のカンジダ診療ガイドラインでは，「侵襲性カンジダ症のリスク因子をもつ重症患者で，カンジダ症以外に原因がはっきりしない発熱を認める場合には，カンジダのリスク因子の臨床的評価，侵襲性カンジダ症の血清診断マーカー，非無菌部位から採取した検体の培養結果に基づいて，エンピリカルな抗真菌薬の開始を考えるべきである」と強く推奨されている．リスク因子による評価(candida score と candida colonization index)や，バイオマーカーに関する細かい記載はあるが，結局どの方法も侵襲性カンジダ症を診断するのには不十分であり，あくまで臨床判断に応じて治療開始することがすすめられている[16]．

4) これまでのRCT

エンピリカルな抗真菌薬の開始を検討した RCT を 2 つ紹介する．ここでいうエンピリカルな抗真菌薬の開始とは，侵襲性カンジダ症かどうか不明であるが感染徴候がある患者に対する抗真菌薬投与のことを指し，先制治療(preemptive treatment：感染徴候はないが，微生物検査やバイオマーカー検査の結果に応じて，発症前から治療を開始する方法)とは区別している．

抗真菌薬によるエンピリカル治療が予後に与える影響を調べた最近の研究では，フランスの ICU で行われた EMPIRICUS がある[27]．これは侵襲性カンジダ症のみを対象としたものではないが，抗真菌薬の予後に対する効果を検証した研究として比較的大規模なものである．この研究は，ICU で発症した敗血症患者のうち真菌感染症のリスクが高い 260 人を，ミカファンギン投与群とプラセボ投与群の 2 群に分け，28 日後の侵襲性カンジダ症のない生存率という複合エンドポイント(主要評価項目)を評価している．この結果，ミカファンギン投与により複合エンドポイントの改善は認められなかった．新規の侵襲性真菌症の発生率は減少が認められているため，エンピリカル治療がまったくの無効であるわけではないが，それが生命予後の改善につながらない可能性があることは留意しておく必要がある．またサブグループ解析では，SOFA スコアが高い群でエンドポイントが改善傾向にあるため，もしかしたら，より重症の患者群はエンピリカル治療の恩恵を受けるのかもしれない．どの群をエンピリカル治療の対象とすべきか，さらなる検討が必要である．

その他，米国の ICU で行われた研究では，広域抗菌薬を投与していても 4 日間解熱しない重症の ICU 患者(APACHE スコア 16 以上) 270 人を対象に，フルコナゾールでエンピリカル治療した場合の予後を検討している[28]．主要評価項目が複合エンドポイント(解熱，新規の真菌感染がない，副作用による投与薬の中止がない，新規の抗真菌薬が必要ない)であるため，侵襲性真菌感染症の発生率に対する単独のアウトカムに対しては統計学的パワーが足りないが，フルコナゾール群で 5％，プラセボ群で 9％と有意差は認めなかった．また，フルコナゾールにより主要評価項目の改善も認められなかった．この研究は，エンピリカルな抗真菌薬の効果を調べたという点で意義は大きいが，真菌症の高リスク患者に対するエンピリカル治療は予後の改善を認めていない．

この 2 つの研究では，コストと耐性菌のリスクの検討がないことが問題である．抗真菌薬は高価

なものが多く，仮に侵襲性カンジダ症の発症リスクが減少したとしても費用対効果があるのか不明である．また，抗真菌薬曝露に対する耐性の獲得やecological shiftも考慮すべき問題である[29,30]．さらに，これらのRCTでは，対象患者群の侵襲性カンジダ症の発生率が低い（10%以下）ことも無視できない．もしかしたら，発生率がより大きな施設では，プロトコルにあるようなエンピリカル治療は有効かもしれない．

これまでの研究をみる限り，リスク因子とバイオマーカーを用いたアプローチは，侵襲性カンジダ症の予測には不十分である．各種ガイドラインにも，抗真菌薬の開始時期に関してはっきりした記載はない．RCTの結果では，カンジダの高リスク患者に対するエンピリカルな抗真菌薬は生命予後を改善させなかったが，これらの研究では侵襲性真菌症の発生率が低く，この結果からエンピリカル治療が不要という結論を導くことはできない．一方で，抗真菌薬の治療が遅れた場合には死亡率が上昇するため，カンジダのリスクが高いのであれば，敗血症患者全例に抗真菌薬をエンピリカルに投与するという方法も許容されるかもしれない．ただし，この診療スタイルは，コストや耐性菌の問題を無視している．

カンジダは疑ったときが治療開始のタイミングである．侵襲性カンジダ症を予測する絶対的な指標はないため，カンジダ定着の有無，カンジダのリスク因子の数（患者要因），その施設の侵襲性カンジダ症の発生率（施設要因）に応じて，抗真菌薬を開始するのがよいであろう．この場合，バイオマーカーの結果はエンピリカル治療開始の判断に影響を与えないため，必ずしも検査を行う必要はない．筆者がエンピリカル治療を行う際には，カンジダが定着していること，カンジダのリスクが2つ以上あること，その施設の侵襲性カンジダ症の発生率が5〜10%であることを目安にしているが，その数字に強い根拠はない．

■ 侵襲性カンジダ症の治療をいつやめるか？

侵襲性カンジダ症の治療期間は一般的に14日間である．血流感染が判明している場合には，血液培養の陰転化を確認した日から14日間治療する[16]．侵襲性カンジダ症を否定するのは困難であるため，基本的に感染を疑って抗真菌薬を開始した場合には14日間投与する．ただし，敗血症の原因が侵襲性カンジダ症以外の可能性が高い場合には投与期間を短くする，もしくは投与中止することが可能である．問題は，カンジダによる感染が完全に否定できないが，抗真菌薬の副作用で治療継続が困難な場合である．この場合には，「カンジダによる感染の可能性」と「抗真菌薬継続のリスク」を天秤にかけて，抗真菌薬を変更するか，再度リスク評価を行い，抗真菌薬を中止するかの2つの選択肢がある．そもそも多くの感染症の治療期間はエキスパートオピニオンによるものであり，これは侵襲性カンジダ症にも当てはまる．もしかしたら，患者の重症度，改善のスピード，治療開始時にどれくらい侵襲性カンジダ症を疑っていたかに応じて，治療期間を短縮させてもいいのかもしれないが，この方法を支持するエビデンスはない．

治療期間を短くするために，β-D-グルカンが目安になるのではないかという報告がある[31]．この研究によると，治療中にβ-D-グルカンが低下している場合には陽性的中率90%の確率で治療成功を予測することができる．その他，β-D-グルカン，マンナン抗原と抗マンナン抗体を参考に抗真菌

薬の中止時期を検討した研究がある[32]．この研究では，48時間以上続く発熱と12時間以上続く循環が不安定な，かつ，カンジダのリスク因子がある患者を対象にエンピリカルな抗真菌薬を開始し，バイオマーカーの値によって抗真菌薬の早期中止が安全に行えるかどうかを調べている．その結果，バイオマーカーを利用したアルゴリズムによって，侵襲性カンジダ症を増加させることなく，抗真菌薬の処方を短縮させることができた．この研究の主要評価項目は，治療開始後7日以内に抗真菌薬を中止した割合であるため，生命予後を評価するためには大規模な研究が必要であるが，バイオマーカーを使用することで早期に抗真菌薬が中止できる可能性を示唆したという点で意義のある研究である．

　診療開始の基準にβ-D-グルカンは不要であるが，治療経過の目安を目的としてβ-D-グルカンの有効性を調べる時期が将来的にはくるかもしれない．しかし，いまのところ，抗真菌薬の中止判断にバイオマーカーをどのように使うのかは不明である．結局，治療を開始したら最低でも14日間治療を継続するしかない．

■ 侵襲性カンジダ症の抗真菌薬による予防は必要か？

　治療の遅れが生命予後の悪化につながるのであれば，あらかじめ侵襲性カンジダ症の発症を予防すればよいのではないかという発想は至極当然である．予防方法には，あらかじめ抗真菌薬を投与しておく方法，カンジダのリスク因子を減らす方法の2つがある．

　これまで抗真菌薬によるカンジダの予防に関するいくつかのRCTが行われており，メタアナリシスによると，死亡率は低下しないが侵襲性カンジダ症の発生は減少している[33, 34]．ただし，含まれている研究の質があまり高くなく，また出版バイアスの問題もあり，メタアナリシスの結果から予防投与の是非を問うのは難しい．予防投与は，ICUに入室している全患者を対象とすべきか，カンジダの高リスク患者のみを対象とすべきか，また，対象患者群のカンジダ発生率がどれくらいであれば予防投与の恩恵を受けるのかなど不明な点が多く，予防投与の判断は施設ごとに異なる．おそらく，カンジダ発生率が10%の場合に，高リスク患者を対象に予防投与を行った場合，恩恵を受けると考えられるが，この意見はエキスパートオピニオンによるものである[35]．ガイドラインでは，「侵襲性カンジダ症の発生率が5%より多いICUでは，高リスク患者にフルコナゾールを投与すること」が弱く推奨されているが，数字の根拠はない[16]．これらの研究の問題点として，抗真菌薬による副作用，耐性菌出現とecological shiftのリスク評価がないという問題がある．また，フルコナゾール以外の高価な抗真菌薬を予防に使うことの費用対効果の検討も乏しい．

　抗真菌薬のように直接的ではないが，カンジダのリスク因子を減らすことは，間接的に侵襲性カンジダ症の予防になる．この方法には，不必要な広域抗菌薬の投与を減らす，経管栄養を早期から開始する，中心静脈栄養を使わないといった，集中治療患者の基本的な管理にかかわるものが多い．また，適切な敗血症のマネジメント（十分な輸液を投与し，早期に抗菌薬を開始，循環を早く改善させる）も，中心静脈カテーテルの早期抜去，人工呼吸器からの早期離脱，ICU入室期間の短縮を通じて，カンジダの感染リスクを減らすのではないだろうか．エビデンスがあるわけではないが，適切な集中治療管理そのものがカンジダのリスクを減らすことにつながる．

私はこうしている

侵襲性カンジダ症の診断は難しい．患者要因と施設要因から侵襲性カンジダ症の可能性が高いと判断した場合には，疑った段階でなるべく早期に治療を開始する．代替診断がない限り，治療を開始した場合には最低でも 14 日間は抗真菌薬を投与する．また，カンジダへの感染を予防するためには，適切な集中治療管理を行い，患者を早期に回復させることが大切である．

参考文献

1) Limper AH, et al.：Am J Respir Crit Care Med. 2011；183(1)：96-128.(PMID：21193785)
2) Vincent J-L, et al.：JAMA. 2009；302(21)：2323-2329.(PMID：19952319)
3) Skrobik Y, et al.：Crit Care Clin. 2013；29(4)：853-864.(PMID：24094381)
4) Wisplinghoff H, et al.：Clin Infect Dis. 2004；39(3)：309-317.(PMID：15306996)
5) Tabah A, et al.：Intensive Care Med. 2012；38(12)：1930-1945.(PMID：23011531)
6) Pfeiffer CD, et al.：J Clin Microbiol. 2011；49(8)：2879-2883.(PMID：21677065)
7) Clancy CJ, et al.：Clin Infect Dis. 2013；56(9)：1284-1292.(PMID：23315320)
8) Hollenbach E：Mycoses. 2008；51 Suppl 2：25-45.(PMID：18721330)
9) Kumar A, et al.：Crit Care Med. 2006；34(6)：1589-1596.(PMID：16625125)
10) Liu VX, et al.：Am J Respir Crit Care Med. 2017；196(7)：856-863.(PMID：28345952)
11) Harbarth S, et al.：Am J Med. 2003；115(7)：529-535.(PMID：14599631)
12) Ibrahim EH, et al.：Chest. 2000；118(1)：146-155.(PMID：10893372)
13) Garey KW, et al.：Clin Infect Dis. 2006；43(1)：25-31.(PMID：16758414)
14) 日本集中治療医学会・日本救急医学会：日本版敗血症診療ガイドライン 2016．
15) Rhodes A, et al.：Intensive Care Med. 2017；43(3)：304-377.(PMID：28101605)
16) Pappas PG, et al.：Clin Infect Dis. 2016；62(4)：e1-e50.(PMID：26679628)
17) Pittet D, et al.：Ann Surg. 1994；220(6)：751-758.(PMID：7986142)
18) Charles PE, et al.：Intensive Care Med. 2005；31(3)：393-400.(PMID：15711782)
19) León C, et al.：Crit Care Med. 2006；34(3)：730-737.(PMID：16505659)
20) Tissot F, et al.：Am J Respir Crit Care Med. 2013；188(9)：1100-1109.(PMID：23782027)
21) Posteraro B, et al.：Crit Care. 2011；15(5)：R249.(PMID：22018278)
22) Karageorgopoulos DE, et al.：Clin Infect Dis. 2011；52(6)：750-770.(PMID：21367728)
23) Onishi A, et al.：J Clin Microbiol. 2012；50(1)：7-15.(PMID：22075593)
24) He S, et al.：J Microbiol Immunol Infect. 2015；48(4)：351-361.(PMID：25081986)
25) Mikulska M, et al.：Crit Care. 2010；14(6)：R222.(PMID：21143834)
26) Avni T, et al.：J Clin Microbiol. 2011；49(2)：665-670.(PMID：21106797)
27) Timsit JF, et al.：JAMA. 2016；316(15)：1555-1564.(PMID：27706483)
28) Schuster MG, et al.：Ann Intern Med. 2008；149(2)：83-90.(PMID：18626047)
29) Lortholary O, et al.：Antimicrob Agents Chemother. 2011；55(2)：532-538.(PMID：21078946)
30) Dannaoui E, et al.：Emerg Infect Dis. 2012；18(1)：86-90.(PMID：22257484)
31) Jaijakul S, et al.：Clin Infect Dis. 2012；55(4)：521-526.(PMID：22573851)
32) Rouzé A, et al.：Intensive Care Med. 2017；43(11)：1668-1677.(PMID：28936678)
33) Cortegiani A, et al.：Cochrane Database Syst Rev. 2016；(1)：CD004920.(PMID：26772902)
34) Dupont H, et al.：Crit Care Med. 2017；45(11)：1937-1945.(PMID：28857851)
35) Smith JA, et al.：Crit Care Med. 2010；38(8 Suppl)：S380-S387.(PMID：20647796)

29 ICU における感染管理

大野博司

CONTROVERSY

- 選択的消化管除菌（SDD）は感染予防につながるのか？
- クロルヘキシジン・バス（クロルヘキシジン清拭）は感染予防につながるのか？
- ルーチンサーベイランス培養は感染予防につながるのか？
- クリティカルケアでの中心静脈カテーテル，挿管チューブ，尿道カテーテルの適切な管理は？

BACKGROUND

病院内で発生する医療関連感染症は先進国，発展途上国含め世界的な問題であり，米国では2002年に170万件発生し（4.5件／100入院），関連した死亡は99,000人とされている[1]．また英国でのICU入室患者のある1点での有病率調査（PPS：point prevalence survey）では23.4%で医療関連感染症が認められた[2]．医療関連感染症を発症すると入院期間の延長と医療費増加につながる．そのため各国において行政が医療関連感染症の根絶（＝病院内感染症0）に向けた取り組みを行っている．

医療関連感染症には，病院内副鼻腔炎（NS），病院内肺炎（HAP）・人工呼吸器関連肺炎（VAP），外科手術部位感染症（SSI），カテーテル関連血流感染症（CR-BSI），尿カテーテル関連尿路感染症（CAUTI），*Clostridium difficile*感染症（CDI）が含まれる．これら感染症のリスクファクター，原因微生物と主な予防法は表29-1のようになる[3]．

POINT

ガイドラインに沿った中心静脈カテーテル，挿管チューブ，尿道カテーテルの挿入・留置・管理を徹底し，不要と判断した場合に可能な限り早期抜去を心がける．

またSDD，クロルヘキシジン清拭は国内でデータがないため施行しない．

サーベイランス培養，特にMRSAについてはルーチンには行わないが，長期ICU入室（＞72時間）で免疫不全状態，および心臓血管外科・整形外科人工物手術患者では行ってもよいかもしれない．しかしICU入室患者では医療スタッフの徹底した手指衛生が最も重要である．

医療行為には必ず感染症リスクが内在しており，カテーテル関連血流感染症（CRBSI）や外科手術部位感染症（SSI）など，合併症として起こる可能性が常にある感染症は，医療従事者の不断の努力により予防しなければいけない．しかし高齢化による重症患者の増加，免疫不全患者の増加，高度な先進医療のなかでは，これらの医療関連感染症は決して0にすることはできないことも事実である．

医療関連感染症の大部分は，入院中に患者が保菌した細菌と真菌（特にカンジダ）によって起こる．特に患者の皮膚や上気道，消化管に耐性菌が保菌されることが感染症を起こすきっかけになる．

そのため特定の病原微生物を保菌している患者は，その後に発症する医療関連感染症のリスクが高い．また保菌者から医療従事者の手指を介してほかの患者に保菌伝播する可能性もある．病原微

表 29-1　6つの医療関連感染症のリスクファクター，原因微生物と主な予防法

① **病院内副鼻腔炎（NS：nosocomial sinusitis）**
　頻度：2～22.5%
　リスクファクター：経鼻チューブ使用期間，挿管チューブ使用期間，経鼻挿管チューブ使用期間，顔面外傷
　原因微生物：黄色ブドウ球菌，緑膿菌，クレブシエラ，大腸菌，エンテロバクター
　予防：経鼻挿管・経鼻胃管を避ける，早期抜去

② **病院内肺炎（HAP：hospital-acquired pneumonia），人工呼吸器関連肺炎（VAP：ventilator-associated pneumonia）**
　頻度：27～44%
　リスクファクター：人工呼吸器使用期間，頭部外傷，APACHE II スコア・SOFA スコア高値，事故抜管，再挿管，緊急挿管，長時間にわたるマスク換気，胸部外傷，気道反射低下，COPD，高齢者，誤嚥，低栄養，仰臥位・安静臥床，過鎮静，副鼻腔炎，心疾患・心肺停止
　原因微生物：大腸菌，エンテロバクター，クレブシエラ，プロテウス，セラチア，インフルエンザ桿菌，黄色ブドウ球菌（MSSA，MRSA），肺炎球菌，嫌気性菌，レジオネラ，緑膿菌，アシネトバクター
　予防：頭部挙上 30～45° 以上，人工呼吸器の早期離脱・早期抜管，適切な鎮静薬投与・1日1回の鎮静解除，口腔ケア（歯・歯肉・舌のブラッシング，0.12%クロルヘキシジンによる2回/日の口腔洗浄），胃拡張の予防，手指消毒の徹底，閉鎖式吸引チューブによる気道分泌物吸引

③ **外科手術部位感染症（SSI：surgical site infection）**
　頻度：3～25%
　リスクファクター：超高齢者，ASA 分類≧3，肥満，糖尿病，創部汚染のひどさ，不適切な抗菌薬予防投与
　原因微生物：黄色ブドウ球菌，コアグラーゼ陰性ブドウ球菌，腸球菌，大腸菌，緑膿菌，バクテロイデス・フラジーリス
　予防：適切な予防的抗菌薬投与，低体温を避ける，無菌的清潔処置，輸血制限

④ **カテーテル関連血流感染症（CR-BSI：catheter-related bloodstream infection）**
　頻度：1,000 central line days あたり 0.6～4 件
　リスクファクター：血管内留置カテーテル使用期間，カテーテル挿入部位：大腿＞内頸＞鎖骨下，カテーテルのルーメン数，静脈栄養の使用・脂質製剤の使用，緊急挿入，熱傷，ガイドワイヤー使用による交換，超高齢者，低栄養，血液透析
　原因微生物：黄色ブドウ球菌（MSSA，MRSA），コアグラーゼ陰性ブドウ球菌，グラム陰性桿菌，緑膿菌，カンジダ
　予防：マキシマムバリアプリコーションでの挿入，カテーテルの早期抜去，手指消毒の徹底，2%クロルヘキシジンでの皮膚消毒

⑤ **カテーテル関連尿路感染症（CAUTI：catheter-associated urinary tract infection）**
　頻度：1,000 urinary catheter days あたり 0.4～7.7 件
　リスクファクター：カテーテル挿入期間，女性，非閉鎖式回路，50 歳以上，糖尿病，クレアチニン＞2.0
　原因微生物：大腸菌，エンテロバクター，腸球菌，クレブシエラ，緑膿菌，カンジダ
　予防：尿バルーン早期抜去，無菌的処置での挿入，尿バッグを膀胱以下の高さに保持，回路閉塞の解除，手指消毒の徹底，閉鎖回路の維持

⑥ **Clostridium difficile 感染症（CDI：Clostridium difficile infection）**
　頻度：4%
　リスクファクター：30 日以内の抗菌薬投与，フルオロキノロン・クリンダマイシン・セフェム系抗菌薬投与，プロトンポンプ阻害薬・H_2 ブロッカー使用，65 歳以上，多数の基礎疾患，血液透析，長期入院・長期療養施設入所
　原因微生物：Clostridium difficile
　予防：抗菌薬中止，抗菌薬短期間投与，接触感染予防，手指消毒の徹底

生物伝播の大部分は医療従事者の手指を介して起こる．それ以外の伝播としては保菌している患者が使用した医療器具やベッドサイドのリネン類(枕，シーツ)，ベッド柵・オーバーベッドの汚染が挙げられる．

保菌の大部分は多剤耐性病原微生物が一般的であり，これにはメチシリン耐性黄色ブドウ球菌(MRSA)，バンコマイシン耐性腸球菌(VRE)，ESBL産生腸内細菌科，カルバペネマーゼ産生腸内細菌科，多剤耐性緑膿菌，アシネトバクターが含まれる．

そのため感染予防には，手指衛生を徹底すること，そして感染経路ごとの隔離予防策(接触，飛沫，空気)を行うことが大切である[4]．

ここでは病院内感染症・医療関連感染症発症リスクを減らす手段として，注目されている ① SDD，② クロルヘキシジン清拭，③ ルーチンサーベイランス培養の3つについて最近のエビデンスを紹介し，実際の現場でどのように考えるべきかを述べたい．

また最後に各種カテーテル類(中心静脈カテーテル，挿管チューブ，尿道カテーテル)の全般的な管理についてガイドラインの紹介と実際の管理についてとりあげる．

■ 選択的消化管除菌(SDD)は感染予防につながるのか？

SDD(selective digestive decolonization)は，選択的口腔咽頭除菌(SOD：selective oropharyngeal decolonization)，4日間の全身抗菌薬投与と適宜組み合わせて用い，患者の腸管内および口腔内除菌を行うことによって，医療関連感染症，特に病院内肺炎(HAP)，人工呼吸器関連肺炎(VAP)を予防する方法である[5]．

SDD・SODレジメはトブラマイシン，ポリミキシンE，アムホテリシンBの非吸収性抗菌薬・抗真菌薬の口腔内局所投与(＝SOD)・腸管内局所投与(＝SDD)と開始4日間のセフォタキシム(3世代セフェム)全身静脈投与で行われる．

SDDを理解するため，1)消化管内の嫌気性細菌叢による好気性グラム陰性菌増殖抑制に効果があること，2)医療関連感染症の3つの発症機序，3)3世代セフェム全身静脈投与，SOD，SDDのそれぞれの役割と手指衛生による伝播阻止について，まずとりあげる．

1) 消化管内の嫌気性細菌叢による好気性グラム陰性菌増殖の抑制効果

ヒトの消化管内の正常細菌叢は多菌種からなり，その大部分99%以上が嫌気性菌から構成される．正常嫌気性細菌叢により病原性好気性グラム陰性菌の異常増殖・保菌を抑制する．また口腔咽頭内正常細菌叢も多菌種からなり，連鎖球菌，嫌気性菌から構成されるが，特に胃酸分泌抑制による異常増殖によってICU入室1週間でグラム陰性菌に置換されることがわかっている．

2) 3つの医療関連感染症発症機序

医療関連感染症の発症機序として，以下の3つがある．
1. 一次性内因性感染：ICU入室時点での口腔咽頭・消化管内常在菌による感染
2. 二次性内因性感染：ICU入室後に口腔咽頭・消化管内保菌による感染
3. 外因性感染：ICU入室時・入室後に関係なく外部より持ち込まれた感染(特に医療従事者から

表 29-2　選択的消化管除菌の構成要素

構成要素	内容	使用法
SOD	ポリミキシン E，トブラマイシン，アムホテリシン B 2％濃度ペーストゲル	0.5 g×4 回/日
SDD	ポリミキシン E 100 mg，トブラマイシン 80 mg，アムホテリシン B 500 mg/10 mL 溶解液	10 mL×4 回/日
3 世代セフェム全身静脈投与	セフォタキシム 1 g 経静脈投与	1 g×4 回/日，入室 4 日間のみ
消化管内正常嫌気性細菌叢の維持	特に嫌気性菌活性のある抗菌薬投与を避ける	SDD 施行中，ICU 入室中
監視培養	ICU 入室時，週 2 回監視培養	気管内吸引，口腔咽頭，直腸スワブの培養
口腔咽頭ケア	口腔内・歯牙洗浄，残ったペースト除去	滅菌水またはクロルヘキシジンによる口腔洗浄 4 回/日 歯牙ブラッシング 2 回/日
外因性感染の予防	厳格な手指衛生	常時

の伝播による）．

3）3 世代セフェム全身静脈投与，SOD，SDD

　4 日間の 3 世代セフェム全身静脈投与により一次性内因性感染，つまり入院時の気道常在菌叢（主に肺炎球菌，インフルエンザ桿菌）を除菌する．

　SOD と SDD により，ICU 入室後の口腔内および腸管内耐性菌保菌を除菌し二次性内因性感染の予防を行う．

　また外因性感染については，医療従事者の手指衛生の厳格な徹底によって予防を行う．

　実際の SDD の構成レジメンは表 29-2 のとおりである．

　2003 年オランダでの単施設前向き RCT では，2 日以上の人工呼吸器管理または ICU 入室 3 日以上が予想される患者で SDD を行うことで，ICU／入院死亡率減少，ICU 入室期間短縮，耐性菌頻度低下が示された[5]．

　SDD に関する 2009 年のコクランレビューでは[6]，全体として 33 の RCT，約 6,000 人が対象となった．全身投与と局所投与の組み合わせによる SDD は，対照群に比べて医療関連感染症―特に肺炎発症率〔オッズ比：0.28（0.20-0.38）〕あるいは死亡率〔オッズ比：0.77（0.66-0.90）〕の有意な低下を示した．また同様の結果と人工呼吸器管理期間および ICU 入室期間の減少がほかのメタアナリシスでも示されている[7]．

　2009 年オランダで 2003 年と同様の患者群で，クロスオーバーデザインでの SDD フルレジメンと SOD のみの有効性を評価した RCT が施行され，フルレジメン SDD，SOD ともに 28 日死亡率減少を示した〔オッズ比：083（0.72〜0.97），0.86（0.74〜0.99）〕．また静注抗菌薬投与量も標準治療より高くなく，低い耐性菌獲得率と SDD に使用した抗菌薬への耐性グラム陰性桿菌分離および Clostridium difficile 抗原の増加もみられなかった[8]．

　これらの SDD の有効性を示すスタディおよびメタアナリシスで重要なポイントは MRSA 分離率

が1%以下と極端に低いオランダでのスタディが多くを占めていることである．また28日以後の死亡率については不明な点があり，SDD終了後の死亡率上昇の可能性も指摘されている[9]．そのため，これらの結果をMRSAなど耐性菌分離率が高いわが国では適応できない．特にSDDのレジメンでわかるとおりグラム陰性菌，カンジダ除菌を行うことから，MRSA含めた耐性グラム陽性菌保菌の増加および感染発症を誘発する可能性が高くなる．

実際のところ，2014年にオランダでSOD，SDDではアミノグリコシド耐性率の上昇の指摘[10]やメタアナリシスで短期間での耐性菌誘導率は問題にならないものの長期的な評価は不明である点[11]に注意が必要である．

また以下でもとりあげるクロルヘキシジン口腔内局所投与とSOD / SDDとを比較したメタアナリシスではSDDは死亡率減少に有効であるが，SODの有効性は示されず，またクロルヘキシジン口腔内局所投与による死亡率上昇の可能性が示唆されている[12]．

以上をまとめるとSDDはオランダなど耐性菌分離頻度の低い国での医療関連感染，特にVAP予防の効果は確立していると考えられる．しかし国内では耐性菌のローカルファクターの問題，薬剤耐性菌による院内感染の増加の問題が依然懸念されるため，国内でSDDを用いたRCTが施行されないかぎり，現時点では日々の臨床現場での積極的使用は控えるべきであろう．

■ クロルヘキシジン・バス（クロルヘキシジン清拭）は感染予防につながるのか？

クロルヘキシジンは医薬用殺菌薬で，グルコン酸塩のものが繁用されている．殺菌効果は広域な細菌で認められ，主に手術野の皮膚の消毒や手術前の手指消毒に使用されることが多い．感染予防の面では，2%クロルヘキシジンによる口腔内除菌による人工呼吸器関連肺炎VAP予防や2%クロルヘキシジン含有タオル清拭による皮膚除菌での血流感染症予防がある[13]．

VAP発症機序として口腔咽頭内病原微生物の誤嚥は重要であり，クロルヘキシジン口腔内洗浄による除菌は特に心臓外科患者でVAP発症率を減らす[14]．しかし，一方で非心臓外科患者ではVAP発症率，人工呼吸器管理期間，ICU入室期間の減少にはつながらず，むしろ死亡率を上昇する傾向が指摘されている[15]．

クロルヘキシジン清拭については，2013年にクロルヘキシジン含有タオルでの清拭を連日行うことで，多剤耐性菌獲得率（MRSAとVRE）が減少し，入院中の血流感染症が減少することが示された[16]．しかし病院内発症血流感染症の減少の大部分は皮膚常在菌コアグラーゼ陰性ブドウ球菌血液培養陽性の減少であり，単にクロルヘキシジンにより血液培養コンタミネーション率を減らした可能性がある．

その後，2015年にクロスオーバーデザインでの単施設RCTではクロルヘキシジン清拭の有無により医療関連感染症（CLABSI，CAUTI，CDI，VAP）の発症率および病院内発症血流感染症と血液培養コンタミネーション率も差がなかった[17]．

2016年のメタアナリシスでもクロルヘキシジン清拭により病院内発症血流感染の発症率は減少するが血液培養コンタミネーション減少の可能性が示唆されており，厳格な手指衛生を行い血流感染発症率が低い施設ではクロルヘキシジン清拭が医療関連感染症，特に血流感染症を減らす有効な手段とはならない可能性が指摘されている[18]．

最近ではクロルヘキシジン清拭が多剤耐性グラム陰性菌保菌および感染の発症率を下げないことが示されている．またクロルヘキシジンの除菌によるクロルヘキシジン低感受性菌の発生やクロルヘキシジンアレルギーの問題，そして特にクロルヘキシジン口腔内洗浄での ARDS 類似の誤嚥性肺臓炎誘発リスクもあり，すべての患者でのクロルヘキシジンの感染予防を目的とした使用には注意が必要である[13]．

以上より，クロルヘキシジン清拭による皮膚常在菌の除菌は有効であると考えにくく日常診療での感染予防での導入は控えるべきである．

■ ルーチンサーベイランス培養は感染予防につながるのか？

サーベイランス培養（監視培養）とは患者が保菌している病原体を同定する手法を指し，医療関連感染症にかかわる特に多剤耐性菌が対象となる．特定の病原体を保菌していると，その後の医療関連感染症の発症リスクが高いこと，そして医療従事者の手指を介して保菌伝播するリスクがある．

サーベイランス培養の対象となる病原体は，保菌者への接触感染予防策が必要なメチシリン耐性黄色ブドウ球菌（MRSA），バンコマイシン耐性腸球菌（VRE），多剤耐性緑膿菌，ESBL 産生グラム陰性腸内細菌科が挙げられるが，非常にまれにしか分離されない病原体のサーベイランス培養は手間と費用がかかり，費用対効果の観点から培養すべきでない．そのため国内では MRSA 以外はアウトブレイク時を除きサーベイランス培養の対象とはならない．

わが国は MRSA の分離頻度が高い国であり，院内で分離される黄色ブドウ球菌の半数以上が MRSA である施設が多い．MRSA の保菌は，患者自身の MRSA 感染症リスクとなり，医療従事者の手指を汚染し，ほかの患者の MRS 感染症リスクとなる[19]．

MRSA に対するサーベイランス培養は，患者の鼻腔粘膜のスワブを採取し，MRSA 培養検査を行う．MRSA 保菌者はムピロシン鼻腔内投与での除菌と MRSA 保菌者・感染者全員に対する徹底した接触感染予防策を行うことで，理論的には MRSA の伝播はなくなることにつながる．

かつてはすべての ICU 入室患者の鼻腔 MRSA 培養を行い，保菌者を隔離することで MRSA 感染伝播予防が行われてきた．すなわちルーチンサーベイランス培養である．しかし全例でサーベイランス培養を行い隔離する方法は感染管理に有効ではないことが実際示された．

Derde らはルーチンサーベイランス培養による多剤耐性菌の保菌・伝播率が減少するかどうかを検討した[20]．結果は，クロルヘキシジン清拭と厳格な手指衛生を徹底することが最も重要であり，追加で MRSA / VRE サーベイランス培養および MRSA 迅速 PCR 検査によるスクリーニングと患者隔離・接触感染予防策を行ってもさらなる保菌・伝播率を減らせなかった．

また Huang らは ① ICU 入室時の MRSA サーベイランス培養での隔離・接触感染予防策，② 培養結果での隔離・接触感染予防策とムピロシン鼻腔内塗布・クロルヘキシジン清拭による除菌，③ 培養なしで ICU 入室全患者の除菌を比較したところ，③ 群で全血流感染発症率低下が認められたが，MRSA 血流感染の発生率に差がなかったことを示した[21]．これはムピロシン鼻腔内投与による MRSA 除菌よりもクロルヘキシジン清拭で皮膚常在菌の除菌が効果的であったと考えられた．

しかし，クロルヘキシジン清拭が医療関連感染症を必ずしも減少させないことも前述したとおりである[13]．

5｜感染症

そのため現時点では，少なくとも ICU 入室時のルーチンの鼻腔 MRSA サーベイランス培養および除菌・厳重な隔離・接触感染予防策の有効性は示されていない．

しかし，個人的見解として，① 術前状態が不良の臓器移植など ICU 長期入室が考慮される免疫抑制状態にある患者，② 予定手術で心臓血管外科開心術や整形外科人工関節置換術など術後創部 MRSA 感染高リスク群については，術前のサーベイランス培養および結果に基づくムピロシン鼻腔投与での除菌は重要であると考えている．

国内では VRE および耐性グラム陰性菌分離頻度が少ないため，アウトブレイク時など費用対効果を考えたうえでの施設ごとにサーベイランス培養を行うかどうかを検討すべきである．

■ チューブ類（中心静脈カテーテル，挿管チューブ，尿道カテーテル）の適切な管理は？

チューブ類の管理全般については，「毎日そのチューブの必要性を判断」し，「不要になったら速やかに抜去」を心がけることが重要である．

1）中心静脈カテーテル [22-24]

中心静脈カテーテル関連血流感染症（CLABSI）は，挿入された中心静脈カテーテルへの 4 つの感染機序によって起こる．それは ① 中心静脈カテーテル挿入部位の皮膚常在菌による汚染，② カテーテルの接続部の汚染，③ 汚染された輸液・薬物投与，④ その他の血流感染からの二次感染である．

カテーテル挿入部位・接続部位の汚染は皮膚常在菌が原因の場合（内因性）と医療従事者の不十分な清潔操作が原因の場合（外因性）の 2 つに分けられる．

そのため CLABSI の予防としては，カテーテル挿入前として挿入部位のシャワー浴や清拭による汚染除去，除毛する場合は電気カミソリの使用がある．

挿入時には，手指衛生を行ったうえでのマキシマルバリアプリコーション（滅菌ガウン・グラブ，マスク，キャップ，大きなドレープ）で施行する．そして消毒薬としてはクロルヘキシジンアルコール製剤を用い，ポビドンヨードでは乾燥するまで（約 2 分）待つ必要がある．

挿入後のドレッシング材の交換はフィルムドレッシングでは 5〜7 日ごと，ガーゼでは 2 日ごとに行い，側管使用時はアクセス部位の消毒を必ず行う．刺入部位の観察は毎日行い感染の徴候（圧痛，発赤，腫脹，熱感，滲出液・膿）を早期に見つける努力をするとともに不要なカテーテルは早期に抜去する．

2）挿管チューブ [25-27]

人工呼吸器関連肺炎（VAP）は人工呼吸器管理が原因ではなく，挿管チューブが原因であるという認識が大切である．そのため早期の人工呼吸器離脱や非侵襲的人工呼吸器（NIV / NPPV）の積極的な使用が VAP 発症頻度を減らす．

VAP 発症機序は，挿管チューブの人工気道が留置されることにより，口腔咽頭・上気道の細菌汚染がカフ外壁から（内因性）またはチューブ内から直接下気道へ菌が侵入（外因性）し，患者の防御機

能が低下した場合 VAP を発症する.

そのため VAP 予防としては可能なかぎり挿管を行わない,挿管管理となる場合,① カフ上部の頻回吸引,② 適切なカフ圧の維持(25〜30 cmH$_2$O),③ 人工呼吸器管理中は患者を仰臥位で管理しない,④ 適切な鎮痛・鎮静で管理し早期人工呼吸器離脱・抜管を心がけることが挙げられる.

3)尿道カテーテル [28-31]

尿道カテーテルを介した尿道カテーテル関連尿路感染症(CAUTI)の感染経路は ① カテーテル周囲外側からの病原微生物の侵入,② カテーテルバッグ内・接続部汚染によるカテーテル内側からの病原微生物の侵入の 2 つがある.

挿入時のポイントは,① 手技前後での手指衛生の徹底,② 無菌手技・滅菌器具を用いた挿入と適切な固定が重要である.

挿入中の管理として,① カテーテルの閉鎖回路を維持,② 尿の逆流防止,③ 尿バッグを床につけない,④ 無菌的な検体採取,⑤ 手指衛生とグラブ着用による尿回収が重要である.

> **➡ 私はこうしている**
>
> 　現在の ICU 診療において医療関連感染の予防は非常に重要である.その根幹にあるのはやはり医療従事者の手指衛生の徹底である.
>
> 　医療関連感染の大部分がカテーテル・デバイス類に関係するため不要になった時点で速やかに抜去すること,すぐに抜去できない場合,国内・国外のガイドラインに沿って適切な管理を行うことに尽きる.
>
> 　SDD,クロルヘキシジン清拭,ルーチンサーベイランス培養はそれぞれメリット・デメリットをもち,ある特殊な状況下での感染管理では重要な役割をもつ.しかし国内の現状を考えると,SDD とクロルヘキシジン清拭は時期尚早である.またクロルヘキシジンについては国内では高濃度(2%)のクロルヘキシジン含有消毒剤による皮膚消毒が一般的でないこと,2 か月以下の小児や低出生体重の新生児では使用できないことにも注意が必要である.
>
> 　サーベイランス培養は MRSA で施行されるべきであるが,費用対効果を考えたうえで,あくまでルーチンではなく術後 MRSA 感染に難渋する心臓血管外科開心術や整形外科人工関節置換術など高リスク群を対象にして行うことは意味がある.
>
> 　そのため手指消毒と感染経路別感染伝播阻止を徹底するとともに,各施設で患者ごとに有効性・必要性の有無を吟味したうえで具体的な感染予防を行うべきである.

📄 参考文献

1) Zimlichman E, et al.:JAMA Intern Med. 2013;173:2039-2046.(PMID:23999949)
2) Health Protection Agency:English national point prevalence survey on healthcare associated infections and antimicrobial use. 2011:preliminary data. HPA, 2012.
3) 大野博司:ICU/CCU の薬の考え方,使い方 Ver. 2. 中外医学社,2015.
4) Pittet D, et al.:Lancet Infect Dis. 2006;6(10):641-652.(PMID:17008173)
5) de Jonge E, et al.:Lancet. 2003;362(9389):1011-1016.(PMID:14522530)
6) Liberati A, et al.:Cochrane Database Syst Rev. 2009;(4):CD000022.(PMID:19821262)
7) Silvestri L, et al.:J Hosp Infect. 2007;65(3):187-203.(PMID:17244516)

8) de Smet AM, et al.：N Engl J Med. 2009；360(1)：20-31.(PMID：19118302)
9) Wunderink RG：Am J Respir Crit Care Med. 2010；181(5)：426-427.(PMID：20185749)
10) Oostdijk EAN, et al.：JAMA. 2014；312(14)：1429-1437.(PMID：28418487)
11) Daneman N, et al.：Lancet Infect Dis. 2013；13(4)：328-341.(PMID：23352693)
12) Price R, et al.：BMJ. 2014；348：g2197.(PMID：24687313)
13) Noto MJ, et al.：Intensive Care Med. 2015；41(7)：1351-1354.(PMID：26088910)
14) Koeman M, et al.：Am J Respir Crit Care Med. 2006；173(12)：1348-1355.(PMID：16603609)
15) Chan EY, et al.：BMJ. 2007；334(7599)：889.(PMID：17387118)
16) Climo MW, et al.：N Engl J Med. 2013；368(6)：533-542.(PMID：23388005)
17) Noto MJ, et al.：JAMA. 2015；313(4)：369-378.(PMID：25602496)
18) Afonso E, et al.：Euro Surveill. 2016；21(46). pii：30400.(PMID：27918269)
19) Davis KA, et al.：Clin Infect Dis. 2004；39(6)：776-782.(PMID：15472807)
20) Derde LPG, et al.：Lancet Infect Dis. 2013；14(1)：31-39.(PMID：24161233)
21) Huang SS, et al.：N Engl J Med. 2013；368(24)：2255-2265.(PMID：23718152)
22) Mermel LA, et al.：Clin Infect Dis. 2009；49(1)：1-45.(PMID：19489710)
23) O'Grady NP, et al.：Clin Infect Dis. 2002；35：1281-1307.
24) Marshall J, et al.：Infect Control Hosp Epidemiol. 2008；29 Suppl 1：S22-S30.(PMID：18840085)
25) Tablan OC, et al.：MMWR Recomm Rep. 2004；53(RR-3)：1-36.(PMID：15048056)
26) Kollef MH：Crit Care Med. 2004；32(6)：1396-1405.(PMID：15187525)
27) Muscedere J, et al.：Crit Care Med. 2011；39(8)：1985-1991.(PMID：21478738)
28) Gould CV, et al.：Infect Control Hosp Epidemiol. 2010；31(4)：319-26.(PMID：20156062). 2018. 3. 15 閲覧 http://www.cdc.gov/hicpac/pdf/CAUTI/CAUTIguideline2009final.pdf
29) 満田年宏 訳・著：カテーテル関連尿路感染予防のための CDC ガイドライン 2009．ヴァンメディカル，2010．
30) Institute for Healthcare Improvement：Prevent Catheter-Associated Urinary Tract Infections.
31) 日本泌尿器科学会泌尿器科領域における感染制御ガイドライン作成委員会：泌尿器科領域における感染制御ガイドライン．日泌会誌 2009；100(4)：1-27.

6 内分泌

30 ICUでの血糖管理

日比野将也，植西憲達

CONTROVERSY

- 厳密な血糖コントロール(IIT：intensive insulin therapy)をめぐる論争とはどのようなものか？
- 重症管理において，血糖値の何を問題にすべきか？
- 血糖値はどのくらいにコントロールするのがよいのか？
- 疾患によって血糖の至適管理目標値は異なるのか？
- 血糖値を適切に管理するためにどのような方法がよいか？
- 血糖を至適管理目標値に保つための栄養戦略はあるのだろうか？

BACKGROUND

重症患者には血糖値の異常，特に高血糖が頻繁にみられる[1]．重症疾患ではグルカゴン，成長ホルモン，コルチゾール，サイトカインといったストレスホルモン上昇やインスリン抵抗性の増加といった内因性の要因に加えて，カテコラミンやステロイド，輸液や栄養製剤といった医原性の要因によっても血糖は上昇する．高血糖は酸化ストレスの増加，炎症反応経路の活性化，補体活性の低下，免疫機能の低下，内膜上皮機能の低下，タンパク質糖化を通じて生体に悪影響を及ぼすことが知られている[2,3]．また高血糖は生命予後を悪化させることも多くの臨床研究から明らかになっている[4-7]．さらに高血糖はICUセッティングのみならず一般病棟セッティングでも生命予後を悪くするという報告もあり[4]，血糖管理は集中治療室に限らず入院患者全般において注意すべき全身管理項目の1つといえる．

POINT

- 重症患者の血糖値は140〜180 mg/dLを目標に管理する．
- その方法はインスリン持続静注で行っているが，インスリン使用時は低カリウム血症や低血糖について早めに対策をする．
- 血糖値は4時間おきに動脈カテーテルから採取した血液を用いて，動脈ガス分析器を用いて測定している．

・高血糖患者に対して栄養を開始あるいは増量する際には血糖の上昇が予想されるため，血糖が安定するまでこまめに（1〜2時間おき）血糖をチェックし，必要時は早期にインスリンの持続静注を開始する．
・栄養投与により高血糖が制御できない場合，栄養剤の種類を変更したり，ブドウ糖の投与量を減らすといった工夫をするが，やむをえず投与カロリー量を減らさざるをえないこともある．

■ 厳密な血糖コントロール（IIT）をめぐる論争とはどのようなものか？

　結論からいうと，以前は厳密な血糖コントロール（IIT：intensive insulin therapy）は予後を改善させるとされていたが，現在ではIITには死亡率低下効果はなく，かえって悪影響を与え余計なコストや労力がかかるため推奨されていない．この経緯について説明する．

　2000年前半において，重症患者に対してIITがもてはやされるようになった．その根拠となるのが2000〜2001年にかけてベルギーで行われたLeuven studyである．

　2001年に報告されたLeuven I study[8]は，術後の患者に対してIIT治療群（インスリンの持続静注を血糖値が110 mg/dLを超えた時点で開始し目標血糖80〜110 mg/dLに維持）765人と通常血糖管理群（インスリンの持続静注を血糖値が215 mg/dLを超えた時点で開始し目標血糖180〜200 mg/dLに維持）783人とに無作為に割りつけ，主要アウトカムをICU死亡率として比較したRCTである．結果はIIT群の死亡率は通常治療群よりも3.4%減少したというものであった（4.6% vs 8.0%，リスク比：0.58；95%CI：0.38-0.78，$p<0.04$）．この研究は単施設研究であることや，対象患者の6割が心臓手術患者であり内科ICUには適応できないこと，重症度（平均APACHE II score＝9）の割に対照群の死亡率が高いことがlimitationとして指摘されているものの，IITの有用性が示され大きく影響を及ぼすことになった．

　次に，内科系の重症患者を対象にIITの有用性を調査するRCTが2006年に同じ施設において行われた．このLeuven II study[9]では内科ICUに入室した患者に対してIIT群（インスリンの持続静注を血糖値が110 mg/dLを超えた時点で開始し80〜110 mg/dLで維持）595人と通常治療群（インスリンの持続静注を血糖値が215 mg/dLを超えた時点で開始し180 mg/dLを下回った時点でインスリン投与量を減量）605人を無作為に割りつけ，院内死亡率を比較しているが，IITによる死亡率の低下効果は2.6%で，有意差は認められなかった（26.8% vs 24.2%，$p<0.31$）．副次アウトカムとしての人工呼吸器離脱期間やICUおよび院内日数はIIT群のほうがよい結果であった．これも単施設研究であることや血糖管理にスタッフがかかわるため盲検化が困難といったlimitationがある．その後このLeuven studyの著者らがLeuven studyのメタアナリシス[10]を発表し，IITは死亡率を低下させると報告している．

　しかしその後に発表された内科ICU（心筋梗塞，敗血症，消化器疾患），外科ICU（腹部外科，CABG，外傷患者），内科外科混合ICUでそれぞれ行われた29のRCT（8,432人）をまとめたメタアナリシス[11]では異なる結果が出ており，IITは死亡率を減少させず，低血糖の頻度を有意に増加させたと報告されている．

　その後NICE-SUGAR trialの発表によりIITは否定的な方向へと向かう．NICE-SUGAR trial[12]は，オーストラリア，ニュージーランド，カナダの42施設の内科および外科ICUにおいて2004〜2008

年にかけて行われ，2009年に報告された多施設大規模RCTで，6,104人の患者を血糖を厳密コントロール群(81〜108 mg/dL)と，通常のコントロール群(180 mg/dL以下を目標にインスリンを使用し，144 mg/dLを下回ったらインスリンを減量または中止)に盲検化したうえでランダムに割りつけ，90日死亡率を1次アウトカムとして比較したものである．結果は厳密コントロール群の死亡率は通常コントロール群に比べて有意に高いという結果であった(27.5% vs 24.9%，p＝0.02)．ほかの2次アウトカムとしてのICUおよび病院入院期間，人工呼吸器装着日数，血液培養陽性率，腎代替療法，赤血球輸血については有意差は認めなかった．有害事象としての低血糖は有意にIIT群で多かった．

一方，VISEP trial [13] は2008年に報告された多施設研究で，537人の敗血症患者を対象にIIT群(180〜200 mg/dL)と通常治療群(80〜110 mg/dL)という血糖管理における比較と，蘇生輸液についてリンゲル製剤(乳酸リンゲル)とヒドロキシエチルスターチ(10%HES 200 / 0.5)という2要素においてランダムに割りつけ，28日死亡率を検討したオープンラベル試験である．死亡率については有意差は認めなかったものの，IIT群において低血糖の頻度が有意に高く(血糖40 mg/dL以下の重症低血糖患者で17.0% vs 4.1%，p＜0.001)，安全性に問題があるとして予定の人数を集める前に中止となった．

2009年に報告されたGlucontrol study [14] は3,500人のICU患者を対象にIIT群(80〜110 mg/dL)と通常治療群(140〜180 mg/dL)とで28日死亡率を比較すべく行われた欧州多施設で行われたランダム化比較研究であるが，これもIIT群において低血糖の頻度が有意に高く，死亡率は有意差はないがIIT群で高い傾向があるとして早期に中止となった．

その後複数のシステマティックレビューやメタアナリシスが発表された [15, 16]．Yanら [17] は110 mg/dL以下の厳密なコントロールと通常血糖コントロール(ばらつきはあるが多くは140〜180 mg/dLや180〜200 mg/dL)を比較した上記NICE-SUGAR trialやVISEP trial，Glucontrol studyも含めた22のRCT(n＝13,982)をまとめたメタアナリシスを2012年に発表している．結果は，IITは28日以内の短期死亡率を改善させず(リスク比：1.02；95%CI：0.95-1.10，p＝0.51)，90〜180日死亡率，敗血症，新規の血液浄化の頻度も変わらなかった．一方でIIT群は低血糖を有意に増加させた(リスク比：5.01；95%CI：3.45-7.28，p＜0.00001)．Kansagaraら [15] は，NICE-SUGAR trialも含めた31の血糖管理に関する研究をまとめたシステマティックレビューを発表しているが，そのうち短期(28日以内)死亡率をアウトカムとした21の文献(14,768人)をまとめた結果では，IIT群は通常血糖コントロール群と比較して死亡率に影響を及ぼさなかった(リスク比：1.00；95%CI：0.94-1.07，p＝0.46)．また長期(90〜180日)死亡率についての報告 [13] でもIIT群と通常治療群において有意差はみられていない(リスク比：1.06；95%CI：0.99-1.12，p＝0.57)．

このようにNICE-SUGAR trialをはじめとした多くの研究の結果，現在はIITは死亡率低下効果はなく低血糖が増加するとして推奨されないという結論に至った．

■ 重症管理において，血糖値の何を問題にすべきか？

重症管理では高血糖のみが悪影響を及ぼすように思われがちだが，実はそうではない．集中治療領域の血糖管理においては前述の高血糖だけでなく，1)低血糖，2)血糖値の変動，3)適正血糖値

を維持している時間が問題とされている．

1）低血糖

　高血糖は冒頭で述べたとおり悪影響を及ぼすことが知られているが，低血糖も重大な問題となる．低血糖はインスリンをはじめとした血糖降下療法を行ううえでは特に気をつけるべき合併症であるが，低血糖は痙攣や不整脈のリスクになるだけでなく，低血糖のイベントは独立した死亡リスクでもあることが報告されている[14, 18]．NICE-SUGAR trial では低血糖について，41～70 mg/dL を中等度，40 mg/dL 以下を重症の低血糖と定義しているが，どちらの患者群も低血糖がない患者群に比べて死亡リスクが上昇した〔ハザード比はそれぞれ 1.4（95%CI：1.21-1.62）と 2.1（95%CI：1.59-2.77）〕と報告されている[19]．ほかにも低血糖は死亡率を上昇させる要因であるという報告は多く[20, 21]，低血糖は避けるべき医原性合併症である．重症患者の低血糖のリスクとして敗血症や糖尿病，腎不全などさまざまであるが，IIT は最も大きな低血糖のリスクの 1 つである．医師の指示によって患者の予後が直接左右されてしまう低血糖には特に気をつける必要がある．

2）血糖値の変動

　低血糖や高血糖だけでなく，血糖値の変動が大きいことも死亡リスクとなることが懸念されている[22]．血糖変動についての定義や検出方法については明確には定まっていない部分もあるが，Braithwaite は血糖の変動について「患者の正常な生理的反応より期待される範囲を超えて，比較的短時間のうちに血糖が正常範囲内を逸脱することが繰り返される状態または傾向」と定義した[23]．

　Egi ら[24]はオーストラリアの 4 病院において，ICU に入院した 7,049 人の重症患者の血糖値を後ろ向きに解析をし，その血糖の変動（標準偏差で表示）と入院期間や死亡率との関連を調べた結果，標準偏差が大きいほど死亡率が上昇していることを指摘した．著者は血糖の変動は独立した死亡率上昇の因子であるため，重症患者は血糖を低下させるだけではなく変動を抑えることも重要であると結論づけている．また Krinsley[25]らは，3,252 人の重症患者で血糖の変動と死亡率について検討した後ろ向き研究を行っている．血糖値の標準偏差を血糖変動の指標とし，変動の大きさごとに 4 群に分類した場合，血糖変動が大きくなるごとに死亡率が上昇したという結果を報告した．またその 4 群のうち，血糖変動が小さい 1/4 群は残りの 3/4 群に比べて ICU 滞在日数が有意に短いことも指摘している．

　これらの血糖変動と死亡率についての研究は観察研究であり，研究デザインや血糖変動の設定も文献によってさまざまであるため，どの程度の変動が許容できるのかといったことや，患者の重症度や死亡率を表す独立したバイオマーカーとして使えるのかなど不明な点は多い．しかし，重症患者の血糖の変動は輸液製剤や間欠的な栄養投与，ステロイドの投与による影響も大きく，医原性に作られている側面もある．血糖値がたとえ目標範囲内にあってもその変動が大きいと予後が悪化することは留意しておく必要がある．

3）適正血糖値を維持している時間

　近年，低血糖や高血糖，そして血糖値の変動だけでなく，適正な血糖値を保っている合計時間が予後に関係しているということがいわれている[26]．この適正血糖維持時間（TITR：time in target

表 30-1　各学術団体がガイドラインで推奨している重症患者に対する目標血糖値

ガイドライン	目標血糖値
米国糖尿病学会ガイドライン 2014 [29]	140〜180 mg/dL
米国内科学会ガイドライン 2014 [30]	140〜200 mg/dL
米国集中治療学会ガイドライン 2012 [31]	150 mg/dL 以上でインスリンを開始し，180 mg/dL 以下で管理
敗血症診療国際ガイドライン(SSCG)2016 [32]	180 mg/dL 以上でインスリンを開始し，180 mg/dL 以下で管理
日本版敗血症診療ガイドライン 2016 [33]	144〜180 mg/dL

range)が注目されており，いくつかの研究が報告されている．Signal ら[27] は 2003〜2007 年までの間に ICU に入院した 784 人の重症患者において，1〜2 時間おきに血糖を測定し目標血糖値(76〜126 mg/dL)を維持していた時間と死亡率との関係を調査するコホート研究を行っているが，結果は目標血糖値をキープしていた時間と死亡率が相関しており，TITR＞70％は有意に死亡率が低下していた．Omar ら[28] は 227 人の心臓手術後患者において，TITR と術後合併症や入院期間，死亡率を検討した前向き記述的研究において，TITR＞80％の患者は有意に術後の心房細動が減少し，人工呼吸器装着時間や ICU 滞在期間が短縮し，術後創部感染症も減少したと報告している．IIT が否定され，通常の血糖管理が重要といわれているなかでも血糖の変動や TITR は集中治療領域での血糖管理において今後注目される項目になるであろう．

■ 血糖値はどのくらいにコントロールするのがよいのか？

　前述のように NICE-SUGAR trial をはじめとした多くの文献により IIT が否定され緩やかな血糖コントロールが推奨されて以降，目標血糖値についてはさまざまな研究がなされている．それらの文献に基づいて作られた各学術団体が発表しているガイドラインにおける目標血糖値も少しずつ異なっている(表 30-1)．

　米国糖尿病学会が発表した 2014 年のガイドライン[29] では，重症患者の血糖管理について，「180 mg/dL を超えたところでインスリン注射を開始し，目標値を 140〜180 mg/dL とするよう推奨している(エビデンスレベル A)．そして 110〜140 mg/dL の間での管理については，限定された患者については有効かもしれないが，ただし「低血糖を回避できた場合に」と明記されており，140〜180 mg/dL の管理目標と比べて低血糖のリスクが高くなることに対しては注意を呼びかけている．しかも 110〜140 mg/dL の管理目標についてはエビデンスレベル C となっており，大規模な RCT に基づいているわけではないことは留意する必要がある．

　米国内科学会の 2014 年ガイドラインでは[30]，外科 ICU および内科 ICU における血糖管理は 140〜200 mg/dL とするように推奨している．この背景としては，これまで行われた研究の結果から厳格な血糖コントロールは通常の血糖コントロールに比べて死亡率を減少させず，低血糖のリスクが上昇するだけでなくコストもかかることを指摘している．そして血糖値の目標は 140 mg/dL を下回ることのないように設定するよう推奨している．

　2012 年に発表された米国集中治療学会のガイドライン[31] では血糖値が 150 mg/dL を超えたとこ

ろでインスリンを開始し，180 mg/dL 以下で管理するように推奨している．

　SSCG(Surviving Sepsis Campaign Guidelines)2016[32] では，重症患者の血糖管理については「連続2回の測定で 180 mg/dL を超えた場合にインスリン持続投与を開始し，その方法はプロトコル化された方法で行うべきである．この場合の血糖の上限は 180 mg/dL に設定するべきである」と高いレベルで推奨され，エビデンスレベル「強」である．また推奨は BPS(best practice statement：つまり介入が適切であると予想されるが，利益と害のバランスが不明でエビデンスの要約や GRADE で評価することが困難なもの)ではあるが，血糖のモニタリングについて最初は 1〜2 時間ごとに測定し，安定してきたら 4 時間ごとに測定するよう推奨されている．

　2016 年に発表された日本版敗血症診療ガイドライン[33] では 144〜180 mg/dL での管理を弱く推奨している．同ガイドラインでは，110 mg/dL 以下，110〜144 mg/dL，144〜180 mg/dL，180 mg/dL 以上のうち，どこが管理目標血糖値として適切かを比較検討している．180 mg/dL 以上 vs 110 mg/dL 以下での比較研究は多く，その結果は上述のとおり死亡率や感染症発症率に差がなかったというものが多いがそれ以外の血糖管理目標値(110〜140 mg/dL vs 180 mg/dL や 110 mg/dL 以下 vs 144〜180 mg/dL，110〜144 mg/dL vs 144〜180 mg/dL)を比較した研究は少なく，あったとしても死亡率や感染症発症率に差は認めていない．しかも 110 mg/dL 以下 vs 110〜144 mg/dL や，144〜180 mg/dL vs 180 mg/dL 以上を直接比較した研究は存在せず，エビデンスに乏しいと言わざるをえない．

　このように，各ガイドラインにおいて IIT を推奨しないという点では一致しており至適血糖値については 180 mg/dL 以下というのが大勢であるようだ．しかしガイドラインごとに微妙な違いがみられており，この背景としては多くの臨床試験が NICE-SUGAR trial で使われた目標血糖値を基準に行われており，それ以外の管理目標値での比較試験が少ないことがある．つまり集中治療領域における血糖管理目標についての RCT の多くは 180 mg/dL 以上の群と 110 mg/dL 以下の群との比較研究が多く，それ以外の血糖値を比較した研究は少なくエビデンスに乏しいのが現実なのである．

　以上，各ガイドラインの目標血糖値について述べたが，現時点では「140〜180 mg/dL」を血糖の管理目標値とするのが適切である．

■ 疾患によって血糖の至適管理目標値は異なるのか？

1) 外科周術期

　Kansagara ら[15] が発表したシステマティックレビューでは ICU や一般病棟，手術後や心筋梗塞など，さまざまなセッティングにおけるサブグループ解析を行っている．内科，外科，混合 ICU の 12 文献をまとめたメタアナリシスでは IIT 群と通常治療群との間で死亡率に有意差はみられなかった(リスク比：0.98；95%CI：0.89-1.09，p＝0.10)という結果が出ており，同様に外科 ICU(SICU)セッティングでの検討でも 4 研究をまとめた結果として，IIT は死亡率によい影響をもたらすことはなかった．一方で，Griesdale ら[34] がまとめたシステマティックレビューでは ICU 全体での死亡率は IIT と通常治療とで有意差は認めていないが，5 つの SICU のみに絞ってみてみると IIT の死亡リスクは減少していると報告しており(リスク比：0.63；95%CI：0.44-0.91)，異なる結果となっている．

　IIT に関する最大の臨床試験である NICE-SUGAR trial におけるサブグループ解析をみてみると，

術後患者のみで比較した場合，IIT群の死亡率が通常治療群よりも悪い結果となっている（リスク比：1.31；95%CI：1.07-1.61）．IITがもてはやされる先駆けとなったLeuven I studyでは前述のようにIITは死亡率を減少されたものの単施設研究であることや，対象患者の6割が開心術患者であるといったさまざまなlimitationもあり，外科周術期の血糖管理においてIITの有用性はあると言いきることはできない．報告によりさまざまであるが，周術期患者のIITの有用性は認められていないのが現状のようである．

2) 急性心筋梗塞

　Malmbergら[35]が1995年に報告した，急性心筋梗塞の患者620人を対象にIITの有効性を検証した多施設でのRCT（DIGAMI study）では，AMI発症後に標準的治療に加えて5%ブドウ糖液500 mLにインスリン80 Uを混注した輸液（グルコース-インスリン療法）を用いてプロトコルに従い目標血糖値を126～196 mg/dLにコントロールし，その後インスリンの皮下注射を3か月以上行ったIIT群306人と，臨床的に問題とならない限りはインスリン治療を行わない（目標血糖値は記載なく，介入群で行ったグルコース-インスリン療法は行わず）コントロール群314人を無作為に割りつけ，1年後の全死亡率を比較している．結果はIIT群において1年死亡率の減少がみられた（18.6% vs 26.1%，p＝0.027）．このDIGAMI studyは，Leuven I studyと並んでIITの有用性がいわれるようになった研究の1つであるが，外来後3か月以上にわたってインスリン皮下注射が行われている影響が死亡率に寄与している可能性が否定できず，急性期血糖管理目標におけるIITの有用性が証明されたわけではない．

　Desaiら[36]は冠動脈バイパス術後の患者189人を無作為に割りつけ，IIT群（90～120 mg/dL）と通常治療群（121～180 mg/dL）とでは30日死亡率や術後合併症に有意差はなかったと報告している．

　その後も複数の文献が発表されているが，Kansagaraら[15]のシステマティックレビューでは，6つのうち前述のDIGAMI studyを除いた5つの文献においてはIITは死亡率の減少には寄与しなかったと報告している．急性心筋梗塞患者においてもIITの有用性が証明されているとはいえず，心臓疾患による重症患者に対するICUでの管理も140～180 mg/dLとされているのが一般的なようである．

3) 脳傷害患者

　脳梗塞や脳出血，外傷といったさまざまな要因により引き起こされる脳傷害（brain injury）患者において，高血糖は微小循環障害や血液脳関門の透過性亢進，炎症の惹起し予後に悪影響を及ぼす[34]．Wartenbergら[37]はくも膜下出血の患者580人でのコホート研究において，入院後の高血糖（＞200 mg/dL）は3か月後の死亡あるいは重度の神経学的予後に関連する因子の1つであると報告している．脳出血の患者においても高血糖や糖尿病は独立した予後不良因子とされている[38]．そして高血糖を防ぐことは頭蓋内圧を減少させ，人工呼吸器装着期間の短縮や痙攣の発症率の低下とも関連があることも指摘されている[39]．では脳傷害患者は厳密な血糖コントロールが推奨されているのだろうか？

　AHA / ASAが2012年に発表しているくも膜下出血のガイドライン[40]では高血糖は予後不良因子であることを指摘し，適切にコントロールをするように推奨している（クラスIIb，エビデンスレベ

ル B)が，管理目標血糖値については言及されていない．IIT に関するシステマティックレビュー[15]においても脳傷害患者における IIT が予後に良い影響を及ぼすことは証明されていない．

脳はブドウ糖をエネルギーとするため脳傷害患者に対して IIT を行うことで低血糖のリスクが増えることは避けるべきであるが，かといって高血糖を容認してよいことにはならない．このような経緯を受けて Godoy ら[41]は，脳傷害患者に対しては血糖管理目標を 110〜180 mg/dL とするよう推奨している．

このように，疾患別に見ても IIT の有用性は証明されておらず，重症患者は一般的に血糖値を 140〜180 mg/dL で管理することが適切といえそうである．

■ 血糖値を適切にコントロールするためにどのような方法がよいか？

1) 血糖は何を使って測定するか？

ICU での血糖測定には，生化学検査での測定や動脈血液ガス分析器，簡易血糖測定器を用いることが多いが，それぞれの血糖値が誤差範囲を超えて異なることがしばしばある．

Kanji ら[42]は，ICU 患者を対象に 1) 指の毛細血管血での簡易血糖測定器，2) 動脈血での簡易血糖測定器，3) 動脈血での血液ガス分析器の 3 方法で血糖を比較することで測定方法による血糖値のばらつきについて報告している．中央検査室の生化学血糖との差異が最も大きかったのは指の毛細血管血での簡易血糖測定器であり，特に低血糖の状態では 26% しか一致していなかった．指の毛細血管血での簡易血糖測定器では血糖が高めに出る可能性があり，低血糖を見逃す危険性が高いと指摘している．Inoue ら[43]も，重症患者に対する血糖測定において，動脈血からと毛細血管から採取した血液での血糖値が大きく異なると報告している．

SSCG2016[32] でも血糖の測定方法については指先の毛細血管から採取した血液では動脈血や血漿血の血糖とのずれが大きくなる可能性があるため，動脈血から採取した血液で測定することが弱いエビデンスレベルではあるが推奨している FDA も重症患者に対して正確性が欠けるため簡易血糖測定器は使用しないことを推奨している[18]．

検査方法による血糖値の差は貧血，低血圧といった患者側の因子やカテコラミン使用といった医療行為によっても大きくなりやすいことが指摘されており[33]，血糖測定の方法や患者の状態によって数値の正確性が欠けることがあることは留意しておく必要がある．生化学検査は迅速に結果が出ないため，ICU セッティングでは動脈カテーテルから採血した血液を血液ガス分析器で血糖を測定するのが現実的であろう．

2) 良好な血糖コントロールを達成するために最適なプロトコルはあるのか？

重症患者の血糖は冒頭で述べたようにさまざまな機序により変動しやすい．一方で集中治療領域における栄養療法について述べられている米国の Society of Critical Care Medicine(SCCM) / American Society for Parenteral and Enteral Nutrition(ASPEN) ガイドライン[44]や，欧州の European Society for Parenteral and Enteral Nutrition(ESPEN)[45,46] では重症患者には入院後 24〜48 時間以内に経腸栄養を開始することが推奨されている．重症患者の急性期管理中に栄養を投与することは血糖値をさらに変動させるリスクとなるわけだが，このようななかでより安全に血糖を管理する方法はあるのだろ

うか？

　従来どおりに医療者が血糖値をみてインスリンの投与量を調整するよりも，決められたプロトコルに基づいてインスリンの投与量を調節したほうが目標血糖をより正確にキープでき，低血糖の頻度も少ないという報告[47]もあることから，施設によって決められたプロトコルを使うことは理にかなっている．しかし頻回の血糖測定やインスリン製剤の準備など，医療スタッフの負担は大きく，間違いが起こるリスクもある．

　Wilson ら[48]は，重症患者に対する血糖管理における12とおりのインスリン投与プロトコルについてまとめている．この文献が発表された2007年はNICE-SUGAR trial が発表される以前でIITの有用性がいわれていた頃であるため比較的低めのコントロールで設定されている研究が多いが，血糖コントロールの目標値やインスリン投与方法については実にさまざまであり，血糖値がいくつになったらインスリン投与速度をどれくらい増減するかは研究によって大きく異なっていた．それは各研究における患者のセッティングや重症度，栄養の種類や投与経路などが異なっていることに起因する．筆者はインスリンプロトコルについて，「あらゆる患者に対して最適な，たった1つの投与方法はない」と結論づけている．各施設のローカルルールに依存しているのが現状であるようだ．

　インスリン製剤は持続静注で行うのが一般的だろう．米国集中治療学会はそのガイドライン[31]のなかで，重症患者の急性期管理としてインスリンの持続静注および短時間作用型のインスリンの皮下注射を使用することを推奨している．状態が改善した経腸栄養や静脈栄養が安定してきた場合の高血糖に対しては長時間作用型の皮下インスリン製剤で対応するようにも推奨されており，これは現場の感覚と合致する．

3）持続血糖測定器や closed-loop システムは有用か？

　SSCG2016では，エビデンスレベルは BPS（best practice statement）*だが「血糖値は血糖値およびインスリン投与量が安定するまで1〜2時間おきにチェックし，その後は4時間おきにチェックをする」と推奨されている．

　わが国の現場では看護師や検査技師が数時間おきに血糖を測定するのが一般的だろう．その労力は決して小さくない．そのようななかで患者に血糖測定用のデバイスを皮下に留置して24時間持続で血糖測定ができる CGM（持続血糖測定：continuous glucose monitoring）を使うことで一定の間隔で継続的な血糖測定が可能となり頻回血糖測定の労力を減らすことができる．また CGM を用いることで，これまで測定が難しかった血糖値の変動を把握することでより適切な血糖管理が可能となることが期待されている．皮下に留置されるこのセンサーでの血糖が，心臓術後の患者において静脈血の血糖とよい相関を示したという報告[49]はあるが，末梢組織への灌流が障害されていることが疑われる敗血症をはじめとした重症患者の血糖を正確に反映しているか，ハードアウトカムの改善につながるかについてはさらなるデータの蓄積が必要である．しかし，今後普及してくるにつれて，血糖管理目標やプロトコルも変わる可能性がある．

　また近年，CGM に加えて，インスリン投与量の調整もすべてコンピューターに管理させる

---

* BPS（best practice statement）：介入が適切であると予想されるが，利益と害のバランスが不明で，エビデンスの要約，GRADE で評価することが困難なもの．

closed-loopシステムが臨床現場で使用され始めている．いくつかの研究では，インスリンプロトコルを機械によって自動調整することで従来どおりの方法と比べて低血糖のリスクを減らし厳密に血糖コントロールが可能であったという報告もある[50-52]．まだエビデンスが不十分でありシステム導入へのコストもかかるため，まだ標準的治療法として確立はされておらず今後の研究が待たれる．

さらに末梢静脈に留置したデバイスから持続的に採血をすることで血糖の測定をし，血糖に応じてインスリンやブドウ糖の静注により血糖の調整を行う人工膵臓の使用も脚光を浴びている．外科領域において研究は増えてきているが[53]，多額なコストがかかることもありまだ広く普及していない．現時点でガイドラインで推奨されるほどのエビデンスはないが今後この領域に関して研究が進み，血糖管理目標値やインスリン投与方法についても大きく変化する可能性がある．

■ 血糖を至適管理目標値に保つための栄養戦略はあるのだろうか？

集中治療領域における栄養管理については8章37項 栄養(p.297)を参照されたいが，ここでは血糖管理に関連した栄養投与について簡単に述べる．

前述したとおり重症患者では栄養を早期に開始することが推奨されている．SCCM／ASPENガイドライン[44]，ESPEN[45, 46]，Canadian Clinical Practice Guidelines(CCPG)[54] では多少の違いはあるものの「入院後24〜48時間で栄養を開始」「血行動態が安定していれば静脈栄養よりも経腸栄養を優先させる」ことについては共通している．

一方，ガイドラインに記載されている血糖管理については出版された年代によって異なっているが，2016年に出版されたSCCM／ASPENガイドライン[44]では140または150〜180 mg/dLで管理するよう推奨されており，やはり過剰な高血糖は避けつつもIITに対しては否定的な見解であることに対しては前述した各種ガイドラインと同様である．

しかし，現場では糖尿病の基礎疾患や侵襲下におけるストレスホルモン過剰状態，ステロイド投与により血糖が異常に高くなり，目標の栄養投与量を遵守するためには大量のインスリンを必要とし，ときには1日のインスリン量が100 Uを超えてしまうことも経験する．血糖の変動は大きくなり低カリウム血症など合併症も増え，労力もかかる．このような場合，血糖値を適切にコントロールするにはどのような栄養投与戦略をとるべきなのだろうか？

まずできることは，必要カロリーの見直しである．急性期の栄養投与量については，SCCM／ASPENガイドラインでは25〜30 kcal/kg/日，ESPENでは20〜25 kcal/kg/日を超えないようにと記載されている．しかし一方で重症患者のように強い侵襲下にある状態ではタンパク質や脂質が異化され内因性エネルギーとして供給されるため，われわれが投与した栄養(＝外因性エネルギー)を合わせた時に全体として供給されるエネルギーが過剰(overfeeding)となる可能性があり，ガイドラインでも触れられている．間接熱量計はすべての施設で使えるわけではなく，簡易的に計算する必要栄養は overfeeding になる危険性があるため，高血糖が続く場合には，必要栄養量を見直すことを考慮してもよい．

それでも高血糖が続く場合は，インスリンを増量するか，必要量よりも栄養投与量を減らす(underfeeding)必要があるかもしれないが，SCCM／ASPEN，ESPEN，CCPGのガイドラインでは，目標血糖値に関する推奨はあるものの，目標血糖値が達成できない場合の栄養投与方法につい

ての記載はなかった．

日本静脈経腸栄養学会が2013年に出版した静脈経腸栄養ガイドライン（第3版）[55]には，目標血糖値達成のためには過剰の糖質投与を避けることが基本であり，経静脈的なグルコースの投与速度は4 mg/kg/分以下にすべきであると記載されている．

次に経腸栄養剤の種類を工夫することができる．高血糖症例においては血糖調整用経腸栄養剤のほうが標準組成経腸栄養剤よりも血糖改善効果が優れていることが報告されている[55]．Mesejoら[56]は集中治療室に入院となった糖尿病患者50人をランダムに割りつけ，投与する栄養剤の総エネルギー量と脂質量は同じで，炭水化物とタンパク質の量を変えることで血糖の推移や必要インスリン量を比較する前向きの一重盲検試験を行っている．結果は高タンパクの栄養剤を投与した群において血糖値が有意に低下し，必要インスリン量も少なかった．一方で死亡率やICU滞在日数は差がみられなかった．Egiら[57]は，術後の患者を対象としたランダム化クロスオーバー試験において，炭水化物の主成分がブドウ糖である通常の栄養剤よりも二糖類であるイソマルツロースを主成分とした栄養剤を投与したほうが血糖値が低く必要インスリン量が少なかったという結果を報告している．これらは近年糖尿病の栄養管理において話題となっている糖質制限と同じ原理であるが，ブドウ糖の投与量を減らせば当然ながら血糖値は下がり，インスリンの必要量は低下する．血糖コントロールに難渋する重症患者においてはブドウ糖の量を減らし，タンパク質や脂質に置き換えた血糖調整用経腸栄養剤の使用を考慮してもよいかもしれない．しかし，これらの研究は血糖値やインスリン量においては有意差が出ているものの，死亡率や入院期間といった指標に対して有用性が見出されているわけではない．

栄養投与をしている重症患者に高血糖が続いた場合には需要と供給のバランスを考えるだけでなく，投与する製剤の変更を考慮することは重要である．それでもコントロール困難な高血糖が続く場合，必要カロリー量にこだわってインスリン投与量を際限なく増やしてもよいのか，それとも投与カロリーを制限すべきか（underfeeding）については明確な答えは見出せず，今後の研究が待たれる．

> **私はこうしている**
>
> 重症患者における血糖管理は高くても低くても，変動が大きくてもいけないという，非常に気をつかう分野であるといえる．重症患者における目標血糖値は各ガイドラインで多少の違いはあるものの，下限140 mg/dL，上限180〜200 mg/dLが現在のところ推奨されているエビデンスであるため，筆者もそのようにしている．
>
> 筆者の施設における血糖降下療法は，インスリン製剤の持続静注によって行っている．具体的には，速効型インスリン製剤50 Uを生理食塩水で50 mLに希釈し（1 U/1 mL），シリンジポンプを用いて投与している．血糖測定は原則4時間ごとに行い，動脈カテーテルから採取した血液を用いて血液ガス分析器により測定しているが，全身状態や血糖値が不安定な場合，インスリン投与量を変更した場合はさらに測定間隔を短くすることもある．逆に状態改善し血糖が安定している場合は4時間以上の間隔をおく場合もある．測定した血糖値が臨床経過と合わない場合は採血をし，生化学検査で出た結果と照合する．
>
> 動脈血採血は多くの場合，動脈カテーテルから検査技師あるいは看護師が行い，持続血糖測

定はエビデンスが不十分であるうえ，システムが導入されていないため行っていない．
　また，栄養投与についてはガイドラインに推奨されている量とタイミングで開始するように努めているが，血糖のコントロールに難渋する場合には投与量を減らしたり(underfeeding)，栄養剤を変更するなどしている．

参考文献

1) Haluzik M：J Diabetes Sci Technol. 2014；8(4)：652-657.(PMID：24876440)
2) Dungan KM, et al.：Lancet. 2009；373(9677)：1798-1807.(PMID：19465235)
3) McCowen KC, et al.：Crit Care Clin. 2001；17(1)：107-124.(PMID：11219223)
4) Umpierrez GE, et al.：J Clin Endocrinol Metab. 2002；87(3)：978-982.(PMID：11889147)
5) Capes SE, et al.：Stroke. 2001；32(10)：2426-2432.(PMID：11588337)
6) Marik PE, et al.：Intensive Care Med. 2004；30(5)：748-756.(PMID：14991101)
7) Bochicchio GV, et al.：Am Surg. 2005；71(2)：171-174.(PMID：16022019)
8) van den Berghe G, et al.：N Engl J Med. 2001；345(19)：1359-1367.(PMID：11794168)
9) Van den Berghe G, et al.：N Engl J Med. 2006；354(5)：449-461.(PMID：16452557)
10) Van den Berghe, et al.：Diabetes. 2006；55(11)：3151-3159.(PMID：17065355)
11) Wiener RS, et al.：JAMA. 2008；300(8)：933-944.(PMID：18728267)
12) NICE-SUGAR Study Investigators, et al.：N Engl J Med. 2009；360(13)：1283-1297.(PMID：19318384)
13) Brunkhorst FM, et al.：N Engl J Med. 2008；358(2)：125-139.(PMID：18184958)
14) Preiser JC：Intensive Care Med. 2009；35(10)：1738-1748.(PMID：19636533)
15) Kansagara D, et al.：Ann Intern Med. 2011；154(4)：268-282.(PMID：21320942)
16) Griesdale DE, et al.：CMAJ. 2009；180(8)：821-827.(PMID：19318387)
17) Ling Y, et al.：Eur J Intern Med. 2012；23(6)：564-574.(PMID：22863436)
18) Hermanides J, et al.：Crit Care Med. 2010；38(6)：1430-1434.(PMID：20386307)
19) NICE-SUGAR Study Investigators, et al.：N Engl J Med. 2012；367(12)：1108-1118.(PMID：22992074)
20) Krinsley JS, et al.：Crit Care. 2011；15(4)：R173.(PMID：21787410)
21) Egi M, et al.：Mayo Clin Proc. 2010；85(3)：217-224.(PMID：20176928)
22) Badawi O, et al.：Crit Care Med. 2012；40(12)：3180-3188.(PMID：22971590)
23) Braithwaite SS：Curr Diab Rep. 2013；13(1)：138-154.(PMID：23150242)
24) Egi M, et al.：Anesthesiology. 2006；105(2)：244-252.(PMID16871057)
25) Krinsley JS, et al.：Crit Care Med. 2008；36(11)：3008-3013.(PMID：18824908)
26) Aramendi I, et al.：Rev Bras Ter Intensiva. 2017；29(3)：364-372.(PMID：29044305)
27) Signal M, et al.：J Diabetes Sci Technol. 2012；6(5)：1030-1037.(PMID：23063028)
28) Omar AS, et al.：BMC Anesthesiol. 2015；15：14.(PMID：25670921)
29) American Diabetes Association：Diabetes Care. 2014；37 Suppl 1：S14-S80.(PMID：24357209)
30) Qaseem A, et al.：Am J Med Qual. 2014；29(2)：95-98.(PMID：23709472)
31) Jacobi J, et al.：Crit Care Med. 2012；40(12)：3251-3276.(PMID：23164767)
32) Rhodes A, et al.：Intensive Care Med. 2017；43(3)：304-377.(PMID：28101605)
33) 日本集中治療医学会・日本救急医学会：日本版敗血症診療ガイドライン2016．
34) Griesdale D, et al.：CMAJ. 2009；180(8)：821-827.(PMID：19318387)
35) Malmberg K, et al.：J Am Coll Cardiol. 1995；26(1)：57-65.(PMID：7797776)
36) Desai SP, et al.：J Thorac Cardiovasc Surg. 2012；143(2)：318-325.(PMID：22137804)
37) Wartenberg KE, et al.：Crit Care Med. 2006；34(3)：617-623.(PMID：16521258)
38) Saxena A, et al.：Stroke. 2016；47(3)：682-688.(PMID：26814235)
39) Van den Berghe G, et al.：Neurology. 2005；64(8)：1348-1353.(PMID：15851721)
40) Connolly ES Jr, et al.：Stroke. 2012；43(6)：1711-1737.(PMID：22556195)
41) Godoy DA, et al.：Curr Opin Crit Care. 2016；22(2)：120-127.(PMID：26866521)
42) Kanji S：Crit Care Med. 2005；33(12)：2778-2785.(PMID：16352960)
43) Inoue S, et al.：Crit Care. 2013；17(2)：R48.(PMID：23506841)

44) Taylor BE, et al.：Crit Care Med. 2016；44(2)：390-438.(PMID：26771786)
45) Singer P, et al.：Clin Nutr. 2009；28(4)：387-400.(PMID：19505748)
46) Kreymann KG, et al.：Clin Nutr. 2006；25(2)：210-223.(PMID：16697087)
47) Kanji S, et al.：Intensive Care Med. 2004；30(5)：804-810.(PMID：15127193)
48) Wilson M, et al.：Diabetes Care. 2007；30(4)：1005-1011.(PMID：17213376)
49) Ellmerer M, et al.：Diabetes Care. 2006；29(6)：1275-1281.(PMID：16732008)
50) Dortch MJ, et al.：JPEN J Parenter Enteral Nutr. 2008；32(1)：18-27.(PMID：18165443)
51) Saur NM, et al.：Mayo Clin Proc. 2013；88(9)：920-929.(PMID：24001484)
52) Bally L, et al.：Lancet Diabetes Endocrinol. 2017；5(4)：261-270.(PMID：28094136)
53) Hanazaki K, et al.：J Gastroenterol. 2012；18(29)：3787-3789.(PMID：22876028)
54) Heyland DK, et al.：JPEN J Parenter Enteral Nutr. 2003；27(5)：355-373.(PMID：12971736)
55) 日本静脈経腸栄養学会編：静脈経腸栄養ガイドライン第3版．照林社，2013．
56) Mesejo A, et al.：Clin Nutr. 2003；22(3)：295-305.(PMID：12765670)
57) Egi M, et al.：J Crit Care. 2010；25(1)：90-96.(PMID：19781899)

7

神経

31 中枢神経モニタリングとは？

黒田泰弘

CONTROVERSY

- 持続脳波，頭蓋内圧（ICP：intracranial pressure），脳酸素飽和度（ScO$_2$：oxygen saturation in the brain），内頸静脈血酸素飽和度（SjO$_2$：oxygen saturation in the jugular venous blood）などの中枢神経モニタリングをどのような場合にどう使うか？
- ICPは予後を改善しないという文献が出ているがどう解釈するか？
- どんな患者を神経集中治療の専門家に任せるべきか？

BACKGROUND

　多くの集中治療専門医・専攻医にとって神経はハードルが高かった．PCASはまだしも，てんかん重積状態，神経筋疾患・脳症，さらに重症頭部外傷や重症脳卒中に対しては，呼吸循環管理を行い，脳に関しては脳外科・神経内科におまかせとなってきた．しかし近年，日本集中治療医学会ハンズオンセミナーへの応募の多さをみても，神経集中治療への関心は高くなっている．

　神経集中治療では二次性脳障害を防止するために重要臓器機能と脳酸素需給バランスの連携に配慮することが基本となる．鎮静鎮痛下などのICU状況においては，意識レベルや脳幹反射などの神経学的検査の補助手段として中枢神経モニタリングを活用するべきである．中枢神経モニタリングの使用状況については，2014年に救命救急センターおよび日本集中治療医学会専門医研修認定施設において15歳以上の神経集中治療症例でのアンケート報告がある[1]．そこでは，モニタリング別に施行施設の割合が多い対象疾患は，持続脳波〔全身痙攣重積状態，原因不明の意識障害，術後意識障害（心大血管，脳外），PCAS〕，バイスペクトラルインデックス・ScO$_2$（PCAS），ICP（頭部外傷，くも膜下出血），経頭蓋ドプラ（くも膜下出血），であった．

7 | 神経

> **POINT**
> - 持続脳波モニタリングは，痙攣および意識障害の原因がCT/MRIその他の検査で説明できない場合に使用する．
> - 当院では脳外科医とともに神経集中治療チームをつくっているので，ICPは身近な存在である．重症頭部外傷，開頭減圧術が必要になる可能性が高い脳卒中，脳室ドレナージが必要な閉塞性水頭症，重症くも膜下出血，に対しては積極的にICP測定を行っている．体温管理療法（TTM：target temperature management）を施行する場合にはICPをモニタリングするようにしている．ICPの意義を熟知して測定値の解釈ができれば頭蓋内の状態をベッドサイドで，ある程度評価可能となる．ICP測定には脳室ドレナージなど治療と直結できるものもあり，症例ごとにICP測定方法を選択する必要がある．
> - ScO_2は心停止後症候群（PCAS：post cardiac arrest syndrome），重症くも膜下出血で使用することがあるが，経時変化は評価できるものの絶対値は信頼性が低いこと，また管理目標値もないのでその意味で使いにくい．
> - 脳酸素需給バランスの理解にSjO_2の概念は必要である．SjO_2モニタリングは約10年前まで使用していたが，その煩雑性・不正確性から現在は使用していない．改良デバイスが出れば使用したい．
> - 神経集中治療の専門家はまだ少ない．集中治療医は呼吸循環代謝と脳酸素需給バランスとの関係を熟知したうえで，脳外科・神経内科とチーム医療を行ってほしい．

■ 持続脳波，ICP，ScO_2，SjO_2などの中枢神経モニタリングをどのような場合にどう使うか？

1）持続脳波（cEEG：continuous electroencephalogram）モニタリング

① てんかん発作（seizure），痙攣（convulsion），てんかん重積状態（SE）

この3つを分けて考えることが重要である．てんかん発作（seizure）は大脳神経細胞の過剰な突発性発射に由来し，さまざまな身体症状を呈する病態である．痙攣（convulsion）とは大脳運動領野〜筋肉に至る経路の異常興奮により骨格筋に生じる発作的な不随意の筋収縮である．てんかん発作は痙攣性てんかん発作（CSz：convulsive seizure）と非痙攣性てんかん発作（NCSz：non-convulsive seizure）に分類される．臨床的あるいは電気的てんかん活動が少なくとも5分以上続く場合，またはてんかん活動が回復なく反復し5分以上続く場合はてんかん重積状態（SE：status epilepticus）と呼称され，痙攣性てんかん重積状態（GCSE：generalized convulsive status epilepticus）と非痙攣性てんかん重積（NCSE：non-convulsive status epilepticus）がある（図31-1）[2]．

② 低酸素・虚血時，てんかん発作時の脳波

脳波の基本設定（10〜20電極配置法）は他書を参考にされたい．ここでは基本波形とICUで見逃してはならないてんかん発作波形のみ記述する．基本波形は周波数により，δ波：4 Hz未満，θ波：4〜8 Hz，α波：8〜13 Hz，β波：13 Hz以上に分類される．δ波とθ波は「徐波」，β波は「速波」と呼ばれる．

低酸素や脳虚血では5分以内に脳波変化が現れ，脳血流（CBF）が25〜35 mL/100 g/分まで低下す

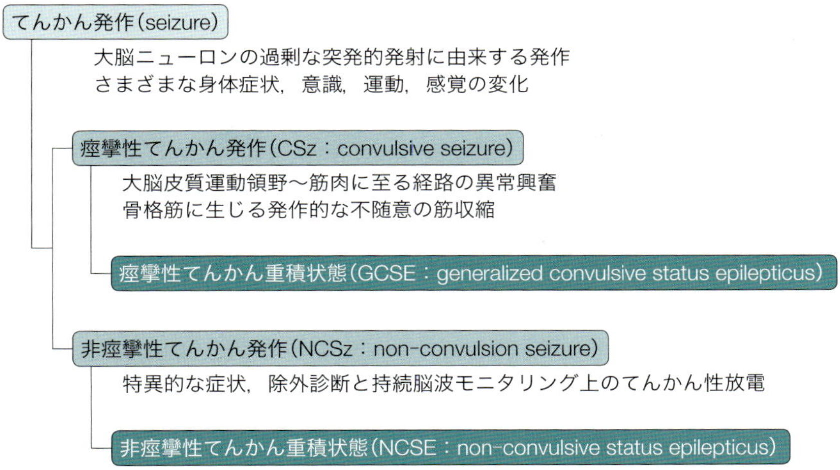

図 31-1　てんかん発作，痙攣，てんかん重積状態の概念

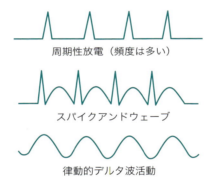

図 31-2　非痙攣性てんかん重積状態における脳波波形
〔Hirsch LJ, et al.：J Clin Neurophysiol. 2013；30(1)：1-27.
（PMID：23377439）より〕

ると，α波，β波が減少して徐波化し，δ波が出現する．脳障害が進んでCBFは維持されるものの脳代謝が著しく低下した贅沢灌流状態（代謝量に比して血流量が非常に多い状態）となると，CBF自体ではなく脳波所見が損傷の程度を反映する[4]．CBFが10 mL/100 g/分以下では脳波が平坦化し不可逆的な細胞死へと向かう[4]．EEG異常は虚血障害の予後ともよく相関し，α波やβ波の減少とともに持続性のδ波の出現は転帰不良である[5]．

　非痙攣性てんかん重積状態における脳波波形としては周期性放電（PD：periodic discharge），スパイクアンドウェーブ（SW：spike and wave），律動的デルタ波活動（RD：rhythmic delta activity）の3つが重要で，このなかで頻度が多いのはPDである（図31-2）．

③ cEEG

　cEEGの使用目的は虚血およびてんかん発作の発見である．ICUにおけるcEEGの適応を表31-1に示す．電極数を4〜8に減らし，例えば両側前頭部，頭頂部，後頭部，側頭部に電極を配置して長時間モニタリングを行う[6]．体位交換やX線撮影の際は電極インピーダンスを確認する必要があ

表 31-1　ICU における cEEG の適応

1）意識障害における NCSz の検出（てんかんの既往・意識レベルの変動・急性脳障害，最近の CSz，突然の動作，眼振，ぴくつき，瞳孔変動，自律神経変動）
2）施行中の処置・治療のリアルタイムの評価（バルビツレート昏睡の評価（脳圧亢進，難治性てんかん重積），鎮静の評価）
3）脳虚血の検出（脳動脈攣縮（くも膜下出血）・脳梗塞リスクが高い症例）
4）予後評価（PCAS 後脳障害・急性脳障害）

る．実際は異常波形を cEEG でリアルタイムに見つけることは難しい．電極数は多いほうが異常波形の分布がわかりやすい．モニタリング内容がハードディスクに長時間継続記録されるシステムで，またビデオ録画で痙攣の有無を把握し，それを 1 日 1 回のように振り返って異常波形を見つけることが求められる．

　ICU 入室患者では cEEG の使用により脳神経外傷，低酸素性虚血性脳症，脳内出血のてんかん発作の頻度がそれぞれ最高 50%，40%，30% に達し，特に PCAS，GCSE，NCSE におけるてんかん発作の同定，治療効果の評価，予後予測における重要性が指摘されている[7]．NCSz では脳波上 30 分間ほぼ連続した発作を認め，cEEG がその診断に有用である[8]．cEEG によりてんかんをもっとも記録できる患者，および最初のてんかん発作の記録までより長期間 cEEG を記録する必要がある患者を同定する目的で，Claassen らは原因不明の意識障害の評価あるいは非痙攣性てんかんの同定のために cEEG を施行されていた 570 人を retrospective に解析した[9]．それによれば，入院時診断名はくも膜下出血，てんかん発作，脳梗塞，脳出血，頭部外傷，脳腫瘍，中毒，脳炎/髄膜炎，低酸素脳症，脳外科術後など多岐であり，くも膜下出血，および原因不明の意識障害の割合が多かった．てんかん波形は 19% に認め，その 92% は非痙攣性であった．また，てんかん波形が見つかった患者の 89% は ICU での cEEG モニタリングによってであった．昏睡，18 歳未満，てんかんの既往，モニタリング前の痙攣性てんかん発作の存在が脳波上の発作の危険因子であった．Claassen らは昏睡患者では脳波上最初の発作までに 24 時間以上の cEEG モニタリングを要することが多いことを報告している[9]．CSz が消失した後 24 時間の cEEG モニタリングでは，48% が NCSz，14% が NCSE へ移行したと報告されている[10]．

　まとめると，NCSz や NCSE は，すでにてんかんと診断されている患者だけではなく，すべてのタイプの急性脳損傷で観察される．意識障害例では，特にその原因が画像検査でも不明な場合には，cEEG モニタリングを 24〜48 時間施行することが必要である．

④ Amplitude-integrated EEG（aEEG）

　脳波定量化アルゴリズムの 1 つで，脳波の振幅の変化を圧縮加工して半対数目盛で表示したトレンドグラフで表示する．非痙攣性てんかんの検出，抗てんかん薬投与/効果の指標，予後予測を目的としたトレンドモニターである．実際には aEEG 波形と元脳波を同時に確認することが必要である．

　成人領域では PCAS の予後判定の報告が多い．PCAS での aEEG 所見は，continuous background（CB：連続性背景），electrographic status epilepticus（ESE：脳波上てんかん重積），suppression-burst（SB：サプレッション・バースト），flat（平坦），の 4 つのパターンに分けられ（図 31-3），ESE の前波形としては CB もしくは SB background になることが報告されている[11, 12]．Rundgren らは低体温療

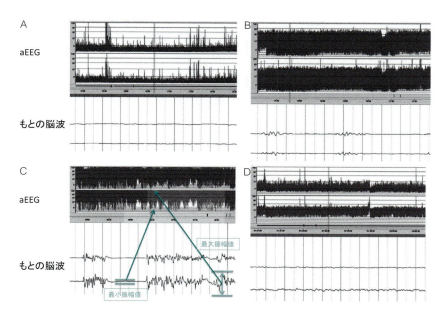

図 31-3　PCAS の aEEG における 4 つの典型的パターン
A：flat（平坦），B：electrographic status epilepticus（ESE：脳波上てんかん重積），C：suppression-burst（SB：サプレッション・バースト），D：continuous background（CB：連続性背景）．
〔Rundgren M, et al.：Intensive care med. 2006；32(6)：836-842.(PMID：16715325）より〕

法を施行した 95 人の PCAS 昏睡患者（60％が意識回復，52％が 6 か月後に日常生活自立）において，CB は意識回復と強く相関し，SB は意識回復せず，ESE で前波形が CB のうち 2 人が意識回復したと報告した[12]．

Oh らは，PCAS の低体温療法において aEEG を前額部で測定を開始し 72 時間継続して検討し[13]，aEEG は転帰良好／不良の予測に有効であること，初期波形（心拍再開後の中央値 133 分）で continuous normal voltage（CNV）があれば転帰良好の有効な予測因子であり，72 時間以内に CNV がなければ転帰不良（偽性的中率 0％）を示唆すると報告している．その後 Oh[14] および Sugiyama[15] らは神経学的転帰良好例では ROSC 後 24 時間以内に CNV が出現したと報告している．

以上から，PCAS においては，ROSC 後 24 時間以上 aEEG をモニタリングし継続的に判断するのがよい（これを early EEG と称している）．

2）内頸静脈酸素飽和度（SjO_2）モニタリングと脳酸素需給バランス
① SjO_2 モニタリング

SjO_2（oxygen saturation in the jugular venous blood）は，内頸静脈から逆行性に球部（通常は右側）に挿入したオキシメトリーカテーテル（4～5.5 Fr）の先端に組み込まれたセンサーで連続モニタリングされてきた（図 31-4）が，現在，SjO_2 モニタリングしている施設は少ない[1]．侵襲的であること，SjO_2 カテーテルが血管壁に当たり値を連続的に表示できないことがあること，1 日に数回採血して値を較正する必要があり面倒であることがその理由である．

7 | 神経

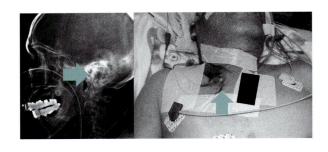

脳死　　　＞90％
過灌流　　80〜90％
正常　　　55〜75％
虚血　　　＜55％

Fickの原理
　　脳酸素消費量＝脳血流量×$(CaO_2 - CjO_2)$
　　　　　　　　＝脳血流量×$1.39 ×$ Hb $×(SaO_2 - SjO_2)$

　　脳酸素消費量＝脳血流量×(動脈酸素含量−内頸静脈酸素含量)
　　　　　　　　＝脳血流量×$1.39 ×$ Hb ×(動脈血酸素飽和度−内頸静脈血酸素飽和度)

したがって

内頸静脈血酸素飽和度＝動脈血酸素飽和度 − $\dfrac{\text{脳酸素消費量 (CMRO}_2)}{\text{脳血流量 (CBF)} \times 1.39 \times \text{Hb}}$
　　SjO_2　　　　　　　　　SaO_2

Hb低下，脳血流量減少，$PaCO_2$ 低下，脳酸素消費量増加　→　SjO_2 減少

図 31-4　SjO_2

② 脳酸素需給バランス

SjO_2 は全脳の脳酸素需給バランスを反映する．脳酸素需給バランスは，CBF（脳血流量）／$CMRO_2$（脳酸素消費量），つまり代謝に見合う血流が流れているかどうかで評価される．$CMRO_2$ に関するFick の原理（図 31-4）から，SaO_2 および Hb が一定で，一酸化炭素中毒やメトヘモグロビン血症でなく，かつ Hb 酸素解離曲線の移動幅が小さい（pH＜7.6）場合，SjO_2 は脳酸素需給バランスと正の相関関係となる（正常値：55〜75％）[16]（図 31-4）．

SjO_2 値をモニタリングすることは手技上難しいが，神経集中治療では脳酸素需給バランスの指標として SjO_2 値異常を想定してそれを適正に保つように管理することが基本である．SjO_2 値には多くの因子が影響するのでそれを評価して異常があれば是正する．その際，脳血管の自己調節能あるいは CBF の炭酸ガス反応性を推定することが必要である．

③ 脳血管の自己調節能あるいは CBF の炭酸ガス反応性

自己調節とは CPP が一定の範囲内（50〜150 mmHg）において，CPP の変動に対して脳血管が収縮あるいは拡張することにより CBF が一定に維持されることである（図 31-5）．自己調節が障害されれば CPP（脳灌流圧：平均動脈圧−頭蓋内圧）の増加・減少により CBF の極度の減少・増加が起こりうる．脳血管の炭酸ガス反応性とは，動脈血炭酸ガス分圧（$PaCO_2$：partial pressure of carbon dioxide in the arterial blood）が 20〜80 mmHg の範囲で 1 mmHg の増減に対して，CBF が 2〜4％増減し，CBV（脳血液量）が脳 100 g あたり 0.04 mL 増減することをいう（図 31-6）．$PaCO_2$ の異常高値・低値は CBF の極度の増加・減少を起こしうる．

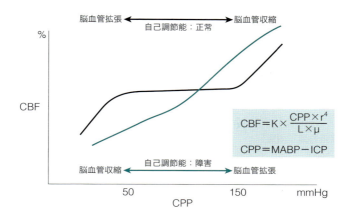

図 31-5　脳血流量の自己調節とその障害
K：係数，r：血管内径，L：血管長，μ：血液粘度．

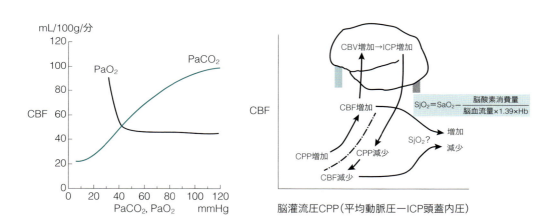

図 31-6　CBF と血液ガス分圧　　図 31-7　脳血流の自己調節能障害時の脳灌流圧と SjO_2

④ 脳酸素需給バランスに影響する因子（表 31-2）

　内頸静脈には脳全体からの血液が還流するので，SjO_2 は全脳の脳酸素需給バランスを反映し，びまん性の病態（PCAS）でより使用しやすい（図 31-4）．一方，局所脳障害（頭部外傷の一部）では，障害部のみならず正常部からも内頸静脈に還流するために SjO_2 による病態の把握は困難となる[17]．

　SjO_2 異常低値，つまり脳酸素供給＜需要となる事態は，CBF 減少（CPP 低下，$PaCO_2$ 低下，血液粘性増加），動脈血酸素含量低下（貧血，動脈血酸素飽和度低下），脳酸素消費量増加（発熱，痙攣）である．

　SjO_2 異常高値，つまり脳酸素供給＞需要となる事態は，CBF 増加（CPP 上昇，$PaCO_2$ 増加，血液粘性減少），動脈血酸素含量増加（多血症），脳酸素消費量減少（低体温，鎮静薬）である．

　以上の因子を考慮して脳酸素需給バランスを維持していくことが重要である．ただ，問題は複雑である．脳血管の自己調節能にしてもどの程度障害されているのか直接わからない．また，Hb が増加すれば SjO_2 は上昇する（図 31-4）が，血液粘度が上昇すれば CBF が低下し（図 31-5），SjO_2 は低下

表 31-2　脳酸素需要供給バランスに影響する因子

因子	SjO_2 増加（脳酸素供給＞需要）		SjO_2 減少（脳酸素供給＜需要）	
	増減	原因	増減	原因
脳血流量	増加	脳灌流圧増加 $PaCO_2$ 増加 血液粘性減少	減少	脳灌流圧低下 $PaCO_2$ 低下 血液粘性増加
動脈血酸素含量	増加	多血症	減少	貧血 低酸素
脳酸素消費量	減少	低体温 麻酔薬	増加	発熱 痙攣

する．さらに，自己調節能の障害時，CPP を上昇させると CBF が上昇し（図 31-5），SjO_2 が上昇する（図 31-4）が，一方，CPP が上昇すると CBF 増加から CBV 増加となり ICP が上昇する結果，かえって CPP が低下して CBF 低下が起こり，SjO_2 が低下する可能性もある（図 31-6，図 31-7）．したがって CPP の SjO_2 への影響は複雑である．

脳酸素需給バランスの維持にはいろいろな因子の総合評価が必要となる．

3）近赤外線分光法（NIRS：near-infrared spectroscopy）による脳酸素飽和度（ScO_2）モニタリング

① ScO_2 の基本と注意点（図 31-8）

近赤外線は骨を含めた組織を通過できる．ScO_2 は，2〜3 波長の異なる近赤外線を使用して酸素化ヘモグロビン（HbO_2：oxy-hemoglobin）と還元ヘモグロビンで近赤外線の周波数帯域によりその吸光度が異なることを利用し，吸光度の差を測定して算出される．

ScO_2 の基本原理は SpO_2 と同様であるが，近赤外線の通過を頭蓋骨，ミエリン鞘が邪魔するために，拡散，吸収，散乱が繰り返し起こり，光路長（発光部と受光部間距離）も Hb，頭蓋骨の厚み，頭蓋骨直下髄液量に影響され，また頭蓋外血流も値に影響する．例えば，Hb 濃度が低いと Hb 分子の隙間が開いてくるので，遠くまで近赤外光は到達する．また頭蓋骨の厚みおよび骨直下の髄液層もチャネルとなって平均光路長に影響する．利用できる装置では平均光路長を固定値としている装置が多い．組織酸素飽和度（TOI：tissue oxygenation index，ScO_2 の 1 型）は原理上平均光路長に影響されない．局所混合血酸素飽和度（rSO₂：regional saturation of oxygen，ScO_2 の 1 型）は光路長因子に値が影響されるので Hb や頭蓋骨の厚みに値が影響する．

ScO_2 はプローブ直下（前額部）の脳局所の静脈系の情報であり，全脳の情報ではないが，ScO_2 は一般には SjO_2 と同様の解釈が可能である．rSO₂ と SjO_2 とは健常者ボランティアにおいて脳内動脈血液量 25％，静脈血液量 75％という仮定のもとではよく相関することが報告されている[18]．しかし，PCAS 昏睡患者においては SjO_2＜60％では rSO₂ はむしろ高値，SjO_2＞60％では rSO₂ はむしろ低値となり，rSO₂ と SjO_2 とは相関しないとの報告もある[19]．

ScO_2 値には，多くの因子が影響するので絶対値よりも相対値モニタリングと考えて使用したほうがよい[20]．

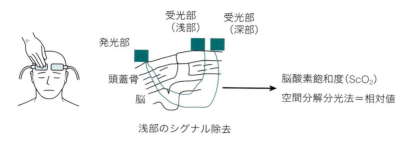

modified Beer-Lambert法
光吸収変化量ΔA＝ε（モル吸光係数）×L（平均光路長）×ΔC（濃度変化量）

2〜3波長の近赤外線の吸収比率の比較

図31-8　ScO_2

② 心停止後症候群における ScO_2

　ROSC前（心肺蘇生中）の値と転帰に関する報告が散見されるが，ROSC後の値とは区別して考えるべきである．ROSC後良好な生命予後が期待できるScO_2は60〜70%以上[21, 22]，と報告されている．AhnらはROSC後24時間以内では転帰良好例のrSO_2が有意に高値であるが，24〜48時間ではその差がなくなると報告し，また転帰不良の2例でScO_2高値がみられたと報告している[21]．Buunkらも転帰不良例のSjO_2とはROSC後の24時間で高値になる[23]と報告しており，rSO_2とSjO_2の相関が推定される．

　ROSCは少なくとも24時間はScO_2をモニタリングしたほうがよい．

4）頭蓋内圧（ICP）モニタリング

① 適応

　ICPは頭蓋骨によって囲まれ，大孔でのみ頭蓋外と交通している半閉鎖腔内である頭蓋内の圧を測定する．頭蓋骨内腔は脳実質（89%），血管床（7%），髄液腔（4%）の3成分からなる．通常ICPは15〜20 cmH$_2$O（11〜15 mmHg）以下であり，20 cmH$_2$O以上になるとICP亢進状態として対応が必要となる．

　ICPモニタリングはICPが上昇する病態が適応になる．当院では開頭減圧術が必要になる可能性が高い脳卒中患者，重症くも膜下出血患者，重症頭部外傷に対しては積極的にICP測定を行っている．

　重症頭部外傷患者の場合①GCSスコア8以下，②低血圧（収縮期血圧＜90 mmHg），③正中偏位，脳槽の消失のICP亢進が示唆されるCT所見，④バルビツレート療法や低体温療法を行う場合，⑤検査移動困難症例，鎮静下で意識レベルの確認困難症例を認める患者にICP測定が推奨される．また，40歳以上，除皮質または除脳硬直の項目も考慮される．

　大事なことは，ICP測定をすることで，意識障害患者あるいは鎮静管理を行っている患者のICPを早期に把握でき，開頭減圧術を行う適応やタイミングの決定，術後の再出血や脳浮腫による頭蓋内変化の推測，低酸素脳症患者の脳循環の状態把握をベッドサイドで評価することができる点である．

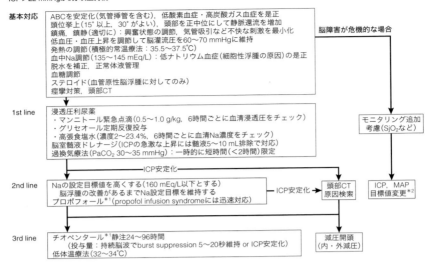

図 31-9　脳血流の自己調節障害時の脳灌流圧と Sjo_2
*1　$CMRO_2↓$，$CBF↓$，$CBV↓$，$ICP↓$作用
*2　例：ICP＞20mmHg or CPP＜50 mmHg なのに無症候で覚醒している場合

② 方法

　主に髄液還流異常患者に使用する脳室ドレナージ，主にくも膜下出血患者に使用するスパイナルドレーン，頭蓋内圧亢進患者全般に使用できる ICP センサーの 3 種類がある．前者 2 つは，ICP を評価するだけでなく排出される髄液量によって調整管理もできる．ICP センサーは髄液排泄による ICP の調節はできない．

　ICP センサー挿入の合併症として，感染は 0.3～6％，出血は 0.3～1％，閉塞による機能不全は 2.6～13％ とされている．感染は 4 日以内であれば 1％ 以下にとどまるが，5 日以降に急増する．ICP が 50 mmHg 以上で閉塞頻度が高くなる[6-8]．ICP が落ち着けばドレナージ・センサーは抜去する．

③ ICP は予後を改善しないという文献が出ているがどう解釈するか？

　ICP 亢進に対する段階的治療を 図 31-9 に示す．重症頭部外傷において，ICP モニタリングおよび ICP 亢進の是正が転帰の改善につながるとの研究があるが[24]，ICP 亢進の治療が転帰不良と相関しないとの報告もある[25]．Chesnut の RCT は患者がかなり若く（29 歳），医療環境もわが国とかなり異なるボリビアおよびエクアドルでの研究で，臨床徴候と神経画像で評価した群とそれに加えて ICP モニタリングを行った群との比較である[25]．6 か月後の神経学的転帰良好は両群とも 40％ 程度であり，わが国の BHYPO 研究の 52％[26] と比較してかなり悪い．これだけ背景と転帰が異なる研究結果からただちに ICP モニタリングが不要と判断するのは早計である．

　ICP が亢進すると自己調節能下限を超えて CPP が低下し CBF が低下しはじめ，脳虚血に起因する二次的脳損傷発生につながる．そのため，ICP に加えて CPP の管理も重要である．重症頭部外傷ガイドラインでは，CPP は 50～70 mmHg が治療閾値となっている[27]．

■ どんな患者を神経集中治療の専門家に任せるべきか？

- 神経集中治療の専門医は現在非常に少ない．
- 脳波モニタリングして怪しい波形(PD，SE，RD)かどうかを尋ねて答えられる人も非常に少ない．
- 脳波モニタリングして怪しい波形(PD，SE，RD)だと思ってこれをどう治療したらよいか尋ねるべき専門家はまずいない．
- 現時点では自分で勉強して治療するしかない．
- でも，まず呼吸循環代謝の脳以外の重要臓器のサポートである．
- 脳以外の重要臓器のサポートができたうえでの神経集中治療(二次性脳障害の防止)である．

> **私はこうしている**
>
> - 香川大学医学部附属病院では，救急医，集中治療医，脳神経外科医などがチームとして神経集中治療を行っている．もちろん看護師に加えて，薬剤師，臨床工学技士，理学療法士なども加わっている．神経集中治療の対象患者は非常に多く，7割を占める．敗血症では，脳も障害が起こる主要臓器であり，せん妄に加えて，肺障害による低酸素脳症，心原性脳塞栓，さらに敗血症治療に付随する脳障害などが起こるので，神経集中治療の対象である．
> - 持続脳波モニタリングは，痙攣および意識障害の原因がCT/MRIその他の検査で説明できない場合に使用している．痙攣の有無やNCSEを想起すべき症状(意識変容や眼球運動異常)などは看護師に報告してもらえるようにしている．
> - 重症頭部外傷，開頭減圧術が必要になる可能性が高い脳卒中，脳室ドレナージが必要な閉塞性水頭症，重症くも膜下出血，体温管理療法(TTM：target temperature management)を施行する場合にはICPを積極的にモニタリングしている．
> - 脳酸素需給バランスの異常を想定して対応する．

参考文献

1) 日本集中治療医学会神経集中治療ガイドライン作成委員会：日集中医誌 25(1)：53-62．2018．
2) Brophy GM, et al.：Neurocrit care. 2012；17(1)：3-23.(PMID：22528274)
3) Hirsch LJ, et al.：J Clin Neurophysiol. 2013；30(1)：1-27(PMID：23377439)
4) Jordan KG：J Clin Neurophysiol. 2004；21(5)：341-352.(PMID：15592008)
5) Scollo-Lavizzari G, et al.：Eur Neurol. 1987；26(3)：161-170.(PMID：3569370)
6) Kaplan PW：Semin Neurol. 2006；26(4)：403-412.(PMID：16969741)
7) Sutter R, et al.：Crit Care Med. 2013；41(4)：1124-1132.(PMID：23399936)
8) Friedman D, et al.：Anesth Analg. 2009；109(2)：506-523.(PMID：19608827)
9) Claassen J, et al.：Neurology. 2004；62(10)：1743-1748.(PMID：15159471)
10) DeLorenzo RJ, et al.：Epilepsia. 1998；39(8)：833-840.(PMID：9701373)
11) Rundgren M, et al.：Intensive care med. 2006；32(6)：836-842.(PMID：16715325)
12) Rundgren M, et al.：Crit Care Med. 2010；38(9)：1838-1844.(PMID：20562694)
13) Oh SH, et al.：Resuscitation. 2013；84(2)：200-205.(PMID：23032690)
14) Oh SH, et al.：Circulation. 2015；132(12)：1094-1103.(PMID：26269576)
15) Sugiyama K, et al.：J Intensive Care. 2016；4：25.(PMID：27042311)
16) Le Roux P, et al.：Intensive Care Med. 2014；40(9)：1189-1209.(PMID：25138226)

17) Latronico N, et al.：Neurosurgery. 2000；46(5)：1131-1138；discussion 1138-1139.(PMID：10807245)
18) Kim MB, et al.：J Clin Monit Comput. 2000；16(3)：191-199.(PMID：12578103)
19) Buunk G, et al.：Anaesthesia. 1998；53(1)：13-19.(PMID：9505736)
20) Villringer A, et al.：Stroke. 2004；35(1)：70-72.(PMID：14699169)
21) Ahn A, et al.：Resuscitation. 2014；85(4)：522-526.(PMID：24361675)
22) Meex I, et al.：Resuscitation. 2013；84(6)：788-793.(PMID：23313422)
23) Buunk G, et al.：Resuscitation. 1999；41(3)：257-262.(PMID：10507711)
24) Olivecrona M, et al.：J Neurotrauma. 2007；24(6)：927-935.(PMID：17600510)
25) Chesnut RM, et al.：N Engl J Med. 2012；367(26)：2471-2481.(PMID：23234472)
26) Maekawa T, et al.：J neurotrauma. 2015；32(7)：422-429.(PMID：25099730)
27) 日本脳神経外科学会，他監：ICU管理．重症頭部外傷治療・管理のガイドライン第3版, pp35-82, 医学書院．2013.

32 低体温療法 / 体温管理療法

福田龍将

CONTROVERSY

- 低体温療法 / 体温管理療法の適応病態は？
- 低体温療法 / 体温管理療法は心停止後症候群 (PCAS) に対して有効か？
- 低体温療法 / 体温管理療法は外傷性脳損傷 (TBI) に対して有効か？
- 低体温療法 / 体温管理療法は脳卒中に対して有効か？
- 低体温療法 / 体温管理療法はてんかん重積に対して有効か？
- 低体温療法 / 体温管理療法を行う際の冷却方法は？

BACKGROUND

低体温療法の神経保護効果については1950年代に初めて研究，報告が行われたが[1,2]，その後，約20年間は日の目をみることがなかった．低体温療法の神経保護効果はいくつかの機序によってもたらされることがこれまでの研究で示されている[3]．脳代謝抑制による脳循環バランスの改善[4-8]，脳細胞のアポトーシス抑制[9,10]，乳酸やグルタミン酸の放出抑制[11-14]，脳組織や全身の炎症反応抑制[13,15]，活性酸素種の産生抑制[11,13,16]，血管や細胞膜の透過性抑制[16,17]，脳浮腫抑制，頭蓋内圧低下が挙げられる．脳の初期病変の進展を制御する目的で，重症患者に対する軽度から中等度の低体温療法が関心を集めるようになってきたが，臨床研究における低体温療法の効果は一様ではなく，病態や実施条件によって効果が異なる可能性がある．

POINT

- VF / VT の成人院外心停止後症候群に対して，32〜36℃の低体温療法 / 体温管理療法を行う．
- PEA / asystole の成人院外心停止後症候群，および波形によらず院内心停止後症候群に対して，36℃前後を目標に体温管理療法を行う．
- 小児心停止後症候群に対しては，36℃前後を目標とした体温管理療法を行う．
- 蘇生中，蘇生後にかかわらず，冷却輸液大量投与によるプレホスピタルでの冷却開始は行わない．
- 重症 TBI に対して，36℃前後を目標に体温管理療法を行う．

- 薬物治療に抵抗性の難治性頭蓋内圧亢進を伴うTBIに対しては，34〜35℃程度の軽度低体温療法を行うことを考慮してもよい．
- 小児TBIに対して，36℃前後を目標に体温管理療法を行う．32〜34℃中等度低体温療法は行わない．
- 成人脳卒中に対して，36℃前後を目標に体温管理療法を行う．
- 小児脳卒中の体温管理療法はエビデンスがなく，成人に準じて行う．
- 難治性てんかん重積に対して，てんかんおよび痙攣の制御のために，32〜35℃の低体温療法を行う．

■ 低体温療法／体温管理療法の適応病態は？

これまで，心停止後症候群（PCAS），外傷性脳損傷（TBI），脳卒中，てんかん重積に対して低体温療法／体温管理療法の効果が検討されてきた．

1）PCAS

PCASにおける低体温療法／体温管理療法の効果は，成人と小児，院外心停止（OHCA）と院内心停止（IHCA），ショックの適応あり（VF／VT）となし（PEA／asystole）で異なる可能性がある．

① 成人PCASでは？

VF／VTを伴う成人OHCAを対象として，1件のRCT[18]，1件のpseud-RCT[19]が行われ，いずれも32〜34℃の低体温療法は神経学的転帰を改善させた．また，観察研究や前後比較研究も複数行われており，低体温療法の有効性が示されている[20]．そのため，これまでVF／VTを伴う成人OHCAに対して低体温療法は強く推奨されてきた．近年報告された33℃と36℃の体温管理療法を比較した大規模RCT（TTM study）[21]では両群間で死亡（50% vs 48%，ハザード比：1.06[0.89-1.28]，p＝0.51）にも神経学的後遺症（54% vs 52%，ハザード比：1.02[0.88-1.16]，p＝0.78）にも差はみられなかった．この研究は体温管理を行わないコントロール群と比較したものではない点に注意が必要であるが，過去の研究を踏まえると，VF／VTを伴う成人OHCAに対して低体温療法は有効で，36℃を目標とした体温管理療法でも同等の効果が期待できるといえるかもしれない．

PEA／asystoleの成人OHCAを対象に体温管理療法実施群と非実施群を比較したRCTはない．低体温療法と正常体温の体温管理療法を比較したRCTは1件あるが，サンプル数が限られており（n＝30），体温管理療法が転帰に及ぼす影響を評価するのは困難である[22]．TTM study[21]でも，PEA／asystoleのOHCAを対象としたサブグループ解析が行われたが，33℃と36℃の体温管理療法で差はみられなかった．観察研究は複数あり，低体温療法／体温管理療法の効果がみられた研究もあれば[23,24]，効果がみられなかった研究も多い[25-29]．これまでの研究から低体温療法／体温管理療法の効果は明確ではないが，PEA／asystoleの成人OHCAは予後が悪く，ほかに代替となる治療法もないことを考えると，低体温療法／体温管理療法を治療選択肢の1つと考えてもよいかもしれない．

成人IHCAでは，現在進行中の小規模RCT（NCT00457431）はあるが，結果はまだ出ていない．傾向スコアマッチングを用いて擬似ランダム化を行った観察研究では，低体温療法はむしろ転帰不良と関連があった（生存：27.4% vs 29.2%，リスク比：0.88[0.80-0.97]；良好な神経学的転帰：17.0% vs 20.5%，リスク比：0.79[0.69-0.90]）[30]．IHCAにおける低体温療法／体温管理療法の効果

は，現在進行中の RCT の結果が待たなければ評価できないが，現時点では積極的に推奨するだけのエビデンスはない．

② 小児 PCAS では？

小児心停止では，OHCA[31]，IHCA[32] のそれぞれにおいて，体温管理療法（低体温）と体温管理療法（正常体温）を比較した RCT が行われているが，どちらの RCT でも低体温療法の有効性は示されなかった．体温管理療法を行わない群との比較が行われたわけではないが，小児心停止においても体温管理療法を行う際の目標体温は 36℃前後でよいかもしれない．

③ PCAS に対する体温管理療法の目標体温は？

前述のように，33℃体温管理療法と 36℃体温管理療法を比較した RCT では，生存や神経学的転帰に差はなかった[21]．異なる目標体温を用いた 6 件の RCT [18, 19, 21, 22, 33, 34] のメタアナリシス[35] によると，34℃未満の体温管理療法では体温管理療法非実施時と比べて転帰の改善がみられた．32℃体温管理療法と 34℃体温管理療法を比較したパイロット研究では[34]，サンプル数は限られているものの（n＝36），VF／VT を伴う心停止では目標体温が低いほうが良好な転帰となる可能性があった．一方，TTM study の post hoc 解析[36] で，入院したときにショック状態であった患者では，33℃体温管理療法は 36℃体温管理療法と比べ転帰不良と関連があることが示された．31℃体温管理療法と 34℃体温管理療法を比較した RCT（NCT02011568）が現在進行中であり，結果が待たれる．現状では体温管理療法の至適温度は明確ではないが，VF／VT では 32〜36℃，PEA／asystole では 36℃前後を目標体温とするのが無難であろう．

④ 体温冷却は搬送中から行うべきか？

蘇生中，蘇生後にかかわらず，いくつかの RCT [37-41] でプレホスピタルにおける冷却輸液の投与開始は転帰の改善に寄与しないことが示されている．1 件の RCT [37] では搬送中の冷却輸液の大量投与は心停止の繰り返しや肺水腫の増加と関連があることも示されており，プレホスピタルで冷却輸液を開始する利点はないと考えられる．

2）重症 TBI

重症 TBI において，転帰の改善や頭蓋内圧の制御を期待して低体温療法／体温管理療法が行われることがある．

① 転帰の改善に有効か？

いまのところ，低体温療法／体温管理療法が TBI の神経学的転帰，生存，入院期間を改善させることを示した RCT はない．体温管理療法実施群と非実施群を比較した観察研究では，体温管理療法は死亡率の改善と関連がなかった（23％ vs 34％，p＝0.107）[42]．しかしながら，多くの研究で高体温が死亡[43, 44]，神経学的転帰不良[43-45]，ICU 滞在期間の延長[43, 46, 47] と関連があることが示されている．また，いくつかの研究[48-52] とメタアナリシス[53, 54] では，頭蓋内圧亢進の有無にかかわらず，体温管理療法（低体温）は体温管理療法（正常体温）と比較して死亡や神経学的転帰の改善に有効ではないことが示されている．これらの結果を踏まえると，重症 TBI に対しては，高体温を避けて正常体温で体温管理療法を行うのがよいであろう．

② 頭蓋内圧の制御に有効か？

体温管理療法が頭蓋内圧亢進を制御できることを示した RCT はない．しかし，症例対照研究で

は体温管理療法が行われた患者は行われなかった患者と比べて，平均頭蓋内圧が低く，頭蓋内圧＞25 mmHg となるエピソードが少なかった[55]．また，いくつかの研究で深部体温と脳温，頭蓋内圧に相関があることが示されている[56-58]．そのため，頭蓋内圧を制御する目的で体温管理療法を行うことは考慮してもよいかもしれない．

③ 難治性の頭蓋内圧亢進に有効か？

Eurotherm study[59] は頭蓋内圧 20 mmHg 以上の TBI を対象とした多施設 RCT で，低体温と正常体温の体温管理療法が比較された．頭蓋内圧の抑制効果は両群で同等であった（adjusted mean difference：－0.48［－2.04-1.08］，p＝0.55）．いくつかの研究で 34℃より体温を下げる利点がないことが示されており，34℃で高頭蓋内圧が続く場合，31℃まで体温を下げても頭蓋内圧は下がらず[60]，35℃未満の低体温療法は脳 PtiO$_2$ や脳代謝バイオマーカーを改善させない[56]か，悪化させる[61]ことが示されている．また，高頭蓋内圧の治療のための 32〜35℃の体温管理療法は呼吸器感染の合併症をきたし，それは体温管理療法の深度や期間に比例していた[53]．以上から，難治性の頭蓋内圧亢進を呈す TBI に対して頭蓋内圧制御のために低体温療法を行う際でも，目標体温は 34〜35℃程度にすべきであろう．

一方，低体温療法の期間に関しては，5 日間 vs 2 日間の比較[62]で，5 日間のほうが頭蓋内圧の制御が良好で，復温時のリバウンドが少なく，メタアナリシス[63]でも同様の結果が示されている．

ただし，先ほどの Eurotherm study では，低体温管理群では神経学転帰が不良であった点に留意すべきであり（adjusted オッズ比：1.53［1.02-2.30］，p＝0.04），難治性の頭蓋内圧亢進を呈す TBI に対して頭蓋内圧制御目的に低体温療法を行う際は，頭蓋内圧の程度に応じて目標体温，持続期間を判断する必要がある．

④ 小児 TBI では？

小児重症 TBI では，2 件の RCT[48, 51]で 32〜34℃の中等度低体温療法に効果がないことが示されている．また，中等度低体温療法は血圧低下や脳灌流圧低下が起きやすいことが示されている[64]．したがって，小児 TBI では正常体温で体温管理療法を行うことが推奨される．

3）脳卒中

① 虚血性脳卒中では？

高体温や発熱は，脳卒中急性期の半数以上に生じる合併症で，機能予後不良と関連がある[43]．脳卒中患者を対象に 33〜35℃の低体温療法の効果を検討した 6 件の RCT[65-68]があるが，低体温療法の有効性はまだ示されていない．現在，2 件の RCT[69, 70]が進行中でありその結果が待たれるが，いまのところ虚血性脳卒中に対しては正常体温で体温管理療法を行うことを考慮すべきであろう．

また，脳卒中では解熱薬の使用が一般的に行われている．しかし，4 件の主要な RCT[71-74]を含むメタアナリシス[75]では，解熱薬ありとなしで死亡（13.6％ vs 15.0％，リスク比：0.88［0.21-3.71］）や良好な神経学的転帰（59.1％ vs 50.0％，リスク比：1.30［0.78-2.15］）に差がないことが示されている．

② 脳出血では？

現在，出血量 25〜64 mL の多量の脳出血患者を対象として，8 日間，35℃の軽度低体温療法の効果を検討する RCT が行われているが，結果まだ出ていない[76]．観察研究ではサンプル数の少なさやバイアスの問題はあるが，発熱が神経学的転帰不良と関連があることが示されている[77, 78]．また，

8〜10日間，35℃の軽度低体温療法が出血部周囲の浮腫や頭蓋内圧の抑制に効果があることを示した研究もあるが，神経学的転帰の改善には効果がみられなかった[79,80]．症例対照研究で，37℃の体温管理療法が，ICU退室時の神経学的転帰と関連がない一方で，人工呼吸器装着期間やICU滞在期間の延長と関連があることが示されている[81]．前述のRCTの結果が待たれるが，現状では脳出血に対しては35〜37℃の体温管理療法を考慮するのがよい．

③くも膜下出血（SAH）では？

これまでのところSAHを対象として，至適体温管理法について検討したRCTはない．観察研究では，発熱が予後不良因子であることが示されている[82-84]．また，サンプルの少なさやバイアスの問題はあるが，いくつかの観察研究では，SAH後の難治性頭蓋内圧亢進では正常体温や中等度〜軽度（32〜34℃）低体温による体温管理療法が頭蓋内圧の亢進を抑制し，神経学的転帰の改善と関連する可能性が示唆されている[85-89]．正常体温と中等度〜軽度低体温の体温管理療法を比較した研究はないが，SAHに対しては発熱を避け，正常体温または軽度〜中等度で体温管理療法を行うことを考慮してもよいかもしれない．

④小児では？

小児の虚血性脳卒中，脳出血，くも膜下出血に対する低体温療法／体温管理療法の効果を検討したRCTはなく，観察研究もほとんどない．成人でのエビデンスから，小児においても正常体温の体温管理療法を考慮してよいかもしれない．

4）てんかん重積

1件のRCT（HYBERNATUS study）[90]で，低体温療法は脳波検査上のてんかん重積状態への進行を減少させた．動物実験では，あらゆる治療に抵抗性の難治性てんかん重積状態に対して低体温療法の抗痙攣作用が確認されている[91-99]．また，ヒトを対象とした研究でも，24時間の32〜35℃体温管理療法がてんかん波やburst-suppression patternの制御と関連があることが示されている[103-102]．これらの結果から，治療抵抗性の難治性てんかん重積状態に対しては32〜35℃体温管理療法を考慮してよいかもしれない．

■ 低体温療法／体温管理療法を行う際の冷却方法は？

一般的な冷却方法として，冷却輸液，氷嚢，エアーブランケット，ウォーターブランケット，ジェルパッド，血管内冷却装置がある．さらに，人工心肺，咽頭冷却，クーリングヘルメットを用いた冷却方法もある．簡便性，侵襲度，操作性，コスト面においてどれも一長一短である[3]．世界各国の心肺蘇生ガイドラインのもととなるInternational Liaison Committee On Resuscitation（ILCOR）の推奨（CoSTR）では，特殊な装置を必要とせずに，安全かつ簡便に実行可能な方法として冷却輸液と氷嚢が挙げられている[103,104]．

厳格な低体温療法／体温管理療法を必要としたICU患者50人（OHCA 16人，IHCA 4人を含む）を対象に，5つの冷却方法を比較した1件のRCTがあり[105]，①冷却輸液と氷嚢，②ウォーターブランケット，③エアーブランケット，④ジェルパッド，⑤血管内冷却装置が比較された．体温の低下速度は，冷却輸液と氷嚢（0.32℃/時）やエアーブランケット（0.18℃/時）と比べて，ウォーター

ブランケット（1.33℃/時），ジェルパッド（1.04℃/時），血管内冷却装置（1.46℃/時）で有意に速かった．また，患者体温が目標体温±0.2℃を逸脱した時間の割合は，血管内冷却措置（3.2%）がほかの冷却方法と比べて有意に少なかった（ジェルパッド 44.2%，ウォーターブランケット 50.5%，冷却輸液と氷嚢 69.8%，エアーブランケット 74.1%）．この研究結果に基づくと，迅速に目標体温に到達し，目標体温を安定的に維持するという点においては，血管内冷却装置が優れているかもしれない．

しかしながら，血管内冷却装置が OHCA 後の転帰を改善させるかを検討した 2 件の RCT[106, 107]では，生存でも神経学的予後でも血管内冷却装置の有益性は示されなかった．1 件は侵襲的血管内冷却（CoolGard®）と非侵襲的外表冷却（ArcticSun®）を比較した RCT で[106]，もう 1 件は侵襲的血管内冷却（CoolGard®）と非侵襲的外表冷却（氷嚢，ファン，可能であれば冷却テント）を比較した RCT であった[107]．これらの研究においても，血管内冷却装置のほうがより厳格に体温管理が可能であった．一方，血管内冷却の目標体温到達までの時間は，氷嚢，ファンなどの簡易な外表冷却と比べて速かったが，ジェルパッドを用いた高度な外表冷却とは同等であった．出血合併症は，血管内冷却で有意に多かった．

以上から，冷却デバイスによって重大な転帰（生存，神経学的転帰）に違いがもたらされる可能性は高くはなく，目的に応じて，またマンパワーやコストについても考慮したうえで，各施設の実情に合わせて最適な冷却方法を選べばよい．特殊なデバイスが使えない施設や状況（院外，搬送中）では，ILCOR の CoSTR に記載されている冷却輸液や氷嚢で十分な役割が果たされると考えられる．

■ 低体温療法 / 体温管理療法の最適プロトコルは？

これまで検討してきたように，低体温療法 / 体温管理療法の最適な実施方法（目標体温，導入までの時間，冷却方法，持続時間，復温時間）は，病態によって異なる可能性があり，一概にはいえない．研究ごとに体温管理の方法が異なる点に注意が必要で，低体温療法の最適な条件に関する研究結果が出揃うまでは，現時点で判明している不利な条件（高体温や過度な低体温，冷却輸液の大量投与によるプレホスピタルでの冷却開始）を避けつつ，各病態ごとに過去の研究で使用された体温管理プロトコルに準じて治療を行うのが無難であろう．

> **➡ 私はこうしている**
>
> PCAS，TBI，脳卒中，てんかん重積に共通していえることは，高体温や発熱を避けたほうがよいということである．VF / VT を伴う成人院外心停止後症候群では，低体温療法が有効である可能性があり，積極的な低体温療法を行うことを考慮すべきである．一方，ほかの PCAS においては低体温療法の有効性を示した明らかなエビデンスがないため，36℃前後を目標とした体温管理療法を行うのがよいであろう．TBI，脳卒中，てんかん重積においても 36℃前後を目標とした体温管理療法が妥当であるが，薬物治療に抵抗性の難治性頭蓋内圧亢進を伴う TBI や難治性てんかん重積に対しては軽度低体温療法を行うことを考慮してもよいかもしれない．

7 | 神経

参考文献

1) Benson DW, et al.：Anesth Analg. 1959；38：423-438.（PMID：13798997）
2) Rosomoff HL：South Med J. 1961；54：498-505.（PMID：13743570）
3) Fukuda T：J Intensive Care. 2016；4：30.（PMID：27123306）
4) Lemiale V, et al.：Resuscitation. 2008；76(1)：17-24.（PMID：17714849）
5) Rosomoff HL, et al.：Am J Physiol. 1954；179(1)：85-88.（PMID：13207391）
6) Milde LN：J Neurosurg Anesthesiol. 1992；4(3)：211-215.（PMID：10147760）
7) McCullough JN, et al.：Ann Thorac Surg. 1999；67(6)：1895-1899.（PMID：10391334）
8) Polderman KH：Intensive Care Med. 2004；30(4)：556-575.（PMID：14767591）
9) Xu L, et al.：J Cereb Blood Flow Metab. 2002；22(1)：21-28.（PMID：11807390）
10) Yenari MA, et al.：Nat Rev Neurosci. 2012；13(4)：267-278.（PMID：22353781）
11) Globus MY, et al.：J Neurochem. 1995；65(4)：1704-1711.（PMID：7561868）
12) Busto R, et al.：Stroke. 1989；20(7)：904-910.（PMID：2568705）
13) Polderman KH, et al.：Intensive Care Med. 2004；30(10)：1860-1864.（PMID：15249994）
14) Siesjö BK, et al.：Ann N Y Acad Sci. 1989；568：234-251.（PMID：2576507）
15) Adrie C, et al.：Curr Opin Crit Care. 2004；10(3)：208-212.（PMID：15166838）
16) Chi OZ, et al.：Anesthesiology. 2001；95(4)：933-938.（PMID：11605935）
17) Jurkovich GJ, et al.：J Surg Res. 1988；44(5)：514-521.（PMID：3374115）
18) Hypothermia after Cardiac Arrest Study Group：N Engl J Med. 2002；346(8)：549-556.（PMID：11856793）
19) Bernard SA, et al.：N Engl J Med. 2002；346(8)：557-563.（PMID：11856794）
20) Arrich J, et al.：Cochrane Database Syst Rev. 2012；(9)：CD004128.（PMID：22972067）
21) Nielsen N, et al.：N Engl J Med. 2013；369(23)：2197-2206.（PMID：24237006）
22) Hachimi-Idrissi S, et al.：Resuscitation. 2001；51(3)：275-281.（PMID：11738778）
23) Lundbye JB, et al.：Resuscitation. 2012；83(2)：202-207.（PMID：21864480）
24) Testori C, et al.：Resuscitation. 2011；82(9)：1162-1167.（PMID：21705132）
25) Vaahersalo J, et al.：Intensive Care Med. 2013；39(5)：826-837.（PMID：23417209）
26) Storm C, et al.：Emerg Med J. 2012；29(2)：100-103.（PMID：21362725）
27) Gräsner JT, et al.：Crit Care. 2011；15(1)：R61.（PMID：21320342）
28) Dumas F, et al.：Circulation. 2011；123(8)：877-886.（PMID：21321156）
29) Pfeifer R, et al.：Resuscitation. 2011；82(9)：1168-1173.（PMID：21715080）
30) Chan PS, et al.：JAMA. 2016；316(13)：1375-1382.（PMID：27701659）
31) Moler FW, et al.：N Engl J Med. 2015；372(20)：1898-1908.（PMID：25913022）
32) Moler FW, et al.：N Engl J Med. 2017；376(4)：318-329.（PMID：28118559）
33) Laurent I, et al.：J Am Coll Cardiol. 2005；46(3)：432-437.（PMID：16053954）
34) Lopez-de-Sa E, et al.：Circulation. 2012；126(24)：2826-2833.（PMID：23136160）
35) Vargas M, et al.：Resuscitation. 2015；91：8-18.（PMID：25796995）
36) Annborn M, et al.：Intensive Care Med. 2014；40(9)：1210-1219.（PMID：25001475）
37) Kim F, et al.：JAMA. 2014；311(1)：45-52.（PMID：24240712）
38) Debaty G, et al.：Intensive Care Med. 2014；40(12)：1832-1842.（PMID：25348858）
39) Bernard SA, et al.：Crit Care Med. 2012；40(3)：747-753.（PMID：22020244）
40) Bernard SA, et al.：Circulation. 2010；122(7)：737-742.（PMID：20679551）
41) Kim F, et al.：Circulation. 2007；115(24)：3064-3070.（PMID：17548731）
42) Launey Y, et al.：Crit Care. 2014；18(6)：689.（PMID：25498970）
43) Greer DM, et al.：Stroke. 2008；39(11)：3029-3035.（PMID：18723420）
44) Li J, et al.：J Neurotrauma. 2012；29(1)：96-100.（PMID：22026424）
45) Jiang JY, et al.：J Neurotrauma. 2002；19(7)：869-874.（PMID：12184856）
46) Stocchetti N, et al.：Intensive Care Med. 2002；28(11)：1555-1562.（PMID：12415441）
47) Diringer MN, et al.：Crit Care Med. 2004；32(7)：1489-1495.（PMID：15241093）
48) Hutchison JS, et al.：N Engl J Med. 2008；358(23)：2447-2456.（PMID：18525042）
49) Maekawa T, et al.：J Neurotrauma. 2015；32(7)：422-429.（PMID：25099730）

50) Clifton GL, et al.：Lancet Neurol. 2011；10(2)：131-139.(PMID：21169065)
51) Adelson PD, et al.：Lancet Neurol. 2013；12(6)：546-553.(PMID：23664370)
52) Shiozaki T, et al.：J Neurosurg. 2001；94(1)：50-54.(PMID：11147897)
53) Crossley S, et al.：Crit Care. 2014；18(2)：R75.(PMID：24742169)
54) Zhang BF, et al.：World Neurosurg. 2015；83(4)：567-573.(PMID：25514616)
55) Puccio AM, et al.：Neurocrit Care. 2009；11(1)：82-87.(PMID：19337864)
56) Rossi S, et al.：J Neurol Neurosurg Psychiatry. 2001；71(4)：448-454.(PMID：11561026)
57) Tokutomi T, et al.：Neurosurgery. 2003；52(1)：102-111.(PMID：12493106)
58) Stretti F, et al.：Crit Care. 2014；18(5)：552.(PMID：25311035)
59) Andrews PJ, et al.：N Engl J Med. 2015；373(25)：2403-2412.(PMID：26444221)
60) Shiozaki T, et al.：J Neurosurg. 2003；99(1)：47-51.(PMID：12854743)
61) Gupta AK, et al.：Br J Anaesth. 2002；88(2)：188-192.(PMID：11878653)
62) Jiang JY, et al.：J Cereb Blood Flow Metab. 2006；26(6)：771-776.(PMID：16306933)
63) McIntyre LA, et al.：JAMA. 2003；289(22)：2992-2999.(PMID：12799408)
64) Hutchison JS, et al.：Dev Neurosci. 2010；32(5-6)：406-412.(PMID：21252486)
65) Piironen K, et al.：Stroke. 2014；45(2)：486-491.(PMID：24436240)
66) Bi M, et al.：Clin Neurol Neurosurg. 2011；113(9)：768-773.(PMID：21893379)
67) De Georgia MA, et al.：Neurology. 2004；63(2)：312-317.(PMID：15277626)
68) Hemmen TM, et al.：Stroke. 2010；41(10)：2265-2270.(PMID：20724711)
69) Ovesen C, et al.：Acta Neurol Scand. 2013；127(6)：399-405.(PMID：23278712)
70) Els T, et al.：Cerebrovasc Dis. 2006；21(1-2)：79-85.(PMID：16330868)
71) Dippel DW, et al.：Stroke. 2001；32(7)：1607-1612.(PMID：11441208)
72) Dippel DW, et al.：BMC Cardiovasc Disord. 2003；3：2.(PMID：12657165)
73) Kasner SE, et al.：Stroke. 2002；33(1)：130-134.(PMID：11779901)
74) den Hertog HM, et al.：Lancet Neurol. 2009；8(5)：434-440.(PMID：19297248)
75) Ntaios G, et al.：Int J Stroke. 2015；10(6)：941-949.(PMID：26148223)
76) Kollmar R, et al.：Int J Stroke. 2012；7(2)：168-172.(PMID：22264371)
77) Schwarz S, et al.：Neurology. 2000；54(2)：354-361.(PMID：10668696)
78) Leira R, et al.：Neurology. 2004；63(3)：461-467.(PMID：15304576)
79) Kollmar R, et al.：Stroke. 2010；41(8)：1684-1689.(PMID：20616317)
80) Staykov D, et al.：Neurocrit Care. 2013；18(2)：178-183.(PMID：22864858)
81) Lord AS, et al.：Neurocrit Care. 2014；21(2)：200-206.(PMID：24420694)
82) Oliveira-Filho J, et al.：Neurology. 2001；56(10)：1299-1304.(PMID：11376177)
83) Wartenberg KE, et al.：Crit Care Med. 2006；34(3)：617-623.(PMID：16521258)
84) Fernandez A, et al.：Neurology. 2007；68(13)：1013-1019.(PMID：17314332)
85) Gasser S, et al.：J Neurosurg Anesthesiol. 2003；15(3)：240-248.(PMID：12826972)
86) Seule MA, et al.：Neurosurgery. 2009；64(1)：86-92.(PMID：19050656)
87) Broessner G, et al.：Stroke. 2009；40(12)：e657-e665.(PMID：19762706)
88) Badjatia N, et al.：Neurosurgery. 2010；66(4)：696-700.(PMID：20190667)
89) Karnatovskaia LV, et al.：Neurocrit Care. 2014；21(3)：451-461.(PMID：24865270)
90) Legriel S, et al.：N Engl J Med. 2016；375(25)：2457-2467.(PMID：28002714)
91) Liu Z, et al.：Brain Res. 1993；631(1)：51-58.(PMID：82988996)
92) Jiang W, et al.：Epilepsia. 1999；40(1)：5-19.(PMID：9924896)
93) Yu L, et al.：Neuropathology. 2011；31(2)：144-151.(PMID：20880321)
94) Lundgren J, et al.：Exp Brain Res. 1994；99(1)：43-55.(PMID：7925795)
95) Wang Y, et al.：CNS Neurosci Ther. 2011；17(5)：271-280.(PMID：21951365)
96) Zhou YF, et al.：Front Biosci(Landmark Ed). 2012；17：1882-1890.(PMID：22201842)
97) Maeda T, et al.：Brain Res. 1999；818(2)：228-235.(PMID：10082808)
98) Schmitt FC, et al.：Neurobiol Dis. 2006；23(3)：689-696.(PMID：16843675)
99) Kowski AB, et al.：Brain Res. 2012；1446：119-126.(PMID：22365745)
100) Corry JJ, et al.：Neurocrit Care. 2008；9(2)：189-197.(PMID：18415032)

101) Ren GP, et al.：Chin Med J(Engl). 2015；128(12)：1679-1682.(PMID：26063373)
102) Bennett AE, et al.：Clin Neurol Neurosurg. 2014；126：103-109.(PMID：25240131)
103) Morrison LJ, et al.：Circulation. 2010；122(16 Suppl 2)：S345-S421.(PMID：20956256)
104) Deakin CD, et al.：Resuscitation. 2010；81 Suppl 1：e93-e174.(PMID：20956032)
105) Hoedemaekers CW, et al.：Crit Care. 2007；11(4)：R91.(PMID：17718920)
106) Pittl U, et al.：Clin Res Cardiol. 2013；102(8)：607-614.(PMID：23644718)
107) Deye N, et al.：Circulation. 2015；132(3)：182-193.(PMID：26092673)

33 ICU せん妄の予防と治療

古川力丸

CONTROVERSY

- せん妄はスコアリングでのルーチン評価が必要なの？ 暴れてもいないのに？
- せん妄に有効な治療薬は？
- せん妄に有効な予防薬は？

BACKGROUND

せん妄は諸家の報告により多少の相違はあるものの，おおむね「急性可逆性の精神障害で，錯乱などの何らかの意識障害を呈する状態を指し，情動易変容性，幻覚，錯乱を伴い，不適切で衝動的，非合理的，暴力的行動をとることが多い状態」を指す．精神疾患の診断・統計マニュアル(DSM-Ⅳ-TR：Diagnostic and Statistical Manual of Mental Disorders Ⅳ-Text Revision)ではせん妄の診断基準について，①注意を集中し，維持し，ほかに転じる能力の低下を伴う意識障害，②認知の変化(記憶欠損，失見当識，言語障害)，またはすでに先行し確定された，または進行中の認知症ではうまく説明されない知覚障害の出現，③その障害は短期間のうちに出現し(通常数時間～数日)，1日のうちで変動する傾向がある，④病歴，身体診察，臨床検査所見から，その障害が一般身体疾患の直接的な生理学的結果によって引き起こされたという証拠がある，となっている．ICUにおいても，せん妄は一般的な合併症であり，しばしば対応に苦慮する．せん妄はICU患者の予後を悪化させるとのエビデンスもあり，PADガイドライン[1,2]でも今後の重要なテーマとして挙げられている[*1]．

POINT

不穏や興奮がなくても，重症患者ではルーチンのせん妄評価を行う．せん妄に対しては，管理上問題となる場合に対症療法としての鎮静を行うが，予防薬は使用しない．

■ICUにおけるせん妄

重要なことは，DSM-Ⅳ-TR診断基準の④にあるとおり，せん妄とは，何らかの身体的な異常を背景として引き起こされる意識障害であり，症候群を指すということである．特にICU患者におけるせん妄は，重症患者で引き起こされるほかの臓器傷害同様，急性発症する脳の機能障害であり，

多臓器障害の一形態として捉えられるということである．これは，集中治療医にとっては比較的受け入れやすい考え方であろう．外傷や重症急性膵炎，敗血症など，さまざまな重症疾患により，たとえ肺疾患が原因ではなかったとしても急性呼吸窮迫症候群（ARDS）や急性腎機能傷害（AKI），血管内凝固（DIC）などの全身傷害が引き起こされることはきわめて日常的である．同様に，全身性の傷害の一形態として，中枢神経が侵され，精神症状が出現することは十分に理解可能な病状であろう．そしてこれは，重症患者が興奮状態・不穏となった場合，ただ単に鎮静薬を使用し鎮静させればよい，あるいは精神疾患なので精神科コンサルテーションをすればよいという短絡的な対応ではいけないことを示す．ARDS や AKI，DIC など，これらの集中治療医を悩ませてきた重症病態との闘いのなかで，われわれが得た重要な知見は，「2 次的な臓器傷害に対しても，対症療法を行わなければ，重症化や多臓器障害を悪化させ，ときに死亡率を上昇させうる」ことに加え，「全身性疾患になった根本原因に対し，適切な対処が行われていることが最重要」ということであろう．せん妄に対しても同様の考え方で臨む必要がある．二次的な臓器損傷である，せん妄という意識障害に対しても同様に適切な対症療法を行い，かつその原因となった身体的異常を適切に対処しなければならない．

■ せん妄と予後

ICU においてせん妄は一般的な合併症であり，その発症率は 80％以上とする報告もある[3]．ICU の形態（全般 ICU，内科 ICU，術後 ICU）や管理者（集中治療医，非集中治療医）により多少の変動はあるが，人工呼吸患者で 40〜80％[4-6]，非人工呼吸患者で 48％[7] と報告されており，いずれにしても相当の高い発症率であることがうかがえる．せん妄になると，カテーテル類の予定外抜去や夜間の不眠，日中の傾眠，リハビリテーションの遅延や治療・ケアの非協力などの短期的な問題の増加に加えて，その後の長期にわたり患者アウトカムを悪化させる．ICU 患者のせん妄は，ICU 入室中やその後の入院，1 か月後，6 か月後，1 年後いずれの時点でも死亡率が上昇することが報告されている[8-14]．これが，従来鎮静と鎮痛がテーマであったガイドラインがせん妄を含む PAD ガイドライン[1,2]に改訂され，確立された治療や予防がないなか，アウトカムを悪化させる要因としてのせん妄を世界的に研究対象とし次世代へのテーマとして挙げられた経緯である．

■ せん妄の病型

せん妄には，過活動性せん妄（hyper active delirium），低活動性せん妄（hypo active delirium：quiet delirium とも呼ばれる），混合性せん妄（mixed delirium）の 3 つの病型がある．不穏や興奮を主体とする，いわゆる「せん妄」はせん妄全体の一部にすぎないことは留意する必要がある（過活動性せん妄と混合性せん妄の一部）．過活動性せん妄はせん妄全体の 0〜1％であり，低活動性せん妄は 88〜90％，混在性せん妄が 12％とする報告もある[4]．せん妄を不穏や興奮と捉えてしまうと，氷山の一角しか認識することができず，多くのせん妄を見逃してしまっていることがうかがえる．見過ごさ

---

*1 改訂版である PADIS ガイドラインの詳細は，以下の文献を参照．
　Devlin JW, et al.：Crit Care Med. 2018；46（9）：e825-e873.（PMID：30113379）

表 33-1　CAM-ICU（＋RASS）

鎮静とせん妄モニタリングの併用評価：意識評価の2ステップ・アプローチ
ステップ1：鎮静評価　Richmond agitation and sedation scale：RASS

スコア	用語	説明	
＋4	好戦的な	明らかに好戦的な，暴力的な，スタッフに対する差し迫った危険	
＋3	非常に興奮した	チューブ類またはカテーテル類を自己抜去；攻撃的な	
＋2	興奮した	頻繁な非意図的な運動，人工呼吸器ファイティング	
＋1	落ち着きのない	不安で絶えずそわそわしている，しかし動きは攻撃的でも活発でもない	
0	意識清明な 落ち着いている		
－1	傾眠状態	完全に清明ではないが，呼びかけに10秒以上の開眼およびアイ・コンタクトで応答する	呼びかけ刺激
－2	軽い鎮静状態	呼びかけに10秒以下のアイ・コンタクトで応答	
－3	中等度鎮静状態	呼びかけに動きまたは開眼で応答するがアイ・コンタクトなし	
－4	深い鎮静状態	呼びかけに無反応，しかし，身体刺激で動きまたは開眼	身体刺激
－5	昏睡	呼びかけにも身体刺激にも無反応	

もしRASSが－4または－5の場合，評価を中止し，後で再評価しなさい．
もしRASSが－4より上（－3〜＋4）の場合，ステップ2に進みなさい．
＊Sessler CN, et al.：Am J Respir Crit Care Med. 2002；166(10)：1338-1344.（PMID：12421743）
＊Ely EM, et al.：JAMA. 2003；289(22)：2983-2991.（PMID：12799407）

ステップ2：せん妄評価

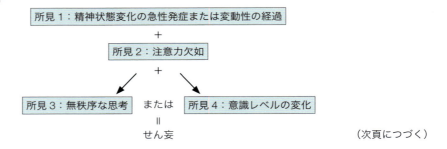

（次頁につづく）

れやすい低活動性のせん妄も含め，アウトカムを悪化させうるICUでの重要な合併症であることを十分に認識しなくてはならない．

■ せん妄はスコアリングでのルーチン評価が必要なの？暴れてもいないのに？

　せん妄は不穏や興奮で認識できるとの意見もあるが，前述のごとく，一見すると正常にみえるようなおとなしいタイプのせん妄が存在し，しかも過活動性のせん妄がきわめて少数派であることを踏まえると，何らかのツールを用いたせん妄のスコアリングが必要であるといえる．しかも，ICUにおいて，重症患者での発症率の高さを考えると，ルーチンのせん妄評価が必要であろう．さまざまなせん妄モニタリングスコアが開発されているが，ICUでは，CAM-ICU（Confusion Assessment Method for the ICU）（表33-1）もしくはICDSC（Intensive Care Delirium Screening Checklist）（表33-2）が最も一般的である．両者はエビデンス上の差異はなく，一定レベルの互換性が証明されている．PADガイドラインではどちらかを用いることが推奨されている．CAM-ICUは，鎮静のモニタリン

(表33-1 ステップ2のつづき)

CAM-ICU 所見と種類		
1. 急性発症または変動性の経過	ある	なし
A. 基準線からの精神状態の急性変化の根拠があるか？ 　　　　　　　　　あるいは B. (異常な)行動が過去24時間の間に変動したか？ すなわち，移り変わる傾向があるか，あるいは，鎮静スケール(例えばRASS)，GCSまたは以前のせん妄評価の変動によって証明されるように，重症度が増減するか？		
2. 注意力欠如	ある	なし
注意力スクリーニングテスト(attention screening examination：ASE)の聴覚か視覚のパートでスコア8点未満により示されるように，患者は注意力を集中させるのが困難だったか？		
3. 無秩序な思考	ある	なし
4つの質問のうちの2つ以上の誤った答えおよび/または指示に従うことができないことによって証明されるように無秩序あるいは首尾一貫しない思考の証拠があるか？ 質問(交互のセットAとセットB)： 　　　　セットA　　　　　　　　　　　　セットB 1. 石は水に浮くか？　　　　　　　　1. 葉っぱは水に浮くか？ 2. 魚は海にいるか？　　　　　　　　2. ゾウは海にいるか？ 3. 1gは，2gより重いか？　　　　　3. 2gは，1gより重いか？ 4. 釘を打つのにハンマーを使用してもよいか？　4. 木を切るのにハンマーを使用してもよいか？ 指示 1. 評価者は，患者の前で評価者自身の2本の指を上げて見せ，同じことをするよう指示する． 2. 今度は評価者自身の2本の指を下げた後，患者にもう片方の手で同じ事(2本の指を上げる事)をするよう指示する．		
4. 意識レベルの変化	ある	なし
患者の意識レベルは清明以外の何か，例えば，用心深い，嗜眠性の，または昏迷であるか？ (例えば評価時にRASSの0以外である) 意識明瞭　　　　　　自発的に十分に周囲を認識し，また，適切に対話する 用心深い／緊張状態　過度の警戒 嗜眠性の　　　　　　傾眠傾向であるが，容易に目覚めることができる，周囲のある要素には気付かない，あるいは自発的に適切に聞き手と対話しない．または，軽く刺激すると十分に認識し，適切に対話する． 昏迷　　　　　　　　強く刺激したときに不完全に目覚め．または，力強く，繰り返し刺激したときのみ目覚め，刺激が中断するや否や昏迷患者は無反応の状態に戻る．		
CAM-ICUの全体評価(所見1と所見2かつ所見3か所見4のいずれか)：	はい	いいえ

〔ICUのためのせん妄評価表(CAM-ICU)トレーニング・マニュアル．2002より一部掲載．2018.3.15閲覧．http://www.icudelirium.org/docs/CAM_ICU_training_Japanese.pdf〕

グスコアであるRASS(Richmond agitation-sedation scale)を行い，そのまま引き続いてせん妄評価を行うため，人工呼吸管理中に用いやすい．ICDSCはCAM-ICUよりも簡便で，患者の協力をほとんど要さない手法である．なお，ICDSCは，4点以上を臨床的せん妄(clinical delirium)，3〜1点を亜症候性せん妄(subsyndromal delirium)，0点をせん妄なし(no delirium)として分類する(PADガイドライン)ことが多い．わが国では，日本呼吸療法医学会の人工呼吸中の鎮静のためのガイドラインでRASSによる鎮静スコアリングとそれに引き続くCAM-ICUによるせん妄評価が推奨されていた

表 33-2 ICDSC（Intensive Care Delirium Screening Checklist）

1. 意識レベルの変化 　(A)反応がないか，(B)なんらかの反応を得るために強い刺激を必要とする場合は評価を妨げる重篤な意識障害を示す．もしほとんどの時間(A)昏睡あるいは(B)昏迷状態である場合，ダッシュ(－)を入力し，それ以上評価を行わない． 　(C)傾眠あるいは，反応までに軽度ないし中等度の刺激が必要な場合は意識レベルの変化を示し，1点である． 　(D)覚醒，あるいは容易に覚醒する睡眠状態は正常を意味し，0点である． 　(E)過覚醒は意識レベルの異常と捉え，1点である．（1点）	＿＿点
2. 注意力欠如；会話の理解や指示に従うことが困難．外からの刺激で容易に注意がそらされる．話題を変えることが困難．これらのうちいずれかがあれば1点．	＿＿点
3. 失見当識；時間，場所，人物の明らかな誤認．これらのうちいずれかがあれば1点．	＿＿点
4. 幻覚，妄想，精神異常；臨床症状として，幻覚あるいは幻覚から引き起こされていると思われる行動（例えば，空をつかむような動作）が明らかにある．現実検討能力の総合的な悪化．これらのうちいずれかがあれば1点．	＿＿点
5. 精神運動的な興奮あるいは遅滞；患者自身あるいはスタッフへの危険を予防するために追加の鎮静薬あるいは身体抑制が必要となるような過活動（例えば，静脈ラインを抜く，スタッフをたたく）．活動の低下，あるいは臨床上明らかな精神運動遅滞（遅くなる）．これらのうちいずれかがあれば1点．	＿＿点
6. 不適切な会話あるいは情緒；不適切な，整理されていない，あるいは一貫性のない会話．出来事や状況にそぐわない感情の表出．これらのうちいずれかがあれば1点．	＿＿点
7. 睡眠/覚醒サイクルの障害；4時間以下の睡眠，あるいは頻回な夜間覚醒（医療スタッフや大きな音で起きた場合の覚醒を含まない）．ほとんど1日中眠っている．これらのうちいずれかがあれば1点．	＿＿点
8. 症状の変動；上記の徴候あるいは症状が24時間のなかで変化する（例えばその勤務帯から別の勤務帯で異なる）場合は1点．	＿＿点
合計点	＿＿＿

このスケールはそれぞれ8時間のシフトすべて，あるいは24時間以内の情報に基づき完成される．
明らかな徴候がある＝1ポイント；アセスメント不能，あるいは徴候がない＝0で評価する．
〔Bergeron N, et al.：Intensive Care Med, 2001；27(5)：859-864.（PMID：11430542），訳者（卯野木健，櫻本秀明，水谷太郎）の許諾を得て掲載〕

ため，CAM-ICUを用いているICUが多い．これらのスコアを用いたせん妄評価を行ってみると，不穏や興奮を呈している患者のみならず，予想に反して多くの患者がせん妄と評価されることがわかる．石が水に浮き，葉っぱが水に沈み，ゾウが海にいることがICUでの常識（大多数意見）になることもある．スコアリングをしてみなければわかりえない現状を知る必要がある．また，このスコアリングは慣れると数分で行うことができる．スコアリング導入時に，多忙などの理由により否定的な意見が出ることもあるが，すでに多くのICUで一般的に導入されており，ルーチンのスコアリング自体は容易に実現可能である．

■ せん妄に有効な治療薬は？　予防薬は？

　結論から述べておくが，せん妄に関して，エビデンスといえるほどの材料は乏しく，現時点での確立された治療法や予防法は存在しない．不穏で暴れている，病状のために安静が必要などの要因に対して，対症療法的に鎮静を行うことが一般的であろう．それでは，なぜモニタリングスコアをつけてまでせん妄の評価を行うのであろうか．診断学の原則からいえば，「治療や介入につながらな

いのであれば，検査（スコアリングも含めて）を行う意味はない」ということになり，せん妄の診断自体に疑問を投げかける．筆者はこの問いに対して，自信をもって，明確に「必要」であると答える．理由は2つ．せん妄が患者アウトカムを悪化させているというデータを踏まえて，まずはしっかりと敵対象（せん妄）の情報を集める必要があるだろう．全数はどの程度なのか，病型の内訳や病型ごとのアウトカムに違いはあるのか，効果的な治療や予防法となりうる可能性が高い介入はどれか．PADガイドラインではこれらの問題を集中治療全体の課題として提起しているともいえる．2つ目の理由であるが，そもそも，せん妄とは内在する身体的な異常があって引き起こされる精神的症状であるという点に留意する必要がある．重症な外傷や，重症急性膵炎，肺炎，尿路感染，敗血症など，ICU管理の起因となった根本原因がそれにあたる場合もあれば，新たに生じた合併症がせん妄の起因となっていることもあるだろう．つまり，せん妄を発症した場合に，内在する異常の評価として，原疾患はコントロールされているのか，新たな合併症を生じてはいないか，いま一度再評価を行う機会であるといえる．頻度の高い原因しては，疼痛（詳細は他項に譲るが，疼痛に対して医療者は過小評価しがちであることには留意する），低酸素血症，各種カテーテルの感染，創部感染，誤嚥性肺炎や人工呼吸関連肺炎，尿路感染症が挙げられる．現時点での臨床家にとってのせん妄診断の意義はこの点が最も重要であると考えられる．

　せん妄に対して一般的に用いられることの多い薬剤として，ベンゾジアゼピン系鎮静薬，非ベンゾジアゼピン系鎮静薬，定型抗精神病薬，非定型抗精神病薬がある．ミダゾラムなどのベンゾジアゼピン系鎮静薬は後のせん妄リスクを上げる可能性があり，一部の特殊なシチュエーションを除き第1選択としないほうがよいかもしれない．ただし，ベンゾジアゼピン系薬剤からの離脱症状やアルコール関連のせん妄ではベンゾジアゼピン系鎮静薬を第1選択とする．プロポフォールやデクスメデトミジンは非ベンゾジアゼピン系鎮静薬として人工呼吸中に使用されることが多いが，せん妄に対して使用するのであれば，侵襲的陽圧換気以外のシチュエーションでは循環不全や呼吸不全に十分に注意を払う必要がある．小規模な研究では，デクスメデトミジンの使用によりせん妄の頻度が減少する可能性（＝予防）が示唆されているが，現時点での確立された予防法とは言いがたく，PADガイドラインでも推奨されていない．あくまでせん妄に対しては対症療法と位置づけられる．ハロペリドールは定型抗精神病薬の代表的薬剤であり，せん妄に対して頻用されるが，せん妄期間の短縮のエビデンスはなく，あくまで対症療法と考えるべきであろう．リスペリドン，クエチアピン，オランザピンなどの非定型抗精神病薬はせん妄の期間を短縮する可能性が示唆されているが，多くのデータが精神科領域での研究であり，身体疾患が優位となるICU領域でそのままエビデンスとして用いてよいかどうかには疑問が残る．せん妄に対する予防法に関しても同様に，エビデンスが乏しい．前述のごとく，デクスメデトミジンによるせん妄予防効果に関しては検討の余地が残されているものの，現時点での薬剤を用いた予防は推奨されていない．音楽を用いた介入や，できるかぎり早期に患者を動かす（early mobilization）ことによるせん妄の頻度減少や期間短縮が報告されており，現時点でのせん妄予防は非薬物療法が主体となる．

▶ 私はこうしている

　重症患者に対しては，ルーチンでCAM-ICUを用いたせん妄評価を行う．せん妄の評価に先だって鎮痛，鎮静が適切かどうかの判断を行っておくことがより重要である．せん妄への治療介入は，管理上問題となる行動や本人の苦痛の訴えがあった場合のみ行う．基本的には，せん

妄を「内在する異常のアセスメントのための機会」と考える．特段のせん妄予防は行わないが，全身管理の一環として，過鎮静を避け，鎮痛はしっかりと行い，早期離床，リハビリテーションを心がける．スタッフや患者，患者家族とのコミュニケーションを重視し，患者に対しては繰り返し病状をわかる言葉で説明する．

参考文献

1) 日本集中治療医学会 J-PAD ガイドライン作成委員会：日集中医誌 21：539-579，2014.
2) Barr J, et al.：Crit Care Med. 2013；41(1)：263-306.(PMID：23269131)
3) Milbrandt EB, et al.：Crit Care Med. 2004；32(4)：955-962.(PMID：15071384)
4) Ely EW, et al.：JAMA. 2001；286(21)：2703-2710.(PMID：11730446)
5) Micek ST, et al.：Crit Care Med. 2005；33(6)：1260-1265.(PMID：15942341)
6) Pandharipande P, et al.：Intensive Care Med. 2007；33(10)：1726-1731.(PMID：17549455)
7) Thomason JW, et al.：Crit Care. 2005；9(4)：R375-R381.(PMID：16137350)
8) Ouimet S, et al.：Intensive Care Med. 2007；33(1)：66-73.(PMID：17102966)
9) Shehabi Y, et al.：Crit Care Med. 2010；38(12)：2311-2318.(PMID：20838332)
10) Pisani MA, et al.：Am J Respir Crit Care Med. 2009；180(11)：1092-1097.(PMID：19745202)
11) Ely EW, et al.：JAMA. 2004；291(14)：1753-1762.(PMID：15082703)
12) Ouimet S, et al.：Intensive Care Med. 2007；33(6)：1007-1013.(PMID：17404704)
13) van den Boogaard M, et al.：Int J Nurs Stud. 2012；49(7)：775-783.(PMID：22197051)
14) Lin SM, et al.：Crit Care Med. 2004；32(11)：2254-2259.(PMID：15640638)

34 ICUにおける鎮痛／鎮静

太田浩平

CONTROVERSY

・鎮痛薬として何を選択するか？
・鎮静の必要性をどのように判断し，鎮静薬として何を選択するか？
・鎮痛薬や鎮静薬の投与量の調整方法は？
・ICUでの不眠の対処法は？

BACKGROUND

　痛みや不安，興奮をコントロールして治療に必要な安静を確保することは，ICUにおいて重要な課題である．鎮痛・鎮静により酸素消費や代謝ストレスの軽減が期待できるため，以前は深い鎮静と，必要あれば筋弛緩薬を併用することで，患者の快適性を最大限にして呼吸器と同調を図ることがよいと考えられていた[1]．しかし人工呼吸器の進歩や短時間作用の鎮静薬の出現に合わせて1990年代後半に，深い鎮静により痛みの評価ができず，さらに人工呼吸期間や入院日数の延長，人工呼吸器関連肺炎の増加など有害なアウトカムと関連することが報告されたため[2]，可能なかぎり深い鎮静は避けられるようになった．

　そのような背景から2002年に米国集中治療医学会より，成人重症患者に対する鎮痛・鎮静薬の使用に関する臨床ガイドライン[3]が公表され，さらに10年以上の知見の蓄積を経て，2013年に「成人ICU患者の疼痛，不穏およびせん妄の管理に関する臨床ガイドライン」(PADガ

イドライン)[4]として改訂された．前版の鎮痛薬・鎮静薬の薬剤使用を中心とした記載から，それぞれの評価方法や非薬物的介入を含めた包括的な治療指針となった．

加えて本書と時期を同じくして，2018年にPADガイドラインが改訂され，I：immobilityとS：sleep disruptionという2つのテーマについても加筆されたPADISガイドラインが公開された[5]．しかしエビデンスレベルの低い観察研究や小規模研究が根拠となっている推奨も多く，またガイドラインでの推奨がどの施設にも簡単に導入できる訳ではないといったギャップの指摘もある[6]．

POINT

フェンタニル＋プロポフォールもしくはデクスメデトミジンを基本とし，投与量はプロトコルに沿って目標鎮静深度となるよう調整する．睡眠は鎮静と分けて考え，環境調整と非ベンゾジアゼピン系薬剤の使用を検討する．

■鎮痛薬として何を選択するか？

1）痛みの評価

痛みは患者の訴えがゴールドスタンダードであるため，意思の疎通可能な患者にはVAS（visual analogue scale）やNRS（numerical rating scale）といった自己申告法を用いる．両者とも0〜10の間の数字で患者が申告するもので，ICU患者では3点を超えると介入すべき痛みとされている[4]．

一方で自己申告できない場合は，BPS（behavioral pain scale）（表34-1）もしくはCPOT（critical care pain observation tool）が信頼性および妥当性においてよい結果が得られておりどちらかを使用する．BPSはすでに日本語版が公表[7]されているがCPOTは日本語版の検証作業が進んでいる段階である．

2）ICUでよく用いる鎮痛薬

2016年に世界から1,500を超える施設が参加したサーベイでは，オピオイド（フェンタニル，モルヒネ）（表34-2），NSAIDs（非ステロイド性抗炎症薬：non-steroidal anti-inflammatory drugs），アセトアミノフェンが多く使用されていた[8]．ほかに，レミフェンタニル，ヒドロモルフォン，メサドンも使用されているが，これらはわが国のICUでの使用は一般的ではない．一方で，わが国では麻薬拮抗性鎮痛薬（ブプレノルフィン，ペンタゾシン）もよく使用されるがオピオイドと拮抗することや天井効果（投与量を増量しても一定量以上は効果が増強しないこと）があるため使用は限定される．

各鎮痛薬を直接比較した研究はほとんどないが，安定した鎮痛が得られて副作用が少ない鎮痛薬が理想的であるため，フェンタニルが最も頻用されている．モルヒネも使用されるが，ヒスタミン遊離作用や腎機能低下時の効果遷延に注意が必要である．また心筋梗塞患者に対するモルヒネ投与が死亡率上昇と関連する（オッズ比：1.48；95%CI：1.33-1.64）といった報告もある[9]．

3）オピオイドは間欠投与か持続投与か？

痛みは自己申告によるため，どのように投与すべきか患者ごとに異なって当然である[10]．安定した効果のために急性期は経静脈投与が一般的であるが，間欠投与と持続投与を比較した研究はない．ただ，後述する無鎮静プロトコルの有用性を示した研究[11]では，鎮痛はモルヒネを間欠投与

7 | 神経

表 34-1　BPS（behavioral pain scale）

項目	説明	スコア
表情	穏やかな	1
	一部硬い（例えば，まゆが下がっている）	2
	まったく硬い（例えば，まぶたを閉じている）	3
	しかめ面	4
上肢	まったく動かない	1
	一部曲げている	2
	指を完全に曲げている	3
	ずっと引っ込めている	4
呼吸器との同調性	同調している	1
	ときに咳嗽，大部分は呼吸器に同調している	2
	呼吸器ファイティング	3
	呼吸器の調節がきかない	4

BPS＞5であれば著明な疼痛を感じているとする．

表 34-2　オピオイドの特徴

	フェンタニル	モルヒネ	レミフェンタニル
静注での投与量	1～2 μg/kg	0.1～0.2 mg/kg	
効果発現までの時間	1分未満	1～2分	1分
効果持続時間	0.5～1時間	1～2時間	3～4分
腎機能低下時の排泄遅延	なし	あり	なし
持続静注量	0.5～2 μg/kg/時	1～10 mg/時	
特徴的な注意点	筋強直（＞5 μg/kg）	ヒスタミン遊離作用	わが国ではICUでの使用は未承認

（1回 2.5～5 mg）しており，痛みの評価が十分可能であれば効果時間の比較的長いモルヒネを用いることで間欠投与も可能である．

　しかし，わが国のICUではスタッフ配置や面会制限から介入が不十分となることが予想されるため，持続投与を行っている施設が多いのではないかと思う．持続投与の際は，迅速な鎮痛効果を得るために持続投与前のローディングが必要であること，臓器不全時に予期しない血中濃度の増加があることに注意する．

4）オピオイドだけで鎮痛が不十分な場合は他薬剤を追加するか？

　PADガイドラインでは，神経障害性疼痛に対するガバペンチンやカルバマゼピンと，腹部大動脈瘤術後の胸椎硬膜外麻酔を推奨している．また，オピオイドの減量を目的としたNSAIDsやアセトアミノフェンの併用を検討するとしている．特にアセトアミノフェンは大手術・心臓血管外科手術の術後鎮痛として安全かつ有効で，前述のサーベイでも69％の施設で使用されていた．小規模なが

表 34-3　RASS（Richmond agitation-sedation scale）

スコア	用語	説明
＋4	好戦的な	明らかに好戦的な，暴力的な，スタッフに差し迫った危険
＋3	非常に興奮した	チューブ類またはカテーテル類を自己抜去，攻撃的な
＋2	興奮した	頻繁な非意図的な運動，人工呼吸器ファイティング
＋1	落ち着きのない	不安で絶えずそわそわしている，しかし動きは攻撃的でも活発でもない
0	意識清明な　落ち着いている	
－1	傾眠状態	完全に清明ではないが，呼びかけに 10 秒以上の開眼およびアイコンタクトで応答する
－2	軽い鎮静状態	呼びかけに 10 秒未満のアイコンタクトで応答する
－3	中等度鎮静	呼びかけに動きまたは開眼で応答するがアイコンタクトなし
－4	深い鎮静状態	呼びかけに無反応，しかし身体刺激で動きまたは開眼する
－5	昏睡	呼びかけにも身体刺激にも無反応

ら Memis らの研究では予定術後患者 40 人をメペリジンのみで鎮痛した群とメペリジンにアセトアミノフェンの静脈注射（1 g を 6 時間ごと）を追加した群で比較し，アセトアミノフェン追加群で有意な BPS の減少（5.68±2.11 vs 3.70±0.84，$p<0.01$）および人工呼吸期間の短縮（204.5±112.7 時間 vs 64.3±40.6 時間，$p<0.05$）を認めた[12]．一方で NSAIDs は外傷において有用と考えられているが[13]，心腎への悪影響や血小板凝集，消化管潰瘍のリスクの懸念から使用は慎重に判断すべきだろう．

■ 鎮静の必要性をどのように判断し，鎮静薬として何を選択するか？

1）鎮静の必要性の評価

まず強調したいのは，鎮静は患者のために行うもので，決して医療者の都合で開始してはならないということである．適切な鎮静は患者の快適性や安全性を担保するだけでなく，酸素消費量を抑え，人工呼吸における同調性や換気を改善しうる利点があるが，鎮静薬で「おとなしくさせる」ことに有効性はない．

鎮静深度を評価するツールとして，PAD ガイドラインは SAS（sedation-agitation scale）もしくは RASS（Richmond agitation-sedation scale）（表 34-3）を推奨している．有名なものに Ramsay scale があるが，上記と比較して興奮やせん妄の評価が 1 段階しかないため，使用する施設は少なくなっている[8]．

2）ICU でよく用いる鎮静薬

ミダゾラム，プロポフォール，デクスメデトミジンが広く使用されている（表 34-4）．

ミダゾラムはベンゾジアゼピン系薬剤で，欧米では同系のロラゼパムが使用されることもある．循環動態変調が少なく深い鎮静を得るのが容易だが，消失半減期が他薬剤より長く，代謝産物も鎮静作用をもつため腎機能低下時には効果が遷延する．急な中断で離脱症状（不穏，発熱，頻脈，痙攣）が出ることがある．

プロポフォールは効果発現が早く半減期が短いため広く使用されている．低血圧や徐脈が起こり

表 34-4 鎮静薬一覧

	ミダゾラム	プロポフォール	デクスメデトミジン
メカニズム	$GABA_A$ アゴニスト*	$GABA_A$ アゴニスト	$α_2$ アゴニスト
静注での投与量	0.1〜0.3 mg/kg	1〜2 mg/kg	―
効果発現までの時間	1〜3分	1分未満	ローディングしない場合30分以上
効果持続時間	1〜3時間	5〜10分	―
腎機能低下時の排泄遅延	あり	なし	あり
持続静注量	0.04〜0.2 mg/kg/時	0.3〜3 mg/kg/時	0.2〜0.7 μg/kg/時
抗不安作用・健忘作用	あり(健忘作用強い)	あり	なし
呼吸抑制	あり	あり	比較的少ない
副作用	せん妄のリスク,離脱症状,連用で耐性ができる	徐脈・血圧低下 プロポフォール注入症候群 高トリグリセリド血症(1.1 kcal/mL) 卵・大豆アレルギー	ローディングすると徐脈や血圧低下が起こりやすい

*$GABA_A$:gamma-aminobutyric acid-A

やすい点,高用量(>5 mg/kg/時)投与でPRIS(プロポフォール注入症候群:propofol-related infusion syndrome)という死亡率の高い合併症のリスクがある点を注意する.

デクスメデトミジンは$α_2$アゴニストで,同じ$α_2$アゴニストのクロニジン(カタプレス®)より7倍も選択性が高い.深い鎮静には向かず,呼吸抑制の少なさを利用して非人工呼吸患者のICUでの鎮静にも利用される.

3)ミダゾラム vs プロポフォール

両者とも歴史のある薬剤であり比較的質の高い研究は過去に行われたため,最近の鎮痛鎮静の手法やせん妄の評価はとり入れられていない.2001年にカナダ4施設の混合ICUに入室した人工呼吸患者99人を対象に行われたRCTでは,プロポフォール群がわずかに人工呼吸期間を短縮した(1±1.6日 vs 0.28±0.36日,$p<0.05$)が,ICU滞在期間は有意差を認めなかった[14].この研究でも目標となるRamsay scaleで調整したとあるが,目標鎮静レベル,鎮静の中断やプロトコルの有無,せん妄の評価は記載がない.

4)ミダゾラム vs デクスメデトミジン

2009年に報告されたSEDCOM trial[15]では,混合ICUで24時間以上の人工呼吸を要す患者375人を両群に割りつけ,目標鎮静深度維持期間を1次エンドポイントとして評価した.この研究は目標RASS:−2〜+1とし,鎮静中断とせん妄評価が行われている点が日常臨床に近い.結果,目標鎮静深度維持期間は同等(77.3 vs 76.6%;95%CI:−3.2-7.5,$p=0.18$)で,2次エンドポイントであるせん妄の発生(54% vs 75.1%;95%CI:14-33,$p<0.001$),人工呼吸期間(3.7日 vs 5.6日,$p=0.01$)は有意にデクスメデトミジン群で少なく,ICU滞在期間も有意差はないが短い傾向にあった

(5.9日 vs 7.6日，p＝0.24)．

5) プロポフォール vs デクスメデトミジン

2012年にJakobらが発表したMIDEX / PRODEX trial[16]では，24時間以上人工呼吸を要す患者を対象に，ミダゾラムとデクスメデトミジン，プロポフォールとデクスメデトミジン，でそれぞれ比較検討した．目標RASSを－3～0として2時間ごとに評価し，連日の鎮静中断と自発呼吸トライアルを行っている．ここでプロポフォール群とデクスメデトミジン群では，目標鎮静深度維持期間は同等で，人工呼吸期間(118時間 vs 97時間，p＝0.24)，ICU滞在期間，入院期間，死亡率に有意差は認めなかった．唯一，ケアの協力度や痛みの訴えはデクスメデトミジン群で有意に優れていた．

以上より，ミダゾラムは少なくとも現代の浅い鎮静管理ではデメリットがありそうだが，死亡率や入院期間は1次アウトカムに設定されておらず影響は不明確で，深い鎮静を要す場合には1つの選択肢だろう．デクスメデトミジンは上記研究でも徐脈や血圧低下の副作用が指摘され，また鎮静不十分による投与中止頻度も多かった．2017年にわが国から，人工呼吸を要す敗血症患者201人を対象に，デクスメデトミジンを使用する群と使用しない群での比較をした研究が報告されたが，28日死亡率に有意差はなく(22.8% vs 30.8%；ハザード比：0.69；95%CI：0.38-1.22，p＝0.20)，デクスメデトミジン群も半数近くでプロポフォールやミダゾラムの追加投与が行われた[17]．敗血症という意識障害やせん妄のリスクが高い患者群でのデクスメデトミジンでの浅い鎮静管理の困難さが垣間みえる．

現在行われているSPICE III RCT(early goal-directed sedation compared with standard care in mechanically ventilated critically ill patients)は，デクスメデトミジン群とデクスメデトミジンを使用しない群で90日死亡率を比較しており，この結果が待たれる．

■ 鎮痛薬や鎮静薬の投与量の調整方法は？

1) DSI(毎日の鎮静中断：daily sedation interruption)

深い鎮静は人工呼吸期間や在院日数の延長だけでなく，せん妄や記憶障害のリスクとなり長期予後も悪化させうる．そこで鎮静を浅くする方法としてDSIが提唱された．2000年のKressらの報告で，Ramsay scaleを3～4で管理された内科ICUの人工呼吸患者に対してDSIを行い，人工呼吸期間(4.9日 vs 7.3日，p＝0.004)およびICU滞在期間(6.4日 vs 9.9日，p＝0.02)を短縮させた[18]．また，2008年のABC trial[19]では，DSIにspontaneous breathing trialを組み合わせて，DSI群で人工呼吸期間，ICU滞在期間，入院期間の短縮を認めた．

ただし，Kressらの報告ではDSIでプロポフォール使用量は減らなかった点，ABC trialは患者がベンゾジアゼピンで深い鎮静深度にされていた点は留意すべきである．

2) 鎮静プロトコル(浅い鎮静レベルを維持する)(図34-1)

どのプロトコルが優れているかを検証したものはなく，各施設により違いがある．Dejongheらも自施設でのアルゴリズムの有用性を報告した[20]．また，2010年には「no-sedationプロトコル」でモルヒネの間欠投与のみとし，鎮静＋DSI群に比して人工呼吸器離脱期間を延長し(9.6日 vs 4.2日，p＝

7 | 神経

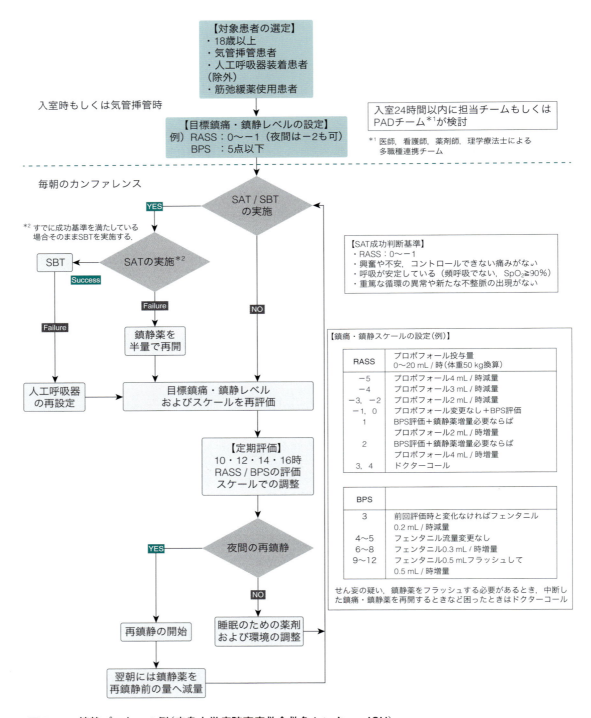

図34-1 鎮静プロトコル例（広島大学病院高度救命救急センター・ICU）

表 34-5　ICU での鎮静のコツ

1. まずは十分な痛みの評価と介入ができているか確認する
2. 気管挿管後早期から覚醒させ，意思の疎通が図れるようにする
3. 痛みや不安，不眠など症状ごとに薬物 / 非薬物介入を組み合わせる
4. 深い鎮静を要す場合も可能なかぎり早く鎮静薬の漸減を目指す
5. 正しいスケールを用いて評価し，鎮静深度目標を設定する
6. 快適性のための非薬物的な介入を行う
7. 特に経静脈投与のベンゾジアゼピンは避ける
8. 医原性のベンゾジアゼピンやオピオイドの離脱症状を見逃さない
9. 不要なカテーテルは抜去し，身体抑制も避ける
10. 夜間の鎮静増量は必要最小限にする

〔Mehta S, et al.：Intensive Care Med. 2018；44(7)：1141-1143.(PMID：29151124)より一部改変〕

0.0191)，入院期間を短縮した(ハザード比：3.57；95％CI：1.52-9.09，$p=0.0039$)[11]．さらに 3 か月後の身体機能をアウトカムとして no-sedation プロトコルを検証した NONSEDA trial が進行中である[21]．

3) 鎮静プロコトル vs 鎮静プロトコル＋DSI

浅い鎮静で維持された患者に DSI を行う効果を検証した 2012 年の SLEAP study[22] では，DSI を追加することでアウトカムの改善はなく，ベンゾジアゼピン投与量が増える結果となった．上記とも合わせると，DSI はベンゾジアゼピンの減量が期待できる状況で最も効果的かもしれない．

4) いつから調整を開始するか？

深い鎮静を要さない状態であることが前提だが，「可能なかぎり早く」がよい．Shehabi らの報告では，ICU 入室 48 時間以内の深い鎮静(RASS：−5〜−3)が人工呼吸期間の延長や死亡率上昇(院内死亡：ハザード比：1.11；95％CI：1.02-1.20，$p=0.01$，180 日死亡：ハザード比：1.08；95％CI：1.01-1.16，$p=0.026$)と関連していた[23]．また，腹部手術後の患者を対象に ICU 入室直後に鎮静を中断することで，通常管理より抜管までの時間を短縮した(8 時間 vs 50 時間，$p<0.0001$)[24]．

多くの ICU がベンゾジアゼピンの使用を避けて浅い鎮静で管理することを目標としている現状から考えると DSI が有効かは懐疑的である．また DSI による急な状態変化を監視することに人的問題がありうるわが国の ICU では，深い鎮静を要す症例のみ DSI を行うほうが安全管理としても優れている可能性が高い．鎮静を行う際のポイントを 表 34-5 に示す．

■ ICU における不眠の対処法は？

睡眠の良悪は患者自身の訴えにより評価されるが ICU 患者の多くは鎮静下で，同一の評価法でよいか不明である．また PSG(ポリソムノグラフィー)が客観的評価に適しており多くの研究で用いられているがこれをアウトカムにしてよいかもわかっていない．ただいくつかの知見が示されているので，これらを簡単に整理する．

1）鎮静は睡眠か？

　鎮静しているとあたかも眠っているようにみえるが，われわれの普段の睡眠とはかけ離れている．PSG を用いた ICU 患者 57 人の評価では，熟眠感を得る徐波睡眠や記憶の定着に必要な REM（rapid eye movement）睡眠は乏しく，睡眠持続時間は 3 分程度であった[25]．また，ミダゾラムやプロポフォールによる鎮静は REM 睡眠を減らす[26]．

　一方でデクスメデトミジンはやや印象が違う．睡眠時間を延長し，より深い睡眠を増加させるといった報告もあり，今後のさらなる研究が期待されている．ただ現時点では評価不能でありコストの懸念から安易に不眠に対して使用されるべきではない．

2）非薬物的介入で有効なものはあるか？

　ICU は日夜の光量変化が少なく，地下鉄車内と同等の騒音がするといわれる[27]．これらに対して最も多く報告されているのは耳栓の装着である．Rompaey らは 136 人の ICU 患者を夜間の耳栓装着の有無で分けた比較試験を行い，装着群でせん妄や混乱状態の有意な減少を認めた（ハザード比：0.47；95％CI：0.27-0.82）[28]．また，耳栓にアイマスクや音楽を併用したものも報告がある．また，光量の調整，夜間のケアの中止も介入として有用である．

　一方で，騒音や ICU でのケアによる睡眠障害は全体の 30％以下との報告もあり[29]，環境調整のみで改善しえない睡眠障害があることは今後の課題である．

3）薬物的介入で有効なものはあるか？

　現時点ではエビデンスが乏しく推奨できる薬剤はない．ただしベンゾジアゼピンを常用している患者では急な中断による離脱に注意が必要である．また薬理学的なアプローチでしかないが，トラゾドンなどの抗うつ薬の一部は睡眠持続時間や徐波睡眠を増やす[30]ため，今後の研究が期待される．

> **私はこうしている**
>
> 　ICU 入室患者の死亡率は年々低下しており，生存退室する患者が多数を占めるようになってきた．また高齢化が進む社会からも，生存退室ではなく退院後の長期予後を見据えた集中治療を行うことは責務であり，醍醐味の 1 つでもある．
>
> 　この観点から，筆者は可能なかぎり入室早期から院内プロトコルを用いた浅い鎮静管理を目標としており，鎮静薬を要す場合にはプロポフォールかデクスメデトミジンを好んで使用している．DSI は深い鎮静を要す症例にのみ行う．不眠への介入は精神科へ相談して非ベンゾジアゼピン系薬剤での調整を行っている．
>
> 　また，ICU の鎮痛鎮静は薬剤調整だけではうまくいかない．チーム回診や勉強会を通して環境調整や早期離床について多職種と協働することで，浅い鎮静管理による医療者の負担増加の懸念を少しずつ成功体験を積み上げることで解消していくことも非常に重要である．

参考文献

1) Reade MC, et al.：N Engl J Med. 2014；370(5)：444-454.(PMID：24476433)
2) Kollef MH, et al.：Chest. 1998；114(2)：541-548.(PMID：9726743)
3) Jacobi J, et al.：Crit Care Med. 2002；30(1)：119-141.(PMID：11902253)
4) Barr J, et al.：Crit Care Med. 2013；41(1)：263-306.(PMID：23269131)
5) Devlin JW, et al.：Crit Care Med. 2018；46(9)：e825-e873.(PMID：30113379)
6) Balas MC, et al.：Crit Care Med. 2018；46(9)：1464-1470.(PMID：30024427)
7) 日本呼吸療法医学会，人工呼吸中の鎮静ガイドライン作成委員会：人工呼吸．24：146-167，2007．
8) Morandi A, et al.：Crit Care Med. 2017；45(11)：e1111-e1122.(PMID：28787293)
9) Meine TJ, et al.：Am Heart J. 2005；149(6)：1043-1049.(PMID：15976786)
10) Erstad BL, et al.：Chest. 2009；135(4)：1075-1086.(PMID：19349403)
11) Strom T, et al.：Lancet. 2010；375(9713)：475-480.(PMID：20116842)
12) Memes D, et al.：J Crit Care. 2010；25(3)：458-462.(PMID：20189753)
13) Malchow RJ, et al.：Crit Care Med. 2008；36(7 Suppl)：S346-S357.(PMID：18594262)
14) Hall RI, et al.：Chest. 2001；119(4)：1151-1159.(PMID：11296183)
15) Riker RR, et al.：JAMA. 2009；301(5)：489-499.(PMID：19188334)
16) Jakob SM, et al.：JAMA. 2012；307(11)：1151-1160.(PMID：22436955)
17) Kawazoe Y, et al.：JAMA. 2017；317(13)：1321-1328.(PMID：28322414)
18) Kress JP, et al.：N Engl J Med. 2000；342(20)：1471-1477.(PMID：10816184)
19) Girard TD, et al.：Lancet. 2008；371(9607)：126-134.(PMID：18191684)
20) De Jonghe B, et al.：Crit Care Med. 2005；33(1)：120-127.(PMID：15644658)
21) Nedergaard HK, et al.：Trials. 2015；16：310.(PMID：26201718)
22) Mehta S, et al.：JAMA. 2012；308(19)：1985-1992.(PMID：23180503)
23) Shehabi Y, et al.：Am J Respir Crit Care Med. 2012；186(8)：724-731.(PMID：22859526)
24) Chanques G, et al.：Lancet Respir Med. 2017；5(10)：795-805.(PMID：28935558)
25) Elliott R, et al.：Crit Care. 2013；17(2)：R46.(PMID：23506782)
26) Boyko Y, et al.：Nat Sci Sleep. 2017；9：277-284.(PMID：29184454)
27) Boyko Y, et al.：J Crit Care. 2017；37：99-105.(PMID：27660924)
28) Van Rompaey B, et al.：Crit Care. 2012；16(3)：R73.(PMID：22559080)
29) Gabor JY, et al.：Am J Respir Crit Care Med. 2003；167(5)：708-715.(PMID：12598213)
30) Wichniak A, et al.：Curr Psychiatry Rep. 2017；19(9)：63.(PMID：28791566)

35 PICS

福家良太

CONTROVERSY

- ICU-AW にはどのようなリスクがあるか？
- 早期リハビリテーションは ICU-AW 予防に有効か？
- せん妄の予防は認知機能障害の予防に有効か？
- どのように PICS 患者をフォローするか？

BACKGROUND

　近年，集中治療の進歩は ICU 患者の生存率を大きく改善させているが，その一方で後遺症を有する患者の割合も絶対数も増加していることが無視できない状況となっている．このような

傾向が認識されるようになり，2010年の米国集中治療医学会においてPICS（post-intensive care syndrome）と称する疾患概念に関するステークホルダー・カンファレンス[1]が行われた．PICSは直訳すれば「集中治療後症候群」である（なお，2018年9月時点で日本語の正式名称は存在しない）．このPICSはICU患者がICU在室中あるいはICU退室後，退院後に生じる運動機能，認知機能，精神の障害であり，さらには患者家族の精神にも影響を及ぼすもの（FamilyのFをつけてPICS-F）として広く認識されるべきものであるとされた（図35-1）．2年後の2012年には2回目のステークホルダー・カンファレンス[2]が開催され，PICSのリスク評価や今後の研究の方向性，PICS予防のためのABCDEFGHバンドル（後述）が話し合われた．

実際の頻度について，Meyersら[3]は，米国のICU患者のうち5～7割の患者がPICSを発症すると報告している．また，Yendeら[4]は2つのコホートを用いて，入院前はADL（activity of the daily living）が自立していた重症敗血症の患者2,130例の後ろ向き解析を行ったところ，1/3程度が6か月以内に死亡し，1/3程度が6か月後も生活に何らかの支障をきたしていることがうかがえ，機能的予後も良好な社会復帰をとげた患者は3人に1人にとどまるということになる．

PICSは多領域にわたる症候群であるが，以下では特に重要かつコントロバーシャルな部分に焦点をあてる．

POINT

まずは早期リハビリテーションやせん妄予防などできるところからPICSの予防のための介入を始めつつ，ABCDEFGHバンドルを行うための土台づくりとしてICUの現状把握とスタッフの教育を行い，情報・知識の共有を経たうえで具体的なバンドルのプランを立てていく．

■ ICU-AW にはどのようなリスクがあるか？

ICU患者においてはICU入室早期から急激に生じる四肢の筋力低下であるICU-AW（ICU-acquired weakness）が生じることがある．これは徐々に進行する廃用症候群とは異なるものであり，その頻度は報告によって25～100％と大きく幅がある[5]．これは，ほとんどの研究がICU-AWの診断基準[6]が定められた2009年より前に報告されていることが理由と考えられる．診断基準が定められて以降の最近の報告に絞ればそのばらつきは少なく，48時間以上人工呼吸器を装着した成人患者のICU-AW発症率は39～51％[7-10]の範囲あることから，おおむね約半数程度と考えられる．

ICU-AWのリスク因子としては，多臓器不全（最多は敗血症），ステロイド使用，神経筋遮断薬，高血糖，不動化，腎代替療法，カテコールアミン投与，高酸素症が挙げられている[11-13]．ただし，まだ病態機序自体が不明確であり，確定的なリスク因子とは言いがたいが，これらのリスク因子は重症例ほど多いリスク因子であるとも考えられる．

そうなると，ICU-AWは重症疾患による全身性の炎症そのものの寄与が高いとも考えられる．全身性炎症が神経筋組織へどのように影響するかであるが，これまでの知見として，微小循環の虚血と血管透過性の増加による局所組織浮腫が，酸素および栄養素の神経筋組織への拡散を妨げ，組織レベルでエネルギー障害をもたらす．また，血管透過性の増加は毒素の神経筋組織への侵入を可能

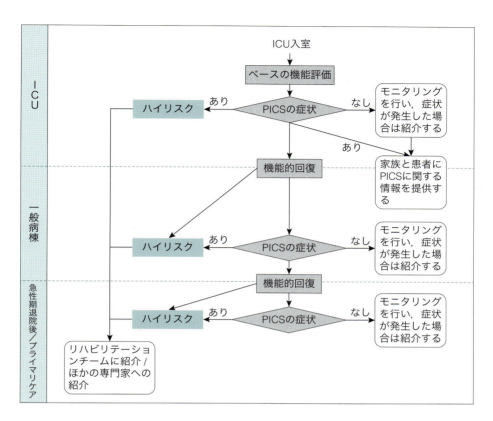

図 35-1　リスク評価のアセスメント
〔Elliott D, et al.：Crit Care Med. 2014；42(12)：2518-2526.(PMID：25083984) より〕

にし，ミトコンドリア機能に悪影響を及ぼしうる[14]．このような病態生理学的プロセスは脳の炎症による機能不全である敗血症関連せん妄でも考えられ，敗血性関連せん妄と ICU-AW との関連性がうかがえる[15]．実際に，Garnacho-Montero ら[16] は敗血症関連せん妄と ICU-AW の関連性を報告している．また，Witteveen ら[17] は，ICU に入室した全身炎症患者(79%が敗血症患者)において，ICU 入室後 4 日目までで ICU-AW を発症しなかった患者より発症した患者のほうが，背景因子で調整してもインターロイキン 6，8，10 やフラクタルカインが有意に高かったと報告している．

一方，ステロイドについては，近年では ICU-AW のリスク因子ではないのではないであろうといわれている．ステロイド自体にタンパク異化作用は知られているものの，その機序では ICU-AW のように早期からの急激な筋力低下は説明ができない．いくつかの小規模の観察研究のみで関連性が報告されたが，RCT[18] ではステロイドが ICU-AW を増加させたという結果は得られておらず，システマティックレビュー[12] においても有意なリスク因子には入っていない．

神経筋遮断薬については ICU-AW と関連があるという報告とないという報告がいずれもあり，システマティックレビューでは有意な関連性を示したが，RCT では有意差はみられていない[19]．

高血糖については，インスリン強化療法によって ICU-AW が有意に減少することが 2 つの RCT[20, 21] で示されており，重症度とは別に高血糖が ICU-AW 発症に寄与する可能性を示唆する結果である．

7 | 神経

　高酸素症については，人工呼吸管理を受ける成人敗血症性ショック患者を，最初の24時間でF_IO_2 1.0で管理する群（高酸素症群），または動脈血ヘモグロビン酸素飽和度88〜95％を目標にF_IO_2管理する群（正常酸素血症群）を比較したRCTであるHYPERS2S trial[13]がある．本研究は424例登録時点で高酸素症群のほうが28日死亡率が高い傾向がみられたため，安全性を理由に早期中止となっている．この研究の有害事象の検討では，ICU-AWが高酸素症群のほうが多い傾向がみられており（11％ vs 6％；$p=0.06$），酸化ストレスが原因ではないかと考察されている．

■ 早期リハビリテーションはICU-AW予防に有効か？

　早期リハビリテーション（以下，早期リハ）はICU患者の何を改善させるのであろうか？ 既知の多数の報告から，早期リハが運動機能にいい影響を与えているであろうことはわかる．実際，日本版敗血症診療ガイドライン2016[22]でも，ICU患者に対して早期リハを検討したRCTのメタアナリシスを行っており，MRC，6分間歩行距離，人工呼吸器装着期間の有意な改善が得られていることから，早期リハを弱く推奨している．

　このせいもあってか，早期リハがICU-AWにも有効であろうと期待する意見は多い．しかしながら，現時点で早期リハを検討したRCTは2つ[23,24]あるが，いずれも対照群とはICU-AW発症率に有意差がみられなかった．ただし，これはサンプル数が少ないことが影響しているとも思われ，2研究で非一貫性はなく，筆者の統合解析[25]では早期リハ群で有意にICU-AWが少なかった．

　また，早期リハといえどもその内容はさまざまである．初期からどの程度の強度で早期リハを行うかであるが，かなり強化されたリハビリテーションが患者の予後を悪化させてしまったというRCTの報告が，COPD急性増悪[26]や脳卒中[27]においてすでに報告されており，強度をただ上げればよいというものでもないようである．ただし，強度の高い研究をみてみると，ベッド上の足こぎペダルの使用や電気筋刺激も用いており，わが国の臨床現場で簡単に導入できるものではなく，少なくともわが国で一般的に行われているレベルの強度の早期リハと同等程度のRCTでは予後悪化はみられていないことから，わが国では安全に行えそうである．離床基準についてはAdlerら[28]がシステマティックレビューを行い，目安となる基準を提示しており，日本版敗血症診療ガイドライン2016[22]でもこの基準を提示した．また，敗血症性ショックの蘇生治療直後の早期の段階であっても，受動的モビライゼーションは微小循環や全身血行動態に悪影響を及ぼさないことが報告されている[29]．

■ せん妄予防は認知機能障害予防に有効か？

　せん妄を予防することで認知機能障害を予防できるのではないかとする意見は多い．せん妄は長期の認知機能障害と関連していることは複数の研究[30-32]で示されていることから，せん妄を予防すれば認知機能障害も予防できる可能性は確かにあるかもしれない．しかし，現時点ではせん妄予防がPICSを予防できたとする報告は1つもない．正確には，せん妄予防の介入で長期予後としてのPICSをアウトカムとした研究がなされていない．よって「せん妄予防がPICS予防に有効か？」という問いには，「まだ不明である」と言わざるをえない．よって現時点ではせん妄を予防する介入が将

来の認知機能障害を予防できるであろうと「期待する」にとどまるが，せん妄予防自体にはほかのメリットが多数あるため，行っていくべきであろう．

　せん妄は，DSM-5によると，身体疾患や中毒によって短期間で惹起される注意や意識の障害，認知機能障害とされている．すなわち，せん妄とは，何らかの原因で脳の機能障害が生じて発生する症状でありサロゲートマーカーともいえ，長期の認知機能障害の原因はこの根本原因を知らなければならない．よって，せん妄の原因となるものは認知機能障害のリスクとなりうることを考えておかなければならない．ICUで発生するせん妄の原因は多数存在しており，個々の患者で異なる．せん妄が生じたときに，安易に薬剤を投与して抑えようとする前に，せん妄の原因をできる限り特定するようにしておかなければ認知機能障害の原因となる脳の機能障害を遷延させることになる．

　また，認知機能障害は，さまざまな要因で生じる．ICU生存患者の認知機能障害のリスク因子としてはせん妄，低血圧，低酸素血症，低血糖，高血糖，大きな血糖変動，睡眠障害，入院前の精神障害が考えられている[33]．これらのリスク因子の予防がPICSを予防するかの検討は必要である．

　認知機能障害にかかわりがあり，ICU患者の多くに生じる睡眠障害について触れておく．疼痛不穏せん妄のPADに睡眠障害(sleep disruption)と不動(immobility)が加えられてPADISとなり[34]，ICUでの睡眠障害は近年非常に重要視されてきている．睡眠障害はせん妄の原因となり，さらにせん妄が生じることで睡眠パターンの変化が生じるという悪循環に陥る[35]．

　ICUで看護師から「患者は夜間はよく眠っていた」と報告された場合，それは正しいか．答えは否と考えたほうがよさそうである．ポリソムノグラフィーでみた患者の睡眠時間は看護師の報告の約1/3程度しかないことが報告されており[36]，実際のICU患者の睡眠は短時間の睡眠と覚醒を繰り返していることもわかっている[37]．ICU退室後も7割の患者が長期にわたって睡眠の質が低下していると訴えている[38]．

　このような患者を眠らそうとするべく鎮静薬が使用されるケースがある．では鎮静薬はICU患者の睡眠の質を改善するかというと，そうではなさそうである．ミダゾラムとプロポフォールはREM睡眠や深い睡眠を減少させてしまう[39,40]．せん妄を予防するとの報告が出ているデクスメデトミジンもREM睡眠や深い睡眠がほとんど確認できなかったという報告[41]もあり，睡眠の質を改善するかはまだ未確定といえる．

　一方，睡眠薬では，非ベンゾジアゼピン系であるスボレキサントとラメルテオンがICUまたは急性期病棟に入院した65～89歳の患者のせん妄を有意に予防したとの報告がわが国から出ている[42,43]．ただし，これらの研究は薬剤の経口内服が可能な患者を対象としており，よりせん妄リスクの高い人工呼吸器装着患者での有効性はまだ不明である．また，認知機能障害の予防効果については検討されていない．

■ どのようにPICS患者をフォローするか？

　ICU退室後や退院後も集中治療医やICUスタッフがPICSフォローのため患者にかかわり続けることは現実的には難しい．よって，行うべきはPICSフォローのためのICU退室後の引き継ぎによる切れ目のない介入であり，円滑に行ううえでもICU以外の医療・福祉従事者へのPICSの周知が必要である．2012年のステークホルダー・カンファレンス[2]では非ICUスタッフの重要性が強調

表 35-1　ABCDEFGH バンドル

A	Awaken the patient early	毎日の覚醒の試み
B	spontaneous Breathing trial	毎日の呼吸器離脱の試み（自発呼吸試験）
C	Coordination of care and communication among disciplines	職種間のケアとコミュニケーションの協調
D	Derillium assessment and prevention	せん妄の評価と予防
E	Early mobility	早期モビライゼーション（または早期離床）
F	Follow up referrals, Family inclusion, Functional reconciliation	フォローアップの紹介，家族の巻き込み，機能的回復
G	Good hand-off communication	良好な申し送りの実践
H	Hand the patient and family written information	患者および家族への PICS についての情報提供

〔Elliott D, et al.：Crit Care Med. 2014；42(12)：2518-2526.（PMID：25083984）より〕

表 35-2　VALUE method

V	Value and appreciate what the family members said	家族の発言を尊重し感謝する
A	Acknowledge the family members' emotions	家族の感情を認める
L	Listen	傾聴する
U	ask questions that would allow the caregiver to Understand who the patient was as a person	1人の人間としての患者を理解するための質問を行う
E	Elicit questions from the family members	家族から質問を引き出す

〔Lautrette A, et al.：N Engl J Med. 2007；356(5)：469-478.（PMID：17267907）より〕

されており，そこで提唱された ABCDEFGH バンドル（表 35-1）では ICU 退室後のフォローに言及している．すなわち，従来からの ICU での ABCDE バンドルに加えられた FGH の部分である．

引き継ぎに関しては，PICS の情報，それに対する介入をどこまで ICU で行ったか，どのような治療計画になっているかを一般病棟で対応する医師やスタッフに正確に伝達する必要がある[44]と同時に，家族についての情報も伝えておく必要がある．可能ならば ICU から一般病棟に引き継ぐ際の申し送りプロトコルが作成されていることが望ましい[45]．

患者紹介に関しては，引き継ぎと同様，転院先への紹介状に PICS の内容を記載する必要がある．また，その引き継ぎには医師のみならずリハビリテーションにかかわる職種の情報もあることが望ましい[45]．また，PICS は身体機能障害が目立つために認知機能障害や精神障害が軽視されがちであるが，精神科への紹介も忘れないようにしたい．

患者や家族に対しては，治療計画を一緒に考えて共有する必要があり，家族の治療への参加は家族にとってもスタッフ-家族間の関係性も良好なものとなるため，有益であるとされている．その際の共同意思決定としてのコミュニケーションでは VALUE method[46]（表 35-2）を用いてもよい．

同時に，PICS や PICS-F に関する情報を書面で患者や家族に提供する必要がある．患者や家族にとっては ICU がどのような場所なのかはわからず，PICS に関する情報はほぼ持ち合わせていないであろう．にもかかわらず，今後起こりうる PICS についての情報の説明を受けていないことが

多い[47].

　ICUで注意すべきは，家族がPICS-Fを発症している場合である．ICUで治療を受けている間の家族は6割が不眠を訴えており[48]，日中に眠気を感じ，15%の意思決定者は眠気による理解力の低下がみられている[49]．家族の睡眠状態は，患者の状態の説明を十分に受けること，リラクゼーションテクニックによって改善することが報告されている[48]．最も家族はその時点では患者ではないため，主治医やICUスタッフに不眠を訴えることは少ないかもしれない．一言「眠れていますか？」と声をかけるのも1つの方法である．

　バンドルに含まれていないが近年注目されているのがICU日記である．ICU退室後に8〜9割の患者がICUの記憶があり[50,51]，その記憶は真実ではない記憶を含んでいる．とりわけPICSで問題となるのが「夢，悪夢，幻覚，誰かに傷つけられる感覚」といった妄想的記憶である．患者はこの妄想的記憶を鮮明に覚えており，実際にICUであったことかのように記憶してしまう．ICUスタッフや家族で作るICU日記はこれらの記憶の整理に役立ち，自らの健康状態の理解にも有用とされており，PTSDやPICS-Fの改善方法としてガイドラインで推奨されている[52]．しかしながら，RCTはまだ少なく，システマティックレビュー[53]ではその効果は明らかではないとされている．

> **➡ 私はこうしている**
>
> 　筆者は，PICSの予防とはICU全体の質の向上であり，その施設のICU環境の大改革が必要と考えている．PICSは多岐にわたる領域の障害であり，これまでのエビデンスをみるに単一要因よりも総合的な要因で発生する印象がある．もちろん単一介入は無駄ではなく，これまでのエビデンスに沿ってできるところ(早期リハビリテーション，低侵襲治療，せん妄予防)から始めてはいるが，ABCDEFGHバンドルのような包括的な介入をしなければ大幅なPICSの減少は期待できないであろう．多面的な介入となるため，多職種連携が大前提となる．また，特にopen ICUでは医師とスタッフ間での権威勾配も生じることがあり，PICSへの介入にはさまざまな壁がある．
>
> 　まず行うべきはPICSの予防・ケアを行ううえでのICUスタッフの教育が必須である．PDCA(plan-do-check-act)サイクルはいきなり行おうとしても失敗しやすい．まずは自施設の現状を認識し，次いで情報・知識を共有したうえで初めてPDCAサイクルは回るものであり，さらにPCDAサイクルを達成したうえでその知恵を共有する必要がある．現在筆者の施設(東北医科薬科大学)は医学部新設に伴い大学病院化したばかりであり，医師の大幅増員と診療システムの変更，救急車受け入れ台数の急増の影響でICUの患者状況は一変し，以前よりも重症患者が大幅に増えたため，PICSへの対応は急務であるが，残念ながら対応できる体制はまだ整っている状況にない．そこで，まずは自施設の現状把握と情報・知識の共有を行うべく主にPICSに関連する内容のアンケートや勉強会を開催しており，筆者も2017年に3回講義を行っている．今後，スタッフ内での情報と知識の共有ができてきた段階でプロトコル作成など具体的なプランを立てる予定である．同時に，完全主治医制のopen ICUであるため，各科の医師への理解を求める必要があり，現在模索中である．

参考文献

1) Needham DM, et al.：Crit Care Med. 2012；40(2)：502-509.(PMID：21946660)
2) Elliott D, et al.：Crit Care Med. 2014；42(12)：2518-2526.(PMID：25083984)
3) Myers EA, et al.：JAAPA. 2016；29(4)：34-37.(PMID：27023654)
4) Yende S, et al.：Crit Care Med. 2016；44(8)：1461-1467.(PMID：26992066)
5) Zorowitz RD, et al.：Chest. 2016；150(4)：966-971.(PMID：27312737)
6) Stevens RD, et al.：Crit Care Med. 2009；37(10 Suppl)：S299-S308.(PMID：20046114)
7) Dettling-Ihnenfeldt DS, et al.：Am J Phys Med Rehabil. 2017；96(4)：236-242.(PMID：28301864)
8) Wieske L, et al.：Neurocrit Care. 2015；22(3)：385-394.(PMID：25403763)
9) Wieske L, et al.：PLoS One. 2014；9(10)：e111259.(PMID：25347675)
10) Patel BK, et al.：Chest. 2014；146(3)：583-589.(PMID：25180722)
11) Schefold JC, et al.：J Cachexia Sarcopenia Muscle. 2010；1(2)：147-157.(PMID：21475702)
12) Stevens RD, et al.：Intensive Care Med. 2007；33(11)：1876-1891.(PMID：17639340)
13) Asfar P, et al.：Lancet Respir Med. 2017；5(3)：180-190.(PMID：28219612)
14) Maestraggi Q, et al.：BioMed Res Int. 2017；2017：7897325.(PMID：28589148)
15) Bolton CF：Muscle Nerve. 2005；32(2)：140-163.(PMID：15825186)
16) Garnacho-Montero J, et al.：Intensive Care Med. 2001；27(8)：1288-1296.(PMID：11511941)
17) Witteveen E, et al.：Crit Care Med. 2017；45(6)：972-979.(PMID：28350642)
18) Steinberg KP, et al.：N Engl J Med. 2006；354(16)：1671-1684.(PMID：16625008)
19) Price DR, et al.：Crit Care Med. 2016；44(11)：2070-2078.(PMID：27513545)
20) Van den Berghe G, et al.：Neurology. 2005；64(8)：1348-1353.(PMID：15851721)
21) Hermans G, et al.：Am J Respir Crit Care Med. 2007；175(5)：480-489.(PMID：17138955)
22) 日本集中治療医学会・日本救急医学会：日本版敗血症診療ガイドライン 2016.
23) Schweickert WD, et al.：Lancet. 2009；373(9678)：1874-1882.(PMID：19446324)
24) Hodgson CL, et al.：Crit Care Med. 2016；44(6)：1145-1152.(PMID：26968024)
25) Fuke R, et al.：BMJ Open, 2018；8(5)：e019998.(PMID：29730622)
26) Greening NJ, et al.：B M J. 2014；349：g4315.(PMID：25004917)
27) AVERT Trial Collaboration group：Lancet. 2015；386(9988)：46-55.(PMID：25892679)
28) Adler J, et al.：Cardiopulm Phys Ther J. 2012；23：5-13.(PMID：22807649)
29) Pinheiro TT, et al.：Ann Intensive Care. 2017；7(1)：95.(PMID：28887766)
30) Girard TD, et al.：Crit Care Med. 2010；38(7)：1513-1520.(PMID：20473145)
31) Pandharipande PP, et al.：N Engl J Med. 2013；369(14)：1306-1316.(PMID：24088092)
32) Pierrakos C, et al.：Acta Clin Belg. 2017；72(1)：39-44.(PMID：27352195)
33) Hopkins RO, et al.：Chest. 2006；130(3)：869-878.(PMID：16963688)
34) Balas MC, et al.：Crit Care Med. 2018；46(9)：1464-1470.(PMID：30024427)
35) Friese RS.：Crit Care Med. 2008；36(3)：697-705.(PMID：18176314)
36) Aurell J, et al.：Br Med J(Clin Res Ed). 1985；290(6474)：1029-1032.(PMID：3921096)
37) Freedman NS, et al.：Am J Respir Crit Care Med. 2001；163(2)：451-457.(PMID：11179121)
38) McKinley S, et al.：J Psychosom Res. 2013；75(6)：539-545.(PMID：24290043)
39) Drouot X, et al.：Sleep Med Rev. 2008；12(5)：391-403.(PMID：18502155)
40) Kondili E, et al.：Intensive Care Med. 2012；38(10)：1640-1646.(PMID：22752356)
41) Oto J, et al.：Intensive Care Med. 2012；38(12)：1982-1989.(PMID：22961436)
42) Hatta K, et al.：J Clin Psychiatry. 2017；78(8)：e970-e979.(PMID：28767209)
43) Hatta K, et al.：JAMA Psychiatry. 2014；71(4)：397-403.(PMID：24554232)
44) Starmer AJ, et al.：N Engl J Med. 2014；371(19)：1803-1812.(PMID：25372088)
45) Li P, et al.：Am J Med. 2011；124(9)：860-867.(PMID：21854894)
46) Lautrette A, et al.：N Engl J Med. 2007；356(5)：469-478.(PMID：17267907)
47) Locke M, et al.：AACN Adv Crit Care. 2016；27(2)：212-220.(PMID：27153310)
48) Day A, et al.：Crit Care. 2013；17(3)：R91.(PMID：23705988)
49) Verceles AC, et al.：Intensive Care Med. 2014；40(8)：1124-1131.(PMID：24898893)
50) Samuelson K, et al.：Intensive Care Med. 2006；32(5)：660-667.(PMID：16520999)

51) Burry L, et al.：Crit Care Med. 2015；43(10)：2180-2190.(PMID：26181221)
52) Davidson JE, et al.：Crit Care Med. 2017；45(1)：103-128.(PMID：27984278)
53) Ullman AJ, et al.：Cochrane Database Syst Rev. 2014；(12)：CD010468.(PMID：25488158)

36 リハの実際

對東俊介，志馬伸朗

CONTROVERSY

- 早期リハビリテーションとは？
- 早期リハビリテーションは安全なのか？
- 人工呼吸患者に歩行練習は必要なのか？
- 早期リハビリテーションはADLとQOLを改善するのか？
- 早期リハビリテーションはPICSを予防するのか？
- 抜管後の嚥下困難への対処方法は？

BACKGROUND

　集中治療室(ICU)での早期リハビリテーションの効果や安全性に関する報告は2009年のSchweickertら[1]の報告に始まる．この報告では，人工呼吸患者に対する早期リハビリテーション介入が重症患者の退院時の日常生活動作(ADL：activity of daily living)の自立割合を改善し，せん妄期間を減少させるとされ，大きな注目を集めた．しかし，近年行われたICUでの早期リハビリテーションに関する大規模RCTでは，主要評価項目であるICU在室中の活動レベルを改善する[2]という報告がある一方で，在院日数[3]や生活の質(QOL：quality of life)[4]を改善しないという報告もあり，その有用性について議論が続いている．

　2017年に米国胸部学会と米国胸部専門医学会から発表された人工呼吸器離脱に関する臨床実践ガイドラインのなかで，リハビリテーションについての解説がある．「24時間以上人工呼吸管理される急性期入院患者に対して，早期離床指向型のプロトコルに沿ったリハビリテーションを実施すべきか？」というクリニカルクエスチョンに対して行われたシステマティックレビュー／メタアナリシスでは[5]，上記の論文を含む4論文378患者のデータが統合解析され，リハビリテーション実施によって人工呼吸管理期間は平均2.7日短縮し，退院時の歩行獲得の割合が増えるという結果であった．このことより，「24時間以上人工呼吸管理される急性期の成人入院患者は，プロトコルに沿った早期離床を目指すリハビリテーションを受けることを推奨する」と結論づけられている．

　国内においては，2017年に日本集中治療医学会早期リハビリテーション検討委員会から「集中治療における早期リハビリテーション〜根拠に基づくエキスパートコンセンサス〜」[6]が発表された．ここでは，「わが国の集中治療領域で行われている早期リハビリテーションは経験的に行われていることが多く，その内容や体制は施設により大きな違いがある．早期リハビリテーションへの期待が高まり，今後より高度急性期の病床機能の明確化が進むなかで，集中治療領域での早期リハビリテーションの確立や標準化は喫緊の課題である」と述べられている．

7 | 神経

われわれが2016年に実施したICUに勤務する医療従事者を対象とした調査[7]では，リハビリテーションプロトコルを有している割合は回答者全体の16%であり，多くの現場でリハビリテーション介入が経験的に行われていることが明らかになっている．

このように，ICUにおける早期リハビリテーション介入については，その有用性について議論が続いており，プロトコルに沿った介入が国内では十分に行われていない点が問題である．

> **POINT**
> 広島大学病院では，ICUにおいて，①救急集中治療医と理学療法士が共同で早期リハビリテーションのプロトコルを作成した．②救急集中治療医と看護師が共同で，嚥下プロトコルを作成した．これらを基本として，多職種が関与する日常生活動作の維持・改善・再獲得を通じて生活の質改善を早期より目指している．

■ 早期リハビリテーションとは？

「集中治療における早期リハビリテーション〜根拠に基づくエキスパートコンセンサス〜」[6]のなかでは，集中治療における早期リハビリテーションは，「疾患の新規発症，手術または急性増悪から48時間以内に開始される運動機能，呼吸機能，摂食嚥下機能，消化吸収機能，排泄機能，睡眠機能，免疫機能，精神機能，認知機能の各種機能の維持，改善，再獲得を支援する一連の手段」と定義されている．日常生活活動(ADL)の維持，改善，再獲得を通じて，患者報告アウトカムであるQOLを改善することがリハビリテーションの主目的といえる[8]．

ここでは，早期の区切りとして「48時間」が用いられている．米国のガイドライン[5]では「24時間」が用いられているが，いずれの時間設定にも強い根拠が示されていない．過去の報告ではおおむね1週間程度を早期と表現しているものが多い[9]．ICUに入室する重症患者に対するリハビリテーションは，端座位や歩行練習だけでなくベッド上から行われる関節可動域運動や，自動介助運動，半坐位が含まれ[9]，基本的には入室時から通常の治療やケアとして行われるべきものである．また，リハビリテーションは，日常生活動作の維持，改善，再獲得を目指す標準的な治療介入であるので，患者がICUに入室した時点から適応を検討する必要があると考えられる．少なくともICU退室「後」からの重点的な身体リハビリテーション介入については効果が認められないことから[10]，早期リハビリテーションの「早期」はICU入室中にリハビリテーション開始基準を満たした時点から開始されるリハビリテーションを指すと解釈できる．

■ 早期リハビリテーションは安全なのか？

重症患者への早期リハビリテーションは一定の有害事象発生リスクの増大を伴う．有害事象の発生率はおおむね5%未満[9]であるが，定義によっては16%という報告[11]もある．48研究7,546患者での22,351回のリハビリテーションについて解析されたシステマティックレビュー/メタアナリシス[12]では，安全性に関するイベント(酸素化の低下や循環動態の変調，転倒・転落や気管チューブ抜去，カテーテル抜去)の発生率は2.6%で，特に早期リハビリテーションの中断，臥床，輸液負

荷やカテコラミン増加を必要とした重篤イベントは0.6%と報告されている．また，離床やリハビリテーション1,000回あたり3.8回(95% CI：1.3-11.4回)に循環動態の変調が生じたと報告されている．これらはおおむねトレーニングされたスタッフのいる施設からの報告と理解できるが，頻度は高くないとはいえ一定数の有害事象が発生すると解釈されるため，有害事象発生時の対処まで含めたプロトコル作成やトレーニングが必要であろう．

■ 人工呼吸患者に歩行練習は必要なのか？

　人工呼吸患者の歩行練習は，早期リハビリテーションのイメージとして多くの医療者に共有されやすいが，人工呼吸管理中から歩行練習を実施した患者群と人工呼吸器離脱後から歩行練習を開始した群での比較を検討した報告がないため，その効果に関しては不明である．われわれの施設では，人工呼吸管理中の患者において呼吸循環動態が安定した状態で立位保持を一定時間自力で行える患者は非常にまれであることから，人工呼吸患者に対して歩行練習を実施する機会は年間数件程度と少ない．一方で，端座位保持が自力で難しい患者に対しても介助下での車椅子への移乗や起立台を使用した立位練習を積極的に行い，介助下で立位が可能な患者であればベッドサイドでの立ち上がり練習や足踏み練習は積極的に行っている．人工呼吸管理されていることのみを理由に歩行練習を制限する必要はないが，歩行機能は重症疾患によって制限されたADLの一部である．安全性確保のために多くの人的資源を投じて短時間の歩行練習を実施することよりも，端座位や車椅子座位，立位保持の時間を延長することで患者の1日の活動量を増やすことを優先して考えるほうが生活機能の維持，改善，再獲得にとっても安全面においても重要ではないか．

　オーストラリア・ニュージーランド[13]，ドイツ[14]，米国[15]，スイス[16]の早期リハビリテーションに関するPoint Prevalence studyでは，ICU入室中の人工呼吸患者に対しての歩行練習を実施した割合はそれぞれ0～5%の間であり，きわめて低い実施率である．また，オーストラリア[17]におけるICU患者の日中の活動に関する観察研究では，日中8時間の観察時間のうち30%の時間を1人で過ごし，中央値で7時間以上をベッド上で過ごしほぼ活動していなかった．一方，英国[18]では8時から20時30分までの観察時間のうち2/3の時間を1人で過ごし，10.5［10.0-10.5］時間(中央値［四分位範囲］)をベッド上で過ごしほぼ活動していなかった．重症患者の身体活動やリハビリテーションの障壁として，患者の身体的・精神的能力に加え，安全性への懸念，文化やチームワークやリーダーシップそして職種間コミュニケーションの不足，スタッフや機器の不足が挙げられており[19]，活動量増加のためにはこれらの問題に対してICU全体として取り組む必要がある．われわれの施設では，日中の半坐位を基本としたうえで，理学療法士と看護師の協働により活動量を高める目的のためのリハビリテーション介入が1日に複数回実施される．家族の面会時間に合わせた座位練習や起立台を用いた立位練習に加え，経管栄養時の車椅子への移動，可能であればポータブルトイレへ移乗しての排泄など，日常生活活動を増やすための取り組みを実施している．

■ 早期リハビリテーションはADLとQOLを改善するのか？

　ICUでのリハビリテーションを考えるうえでは，疾患を治療するという国際疾病分類の概念だけ

でなく，環境因子や個人因子を踏まえたうえで患者の生活機能の再獲得を多角的に目指す国際生活機能分類（ICF：International Classification of Functioning, disability and Health）[20] の視点が不可欠で，ADL の維持や改善により QOL 改善を目指すことが目標となる．Schweickert ら[1] の報告では，早期リハビリテーション介入により，ICU 退室時の ADL に差は認められなかったものの，退院時の Barthel Index が有意に改善し（75 点 vs 55 点），退院時の機能的自立度が有意に改善した（59% vs 35%）．ICU での早期リハビリテーションに関するメタアナリシス[21] では，早期リハビリテーション介入は退院時の歩行自立度（オッズ比：2.13；95%CI：1.19-3.83）を有意に改善したが，退院後 6 か月後の QOL には有意差を認めていない．しかし，高頻度のリハビリテーション介入[22, 23] に限ると QOL の改善を認めたことから，高頻度の介入の方が QOL 改善に寄与する可能性がある．ここでいう「高頻度」とは理学療法士による ICU 入室中毎日 30〜60 分の介入実施を指す．

■ 早期リハビリテーションは PICS を予防するのか？

　集中治療後症候群（PICS：post intensive care syndrome）は ICU 入室患者に発生する身体機能障害，メンタルヘルス，認知機能障害を総称する概念である[24]．ICU での早期リハビリテーションは，ICU の身体機能や ADL を改善する[1]．早期リハビリテーションはさらに，認知機能を改善させ[25]，せん妄を有意に減少させることが報告されており[1, 2]，社会参加の機会を増やし，職業復帰の機会を増やすと考えられる．リハビリテーションは，重症患者に対する回復を支援する代表的な保護戦略の 1 つである[24]．日本版敗血症診療ガイドライン[26] では，敗血症，あるいは ICU 患者において PICS の予防に早期リハビリテーションを行うことを弱いながらも推奨している．これは，入室から 1 週間以内にリハビリテーション介入が開始された 9 つの RCT のメタアナリシスで，運動機能（Hedge の g 値 0.46；95%CI 0.13-0.78），6 分間歩行距離（リスク比：47.14；95%CI：24.42-69.86），人工呼吸期間（リスク比：-2.29；95%CI：-4.57-0.00）の改善が示されたことによる．現在 ICU での早期リハビリテーションが PICS を予防し死亡率を減少させるかについてステマティックレビュー / メタアナリシスが計画されており[27]，結果が待たれるところである．

■ 抜管後の嚥下困難への対処方法は？

　抜管後の嚥下障害は重症患者の 10% 程度に発生し[28]，肺炎や再挿管や死亡の独立した関連因子であることが報告されている[28, 29]．抜管後の嚥下困難症状は退院後も継続する可能性がある[30]．嚥下障害は誤嚥性肺炎発症リスクを増加させるため，挿管時に人工呼吸関連肺炎予防のために行っていた口腔ケア[31] および半坐位[32] は抜管後も継続して実施することが望ましい．加えて，適切な経口摂取時期決定のための評価を継続して行う．抜管後の嚥下障害の評価に関しては，看護師によるスクリーニングにより ICU 退室時の経口摂取の割合が増加し，抜管後の肺炎の発症率が 16.1% から 8.0% に減少したという前後比較試験の報告がある[33]．

　嚥下障害のスクリーニングの時期は，抜管後 1 時間後に実施し評価に失敗すれば翌日再評価という方法[33] や，抜管後 3 時間以内に実施し評価に失敗すれば 3 時間後に再評価する方法[28] があり，研究によって異なる．ICU の重症患者を対象とした報告では飲水テストが主に用いられており[28, 33]，

近年報告されたメタアナリシスでは 1～5 mL の水を用いた検査では誤嚥判別に対する感度は 71%（95%CI：63-78%），特異度は 90%（95%CI：86-93%）と報告されている[34]．International Dysphagia Diet Standardisation Initiative では経口摂取する固体および液体について 8 段階のレベル分けがなされているが[35]，飲水だけではレベル 1 の液体の評価のみであり固形物の嚥下評価は実施できず，経口摂取開始時期の判断は難しい．嚥下障害を有する患者に対しては言語聴覚士による嚥下リハビリテーション施行が検討されるが，抜管後の嚥下リハビリテーションの効果は明らかではない．

私はこうしている

1）診療プロトコルの作成

標準的な診療を提供するには，根本となるプロトコルが必要である．早期目標指向型離床（EGDM：early goal directed mobilization）のコンセプト[2, 36]に準じた早期リハビリテーションプロトコルを救急集中治療医と理学療法士が共同で作成した（図 36-1）．リハビリテーションプロトコルの除外基準とリハビリテーション中止基準を明確に記載し，これらを確認しながら行うことで安全性を担保しながら早期導入を促進するものとしている．また，抜管後の嚥下障害に対しても，救急集中治療医と看護師が共同で嚥下評価プロトコルを作成した（図 36-2）．嚥下評価プロトコルでは，30 秒間の唾液嚥下回数を測定する反復唾液嚥下テストと，3 mL の水を嚥下し評価する改訂水飲みテスト，少量のゼリーを嚥下し評価するフードテストをスクリーニングとして用いている．

ただし，これらプロトコルの有用性については検証を経る必要がある．

2）理学療法士の ICU 専従

ADL の維持，改善，再獲得を通じ QOL を改善することが早期リハビリテーションの目的であり，理学療法士の ICU 専従によりその目的はより達成しやすくなる．ICU 入室患者に対しては，医師により頻回の検査や処置が行われることが多く，その合間を縫って行われる看護ケアを妨げることなく，理学療法士が ADL を拡大し，日中の身体活動量を高める介入を行うためには頻回なスケジュールの調整を行うことが不可欠である．朝の多職種回診で救急集中治療医，看護師，臨床工学技士と患者の治療方針を確認し，リハビリテーションが必要な患者に対しては理学療法士からリハビリテーション介入の提案をする．また，理学療法士が日中 ICU 内に専従することで，他職種との円滑な意思疎通や頻回な訪室が可能となる．これにより患者の重症度や病態変化を綿密に把握し状況に合わせた ADL 活動介入を行うことができ，合併症の防止や介入頻度の増加につなげうる．

3）具体的な運用：早期リハビリテーションプロトコル（図 36-1）

救急集中治療医は，ICU に入室した重症患者に対して，入室したその日のうちに前述のリハビリテーションプロトコルの除外基準やリハビリテーション中止基準に照らし合わせリハビリテーションの適応を評価し理学療法士に紹介を行う．プロトコル除外患者を紹介する場合には，救急集中治療医から理学療法士にリハビリテーション実施時の注意事項を詳細に伝える．ICU 入室日にリハビリテーションの紹介がない患者については，翌朝の多職種回診時に理学療法士や看護師から救急集中治療医師や各科の医師に対してリハビリテーションの方針について確認を行う．回診時に，リハビリテーションを開始できない理由，介入時期や再評価

7 | 神経

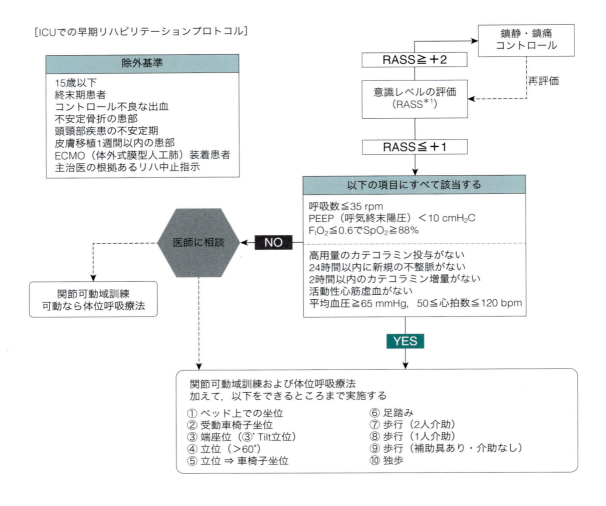

図 36-1 早期目標指向型離床（EGDM：early goal directed mobilization）のコンセプト[2, 36]に準じた早期リハビリテーションプロトコル（広島大学病院高度救命救急センター・ICU）

*1：Richmond Agitation-Sedation Scale，*2：車椅子坐位保持以上の離床の場合

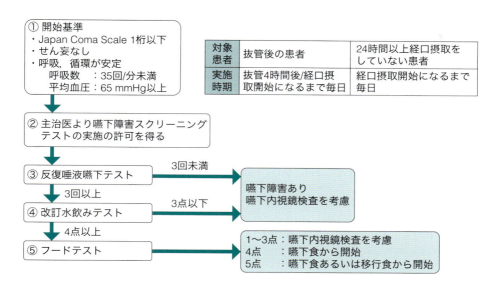

図 36-2 嚥下のプロトコル（広島大学病院高度救命救急センター・ICU）
〔志馬伸朗：ER・ICU 100 のスタンダード．中外医学社，2017 より〕

時期の目安について確認を行うことで，適切な時期からのリハビリテーション介入が可能となる．また回診時には，患者に許容される最大レベルの活動について確認を行うことで，患者のリハビリテーションの方針やリハビリテーション実施上の注意点について共通認識を得ることが可能となる．

　ベッド上での介入として，関節可動域運動や半坐位という介入に加えて，理学療法士と看護師の協働により ADL 改善のための早期リハビリテーション介入が 1 日に複数回実施される．日中の活動量を高めるための端座位や立位練習，経管栄養時の車椅子への移動，ポータブルトイレへ移乗しての排泄など，日常生活活動を増やすための取り組みは ICU 全体で実施している．体外式心肺補助患者の離床や急性呼吸窮迫症候群の腹臥位療法など，リスクが高い患者群／処置に際しては，救急集中治療医の適応評価とともに，安全面確保のための多職種（救急集中治療医，看護師，臨床工学技士）によるサポートを十分に行う．

　痛み，不穏，せん妄は早期リハビリテーションの阻害因子となるため，救急集中治療医，看護師，薬剤師，理学療法士の多職種からなる痛み，不穏，せん妄管理チームにて人工呼吸管理患者の回診を行い，鎮静や鎮痛コントロールについて話し合い，覚醒や日中の活動を促すための取り組みを行っている．

4）具体的な運用：嚥下障害プロトコル（図 36-2）

　嚥下機能スクリーニング評価は抜管 4 時間後に実施され，液体だけでなく，唾液や固形物を用いた嚥下評価を実施している．すべてのテストをクリアできなかった場合は，耳鼻咽喉科医師と言語聴覚士による嚥下内視鏡検査を実施したうえで，食事開始の有無に加え，開始する場合の嚥下調整食のレベル[37]や，言語聴覚士による嚥下リハビリテーション開始について検討する．抜管後の嚥下障害リスクの高い患者に対しては，抜管後も歯科衛生士による口腔ケアを継続し，可能なかぎり 30° 以上の半坐位を継続する．

7 | 神経

これらの多角的な取り組みの結果，広島大学病院高度救命救急センター・ICUでは早期リハビリテーションを効果的に行うことができる症例[38]を多く経験している．

参考文献

1) Schweickert WD, et al.：Lancet. 2009；373(9678)：1874-1882.(PMID：19446324)
2) Schaller SJ, et al.：Lancet. 2016；388(10052)：1377-1388.(PMID：27707496)
3) Morris PE, et al.：JAMA. 2016；315(24)：2694-2702.(PMID：27367766)
4) Wright SE, et al.：Thorax. 2018；73(3)：213-221.(PMID：28780504)
5) Girard TD, et al.：Am J Respir Crit Care Med. 2017；195(1)：120-133.(PMID：27762595)
6) 日本集中治療医学会早期リハビリテーション検討委員会：日集中医誌 24：255-303，2017.
7) Taito S, et al.：J Intensive Care. 2016；4：66.(PMID：27800164)
8) Hodgson CL, et al.：Intensive Care Med. 2017；43(7)：992-1001.(PMID：28534110)
9) Taito S, et al.：J Intensive Care. 2016；4：50.(PMID：27478617)
10) Connolly B, et al.：Cochrane Database Syst Rev. 2015；(6)：CD008632.(PMID：26098746)
11) Pohlman MC, et al.：Crit Care Med. 2010；38(11)：2089-2094.(PMID：20711065)
12) Nydahl P, et al.：Ann Am Thorac Soc. 2017；14(5)：766-777.(PMID：28231030)
13) Berney SC, et al.：Crit Care Resusc. 2013；15(4)：260-265.(PMID：24289506)
14) Nydahl P, et al.：Crit Care Med. 2014；42(5)：1178-1186.(PMID：24351373)
15) Jolley SE, et al.：Crit Care Med. 2017；45(2)：205-215.(PMID：27661864)
16) Sibilla A, et al.：J Intensive Care Med. 2017.[Epub ahead of print](PMID：28847238)
17) Berney SC, et al.：J Crit Care. 2015；30(4)：658-663.(PMID：25813549)
18) Connolly BA, et al.：J Intensive Care Med. 2017.[Epub ahead of print](PMID：28675113)
19) Parry SM, et al.：Intensive Care Med. 2017；43(4)：531-542.(PMID：28210771)
20) World Health Organization：International Classification of Functioning, disability and health(ICF). 2018. 3. 15 閲覧 http://www.who.int/classifications/icf/en/
21) Tipping CJ, et al.：Intensive Care Med. 2017；43(2)：171-183.(PMID：27864615)
22) Kayambu G, et al.：Intensive Care Med. 2015；41(5)：865-874.(PMID：25851383)
23) Moss M, et al.：Am J Respir Crit Care Med. 2016；193(10)：1101-1110.(PMID：26651376)
24) Needham DM, et al.：Crit Care Med. 2012；40(2)：502-509.(PMID：21946660)
25) Hopkins RO, et al.：Am J Respir Crit Care Med. 2012；186(12)：1220-1228.(PMID：23065013)
26) 日本集中治療医学会・日本救急医学会：日本版敗血症診療ガイドライン 2016.
27) Kondo Y, et al.：BMJ Open. 2017；7(3)：e013828.(PMID：28249850)
28) Schefold JC, et al.：Crit Care Med. 2017；45(12)：2061-2069.(PMID：29023260)
29) Macht M, et al.：Crit Care. 2011；15(5)：R231.(PMID：21958475)
30) Brodsky MB, et al.：Ann Am Thorac Soc. 2017；14(3)：376-383.(PMID：27983872)
31) Hua F, et al.：Cochrane Database Syst Rev. 2016；10：CD008367.(PMID：27778318)
32) Wang L, et al.：Cochrane Database Syst Rev. 2016；1：CD009946.(PMID 26743945)
33) See KC, et al.：Crit Care. 2016；20(1)：326.(PMID：27733188)
34) Brodsky MB, et al.：Chest. 2016；150(1)：148-163.(PMID：27102184)
35) Cichero JA, et al.：Dysphagia. 2017；32(2)：293-314.(PMID：27913916)
36) Hodgson CL, et al.：Crit Care Med. 2016；44(6)：1145-1152.(PMID：26968024)
37) 日本摂食・嚥下リハビリテーション学会医療検討委員会，他：日摂食嚥下リハ会誌 17(3)：255-267，2013.
38) Nishikawa Y, et al.：Prog Rehabil Med. 2016；1：20160010.

8

栄養

37 栄養療法の実際

下薗崇宏

CONTROVERSY

- 経腸栄養(EN：enteral nutrition)開始のタイミングや増量のスケジュールは？
- 投与する製剤や投与する方法は？
- 胃内残量の計測は？
- プロバイオティクスの使用は？ 便秘や下痢への対応は？
- 経静脈栄養(PN：parenteral nutrition)添加のタイミングは？
- ICU入室前から栄養障害がある患者に対しては？

BACKGROUND

　重症患者に対する栄養療法はきわめて重要である．なぜなら，高度の侵襲下では，ストレスホルモンやサイトカインの影響により筋タンパクの分解が進み(＝異化亢進)エネルギー消費量が増加するため，適切な栄養療法が行われないと，臓器機能の回復どころか維持すらできなくなってしまうためである．

　そのためかつては，増加したエネルギー消費量に見合うだけのエネルギーを，しっかりと「外的に」(＝多くは経静脈的に)投与することが常識であった．しかし，重症病態における栄養代謝学の理解が深まるにつれ，かつての常識がいまや非常識となり，劇的なパラダイムシフトが起きている．それを理解するうえで鍵となるのが，以下に示す3つのコンセプトである．

1) 異化反応による「内因性エネルギー」の産生

　筋タンパクの分解により血中に放出されたアミノ酸は，傷害組織の修復に用いられるほか，糖新生により「内因性エネルギー」として働くと考えられている

2) Over-feedingの弊害

　過剰な栄養負荷は，糖毒性(酸化ストレス，炎症反応の増幅)，栄養ストレス(オートファジー[*1]の抑制，高二酸化炭素症，高窒素血症)，機械的合併症(腸管不耐症)を引き起こすと考えられている

8 | 栄養

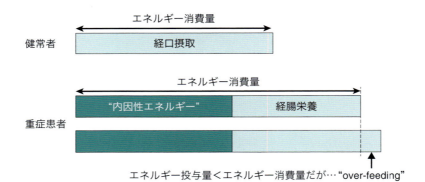

図 37-1 適正なエネルギーバランスの概念図
健常者では，消費量に見合うだけの摂取（＝経口摂取）が必要である．一方，重症患者の急性期には，"内因性エネルギー" と "外的な" エネルギー（≒経腸栄養）投与量の合計が，エネルギー消費量を上回らないように（＝over-feeding をきたさないように）すべきである．投与量＜消費量であったとしても，"内因性エネルギー" の存在によって，結果的に "over-feeding" をきたしうることには注意が必要である．

3) EN による腸管免疫の維持

腸管に栄養を投与することにより，絨毛への血流が増加し，最大の免疫臓器である腸管の上皮細胞や免疫応答が保たれ，感染性合併症が減少すると考えられている

つまり現在では，異化反応が亢進している急性期には，「内因性エネルギー」を意識したうえで，over-feeding をきたさないよう EN を第 1 選択とする栄養療法を行うこと（図 37-1）が，新しい常識となってきているのである．そして，異化反応が収束する回復期（「内因性エネルギー」≒ 0）に入ってから，消費量に見合うだけの栄養素を，しっかりと「外的に」投与することが理論上正しいと考えられている．

しかし一方，「内因性エネルギー」は具体的に計測することができない[*2] ため，「外的に」投与すべき適正なエネルギー量についてすら算出する術をもたないのが現状である．発展著しい領域ではあるが，まだまだ未解決な問題の多い領域でもあるのだ[1]．本項ではこれらを踏まえ，主要なガイドライン[2-5] や代表的研究を参照しながら，さまざまなコントロバーシーに対し筆者なりの考えを述べる．

POINT

- 経腸栄養（EN）を第 1 選択とし，早期の開始と慎重な増量を原則としている．具体的には，ICU 入室後 24〜48 時間以内に EN を開始し，7 日目くらいに目標エネルギー（25〜30 kcal/kg/日）に到達するよう増量している〔タンパクに関してはより早い時点での目標（1.2〜2.0 g/kg/日）到達を目指し

[*1] オートファジー（自食作用）：細胞内のタンパクを分解するための仕組みの 1 つ．異常なタンパクの蓄積を防いだり，タンパクのリサイクルを行ったり，生体の恒常性維持に関与する一種の防御的機構である．栄養ストレスによりオートファジーが抑制されると，傷害を受けたミトコンドリアの蓄積が起こり，傷害臓器の修復遅延が引き起こされる．
[*2] エネルギー消費量は間接熱量計で具体的に計測することができる．

- 消化態栄養剤(＋乳清タンパク補助製剤)の経胃投与を第1選択とし，6時間ごとに胃内残量の計測を行い，腸管蠕動促進薬やプロバイオティクスの投与をほぼルーチンで行っている．
- ICU入室前に栄養障害のない患者に対しては，ENが開始できていれば，7日間は経静脈栄養(PN)の添加は行っていない．7日目においてもEN投与量が目標の約60％に到達していなければ，PNの添加を考慮している．
- ICU入室前から栄養障害がある患者に対しては，re-feeding症候群の徴候がなければ，PNの添加も利用して積極的な増量を目指すが，re-feeding症候群の徴候があれば，電解質を厳重に補正しながらエネルギーに関しては慎重な増量に徹している．

■ 経腸栄養(EN)開始のタイミングは？

　2003年のカナダ実地臨床ガイドライン(CCPG)内のメタアナリシス[6]で，48時間以内の早期EN群の死亡率が低い傾向にあることが示され，さらに，2009年のDoigらのメタアナリシス[7]で，24時間以内の早期EN群の死亡率と肺炎発症率が有意に低いことが示された．これらを受け，主要なガイドラインで，24～48時間以内にENを開始する早期ENが推奨されてきた．2016年の米国静脈経腸栄養学会／米国集中治療学会(ASPEN／SCCM)ガイドライン[2]内のメタアナリシスでも，早期EN群で，感染症発症率が有意に低く(リスク比：0.74；95％CI：0.58-0.93，p=0.01)，死亡率が低い傾向にある(リスク比：0.70；95％CI：0.49-1.00，p=0.05)ことが改めて示されており，ICU入室後24～48時間以内にENを開始すること(早期EN)は，重症患者に対する栄養療法の大原則といえる．
　しかし，ICU入室直後は多くの患者がショック状態にあり，EN開始が躊躇される[*3]ことも多い．これら循環不全の患者に対しては，いつENを開始すべきなのだろうか．
　Khalidらは，観察研究[8]のなかで，早期ENと生命予後改善との関連は，複数のカテコラミンを要したり血行動態の不安定さが遷延する症例において，より強いものだったと報告している．一方，ASPEN／SCCMガイドライン[2]では，明確な根拠はないとしながらも，平均動脈圧＜50 mmHgあるいはカテコラミン開始直後や増量中の患者では，蘇生が完了し循環動態が安定するまでENを控えるよう，やや保守的な推奨がされている．

■ EN増量のスケジュールは？

　重症患者に対する栄養療法の基本は「内因性エネルギー」を意識したうえで，over-feedingをきたさないようにすることであった．では，「内因性エネルギー」を具体的に計測する術がないなか，最終目標エネルギー投与量とされる25～30 kcal/kg/日(コラム1参照，p.301)への理想的な到達スケジュールはどう策定すればよいのだろうか．以下では，そのヒントとなる文献を紹介したい．
　Stapletonらは，2007年に発表した総説[9]のなかで，それまでに行われた観察研究の結果をまと

[*3] 腸管血流を減少させることで主要臓器血流を維持しているショック患者では，EN開始により，腸管への血流が増加してpostprandial shockといわれる血圧低下が生じたり，腸管での酸素消費量が増加して腸管虚血が生じることがある．

め，急性期の理想的なエネルギー投与量は，目標の25〜66%程度であると結論づけている．また，2009年にはAlbertaら[10]が国際栄養調査のデータ（n≒2,800）を解析し，一般的にエネルギー充足率と生命予後との間に関連はないが，BMI＜25あるいは≧35の症例に限れば，エネルギー充足率と生命予後改善との間に関連があったという注目すべき結果を報告している．

また，その後に報告されたエネルギー投与量に関するRCTとしては，以下のEDEN trial[11]とPermiT trial[12]が有名である．

2012年に発表されたEDEN trial[11]では，1,000人の急性肺傷害患者（BMI 30前後，＜18.5は除外）を対象に，400 kcal/日（trophic-feeding群）対1,300 kcal/日（×6日間）の比較が行われ（タンパク充足率：15% vs 45%），60日死亡率・人工呼吸期間・感染症発症率に有意差はなく，腸管不耐症の有害事象はtrophic-feeding群のほうが少ないという結果であった．また，長期的な転帰を調べた1年後のフォローアップ研究[13]でも，生存率・身体機能・認知機能に有意差は認められなかったと報告されている．

また，2015年に発表されたPermiT trial[12]では，894人のICU患者（BMI 30前後）を対象に，目標エネルギーの40〜60%（permissive under-feeding群）対70〜100%（×14日間）の比較が行われ（タンパク充足率：両群とも初日から100%が目標），90日死亡率を含めたすべての転帰に有意差がないという結果であった．また，栄養リスクによる転帰の違いを調べたpost-hoc研究[14]でも，有意差は認められなかったと報告されている．

さらに，初期1週間のエネルギー投与量について比較した2015年のChoiらのメタアナリシス[15]では，目標の33〜66%を投与する制限群が，90〜100%を投与する非制限群よりも，生命予後がよいという結果が示された．

これらの研究結果から，ICU入室前に栄養障害がない（25≦BMI＜35，最近の体重減少・摂食低下がない）患者では，少量のEN（最初の3〜4日は〜15 kcal/kg/日程度）から開始し，7日間ほどかけて，25〜30 kcal/kg/日まで増量するスケジュールが妥当だと考えられる．

では，タンパク投与量に関してはどうだろう．筋タンパクの分解により窒素の喪失が増える重症患者においては，窒素バランスを保つため，健康時よりも多くのタンパク摂取が必要と考えられており，実際，多くのガイドラインで，目標タンパク投与量は1.2〜2.0 g/kg/日[*4]と推奨されている．ここまで聞くと，「"急性期にはエネルギーはほどほど・タンパクはしっかり"で決まり！」と思うかもしれないが，ことはそう単純ではない．以下では，その不思議の世界の入り口となる文献を紹介したい．

Weijsら[17]は，2012年に発表した観察研究（n＝886）で，エネルギーが目標に到達するだけでは生命予後改善がみられなかったが，エネルギーとタンパクの両方が目標に到達することと生命予後改善との間には関連がみられたと報告している．また，国際栄養調査の解析でも，タンパクが目標の80%以上投与されていることと生命予後改善との間に関連があった[19]，あるいは，栄養リスクの高い患者（NUTRIC score≧5点）[18]に限れば，エネルギーやタンパクの投与量が多いことと生命予後改善との間に関連があった[20]という結果が示されるなど，急性期にタンパクをしっかり投与すること

[*4] 重症患者では，1.5 g/kg/日のタンパク摂取が最も良好な窒素バランスであったとする研究[16]がある．ちなみに健康時は，0.8 g/kg/日程度のタンパク摂取でも窒素バランスが保たれるといわれている．

の有益性を示す観察研究は多い．

　一方2013年には，前向き観察研究(MUSCLE-UK [21])や大規模RCT(EPaNIC trial [22])のpost-hoc研究[23-25]により，急性期のタンパク投与量が多いと，(患者の重症度にかかわらず)回復遅延や筋力低下を引き起こす可能性があるという衝撃の結果が報告され，注目を集めた．一見理解しがたいこの現象は，栄養ストレスによるオートファジーの抑制[*5]が一因ではないかと考察されている．さらに，0.8 g/kg/日(低用量群)と1.2 g/kg/日(高用量群)を比較した2016年のFerrieら[27]のRCT(n=119)でも，高用量群で死亡率が高い傾向にあるという結果が示される[*6]など，急性期にタンパクをしっかり投与することに懸念を抱かせる研究が報告されはじめていることには注意が必要である．

　さて，これらの研究結果を受けて結論を出すのはきわめて難しい．ただ現状としては，多くのガイドラインの推奨に則り，急性期にはタンパクはしっかりという立場に立った治療が標準だと考えられる．

> **コラム1　推算式と間接熱量計**
>
> 　消費エネルギー量計測のゴールドスタンダードは間接熱量計[28]であり，推算式は多くの患者で不正確である[29]とされる．しかし，TICACOS trial[30]では，間接熱量計の有用性は示されなかった．そのため，25〜30 kcal/kg/日の推算式が臨床では広く用いられている．
> 　筆者も，基本的には推算式を用いているが，回復期に十分なエネルギー投与ができているかを確認したいといった目的で間接熱量計を用いることには，意義があると考えている．

■ 投与する製剤は？

　基本となる製剤は，タンパク含有量の多い消化態栄養剤である(表37-1)．また，必要に応じて乳清タンパク補助製剤の添加を行う．

　さらに以下では，特定の栄養素を強化することの有用性を検討した代表的臨床研究をいくつか紹介しておきたい．

1) アルギニン

　微小循環調整に重要な一酸化窒素の基質となり，免疫機能改善や創傷治癒促進といった作用をもつ，条件つき必須アミノ酸[31]である．

　待機的手術患者を対象とした研究[32, 33]では，感染性合併症や在院日数の減少が報告されているが，重症患者(特に敗血症患者)を対象とした研究[34]では，生命予後の悪化が報告されており，注意が必要である．

[*5] 特にタンパクや脂質の多い栄養で起こることが基礎実験[26]で示されている．
[*6] 7日目の握力テストに関しては，高用量群で有意に良好な結果であった．

表 37-1 栄養剤の分類

	半消化態栄養剤	消化態栄養剤	成分栄養剤
窒素源	タンパク質	ペプチド	アミノ酸
消化	必要	ほとんど不要	不要
浸透圧	低い	中間	高い
脂質(エネルギー比)	約30%	約10%	1〜2%
主な製剤	エンシュア ラコール サンエット メディエフ	ペプタメン ペプチーノ	エレンタール

半消化態栄養剤と消化態栄養剤の比較：臨床的(下痢・死亡率など)にはほぼ同等とされる．〔Mowatt-Larssen CA, et al.：JPEN. 1992：16：20-24.(PMID：1738214)〕
成分栄養剤と消化態栄養剤の比較：アミノ酸(成分栄養剤)に比べ，ペプチド(消化態栄養剤)は，速やかにバランスよく吸収される．

2) グルタミン [*7]

体内で最も豊富な条件つき非必須アミノ酸である．

熱傷や外傷患者を対象とした研究[35, 36](経腸：0.3〜0.5 g/kg/日)では，感染症の減少が報告されているが，多臓器不全患者(n＝1,223)を対象とした REDOX trial[37]では，経腸＋経静脈の高用量グルタミン(30 g/日＋0.35 g/kg/日)投与で，28日死亡率の有意な増加(32.4% vs 27.2%，$p<0.05$)が報告されており，注意が必要である．

3) n-3 系多価不飽和脂肪酸

代謝産物が抗炎症メディエータの作用をもつ[*8]，不飽和脂肪酸である．

人工呼吸患者(n＝301)を対象とした MetaPlus trial[38]では，n-3系多価不飽和脂肪酸・グルタミン・抗酸化物質を強化した製剤(オキシーパ®ではない)を投与しても，人工呼吸期間は短縮せず，むしろ，6か月死亡率が有意に増加する(ハザード比：1.57；95%CI：1.03-2.39，$p=0.04$)ことが報告された．一方，敗血症性 ARDS 患者(n＝46)を対象とし，n-3系多価不飽和脂肪酸を多く含有した栄養剤(オキシーパ®)と標準的栄養剤(エンシュアリキッド®)を比較した RCT[39]では，人工呼吸期間や死亡率に有意差はみられなかったものの，ICU 在室日数は有意に減少することが報告された．さらに，ARDS 患者に対する有用性はないとするメタアナリシス[40]や，持続投与に限れば ARDS 患者を含む重症患者の死亡率を減少させるとするメタアナリシス[41]もあり，評価は一定していない．

[*7] 溶解性や安定性の問題から，わが国市販の輸液製剤にはまったく含まれていない．
[*8] 一方，n-6系多価不飽和脂肪酸の代謝産物は炎症性メディエータの作用をもつ．
　　オキシーパ®：全エネルギーの55%が脂質由来であり，n-3系多価不飽和脂肪酸が主体．
　　プルモケア®：全エネルギーの55%が脂質由来であり，n-6系多価不飽和脂肪酸が主体．

■投与する方法は？

1）経胃 vs 経十二指腸

　経十二指腸投与のほうが人工呼吸関連肺炎のリスクを減少させる（リスク比：0.68；95%CI：0.53-0.89，p＝0.005），としたメタアナリシス[42]（n＝1,394）がある一方，EN開始が遅れたり胃出血が増えたり[43]と，経十二指腸投与のデメリットを示唆する研究も存在する．そのためASPEN／SCCMガイドライン[2]も，まずは経胃投与を第1選択とし，誤嚥のリスクが高い患者[*9]に限り経十二指腸投与を推奨するという立場をとっている．

2）持続 vs 間欠

　持続投与のほうが下痢の回数が少ないとする研究[44]や，死亡率が低い傾向にある（7.4% vs 13.9%，p＝0.18）とするRCT[45]（n＝164）があり，重症患者の急性期には持続投与が広く用いられている．ちなみにタンパクに関しては，持続投与より間欠投与のほうが生理的で優れている（＝同化反応が大きい）ことを示唆する基礎研究[46]があるが，その臨床的意義は不明である．

■EN開始や増量が躊躇されがちな患者

1）腸蠕動音が聴取されない患者

　重症患者においても小腸の蠕動は比較的保たれる[47]．しかも，腸管内のガス移動によって発生する腸蠕動音は，腸管内にガスが存在しなければ，蠕動が保たれていてもそもそも聴取されないものである．そのため，ENの開始にあたり腸蠕動音を確認することに根拠はなく，むしろ聴取されない段階で早期にENを開始することで，腸管不耐症や在院日数の減少につながったとする研究[48]も存在する．

2）消化管手術患者

　早期ENは，消化管手術からの回復を促進し[49]，感染や縫合不全などの合併症を減少させる[3]と考えられている．必要なら，十二指腸チューブの留置や腸瘻の造設も検討する．

3）腹部大動脈手術患者

　腸管虚血のリスクがあるという理由だけではENを差し控えるべきではない[3]とされており，多角的アプローチ（経鼻胃チューブの早期抜去・早期離床・早期EN，腸管蠕動促進薬の使用）[50]が提案されている．

4）消化管出血患者

　EN自体が消化管出血に対して保護的に作用するとした報告がいくつかあり，非活動性の上部消化管出血患者に対し，早期に経口摂取を再開することで在院日数の減少につながったとするRCT[51]

[*9] 頭部挙上ができない患者，胃の排泄遅延が遷延し嘔吐がある患者．

も存在する．活動性の上部消化管出血以外では，早期にEN を開始することが提案されている[3]．

5) 腸管虚血が疑われる患者

腸管虚血の症状には，腹痛，EN 投与時の血圧低下（postprandial shock），腹部膨満，胃内残量増加，代謝性アシドーシス進行などがあるが，その診断は非常に難しい．腸管虚血が疑われる場合には，EN を控えるのが常識的対応と考えられる．腹膜刺激症状が出現すれば，壊死や穿孔を疑い緊急手術が必要となる．

6) 開腹管理中（open abdomen）の患者

腹部手術後の open abdomen 患者（n＝597）を対象とした観察研究[52]では，腸管損傷のない症例においては，EN を施行することと閉腹率や生存率改善との間に関連がみられた．また，欧州集中治療学会（ESICM）ガイドライン[3]でも，open abdomen 患者に早期EN を施行することが提案されている．trophic-feeding に徹する，十二指腸チューブの留置や腸瘻の造設を検討する，腹腔内圧が上昇するなら EN を控えることが注意事項と考えられる．

7) 腹臥位管理中の患者

仰臥位と腹臥位で胃内残量はほぼ同等であるとする観察研究[53]（n＝19）があり，腹臥位だからという理由だけではEN を差し控えるべきではない[3]とされているが，十二指腸チューブや腸管蠕動促進薬の使用を積極的に考慮してよい患者群と考えられる．

■ 胃内残量の計測は？

腸管不耐症のモニターとしてしばしば行われている胃内残量の計測だが，閾値や意義はあるのだろうか．REGANE trial[54]（n＝322，内科系患者：83％）では，250 mL/6 時間と 500 mL/6 時間の比較が行われ，嘔吐・誤嚥性肺炎・死亡率について有意差がないことが示された．また，NUTRIREA-1 trial[55]（n＝452，内科系患者：93％）では，6 時間ごとのモニターありとモニターなしの比較が行われ，嘔吐についてはモニターありのほうが減少する（27.0% vs 39.6%，$p=0.003$）ものの，誤嚥性肺炎・死亡率については有意差がないことが示された．さらに，6 つの RCT と 6 つの前向き観察研究を対象としたシステマティックレビュー[56]でも，胃内残量の計測は，内科系患者における腸管不耐症のモニターとしては有用でないという結論であった．

ちなみに，ASPEN / SCCM ガイドライン[2]は，胃内残量の計測をするとしても，500 mL/6 時間未満なら，その他の腸管不耐症の徴候がないかぎり EN を中止すべきでないとしており，ESICM ガイドライン[3]は，500 mL/6 時間以上なら，腸管虚血や腸閉塞を除外したうえで，腸管蠕動促進薬や十二指腸チューブの使用を考慮すべきであるとしている．

表 37-2　腸管蠕動促進薬・緩下剤

胃	六君子湯，メトクロプラミド，エリスロマイシン
小腸	大建中湯
小腸・大腸	大建中湯，酸化マグネシウム，ピコスルファート
その他	ラクツロース，ソルビトール

■ プロバイオティクスの使用は？　便秘や下痢への対応は？

1) プロバイオティクス

　重症病態では，正常な腸内細菌叢が減少し，腸内環境が乱れた状態にある．

　このような状態を正常化し，患者の病態を改善する目的で投与する，乳酸菌属・ビフィズス菌属のような生きた菌をプロバイオティクスと呼び，プロバイオティクスを含む腸内細菌の増殖を促進する目的で投与する，オリゴ糖・食物繊維はプレバイオティクスと呼ぶ．

　プロバイオティクスに関しては，待機手術患者を対象としたメタアナリシス[57]で，感染性合併症の減少が示されたり，重症患者を対象としたシステマティックレビュー[58-60]で，人工呼吸関連肺炎の減少が示されるといった有用性が期待されている．しかし，重症膵炎患者（n=298）を対象としたRCTであるPROPATRIA trial[61]で，腸管虚血の増加や死亡率の上昇が示されたことには注意が必要である．ただし，この結果に関しては，食物繊維とともに経十二指腸的に投与する手法に問題があったのではとの意見もあり，実際，重症膵炎患者を対象とした6つのRCT（PROPATRIA trial[61]を含む）を対象としたメタアナリシス[62]では，プロバイオティクスの有益性も有害性も示されなかった．

2) 便秘（表 37-2）

　重症患者においては便秘がしばしばみられるが，小腸の蠕動は比較的保たれ，麻痺するのは主に胃，あるいは大腸であるといわれている[47]．

　腸管蠕動促進薬が胃や大腸からの排泄能を改善するとした研究[63]は散見されるが，生命予後に与える影響は明らかでない[64]．しかし，排便コントロールの良否はENによる栄養管理をするうえで重要な因子であるため，まずはルーチンで腸管蠕動促進薬や緩下剤を使用し，順調にENが増量できれば減量/中止するという戦略[65]は，広く利用されているのではないだろうか．

3) 下痢

　重症患者においては下痢もしばしばみられ，循環血液量減少・電解質異常・代謝性アシドーシス・低栄養を引き起こし，死亡率を増加させるともいわれている[66]．

　対応として，まずは *Clostridium difficile* 感染症などの感染性の原因を除外することが重要である．そのうえで，非感染性の下痢だと判断したら，持続投与への変更[44]，低浸透圧で脂質含有量の少ない製剤への変更，水溶性食物繊維[67]*10やプロバイオティクス[69]の使用を検討する．ただし，これ

---

*10　不溶性食物繊維については，外科系患者で腸閉塞を起こす可能性が報告されており[68]，注意が必要である．

■ 経静脈栄養（PN）添加のタイミングは？

栄養負債が増えることと予後悪化の関連性を示唆する研究[10,70,71]は，以前からしばしば報告されてきた．さらに近年では，CALORIES trial[72]やNUTRIREA-2 trial[73]に代表されるように，PNによる害は考えられていたほど顕著なものではない（コラム2参照）とも指摘されはじめている．

そのため，急性期からPNを添加（SPN：supplemental PN）し，栄養負債を減らすことで，さらなる予後改善効果が期待できるのではないかという仮説が立てられ，それに対する検証が行われてきている．以下では，そのようなSPNの有用性を検証した代表的なRCTを紹介したい．

> **コラム2** PN：忌避すべき最後の手段？ or 活用すべき第2の手段？
>
> 早期ENの有用性が示されて以来，肩身の狭い思いをしているPNであるが，近年，PNを擁護するような研究結果が報告されはじめている．
> ICU患者（n＝2,388）を対象に，早期PNと早期ENを比較したCALORIES trial[74]（目標エネルギー：48〜72時間以内に25 kcal/kg/日）では，感染症発症率や30日死亡率に有意差は認められず，早期EN群（平均投与エネルギー：15 kcal/kg/日）で嘔吐が有意に多いことが報告された．さらに，ショックに対して血管収縮薬を投与中の人工呼吸患者（n＝2,410）を対象に，早期PNと早期ENを比較したNUTRIREA-2 trial[75]（目標エネルギー：24時間以内に20〜25 kcal/kg/日）でも，感染症発症率や28日死亡率に有意差は認められず，早期EN群（平均投与エネルギー：18 kcal/kg/日）で嘔吐や腸管虚血が有意に多いことが報告された．
> これらの研究結果が意味することとしては，ENよりPNのほうが安全で推奨されるということではなく，極端なover-feedingをきたさないPNならその害は顕著なものではない，さらには，開始直後に目標到達を目指すEN増量スケジュールでは有害事象のリスクが伴うということだろうと筆者は解釈している．

1）EPaNIC trial[22]

ICU患者（n＝4,640，BMI：半数以上が25〜40，＜17は除外，ICU在室日数：約3日）を対象に，早期SPN（48時間以内に開始，タンパク充足率：約45％）と晩期SPN（8日目以降に開始）を比較した最大規模のRCTである．晩期SPN群のほうが，臓器不全からの回復が早く合併症が少ない（人工呼吸や腎代替療法の期間短縮，感染症の減少）という結果であった．

ただし，対象患者の半数以上が栄養障害のない患者であり，かつ，糖質が多くタンパクが少ないPNを使用していたことには注意が必要である．

2）SPN trial[76]

ICU患者（n＝305，BMI：26前後，ICU在室日数：約13日）を対象に，早期SPN（4日目に開始，タンパク充足率：約80％）と晩期SPN（8日目以降に開始）を比較した小規模のRCTである．over-feedingにならないよう，65％の患者で間接熱量計を用いた投与量の調整が行われた．早期SPN群のほうが，感染症が少ないという結果であった．

ただし，8日目以降に発症した感染症だけを比較しており，臨床上重要な肺炎やカテーテル関連血流感染症には有意差がなかったことには注意が必要である．

3) Early PN trial [77]

ENが相対的禁忌であるICU患者（n＝1,372，BMI：28前後，ICU在室日数：約8日）を対象に，早期SPN（タンパク投与量：3日目には約55 g/日）と晩期SPNを比較した中規模のRCTである．60日死亡率に有意差はなかったが，早期SPN群のほうが，人工呼吸期間が短く筋力低下が少ないという結果であった．

4) TOP-UP pilot trial [78]

人工呼吸患者（n＝125，BMI：＜25または＞35，ICU在室日数：約13日）を対象に，早期SPN（1日目から開始，タンパク充足率：1日目から約85％）と晩期SPN（必要なら8日目以降に開始）を比較した小規模のRCTである．全体としては有意差がなかったが，BMI＜25の患者に限れば，早期SPN群のほうが，院内死亡率が低いという結果であった．

5) EAT-ICU trial [79]

比較的BMIの低い人工呼吸患者（n＝199，BMI：22前後，ICU在室日数：約7日）を対象に，早期SPN（間接熱量計も使用し1日目からエネルギー・タンパクとも充足率100％を目指す）と晩期SPN（必要なら8日目以降に開始）を比較した小規模のRCTである．機能予後にも生命予後にも有意差はないという結果であった．

以上の研究結果から，栄養障害のない患者に対して，糖質を主体としたPNを早期に添加することは，有害である可能性が示唆され，一方，栄養障害のある患者に対して，タンパク充足率を高めるようなPNを早期から添加することは，有益である可能性が示唆された．しかし一方，EPaNIC trial [22] の post-hoc研究 [23-25] では，患者の重症度にかかわらず，急性期のタンパク充足率が高いことへの懸念が示されており，早期SPNの有用性について確固たる結論は出ていない．

■ ICU入室前から栄養障害がある患者に対しては？

ICU入室前から栄養障害がある患者は，すでに栄養負債を抱え，「内因性エネルギー」の供給も少ない患者と考えられる．また，このような患者に栄養療法を開始する際には，re-feeding症候群[*11]にも注意が必要である．

では果たして，栄養負債が増えないように早期からしっかり栄養を投与するのが正しいのだろうか，それとも，re-feeding症候群をきたさないように少量からゆっくり栄養を開始するのが正しい

[*11] re-feeding症候群：低リン血症・低カリウム血症・低マグネシウム血症などの電解質異常や，呼吸不全・心不全などの臓器障害をきたす症候群．重度の低リン血症が初期徴候であり，リスク因子としては，慢性的な栄養不良・10％以上の急激な体重減少・7日以上の栄養摂取不良が挙げられている．

のだろうか？　ヒントとなる文献を紹介しよう．

　栄養開始から72時間以内に re-feeding 症候群（P＜0.65 mmol/L）をきたした患者を対象に，エネルギー制限投与と標準的投与を比較した RCT [80] では，エネルギー制限投与群の方が60日生存率が高かった（91％ vs 78％，p＝0.002）と報告されている．一方，ASPEN / SCCM ガイドライン [2] では，栄養障害が重度あるいは栄養リスクが高い患者では，re-feeding 症候群に注意して，3日目以内にエネルギーとタンパクを目標の80％以上投与することを提案している．

> **私はこうしている**
>
> 　経腸栄養（EN）の早期開始と，急性期の over-feeding 回避を原則としている．EN 開始のタイミングに関しては，ICU 入室後24～48時間以内を基本としているが，循環不全の患者に対しては，カテコラミンや蘇生輸液の投与量が安定し循環動態が落ち着いた（乳酸値の正常化を1つの指標としている）後に開始するようにしている．また，EN 増量のスケジュールに関しては，ICU 入室前に栄養障害がない患者では，少量のエネルギー投与（最初の3～4日は6～15 kcal/kg/日程度）から開始して，約7日間かけて目標の25～30 kcal/kg/日まで増量し，その間は経静脈栄養（PN）の添加は行わないようにしている．タンパクに関しては，補助製剤の間欠投与も併用して，可能なら3～4日以内に目標の1.2～2.0 g/kg/日まで到達するようにしている．アルギニン・グルタミン・n-3系多価不飽和脂肪酸など，一部の患者群に有益である可能性が示唆される栄養素も存在するが，基本的には標準的な消化態栄養剤を使用し，持続的な経胃投与を第1選択としている．6時間ごとに胃内残量の計測を行っているが，EN を中止する基準としてのモニターではなく，腸管虚血や腸管閉塞を疑うきっかけとしてのモニターと考えている．排便コントロールに関しては，腸管蠕動促進薬を積極的に使用しており，また，下痢に対しては，*Clostridium difficile* 感染症を除外したうえで，栄養剤や投与方法の変更，プロバイオティクスやプレバイオティクスの使用を試行している．
>
> 　ICU 入室前から栄養障害がある患者に対しては，早期に少量から EN を開始するのは変わらないが，re-feeding 症候群の発症に注意を払い，リン・マグネシウムを含めた電解質を厳重にモニターするようにしている．EN 開始後，re-feeding 症候群の徴候がなければ，PN の添加も利用して，3～4日目での目標到達（エネルギー・タンパクとも80～100％）を目指し，re-feeding 症候群の徴候があれば，電解質補正を行いながら，特にエネルギーに関しては慎重に目標到達を目指すようにしている．また，ICU 入室前に栄養障害がない患者であっても，7日目において EN 投与量が目標の約60％に到達できていないような場合には，PN の添加を考慮するようにしている．

参考文献

1) Preiser J-C, et al.：Crit Care 2015；19：35.（PMID：25886997）
2) McClave SA, et al.：JPEN J Parenter Enteral Nutr 2009；33(3)：277-316.（PMID：19398613）
3) Reintam Blaser A, et al.：Intensive Care Med. 2017；43(3)：380-398.（PMID：28168570）
4) Kreymann KG, et al.：Clin Nutr. 2006；25(2)：210-223.（PMID：16697087）
5) Critical Care Nutrition. 2018. 3. 15 閲覧
   http://www.criticalcarenutrition.com.

6) Heyland DK, et al.：JPEN J Parenter Enteral Nutr. 2003；27(5)：355-373.(PMID：12971736)
7) Doig GS, et al.：Intensive Care Med. 2009；35(12)：2018-2027.(PMID：19777207)
8) Khalid I, et al.：Am J Crit Care. 2010；19(3)：261-268.(PMID：20436064)
9) Stapleton RD, et al.：Crit Care Med. 2007；35(9 Suppl)：S535-S540.(PMID：17713405)
10) Alberda C, et al.：Intensive Care Med. 2009；35(10)：1728-1737.(PMID：19572118)
11) National Heart, Lung, and Blood Institute Acute Respiratory Distress Syndrome(ARDS)Clinical Trials Network, et al.：JAMA. 2012；307(8)：795-803.(PMID：22307571)
12) Arabi YM, et al.：N Engl J Med. 2015；372(25)：2398-2408.(PMID：25992505)
13) Needham DM, et al.：BMJ. 2013；346：f1532.(PMID：23512759)
14) Arabi YM, et al.：Am J Respir Crit Care Med. 2017；195：652-662.(PMID：27589411)
15) Choi EY, et al.：JPEN J Parenter Enteral Nutr. 2015；39(3)：291-300.(PMID：25078609)
16) Ishibashi N, et al.：Crit Care Med. 1998；26(9)：1529-1535.(PMID：9751589)
17) Weijs PJ, et al.：JPEN J Parenter Enteral Nutr. 2012；36(1)：60-68.(PMID：22167076)
18) Heyland DK, et al.：Crit Care. 2011；15(6)：R268.(PMID：22085763)
19) Nicolo M, et al.：JPEN J Parenter Enteral Nutr. 2016；40(1)：45-51.(PMID：25900319)
20) Compher C, et al.：Crit Care Med. 2017；45(2)：156-163.(PMID：28098623)
21) Puthucheary ZA, et al.：JAMA. 2013；310(15)：1591-1600.(PMID：24108501)
22) Casaer MP, et al.：N Engl J Med. 2011；365(6)：506-517.(PMID：21714640)
23) Hermans G, et al.：Lancet Respir Med. 2013；1(8)：621-629.(PMID：24461665)
24) Casaer MP, et al.：Crit Care Med. 2013；41(10)：2298-2309.(PMID：23860247)
25) Casaer MP, et al.：Am J Respir Crit Care Med. 2013；187(3)：247-255.(PMID：23204255)
26) Derde S, et al.：Endocrinology. 2012；153(5)：2267-2276.(PMID：22396453)
27) Ferrie S, et al.：JPEN J Parenter Enteral Nutr. 2016；40(6)：795-805.(PMID：26635305)
28) Oshima T, et al.：Clin Nutr. 2017；36(3)：651-662.(PMID：27373497)
29) Fraipont V, et al.：JPEN J Parenter Enteral Nutr. 2013；37(6)：705-713.(PMID：24113283)
30) Singer P, et al.：Intensive Care Med. 2011；37(4)：601-609.(PMID：21340655)
31) Rosenthal MD, et al.：J Nutr. 2016；146(12)：2594S-2600S.(PMID：27934650)
32) Braga M, et al.：Arch Surg. 2002；137(2)：174-180.(PMID：11822956)
33) Drover JW, et al.：J Am Coll Surg. 2011；212(3)：385-399, 399. e1.(PMID：21247782)
34) Bertolini G, et al.：Intensive Care Med. 2003；29(5)：834-840.(PMID：12684745)
35) Zhou Y-P, et al.：JPEN J Parenter Enteral Nutr. 2003；27(4)：241-245.(PMID：12903886)
36) Houdijk AP, et al.：Lancet. 1998；352(9130)：772-776.(PMID：9737282)
37) Heyland D, et al.：N Engl J Med. 2013；368(16)：1489-1497.(PMID：23594003)
38) van Zanten AR, et al.：JAMA. 2014；312(5)：514-524.(PMID：25096691)
39) Shirai K, et al.：J intensive care. 2015；3(1)：24.(PMID：26015869)
40) Zhu D, et al.：Intensive Care Med. 2014；40(5)：504-512.(PMID：24556914)
41) Glenn JO, et al.：Curr Opin Clin Nutr Metab Care. 2014；17(2)：116-123.(PMID：24500437)
42) Alhazzani W, et al.：Crit Care. 2013；17(4)：R127.(PMID：23820047)
43) Davies AR, et al.：Crit Care Med. 2012；40(8)：2342-2348.(PMID：22809907)
44) Hiebert JM, et al.：JPEN J Parenter Enteral Nutr. 1981；5(1)：73-75.(PMID：6785478)
45) MacLeod JB, et al.：J Trauma. 2007；63(1)：57-61.(PMID：17622869)
46) Gazzaneo MC, et al.：J Nutr. 2011；141(12)：2152-2158.(PMID：22013195)
47) Waldhausen JH, et al.：Ann Surg. 1990；211(6)：777-784；discussion 785.(PMID：2357140)
48) Thapa PB, et al.：J Nepal Health Res Counc. 2011；9(1)：1-5.(PMID：22929072)
49) Mortensen K, et al.：Br J Surg. 2014；101(10)：1209-1229.(PMID：25047143)
50) van Zanten AR, et al.：JPEN J Parenter Enteral Nutr. 2013；37(2)：172-177.(PMID：23100540)
51) Khoshbaten M, et al.：Dig Endosc. 2013；25(2)：125-129.(PMID：23362880)
52) Burlew CC, et al.：J Trauma Acute Care Surg. 2012；73(6)：1380-1387；discussion 1387-1388.(PMID：22835999)
53) van der Voort PH, et al.：Crit Care. 2001；5(4)：216-220.(PMID：11511335)
54) Montejo JC, et al.：Intensive Care Med. 2010；36(8)：1386-1393.(PMID：20232036)
55) Reignier J, et al.：JAMA. 2013；309(3)：249-256.(PMID：23321763)

56) Kuppinger DD, et al.：Nutrition. 2013；29(9)：1075-1079.(PMID：23756283)
57) Kinross JM, et al.：JPEN J Parenter Enteral Nutr. 2013；37(2)：243-253.(PMID：22750803)
58) Bo L, et al.：Cochrane Database Syst Rev. 2014；(10)：CD009066.(PMID：25344083)
59) Petrof EO, et al.：Crit Care Med. 2012；40(12)：3290-3302.(PMID：22975886)
60) Manzanares W, et al.：Crit Care. 2016；19：262.(PMID：27538711)
61) Besselink MG, et al.：Lancet. 2008；371(9613)：651-659.(PMID：18279948)
62) Gou S, et al.：Crit Care. 2014；18(2)：R57.(PMID：24684832)
63) Manabe N, et al.：Am J Physiol Gastrointest Liver Physiol. 2010；298(6)：G970-G975.(PMID：20378829)
64) Booth CM, et al.：Crit Care Med. 2002；30(7)：1429-1435.(PMID：12130957)
65) McClave SA, et al.：Crit Care Med. 2014；42(12)：2600-2610.(PMID：25251763)
66) Reintam Blaser A, et al.：Curr Opin Crit Care. 2015；21(2)：142-153.(PMID：25692805)
67) Spapen H, et al.：Clin Nutr. 2001；20(4)：301-305.(PMID：11478826)
68) McIvor AC, et al.：Nutrition. 1999；6(1)：115-117.(PMID：1966944)
69) Hempel S, et al.：JAMA. 2012；307(18)：1959-1969.(PMID：22570464)
70) Heyland DK, et al.：Crit Care Med. 2011；39(12)：2619-2626.(PMID：21705881)
71) Villet S, et al.：Clin Nutr. 2005；24(4)：502-509.(PMID：15899538)
72) Harvey SE, et al.：N Engl J Med. 2014；371(18)：1673-1684.(PMID：25271389)
73) Reignier J, et al.：Lancet. 2018；391(10116)：133-143.(PMID：29128300)
74) Harvey SE, et al.：N Engl J Med. 2014；371(18)：1673-1684.(PMID：25271389)
75) Reignier J, et al.：Lancet. 2018；391(10116)：133-143.(PMID：29128300)
76) Heidegger CP, et al.：Lancet. 2013；381(9864)：385-393.(PMID：23218813)
77) Doig GS, et al.：JAMA. 2013；309(20)：2130-2138.(PMID：23689848)
78) Wischmeyer PE, et al.：Crit Care. 2017；21(1)：142.(PMID：28599676)
79) Allingstrup MJ, et al.：Intensive Care Med. 2017；43(11)：1637-1647.(PMID：28936712)
80) Doig GS, et al.：Lancet Respir Med. 2015；3(12)：943-952.(PMID：26597128)

9 消化器

38 急性膵炎の治療

堀部昌靖

1 重症急性膵炎に対する動注療法

CONTROVERSY
・動注療法は有効なのか？

BACKGROUND

急性膵炎は壊死性膵炎に進展すると予後不良である．以前は膵壊死に至る機序として，活性化膵酵素による膵の融解壊死と考えられていたが，近年の研究では微小血栓や血管攣縮による膵虚血が膵壊死に関連しているとされている[1,2]．

動注療法は動脈内（主に腹腔動脈や上腸間膜動脈）に留置したカテーテルからタンパク分解酵素阻害薬と抗菌薬を持続的注入する治療法である．タンパク分解酵素阻害薬は静脈投与された場合より5～9倍の組織濃度となり，活性化トリプシン阻害作用，トロンビン，活性型凝固因子の阻害，血小板凝集抑制作用によって膵局所の循環を改善し，膵壊死を防ぎ予後を改善させると考えられている[3]．ただし，わが国においては保険適用がない．

POINT
現在，動注療法は臨床試験として行っているが，日常臨床としては行っていない．

■動注療法の臨床試験のまとめ

筆者たちは2015年に動注療法に関するシステマティックレビュー，メタアナリシスを行い，動注の有無で予後を比較された8つの後ろ向き単施設観察研究，2つのRCTが存在した．RCTのうち1つはポーランドで行われ2010年に報告された．動注群の死亡率は5.1%（2/39），非動注群の死亡率は23.1%（9/39），動注群の手術率は10.3%（4/39），非動注群の手術率は33.3%（13/39）であり，動注療法は有意に死亡率，手術率の両方を減少させた[4]．もう1つのRCTはわが国で行われ2007

年に報告された．動注群の死亡率は33.3％（2/6），非動注群の死亡率は16.7％（1/6），動注群の手術率は0％（0/6），非動注群の手術率は0％（0/5）であり，死亡率，手術率ともに有意な差は認めなかった．なお，この RCT は症例登録が進まず途中で打ち切りとなっている[5]．

　後ろ向き単施設観察研究のメタアナリシスでは動注療法は死亡率，手術率を有意に低下させたが，RCT のメタアナリシスでは動注療法は死亡率，手術率に有意な差がなかったという結果であった[6]．以上の結果より動注療法の有効性はコントロバーシャルであり，多施設での検討が必要であると考え，筆者たちはわが国の 44 施設における 1,097 例の重症急性膵炎に対する動注療法の有効性を検討した．死亡率に関して重症急性膵炎に対する動注療法の有効性は証明されなかった（オッズ比：0.79；95％CI：0.47-1.32，$p=0.36$）が，あらかじめ計画されていた壊死範囲が 50％以上の群のサブグループ解析において動注療法は有意に侵襲的処置を減らす結果（オッズ比：0.25；95％CI：0.07-0.85，$p=0.03$）を認めた[7]．その他に，わが国の DPC データから 1,041 人の重症急性膵炎を抽出した研究では，動注療法は有意に死亡率を改善させたと報告している（オッズ比：0.60；95％CI：0.36-0.97）[8]．多施設 RCT としては 2016 年 8 月より医師主導治験で重度な壊死性膵炎に対してフサン®（タンパク分解酵素阻害薬）の有効性を検討する試験が実施されている（抗菌薬の動注はされていない）．2017 年 12 月に予定された 40 例の登録が終わり，現在結果を解析中である．その結果によって動注療法がわが国で保険適用となるかどうかが判定される．

> **私はこうしている**
>
> 　2010 年にポーランドで行われた重症急性膵炎に対する RCT では動注療法は有意に死亡率，手術率を減少させる結果であった．しかし，ポーランドの RCT の非動注群（標準治療群）の死亡率は 23.1％と高いのに比べて，わが国の死亡率は 10.1％と低い．重症度の背景が異なっている可能性もあり，この結果をそのままわが国で外挿してよいのかと議論のあるところである．また RCT 以外の動注療法に関する論文では死亡率を有意に改善する報告と，有意な改善を認めなかった報告が混在しており，有効性は依然はっきりしていない．
>
> 　それに加え，現在のところ動注療法はわが国で保険適用外の治療である．昨今保険適用外の治療法は倫理委員会での承認が必要となるケースが多く，急性膵炎のガイドラインにおいても動注療法はあくまでも臨床研究としての実施が望ましいとされている．以上より，筆者は現在のところ動注療法は臨床試験として行っているが，日常臨床としては行っていない．
>
> 　しかし，現在行われている重度な壊死を伴う重症膵炎を対象とした医師主導治験によって動注療法の有効性がわが国で証明され保険適用が承認されれば，その対象において動注療法は推奨される．

2 タンパク分解酵素阻害薬（静注）

CONTROVERSY

・タンパク分解酵素阻害薬の静注は有効なのか？

BACKGROUND

タンパク分解酵素阻害薬は膵腺房細胞の内外の活性化膵酵素を抑制することで膵炎の予後を改善するのではと考えられている．膵腺房細胞内では活性化トリプシノゲンを阻害し発症を阻止すること，膵腺房細胞外では膵臓への血流障害改善，微小血栓による虚血改善，虚血再灌流障害に対する臓器保護の3つの機序により膵虚血から膵壊死への進展を防ぐことが期待されている．また，膵腺房細胞内の作用機序からはERCP後膵炎の予防に，膵腺房細胞外の作用機序からは造影不良を伴う膵炎に効果があるのではと考えられている．しかし，静脈投与では動脈投与と比べ有効な組織濃度に達せず効果が乏しいともいわれている．

POINT

タンパク分解酵素阻害薬の静注は重症度にかかわらず使用していない．

■ タンパク分解酵素阻害薬の静注の臨床試験のまとめ

1) 急性膵炎に関して

2014年のメタアナリシスでは17件のRCTの結果を用いて行われた[9]．タンパク分解酵素阻害薬は死亡率，腹痛，仮性囊胞の形成，腹腔内膿瘍の形成，手術，腸閉塞，その他の膵炎の合併症いずれにおいても有意な改善を認めなかった．また，わが国の2010年に急性膵炎3,373例のDPCデータを用いてガベキサートメシル酸塩使用群と非使用群が比較検討された[10]．プロペンシティスコアを用いた検討で，重症例，非重症例いずれも死亡率，入院期間に有意な差は認めなかった．重症例では総医療費も有意な差を認めなかったが，非重症例ではガベキサートメシル酸塩使用群のほうが有意に総医療費は高かった．ガベキサートメシル酸塩使用群の77.2％が非重症であり，大多数の症例で予後を改善せずに総医療費のみを上昇させていたという結果である．

急性膵炎に対する保険適用のタンパク分解酵素阻害薬は3つあるがいずれも臨床的な有用性がはっきりしていない．ナファモスタットメシル酸塩(フサン®)，ガベキサートメシル酸(エフオーワイ®)，ウリナスタチン(ミラクリッド®)であるが，保険適用の用量はナファモスタットメシル酸塩(フサン®)が1日10〜20 mgまで，ガベキサートメシル酸(エフオーワイ®)は1日100〜600 mgまで，ウリナスタチン(ミラクリッド®)は2.5〜15万単位である．メタアナリシスにおいて用量によるサブ解析(ガベキサートメシル酸＞900 mg/日，ガベキサートメシル酸＞1,500 mg/日)が行われているが，予後を改善する効果は認めていない．保険適用範囲を大きく超える量においても有効性は示されておらず，タンパク分解酵素阻害薬の使用は慎むべきである．

2) ERCP後膵炎の予防に対して

2011年のメタアナリシスでは15件のRCTの結果を用いて行われた．ERCP (endoscopic retrograde cholangiopancreatography)後膵炎の発症に関してリスク差は－0.029 (95％CI：－0.051-－0.008)で，NNT (number needed to treat)は34.5 (95％CI：19.6-125)であった．タンパク分解酵素阻害薬は有意にERCP後膵炎を抑制したが，その程度はごくわずかであり，臨床的な意義はほとんどないと考えられる．

2014年のメタアナリシスでは3種類のタンパク分解酵素阻害薬とNSAIDs(非ステロイド性抗炎症薬)ごとにERCP後膵炎発症に関して検討を行っている[11](ガベキサートメシル酸：RCT 6件, ウリナスタチン：RCT 2件, ナファモスタットメシル酸塩：RCT 4件, NSAIDs：RCT 7件). ナファモスタットメシル酸塩(リスク比：0.41；95%CI：0.28-0.59)とNSAIDs(リスク比：0.58；95%CI：0.44-0.76)は有意にERCP後膵炎を抑制していたが, ガベキサートメシル酸(リスク比：0.64；95%CI：0.36-1.13)とウリナスタチン(リスク比：0.65；95%CI：0.33-1.30)は関連を認めなかった. ナファモスタットメシル酸塩の5つRCTでの投与方法は20〜50 mgをERCP前に投与し, 2〜24時間継続と研究によって幅があるが, ERCP前に加えて持続投与が必要とされていることが共通している.

NSAIDsに関しては複数のメタアナリシスが行われており, すべてのメタアナリシスにおいてNSAIDsは有意にERCP後膵炎を抑制する結果であり, 特に内視鏡直前のNSAIDsの直腸投与は最も信頼性が高いとされている[12-17]. 一方, ナファモスタットメシル酸塩に関してはほかのメタアナリシスが存在せず, さらなる検討が必要な状態であるが, 現在ナファモスタットメシル酸塩とERCP後膵炎の関連に関する研究は行われていない. また, 薬価に関してはNSAIDsの坐剤としてはジクロフェナク(ボルタレン®)50 mgが63.1円であるのに対して, タンパク分解酵素阻害薬はフサン®が1,042円/10 mg, エフオーワイ®が813円/100 mg, ミラクリッド®が984円/2.5万単位であり, それを持続投与, 連日投与すると相当な費用がかかる. 費用対効果も考慮するとERCP後膵炎の予防にはNSAIDsの直腸投与で十分である(ただし, ボルタレン®, タンパク分解酵素阻害薬はいずれもERCP後膵炎の予防には保険適用はない).

> **私はこうしている**
>
> タンパク分解酵素阻害薬の静注は急性膵炎の治療, ERCP後膵炎の予防のいずれにおいても十分な有用性は証明されておらず, むしろ医療費の増大を招いている. ERCP後膵炎の予防に関してはジクロフェナク(ボルタレン®)の内視鏡直前の直腸投与が効果, 費用ともに優れており, タンパク分解酵素阻害薬を使う余地はない. 以上より筆者はタンパク分解酵素阻害薬の静注は急性膵炎の重症度にかかわらず使用していない. また, ERCP後膵炎の予防においてもタンパク分解酵素阻害薬の静注は行っていない.

3 予防的抗菌薬

CONTROVERSY
・抗菌薬の予防投与は有効なのか？

BACKGROUND
急性膵炎の感染の機序は, 腸管内常在のグラム陰性桿菌などが絶食に伴う腸管壁の透過性の亢進により膵壊死組織へ移行し(バクテリアルトランスロケーション)壊死組織で増殖することによると考えられている. 感染が成立する場合はその時期は典型的には発症から2〜3週間後とされている.

> **POINT**
> 抗菌薬の予防投与は重症度にかかわらず行っていない（胆管炎を合併した胆石性膵炎に対する治療的な抗菌薬の投与は，この限りではない）．

■ 抗菌薬の予防投与の臨床試験のまとめ

1）多施設ダブルブラインド RCT

　壊死性膵炎に対する多施設ダブルブラインドで行われた RCT は 2 つある．2004 年に行われた RCT では感染性膵壊死をプライマリーアウトカムとしており，予防的抗菌薬の投与を受けた群は 12% に対して，プラセボ群は 9% であった（p＝0.585）[18]．当初 200 人のリクルートが計画されていたが，中間解析の結果，早期に有効性がないと判断され試験の 114 人で試験は終了となっている．死亡率，臓器不全率，手術率も両群で有意な差はなかった．2007 年に行われたもう 1 つの RCT（n＝100）では膵または膵周囲の感染をプライマリーアウトカムとしており，予防的抗菌薬の投与を受けた群は 18% に対して，プラセボ群は 12% であった（p＝0.401）[19]．死亡率，手術率も両群で有意差は認めなかった．
　この質の高い 2 つの RCT の結果からは，予防的抗菌薬が予後を改善する根拠はないと考えられる．

2）メタアナリシス

　重症急性膵炎に対する 2010 年以降に行われたメタアナリシスは 6 つ（2010 年 3 つ，2011 年 1 つ，2012 年 1 つ，2015 年 1 つ）ある．
　2010 年に行われた解析の 1 つは，予防的抗菌薬の投与は感染性膵壊死の発生率を有意に低下させたが，死亡率，膵外感染症発生率，手術施行率に差は認めなかった[20]．2010 年の 2 つと 2011 年のメタアナリシスでは感染性膵壊死，死亡のいずれのアウトカムも予防的抗菌薬の投与は有意に改善させなかった[21-23]．2012 年のメタアナリシスでは 2000 年より以前に施行された RCT に限定した場合は予防的抗菌薬の投与が有意に死亡率を下げていたが，2000 年以降に施行された RCT に限定した場合は有意な死亡率の低下は認めなかった[24]．論文内では 2000 年以前は質の低い RCT が多く，2000 年以降は質の高い RCT が増えてきて真の効果に近づいたのではないかと考察されている．筆者はそれに加え早期経腸栄養の普及も影響しているのではないかと考えている．絶食の治療が標準的であった過去のメタアナリシスでは予防的抗菌薬の治療は感染を減らし，予後を改善させる可能性が示唆されていたが，早期経腸栄養によりバクテリアルトランスロケーションが減少し，予防的抗菌薬の効果がなくなったと考えられる．2015 年に行われたメタアナリシスは発症後 72 時間以内もしくは入院後 48 時間以内に予防的抗菌薬を行った場合，有意に死亡率と膵感染率を下げたと報告している[25]．しかし，わが国の DPC データから 3,354 人の重症急性膵炎を抽出し，早期予防的抗菌薬投与に着目し比較した研究では，死亡率，侵襲的処置率の有意な改善は認めなかった[26]．これらを統合して考えると，予防的抗菌薬はたとえ早期に投与したとしても壊死性膵炎を含めた重症急性膵炎において予後を改善する根拠は乏しい．

3) 有害事象

予防的抗菌薬の投与によって真菌感染のリスクが上がり，患者にとって有害な可能性があることも示唆されている[27]．壊死性膵炎に対する予防的抗菌薬のRCTでは予防的抗菌薬群の真菌感染症が36.1%に対して非予防的抗菌薬の群では14.2%であり，予防的抗菌薬の使用は有意に真菌感染症を上昇させていた．一方，予後改善の指標としたアウトカムである膵感染率（37% vs 27.6%），死亡率（10.3% vs 14.8%），ネクロセクトミー（29.6% vs 34.6%）に関しては有意な差を認めなかった（p＞0.05）．

また，別のRCTでは予防的抗菌薬の使用した群のほうが膵炎の再発率が有意に高かったという報告（19.4% vs 7.4%）[28]や予防的抗菌薬を2週間以上継続する群と2週間で投与を終了する群を比較したRCTでは2週間以上継続したほうが上部消化管出血の頻度が有意に上がるという報告もある（8.7% vs 4.3%）．

先ほど紹介したわが国のDPCデータから3,354人の重症急性膵炎患者を抽出した研究では，早期予防的抗菌薬がバンコマイシンの経口投与率の上昇と有意に関連を認めていた（ハザード比：1.91；95%CI：1.02-1.99）[26]．バンコマイシンの経口投与は*Clostridium difficile* infection（CDI）の治療として用いられるため，早期予防的抗菌薬がCDIのリスクを有意に増大させたと解釈できる．

一般的には抗菌薬の投与は薬剤耐性のリスクを上昇させるとされており，予防的抗菌薬の使用により感染の頻度は変わらないが，起炎菌が耐性菌となりうる．感受性のよい*E. coli*とESBLでは同じ感染でも治療経過はまったく異なる．このように抗菌薬の予防投与は予後を改善しないばかりか，有害事象を引き起こす可能性もある．

4) ガイドライン

わが国のガイドラインの第2版（2007年）では重症急性膵炎に対する予防的抗菌薬投与は「行うように強く勧められる」であったが，第3版（2010年）では「行うように勧められる」，第4版（2015年）では「実施することを提案する」と徐々に推奨度が下がってきている[29]．第3版（2010年）から作られたバンドルでも「重症急性膵炎では24時間以内に広域スペクトラムの抗菌薬を予防的に投与する」となっていたのが，第4版（2015年）では「重症急性膵炎では，発症後72時間以内に広域スペクトラムの抗菌薬の予防的投与の可否を検討する」となっている．

わが国以外のさまざまなガイドラインでは予後を改善させるエビデンスが乏しいので予防的抗菌薬を使用しないことが推奨されている[30-32]．

> **➡ 私はこうしている**
>
> 絶食の治療が標準的であった過去のメタアナリシスでは予防的抗菌薬の治療は感染を減らし，予後を改善させる可能性を示唆していたが，早期経腸栄養が主流となった最近のメタアナリシスでは予後を改善させるエビデンスは乏しいと結論づけられている．
>
> 真菌感染やCDIのリスクが上がり，患者にとって有害な可能性があることも示唆されており，軽症，重症，壊死性膵炎を問わず予防的抗菌薬の投与はまず行わない．
>
> わが国の重症急性膵炎を1,097例集めた後ろ向き研究の報告によると膵感染を起こさない確率は87.6%と高く，予防的抗菌薬の投与の有無と有意な関連は認めなかった[7]．重症急性

膵炎の場合，感染が起きていなくても膵炎自体の炎症のため38〜39℃の発熱が1〜2週間程度続くことや，CRP(C反応性タンパク：C-reactive protein)が20〜40 mg/dL，プロカルシトニンも10〜20 ng/mLくらいまで上昇することはよくある．発熱や炎症反応高値が感染によるものかどうかの判定は難しい．筆者はこの場合血液培養を2セット採取し，翌日陽性になるかどうかで感染かどうかを判定している．ほとんどの場合陰性であり，抗菌薬の投与をしないでも2〜4週間後には解熱，炎症反応も低下を認める．まれに翌日血液培養が2セット陽性となることもあるが，それから抗菌薬を投与することで感染は十分コントロール可能である．

4 早期経腸栄養

CONTROVERSY

- 栄養療法はいつ始めるべきか？
- 経腸栄養の投与ルートはどうするべきか？
- 経腸栄養の種類は何が適切か？

BACKGROUND

急性膵炎に対する治療として絶飲食が，長年すすめられてきた．絶飲食が膵酵素の分泌を抑制し，膵臓を安静に保つことで予後改善につながると思われていたからである．しかし，2013年の，主に重症膵炎のメタアナリシスにおいて早期(入院後48時間以内)経腸栄養はTPN(total parenteral nutrition)もしくは晩期経腸栄養と比べて有意に死亡率を低下させる報告がなされた(オッズ比：0.31；95%CI：0.14-0.71，$p<0.05$)[33]．その他のアウトカムとして，すべての感染(オッズ比：0.38；95%CI：0.21-0.68，$p<0.05$)，カテーテル関連敗血症(オッズ比：0.26；95%CI：0.11-0.58，$p<0.05$)，膵感染(オッズ比：0.49；95%CI：0.31-0.78，$p<0.05$)，高血糖(オッズ比：0.24；95%CI：0.11-0.52，$p<0.05$)，入院期間(平均差：−2.18，95%CI：−3.48〜−0.87，$p<0.05$)においても有意な改善を認めていた．一方，肺関連合併症においては有意な関連は認めなかった．この結果によって重症急性膵炎に対して早期経腸栄養が積極的に行われるようになってきている．しかし，経腸栄養をいつ，どこから，何を投与したほうがよいのかはコントロバーシーな点である．

POINT

消化態栄養剤(ペプタメン®やエレンタール®など)の経胃的投与を入院から24時間以内に開始することを目指している．

■ 栄養療法はいつ始めるべきか？

経腸栄養の開始時期に関する臨床試験のまとめ

前述したメタアナリシスでは早期(入院後48時間以内)経腸栄養との比較がTPN(9件)もしくは晩期経腸栄養(2件)とされており，経腸栄養の開始時期の比較がメインではないことに注意する必

要がある[33]．同じく早期経腸栄養とTPN（10件）もしくは晩期経腸栄養（2件）の比較ではあるが，早期のタイミングについて検討されたメタアナリシスがある[34]．早期を24時間以内と24〜72時間の2つに分けて検討されている．死亡率に関して経腸栄養（24時間以内）は有意に死亡率を下げていたが（リスク比：0.27；95%CI：0.10-0.78，p＝0.02，I^2＝31%），経腸栄養（24〜72時間）は有意な死亡率の低下を認めなかった（リスク比：0.67；95%CI：0.36-1.25，p＝0.29，I^2＝19%）．逆にカテーテル関連敗血症に関して経腸栄養（24時間以内）は有意な低下を認めなかったが（リスク比：0.15；95%CI：0.02-1.11，p＝0.06，I^2＝0%），経腸栄養（24〜72時間）は有意に減らしていた（リスク比：0.35；95%CI：0.15-0.82，p＝0.02，I^2＝0%）．その他の膵感染，臓器不全，高血糖に関してはどちらも有意に改善していた．このメタアナリシスでは経腸栄養（24時間以内）を推奨している．

主に経腸栄養とTPNが比較された8つのRCTをもとに各著者から個別のデータも集積してメタアナリシスを行った報告がある[35]．経腸栄養が行われた群（単アーム）の患者のうち，入院後24時間以内に経腸栄養が開始された100人と，24時間以降に開始された65人を各RCTから抽出し，両群を比較している．経腸栄養（24時間以内）は経腸栄養（24時間以降）と比べて複合アウトカム（死亡，感染性膵壊死，臓器不全）を有意に低下させていた（オッズ比：0.44；95%CI：0.20-0.96）．それぞれのアウトカムに関しては，死亡（オッズ比：0.38；95%CI：0.09-1.56），感染性膵壊死（オッズ比：0.65；95%CI：0.21-1.99），臓器不全（オッズ比：0.42；95%CI：0.19-0.94）であり，臓器不全のみ有意に低下させていた．このメタアナリシスでも経腸栄養（24時間以内）を推奨している．

経腸栄養とTPNが比較された11のRCTをもとに行われたメタアナリシスがあり，経腸栄養の開始時期に関しても検討している[36]．24時間以内に経腸栄養を開始された群はTPNと比較して有意に多臓器不全（リスク比：0.44；95%CI：0.23-0.84），膵感染（リスク比：0.47；95%CI：0.26-0.83），死亡率（リスク比：0.47；95%CI：0.24-0.90）を低下させていた．同様に48時間以内に経腸栄養を開始された群もTPNと比較して有意に多臓器不全（リスク比：0.44；95%CI：0.23-0.84），膵感染（リスク比：0.46；95%CI：0.27-0.77），死亡率（リスク比：0.46；95%CI：0.20-0.99）を低下させていた．経腸栄養（24時間以内）の予後は経腸栄養（48時間以内）の予後とほぼ同程度であり，経腸栄養（24時間以内）の大きなメリットはないと述べている．

早期（入院後48時間以内）と晩期（入院後48時間以降）の経腸栄養に着目し4つのRCTと2つの後ろ向き研究をもとに行われたメタアナリシスが唯一ある[37]．経腸栄養（48時間以内）は有意に多臓器不全を減らしていた（リスク比：0.67；95%CI：0.46-0.99，p＝0.04）．しかし，壊死性膵炎（リスク比：0.95；95%CI：0.81-1.12，p＝0.57），SIRS（systemic inflammatory response syndrome）（リスク比：0.85；95%CI：0.71-1.02，p＝0.09），死亡率（リスク比：0.78；95%CI：0.27-2.24，p＝0.64）に関しては有意な差は認めなかった．経腸栄養（48時間以内）は経腸栄養（48時間以降）よりもすすめられる．

> **私はこうしている**
>
> これまでの臨床試験の結果を統合すると経腸栄養は入院後48時間以内に始めることに関しては有効性が確立している（表38-1）．24時間以内か24〜48時間を直接比較したRCT，メタアナリシスは存在しない．間接的な比較においては24時間以内のほうがよいという報告と変わりないという報告の双方がある．24時間以内に開始するデメリットは少ないので可能で

表 38-1　経腸栄養と開始時間に関するメタアナリシスのまとめ

著者，発表年，解析方法	推奨開始時間	比較対照	文献番号
Li JY, 2013 メタアナリシス	入院から48時間以内	EN（48時間以内）vs TPN	33
Li X, 2014 メタアナリシス	入院から24時間以内	EN（24時間以内）vs TPN EN（24～72時間）vs TPN	34
Bakker OJ, 2014 単アームの比較	入院から24時間以内	EN（24時間以内）vs EN（24時間以降）	35
Petrov MS, 2009 メタアナリシス	入院から24時間以内＝48時間以内	EN（24時間以内）vs TPN EN（48時間以内）vs TPN	36
Feng P, 2017 メタアナリシス	入院から48時間以内	EN（48時間以内）vs EN（48時間以降）	37

EN：enteral nutrition，TPN：total parenteral nutrition

あれば入院後24時間以内に開始を目指し，遅くとも48時間以内までには開始することがよいと考えられる．

最後に経腸栄養と経口摂取を比較したNEJMの論文を紹介したい[38]．重症化が予想された急性膵炎の患者において，入院後すぐ（24時間以内）に空腸にチューブを入れて経腸栄養を開始した群と，72時間の絶食後に食事の開始を試みた群を比較したRCTである．プライマリーアウトカムが6か月の間の主要な感染（膵壊死，菌血症，肺炎）または死亡と設定され有意な差は認めなかった（リスク比：1.07；95%CI：0.79-1.44，p＝0.76）．

24時間以内の経腸栄養は72時間後の経口摂取と予後は変わらないことが示唆され，今後は経腸栄養から経口摂取へとシフトしていくかもしれない．筆者らが行った早期経口摂取と標準的経口摂取に関するメタアナリシスにおいても，主に軽症膵炎患者が対象ではあるが，早期の経口摂取は有意に入院病日数を減らす一方，合併症の頻度に有意な差は認めなかったと報告している[39]．

■ 経腸栄養の投与ルートはどうするべきか？

経腸栄養の投与ルートの臨床試験のまとめ

一般的に胃管のほうが膵臓外分泌を刺激し重症化するかもしれないこと，膵臓の炎症によって胃の動きが悪くなる傾向があることから経空腸が臨床試験では好まれている．経腸栄養の投与経路に関するメタアナリシスは2つある[40,41]．1つは2008年に重症が予測された膵炎を対象とした2つのRCTのメタアナリシスである[40]．経胃栄養は経空腸栄養と比べて死亡率（リスク比：0.77；95%CI：0.37-1.62，p＝0.50），経腸栄養の不耐（リスク比：1.09；95%CI：0.46-2.59，p＝0.84）に関して有意な差は認めなかった．もう1つは2013年に行われた3つのRCTのメタアナリシスである[41]．経胃栄養は経空腸栄養と比べて死亡率（リスク比：0.69；95%CI：0.37-1.29，p＝0.25），誤嚥（リスク比：0.46；95%CI：0.14-1.53，p＝0.20），下痢（リスク比：1.43；95%CI：0.59-3.45，p＝0.43），

痛みの再燃（リスク比：0.94；95％CI：0.32-2.70，p＝0.90），目標カロリー到達率（リスク比：1.00；95％CI：0.92-1.09，p＝0.97）に関していずれも有意な差を認めなかった．

> **私はこうしている**
>
> サンプルサイズが少なく，有害事象に関しては経胃栄養も経空腸栄養も本当に差がないかははっきりしないが，少なくとも大きな差はないといえる．また，目標カロリー到達率も両群とも80％近くであり，まずは経胃栄養を試みて，うまくいかなかった場合にのみ経空腸栄養に切り替えるという方針でよいと思っている．

■ 経腸栄養の種類は何が適切か？

経腸栄養の種類に関する臨床試験のまとめ

急性膵炎において脂肪を制限した消化態栄養剤は，膵酵素に対する刺激性が低く安全とされている．消化態栄養剤（成分栄養も含む）とは窒素源が低分子ペプチドやアミノ酸であり，半消化態栄養剤は窒素源がタンパク質である．

経腸栄養剤の脂質量を比較したRCTはないが，軽症膵炎の経口摂取においては脂質量の異なる3群（A）液状の低カロリー（250 kcal/日）で脂質量2 g/日，（B）軟菜の低カロリー（250 kcal/日）で脂質量5 g/日，（C）常食の高カロリー（1,800 kcal/日）で脂質量45 g/日を比較したRCTがある．通常の脂質量の（C）群は腹痛の再燃はなく入院期間を有意に低下させるという結果であった[42]．軽症と同様に重症においても厳格な脂質制限は不要かもしれない．

また，消化態栄養剤もしくは半消化態栄養剤と経静脈栄養が比較された10つのRCTをもとに行われたメタアナリシスがある[43]．消化態栄養剤と半消化態栄養剤を間接的に比較した結果ではあるが，感染合併症（リスク比：0.48；95％CI：0.06-3.76），死亡率（リスク比：0.63；95％CI：0.04-9.86），食事不耐率（リスク比：0.62；95％CI：0.10-3.97）に関していずれも有意な差を認めなかった．そのなかで消化態栄養剤（ペプタメン®）と半消化態栄養剤を直接比較したRCTが1つある[44]．消化栄養剤には100 mLに3.7 gの脂肪が含まれており，1日目は18.5 g/日，2日目は37 g/日，3日目は55.5 g/日投与されるプロトコルであった．1日目はVisual Analogue Scale（VAS）（7.4±0.6 vs 7.1±0.6），24時間の便回数（1.7±0.4 vs 1.8±0.4），脂肪便，繊維便は両群で変わりはなかった．しかし，消化態栄養剤の群のほうが入院期間（23日±1 vs 27日±1，p＝0.006），入院7日後の体重減少が有意に少なかった（－1.3 kg±1.1 vs －2.4 kg±0.0）．

> **私はこうしている**
>
> これらの結果から，ある程度の脂質量を含む消化態栄養剤と半消化態栄養剤には大きな差はないため，どちらの栄養剤を使用してもよいと考えられる．
>
> ただし，消化態栄養剤のほうが入院期間や体重減少といったセカンダリーアウトカムを改善する可能性があり，消化態栄養剤（具体的にはペプタメン®やエレンタール®）を使用している．特に水分制限が必要な場合には通常エレンタール1包を溶かして300 mL（1 kcal/mL）にするところ，1包を溶かして100 mL（3 kcal/mL）として投与する方法もある．20〜25 mL/時

で投与すると 1,440〜1,800 kcal/日と少量の水分で十分なカロリーが確保できる.

参考文献

1) Cuthbertson CM, et al.：Br J Surg. 2006；93(5)：518-530.(PMID：16607683)
2) Capurso G, et al.：J Clin Gastroenterol. 2012；46 Suppl：S46-S51.(PMID：22955357)
3) Inoue K, et al.：Pancreas. 2003；26(3)：218-223.(PMID：12657945)
4) Piaścik M, et al.：Pancreas. 2010；39(6)：863-867.(PMID：20431422)
5) 武田和憲, 他：胆と膵 28(11)：967-972, 2007.
6) Horibe M, et al.：Pancreas. 2015；44(7)：1017-1023.(PMID：26355545)
7) Horibe M, et al.：Pancreas. 2017；46(4)：510-517.(PMID：27977624)
8) Endo A, et al.：J Gastroenterol. 2018；53(9)：1098-1106.(PMID：29564566)
9) Seta T, et al.：BMC Gastroenterol. 2014；14：102.(PMID：24886242)
10) Yasunaga H, et al.：Pancreas. 2013；42(2)：260-264.(PMID：23000890)
11) Yuhara H, et al.：J Gastroenterol. 2014；49(3)：388-399.(PMID：23720090)
12) Dai HF, et al.：Hepatobiliary Pancreat Dis Int. 2009；8(1)：11-16.(PMID：19208508)
13) Zheng MH, et al.：Gut. 2008；57(11)：1632-1633.(PMID：18941015)
14) Puig I, et al.：PLoS One. 2014；9(3)：e92922.(PMID：24675922)
15) Sun HL, et al.：Surgeon. 2014；12(3)：141-147.(PMID：24332479)
16) Sethi S, et al.：Pancreas. 2014；43(2)：190-197.(PMID：24518496)
17) Akshintala VS, et al.：Aliment Pharmacol Ther. 2013；38(11-12)：1325-1337.(PMID：24138390)
18) Isenmann R, et al.：Gastroenterology. 2004；126(4)：997-1004.(PMID：15057739)
19) Dellinger EP, et al.：Ann Surg. 2007；245(5)：674-683.(PMID：17457158)
20) Yao L, et al.：Dig Surg. 2010；27(6)：442-449.(PMID：21071945)
21) Villatoro E, et al.：Cochrane Database Syst Rev. 2010；(5)：CD002941.(PMID：20464721)
22) Bai Y, et al.：Am J Gastroenterol. 2010；105(3)：705-707.(PMID：20203656)
23) Wittau M, et al.：Scand J Gastroenterol. 2011；46(3)：261-270.(PMID：21067283)
24) Jiang K, et al.：World J Gastroenterol. 2012；18(3)：279-284.(PMID：22294832)
25) Ukai T, et al.：J Hepatobiliary Pancreat Sci. 2015；22(4)：316-321.(PMID：25678060)
26) Nakaharai K, et al.：J Infect Chemother. 2018；24(9)：753-758.(PMID：29909051)
27) Shorr AF, et al.：Crit Care Med. 2005；33(9)：1928-1935；quiz 1936.(PMID：16148461)
28) Finch WT, et al.：Ann Surg. 1976；183(6)：667-671.(PMID：788655)
29) 急性膵炎診療ガイドライン 2015 改訂出版委員会編：急性膵炎診療ガイドライン 2015. http://www.jshbps.jp/huge/gl2015.pdf
30) Tenner S, et al.：American J Gastroenterol. 2013；108(9)：1400-1415；1416.(PMID：23896955)
31) Working Group IAP/APA/ Acute Pancreatitis Guidelines：Pancreatology. 2013；13(4 Suppl 2)：e1-15.(PMID：24054878)
32) Crockett S, et al.：Gastroenterology. 2018；154(4)：1102. (PMID：29501369)
33) Li JY, et al.：PLoS One. 2013；8(6)：e64926.(PMID：23762266)
34) Li X, et al.：Med Sci Monit. 2014；20：2327-2335.(PMID：25399541)
35) Bakker OJ, et al.：Pancreatology. 2014；14(5)：340-346.(PMID：25128270)
36) Petrov MS, et al.：Br J Nutr. 2009；101(6)：787-793.(PMID：19017421)
37) Feng P, et al.：Medicine. 2017；96(46)：e8648.(PMID：29145291)
38) Bakker OJ, et al.：N Engl J Med. 2014；371(21)：1983-1993.(PMID：25409371)
39) Horibe M, et al.：United European Gastroenterol J. 2016；4(6)：725-732.(PMID：28408989)
40) Petrov MS, et al.：JOP. 2008；9(4)：440-448.(PMID：18648135)
41) Chang YS, et al.：Crit Care. 2013；17(3)：R118.(PMID：23786708)
42) Moraes JM, et al.：J Clin Gastroenterol. 2010；44(7)：517-522.(PMID：20054282)
43) Petrov MS, et al.：Br J Surg. 2009；96(11)：1243-1252.(PMID：19847860)
44) Tiengou LE, et al.：JPEN J Parenter Enteral Nutr. 2006；30(1)：1-5.(PMID：16387891)

39 急性肝不全の管理

松田直之

CONTROVERSY

- 急性肝不全の定義とは？
- 急性肝不全の発症原因は？
- 感染症管理で気をつけることは？
- 意識の管理はどのようにするか？
- 浮腫，胸水，腹水の管理はどのようにするか？
- 血液浄化法を併用するか？
- 凝固・線溶の管理はどのようにするか？
- 栄養療法はどのようにするか？
- 急性肝不全の薬物療法の推奨は？
- 肝移植に向けた管理はどのようにするか？

BACKGROUND

　急性肝不全は，広範な肝細胞死から肝臓のタンパク合成や解毒能が低下し，生命維持に障害をきたす急性病態である．消化管から門脈を介しての肝血流の流入が減じ，それらの肝臓以外への静脈系短絡により，門脈圧は正常値5～10 mmHg以上に上昇し，門脈圧亢進症が生じ，食道静脈瘤，直腸静脈瘤やメズサの頭（腹壁静脈瘤）のように，消化管出血や静脈瘤破裂に注意が必要となる．消化管からの吸収された分子が門脈を通して肝臓に移行しなくなるため，肝臓の1st pass effectが低下し，この肝解毒能などの低下などにより，意識障害として肝性脳症が生じる．
　わが国では，2011年に急性肝不全の診断基準が厚生労働省「難治性の肝・胆道系疾患に関する研究」班より公表され，2015年に改訂されている[1,2]．急性肝不全は，急性肝障害によりプロトロンビン時間（PT：prothrombin time）が活性値40%以下，またはPT-INRが1.5以上に延長した病態である．右心不全やショックの遷延，また，薬物中毒や熱中症においても急性肝不全が生じる．
　このような急性肝不全においては，ウイルス性肝炎や心不全などの要因を明確にして，早急に治療指針を立てる必要がある．意識，呼吸，循環，腎機能，免疫などの全身管理が必要となる．

POINT

　急性肝不全の診断基準に準じて，急性肝不全と診断した際には，肝性昏睡の進展に注意している．集中治療管理として，全身管理を行う過程で，発症原因を考慮した治療を計画し，肝性昏睡に関しては血液浄化法による1日量40Lレベルの置換を行う．凝固因子の補充として，PT-INRおよびAPTT比は1.5以下を目標として，新鮮凍結血漿（FFP：fresh frozen plasma）を補充している．また，腹水に対しては，フロセミド持続投与とアルブミンを併用した管理としている．肝移植に移行できない急性肝不全の重篤化した病態では，家族や患者への説明と同意により集中治療領域の積極的治療から緩和医療に移行する場合がある．

■急性肝不全の定義とは？

急性肝不全の定義と診断基準として，わが国では「難治性の肝・胆道疾患に関する調査研究」班の研究報告[1,2]が知られている．2016年の段階で，急性肝不全の定義は，「正常肝ないし肝予備能が正常と考えられる肝に肝障害が生じ，初発症状出現から8週間以内に高度の肝機能障害に進行し，PTが40％以下あるいはPT-INR値1.5以上を示すものとされた（表39-1）．

急性肝不全における意識障害は，「非昏睡型」と肝性脳症を呈する「昏睡型」に分類される．昏睡型急性肝不全は，初発症状出現から昏睡II度以上の肝性脳症が出現するまでが10日以内であれば「急性型」，11日以上56日以内を「亜急性型」と分類している．この肝性脳症における昏睡度の評価には，成人では犬山分類（表39-2）[1]が用いられている．一方，小児では「第5回小児肝臓ワークショップによる小児肝性脳症の分類」（表39-3）[1,3]が用いられる．

■急性肝不全の発症原因は？

急性肝不全においては，まず，発症原因を評価する（表39-4）．ウイルス感染，呼吸・循環障害，自己免疫，薬剤などの関与を評価し，治療につなげる．

1）ウイルス性要因

急性肝不全を発症させるウイルス性要因として，IgM-HAV，HBs抗原，IgM-HBc抗体，HBV-DNA，HVC抗体，HCV-RNA，IgA-HEV，HEV-RNA，およびEpstein-Barrウイルス（EBV），サイトメガロウイルス（CMV：cytomegalovirus）などを評価する．

表39-1　急性肝不全の定義と分類

正常肝ないし肝予備能が正常と考えられる肝に肝障害が生じ，初発症状出現から8週以内に，高度の肝機能障害に基づいてプロトロンビン時間が40％以下ないしはINR値1.5以上を示すものを「急性肝不全」と診断する．急性肝不全は肝性脳症が認められない，ないしは昏睡度がI度までの「非昏睡型」と，昏睡II度以上の肝性脳症を呈する「昏睡型」に分類する．また，「昏睡型急性肝不全」は初発症状出現から昏睡II度以上の肝性脳症が出現するまでの期間が10日以内の「急性型」と，11日以降56日以内の「亜急性型」に分類する．

(注1) B型肝炎ウイルスの無症候性キャリアからの急性増悪例は「急性肝不全」に含める．また，自己免疫性で先行する慢性肝疾患の有無が不明の症例は，肝機能障害を発症する前の肝機能に明らかな低下が認められない場合は「急性肝不全」に含めて扱う．
(注2) アルコール性肝炎は原則的に慢性肝疾患を基盤として発症する病態であり，「急性肝不全」から除外する．ただし，先行する慢性肝疾患が肥満ないしアルコールによる脂肪肝の症例は，肝機能障害の原因がアルコール摂取ではなく，その発症前の肝予備能に明らかな低下が認められない場合は「急性肝不全」として扱う．
(注3) 薬物中毒，循環不全，妊娠脂肪肝，代謝異常など肝臓の炎症を伴わない肝不全も「急性肝不全」に含める．ウイルス性，自己免疫性，薬物アレルギーなど肝臓に炎症を伴う肝不全は「劇症肝炎」として扱う．
(注4) 肝性脳症の昏睡度分類は犬山分類（1972年）に基づく．ただし，小児では「第5回小児肝臓ワークショップ（1988年）による小児肝性昏睡の分類」を用いる．
(注5) 成因分類は「難治性の肝疾患に関する研究」班の指針（2002年）を改変した新指針に基づく．
(注6) プロトロンビン時間が40％以下ないしはINR値1.5以上で，初発症状出現から8週以降24週以内に昏睡II度以上の脳症を発現する症例は「遅発性肝不全」と診断し，「急性肝不全」の類縁疾患として扱う．

表 39-2　成人肝性脳症の犬山分類

昏睡度	精神状態	参考事項
I	□ 睡眠-覚醒リズムの逆転 □ 多幸気分，ときに抑うつ状態 □ だらしなく気にもとめない態度	□ 後からの評価としてしか判定できない場合が多い
II	□ 指南力(時・場所)の障害，物を取り違える(confusion) □ 異常行動(例：お金をまく，化粧品をゴミ箱に捨てるなど) □ ときに傾眠状態(普通の呼びかけで開眼し，会話ができる) □ 無礼な言動があったりするが，医師の指示に従う態度をみせる	□ 興奮状態なし □ 羽ばたき振戦あり □ 便失禁なし □ 尿失禁なし
III	□ しばしば興奮状態またはせん妄状態を伴い，反抗的態度をみせる □ 嗜眠状態(ほとんど眠っている) □ 外的刺激で開眼しうるが，医師の指示に従わない．または従えない(簡単な命令には応じることができる)	□ 興奮状態あり □ 羽ばたき振戦あり □ 指南力低下
IV	□ 昏睡(完全な意識の消失) □ 痛み刺激に反応する	□ 刺激を払いのけたり，顔をしかめる
V	□ 深昏睡 □ 痛み刺激にもまったく反応しない	□ 反応性低下

表 39-3　小児肝性脳症の分類

昏睡度	乳児	年長児
I	声を出して笑わない	いつもより元気がない
II	あやしても笑わない 母親と視線が合わない	傾眠傾向でおとなしい 見当識障害がある
III	大きな声で呼ぶとかろうじて開眼する	
IV	痛み刺激でも覚醒しないが，顔をしかめたり，払いのけようとする	
V	痛み刺激にもまったく反応しない	

　EBVは，ヘルペスウイルス科γヘルペスウイルス亜科に属する2本鎖DNAウイルスである．EBV感染の評価[4]では，外殻抗原(VCA：viral capsid antigen)，早期抗原(EA-DR：early antigen)，核内抗原(EBNA：EBV-associated nuclear antigen)の3種に対する抗体を用いる．早期抗原EAには，アルコール非感受性のEA-Dとアルコール感受性EA-Rがあり，EA-DRと総称している．EBVが溶解感染を起こした際には，抗VCA抗体と抗EA-DR抗体が発現する．また，抗EBNA抗体は，初感染の回復期から陽性になり，持続的に検出される傾向がある．以上のように，急性肝不全におけるEBVの関与[4]としては，抗IgM-VCA抗体と抗EBNA抗体，また，再活性化したEBVに対しては抗IgG-VCA抗体と抗IgG-EADR抗体を評価する．

　CMVは，ヘルペスウイルス科βヘルペスウイルス亜科に属する2本鎖DNAウイルスであり，急性肝炎を誘導することが知られている[5,6]．CMVにおいては，抗IgG-CMV抗体は既感染，抗IgM-CMV抗体は新規感染として評価する．ウイルス迅速同定にはシェルバイアル法，CMV抗原血症検査としてCMVアンチゲネミア法，さらに尿，血液，唾液，骨髄液，気管支肺胞洗浄液などから

表 39-4　急性肝不全における発症要因の評価

ウイルス性	A 型　：IgM-HAV 陽性 B 型　：HBs 抗原あるいは IgM-HBc 抗体陽性 　　　　HBV-DNA 陽性 C 型　：HVC 抗体あるいは HCV-RNA 陽性 E 型　：IgA-HEV あるいは HEV-RNA 陽性 その他：Epstein-Barr ウイルス，サイトメガロウイルス
循環障害	右心不全の評価 静脈うっ滞の有無の評価：下大静脈径 ショック評価：① 拘束性　② 心原性　③ 出血性(Hb)
肺障害	低酸素血症とアシドーシスの評価
薬剤性	① アレルギー性　② 中毒性
その他	① 代謝性　② 腫瘍浸潤　③ 肝切除術後

CMV の DNA を定量する．

2）呼吸・循環障害

呼吸や循環の障害は，肝臓に対する虚血として重要である．肝臓に低酸素を導く要因は，① 低酸素血症，② 貧血(Hb＜7 g/dL)，③ 肝静脈うっ血(拘束性ショック，右心不全)，④ 低心拍出であり，代謝性アシドーシスと血清乳酸値を動脈血液ガス分析で評価し，肝不全に与える虚血の要因を回避する．

3）自己免疫性

自己免疫性肝炎は，自己抗体の検出パターンで 1 型と 2 型に分類されている．わが国では 1 型自己免疫性肝炎が多く，抗核抗体または抗平滑筋抗体が陽性となる特徴がある．2 型自己免疫性肝炎は，抗 LKM-1 抗体が陽性となる特徴があり，欧米の若年層に多く，わが国では少ない．1 型自己免疫性肝炎では抗核抗体や抗平滑筋抗体，2 型自己免疫性肝炎では LKM-1 や PD-1 などの自己抗体と血清 IgG の高値を評価する．わが国における「難治性の肝・胆道疾患調査研究」班[7, 8]による全国集計では，約 1,000 人が自己免疫性肝炎として登録されており，約 10,000 人の自己免疫性肝炎が存在すると推定されている．わが国の自己免疫性肝炎は，50〜60 歳代の女性に発症し，慢性肝炎となりやすいが，メチルプレドニゾロンによるステロイドパルス療法で効果的に抑制できる可能性がある(表 39-5)．

4）小児肝不全

小児肝不全の発症要因としては，先天性心疾患などによるショック肝，B 型肝炎や単純ヘルペスの母児感染例における抗ウイルス薬投与，自己免疫性肝炎，血球貪食症候群などが知られている[9]．幼少期は，単純ヘルペスウイルス，アデノウイルス，エコーウイルス，コクサッキーウイルスなどのウイルス感染症，先天性代謝異常として新生児ヘモクロマトーシス，ミトコンドリア脳筋症，果糖不耐症，α1 アンチトリプシン欠損症，ガラクトース血症，チロジン血症，Zellweger 症候群(ペル

表39-5 自己免疫性肝炎の診断指針・治療指針

診断	1. 他の原因による肝障害が否定される 2. 抗核抗体陽性あるいは抗平滑筋抗体陽性 3. 血清IgG高値（＞基準上限値1.1倍） 4. 組織学的にinterface hepatitisや形質細胞浸潤がみられる 5. 副腎皮質ステロイドが著効する
典型例	上記の診断項目で1を満たし，2〜5のうち3項目以上を認める
非典型例	上記の診断項目で1を満たし，2〜5の所見の1〜2項目を認める

1. 副腎皮質ステロイド著効所見は治療的診断となるので，典型例・非典型例ともに，治療開始前に肝生検を行い，その組織所見を含めて診断することが原則である．ただし，治療前に肝生検が施行できないときは診断後速やかに副腎皮質ステロイド治療を開始する．
2. 国際診断スコアが計算できる場合にはその値を参考とし，疑診以上は自己免疫性肝炎と診断する．
3. 診断時，既に肝硬変に進展している場合があることに留意する．
4. 急性発症例では，上記項目2，3を認めない場合がある．また，組織学的に門脈域の炎症細胞を伴わず，中心静脈域の壊死，炎症反応と形質細胞を含む単核球の浸潤を認める症例が存在する．
5. 診断が確定したら，必ず重症度評価を行い，重症の場合には遅滞なく，中等症では病態に応じ専門機関へ紹介する．なお，1のみを満たす症例で，重症度より急性肝不全が疑われる場合も同様の対応をとる．
6. 簡易型スコアが疑診以上の場合は副腎皮質ステロイド治療を考慮する．
7. 抗ミトコンドリア抗体が陽性であっても，簡易型スコアが疑診以上の場合には副腎皮質ステロイド治療を考慮する．自己免疫性肝炎での抗ミトコンドリア抗体陽性率は約10%である．
8. 薬物性肝障害（DILI：drug-induced liver injury）の鑑別にはDDW-J 2004薬物性肝障害診断スコアおよびマニュアルを参考にする．
9. 既知の肝障害を認め，この診断指針に該当しない自己免疫性肝炎も存在する．

〔厚生労働省「難治性の肝・胆道疾患に関する調査研究」班編：自己免疫性肝炎（AIH）診療ガイドライン．2016より〕

オキシソーム形成異常）などが肝不全の原因となる．学童期は，熱中症，バルプロ酸，アセトアミノフェン，サリチル酸などの薬剤性肝障害，自己免疫性肝障害，Wilson病などによる肝不全に留意する．

■ 急性肝不全の管理は？

　急性肝不全では，肝細胞死に伴う肝細胞やミトコンドリアから放出される細胞壊死分子が全身性炎症の増悪に関与する[10-12]．これらは，damage-associated molecular patterns（DAMPs）[12]として概念が整理されてきおり，全身性炎症として急性肺傷害，ショック，急性腎傷害，播種性血管内凝固（DIC：disseminated intravascular coagulation）を誘導する．急性肝不全では，肝細胞死などに伴い，2次性に多臓器不全が誘導され，直接に肝性脳症による意識障害，門脈圧亢進に伴う心前負荷上昇，消化管浮腫とバクテリアルトランスロケーション，胸水および腹水などの3rdスペース形成，脾機能亢進に伴う血小板減少症なども導かれる．

1）感染症管理で気をつけることは？

　肝不全では，免疫低下を評価するとともに，管理における接触感染予防策を徹底する．経腸栄養が行われていない場合などでは，腸管免疫も減弱している可能性があり，バクテリアルトランスロ

ケーションや誤嚥性肺炎に伴う，菌血症や敗血症に注意する．しかし，抗菌薬は，予防的には使用しない．

2) 意識の管理はどのようにするか？

　肝不全の管理では，まず意識・呼吸・循環の安定化が重要課題となる．意識管理では，まず肝性脳症の昏睡度(表39-2)を評価し，頭蓋内圧(ICP：intracranial pressure)の上昇に注意する．特に，肝性脳症Ⅲ度以上では脳灌流圧(>60 mmHg；70 mmHgを推奨)を維持することが大切であり，ICPが上昇している可能性のある場合は，原因となる昏睡惹起分子を血液浄化法で除去することを検討する一方で，適切に鎮静し，グリセオール(200 mL，1日3回投与)などでICPを低下させる．このような，脳灌流圧管理において，適切な鎮痛・鎮静下で，呼吸と循環を安定化させる．

3) 浮腫，胸水，腹水の管理はどのようにするか？

　肝不全では，浮腫，胸水，腹水などの3rdスペース形成が生じやすい．この原因として，腎血流低下によるレニン・アンジオテンシン系の不活化と代謝の減弱による高アルドステロン症が存在する可能性があり，ナトリウムやカリウムなどの電解質異常や酸塩基平衡の合併にも注意して対応する．血漿アルドステロン値を評価するとともに，フロセミドに加えて，必要であれば抗アルドステロン作用を期待してスピロノラクトンやエプレレノンなどの併用を考慮する．

　また，肝硬変における利尿や肝性腹水などには，フロセミドにバソプレシンV2受容体拮抗薬トルバプタンを併用する場合がある．トルバプタン3.75 mg/日や7.5 mg/日は，血清アルブミン値にかかわらず，腹水量を減少させ，体重を減少できる[13,14]．

　心臓の肝臓に与える因子として，適時，心エコーを行い，心嚢液，心前負荷，心機能を評価する．血清・腹水アルブミン較差(SAAG：serum-ascites albumin gradient)が1.1 g/dL以上となる漏出性腹水において，フロセミドなどの利尿薬に抵抗性の腹水穿刺時や肝硬変に伴う難治性腹水が，高張アルブミン製剤の適応である．腹水穿刺後循環不全や，フロセミド反応性低下時に，高張性アルブミン製剤を併用する．

4) 血液浄化法を併用するか？

　急性肝不全は，炎症性リガンド，DAMPs反応，心拡張不全，腎静脈うっ滞(腎後負荷増大)などの要因により，急性腎傷害(AKI：acute kidney injury)を合併しやすい．意識・呼吸・循環を上述の方法で安定させるなかで，尿量0.5 mL/kg/時を維持できるように管理する．AKIの進行は，Improving Global Outcomes(KDIGO)分類[15,16]などに準じて，尿量0.5 mL/kg/時に維持を目標とし，クレアチニン値を日々の変動として評価する．

　肝腎症候群や肝性昏睡において，血液浄化法により血漿のアンモニア置換分子や浸透圧分子などを除去するかどうか，また施行方法は各施設のマニュアルなどに準じる．2004年1月～2011年12月の8年間の急性肝不全における人工肝補助療法の現状に関するアンケート「急性肝不全に対する人工肝補助療法の現状に関するアンケート調査報告」[17]では，消化器病学会評議員および肝臓学会評議員の所属施設(522施設)，救急科専門医指定施設(220施設)，救命救急センター(245施設)の987施設の管理内容が評価された．この987施設の80%以上の施設で血漿交換(PE：plasma exchange）と血液濾過透析（HDF：hemodiafiltration）の併用が非代償性肝硬変における肝腎症候群の標準療法だった．一方，これらの肝性脳症の覚醒率は全体で 50％未満だったが，透析液流量を増加させた高流量持続血液濾過透析（CHDF：high-flow continuous hemodiafiltration）あるいは透析液を清浄化して補充液として用いる on-line HDF を施行した 23 施設（約 2.3％）の覚醒率は 70％以上だった．しかし，現在も肝性脳症に対する血液浄化法のエビデンスは乏しく，Acute Dialysis Quality Initiative（ADQI）Group[18] の第 8 回国際コンセンサスカンファレンスでは肝移植の対象ではない肝腎症候群に対して血液浄化法を差し控えることが推奨されている．

名古屋大学医学部附属病院救急・内科系集中治療部では，急性肝不全の進行期で無尿になった KADIGO stage 3 および肝移植を予定する非代償性肝硬変において，血液浄化法を併用している．血液浄化用ダブルルーメンカテーテルを用いて，全身性炎症の強い場合には polymethylmethacrylate（PMMA）膜，通常はポリスルホン膜を用い，透析液流量 500 mL/分，濾過量 20 mL/分あるいは 30 mL/分を基準として 1 日置換量 40 L を目標として，間欠的腎代替療法（IRRT：intermittent renal replacement therapy）あるいは持続的腎代替療法（CRRT：continuous renal replacement therapy）としている．

5）凝固・線溶の管理はどのようにするか？

急性肝不全においては肝臓での凝固因子産生が低下するために，出血合併症に注意し，フィブリノーゲン，PT-INR および APTT 比を 1.5 以下を目標として新鮮凍結血漿（FFP：fresh frozen plasma）を補充する．一方，炎症活性が強い場合には，線溶系は抑制される傾向があり，D-ダイマーは異常高値とはならない．しかし，腹水や胸水がある場合には，フィブリノーゲンが腹水中や胸水中に漏出するため，フィブリノーゲンが FDP として血中に再分布し，FDP は高値となる．FDP が D-ダイマーに比べて有意に高値である場合には腹水量や胸水量をエコーなどで評価する．

凝固因子の血中濃度を約 20〜30％上昇させるのに必要な新鮮凍結血漿は，理論的には約 8〜12 mL/kg（40 mL/kg の 20〜30％）である．体重 60 kg レベルであれば 4 単位（800 mL 血液分）レベルとなる．以上を含めて，急性期には出血合併症を生じない FFP を補充し，凝固検査でフィブリノーゲン，PT-INR および APTT 比を評価し，FFP の 1 日補充量を時系列で評価する．

また，全身性炎症に伴い，肝臓，脾臓，肺などの血管内皮に血小板が沈着し，急激な血小板減少が生じる．門脈内血栓症の併発にも注意が必要となる．このような凝固亢進がある場合は，トロンビン活性が高まるためアンチトロンビン（AT）活性が低下しやすい．急性肝不全においては，肝臓でのAT 産生低下に加えて炎症性に AT 消費が進むため，肝内凝固，脾内凝固，門脈内血栓，さらにさまざまな血管内皮細胞傷害の進行を考慮する．

臨床エビデンスとしては，脾摘術を施行した肝硬変患者における門脈内血栓症の発症予防として AT 補充がほかの抗凝固薬と比較して有効である可能性を調べたネットワーク解析[19] がある．また，肝硬変における門脈内血栓症の発症にかかわる AT，プロテイン C，プロテイン S の活性についての 2013 年のシステマティックレビュー[20] がある．現在，急性肝不全における AT およびトロンボモジュリン製剤の有効性についての臨床研究が期待される．現在，私は急性肝不全の集中治療では，血小板数および thrombin-antithrombin complex（TAT）の推移を評価し，AT 活性目標 > 70％，および血小板数 5 万/μL 未満でリコンビナントトロンボモジュリンの投与としている．

6）栄養療法はどのようにするか？

　急性肝不全においては，アンモニアや尿素窒素が上昇しやすいために，タンパクを含む栄養制限をする傾向があるが，低栄養状態を避けるために 25 kcaL/kg/日を目標とした適切な栄養管理ができるとよい．この際に注意する内容は，① アミノ酸バランス，② 微量元素，③ ビタミン，④ 脂質のモニタリングである．

　アミノ酸補充については，1 日量 1.2 g/kg を最低量として維持することは，生命維持の基本と考えられる．しかし，チロシン，チロキシン，フェニルアラニン，トリプトファン，ヒスチジンの 5 つの芳香族アミノ酸（AAA：aromatic amino acid）や脂肪族アミノ酸のメチオニンなどは，肝機能低下状態で代謝が遅れ，アンモニアが蓄積することに注意しなければならない．一方，バリン，ロイシン，イソロイシンなどの分枝鎖アミノ酸（BCAA：branched chain amino acid）は，アンモニア代謝の基質となるため，血液中の BCCA／チロシン比（BTR）や BCAA／AAA 比（Fisher 比）を評価し，アミノ酸バランスを BCAA に傾ける管理が必要な場合がある．

　この Fisher 比が低下している場合には，AAA やメチオニンの投与量を下げるために，アミノレバン®，モリヘパミン® などの肝不全用アミノ酸製剤を使う場合がある．2015 年のコクランデータベース[21]においては，BCAA は肝性脳症の軽減には有用とされているが，死亡率を改善する結論には至っていない．また，腸内細菌叢の維持として乳酸菌，ビフィズス菌，カルピス菌，ラブレ菌などのプロバイオティクスを経腸投与することで，肝性脳症を軽減させる試みがある．経腸栄養を最小量とし，中心静脈路より肝不全用アミノ酸製剤を併用する場合があり，消化管におけるバクテリアのアンモニア産生，肝臓での AAA によるアンモニア産生に注意する場合がある．

　また，脂質代謝においては，リン脂質や総コレステロール，リン脂質，リポタンパクの低下に注意する．総コレステロール，トリグリセリド，全脂質検査などで脂質評価を行い，脂質の補充を適正化する．最終的に，① アミノ酸バランス，② 亜鉛やセレンを含む適切な微量元素，③ ビタミン，④ 脂質の補充を経腸投与できるとよい．

7）急性肝不全の薬物療法の推奨は？

　ウイルス病態では抗ウイルス薬と免疫グロブリン療法，自己免疫性病態ではステロイド療法，大量免疫グロブリン療法，血漿交換法を検討する．肝機能低下については，ウルソデオキシコール酸（1 日 600 mg，1 日最大量 900 mg，3 分割，経管投与），強力ネオミノファーゲンシー®（1 日最大量 100 mL 静注）を併用している．

8）肝移植に向けた管理はどのようにするか？

　肝性昏睡に至った場合，内科的治療の救命率は 2018 年の時点で 30％程度である．肝性昏睡の救命には，肝移植の適応を考慮する．このため，管理では，昏睡を阻止することと昏睡の重症化を予測することが重要である．

　わが国における肝移植の 10 年生存率は 70％以上である[22]．肝移植に向けた集中治療管理では，① 意識状態の維持（脳浮腫回避，頭蓋内出血および脳梗塞の回避），② 感染制御（血流感染予防，無気肺予防を含む），③ 出血合併症の回避，④ 腫瘍合併の否定，⑤ 筋萎縮の回避，⑥ 水・電解質管理（ナトリウムバランスなど）といったこれら少なくとも 6 つの管理を重視する．肝移植がドナーやレ

9 | 消化器

シピエントの条件で施行できない場合には，これまで述べてきた管理内容を継続する一方で，家族や患者本人への説明のなかで緩和医療へ移行する場合もある．

> **私はこうしている**
>
> 　急性肝不全では，対症療法にとどまらずに成因を評価し，成因を治療することが重要である．それを支える全身管理として，接触感染予防策の徹底，感染管理，意識，呼吸，循環，腎臓，電解質，凝固線溶，栄養，リハビリテーションなどを統合的に実践している．肝機能低下の重症病態においては，感染や虚血は，炎症誘導因子として，全身状態を複雑化したものとして悪化させることに注意する．炎症の遷延を避け，早期から適切な栄養とリハビリテーションを目標とし，筋萎縮を避ける必要がある．肝移植に移行できない急性肝不全の重篤化した病態では，家族や患者への説明と同意により集中治療領域の積極的治療から緩和医療に移行する場合がある．肝再生医療や肝細胞増殖因子の臨床応用に期待している．

参考文献

1) 持田　智，他：肝臓 52：393-398，2011．
2) 持田　智：日本消化器病学会雑誌 112：813-821，2015．
3) 第5回大山(小児肝臓)ワークショップ．日児誌 93：212-214，1989．
4) Doğan I, et al.：Turk J Gastroenterol. 2007；18(2)：119-121.(PMID：17602362)
5) Davalos F, et al.：Transl Oncol. 2016；9(3)：248-250.(PMID：27267844)
6) Komura T, et al.：Intern Med. 2016；55(14)：1923-1927.(PMID：27432105)
7) 厚生労働省「難治性の肝・胆道疾患に関する調査研究」班編：自己免疫性肝炎(AIH)の診療ガイド．文光堂，2011．
8) 恩地森一，他：肝臓 54：723-725，2013．
9) 松井　陽：小児劇症肝炎(急性肝不全)の全国調査．「難治性の肝・胆道疾患に関する調査研究」平成17年度 研究報告書．
10) Eleftheriadis T, et al.：Front Immunol. 2016；7：279.(PMID：27489552)
11) Shi Q, et al.：Biomark Med. 2015；9(11)：1215-1223.(PMID：26507261)
12) Wenceslau CF, et al.：Eur Heart J. 2014；35(18)：1172-1177.(PMID：24569027)
13) Dahl E, et al.：Aliment Pharmacol Ther. 2012；36(7)：619-626.(PMID：22908905)
14) Sakaida I, et al.：Hepatol Res. 2014；44(1)：73-82.(PMID：23551935)
15) Kellum JA, et al.：Crit Care. 2013；17(1)：204.(PMID：23394211)
16) Lameire N, et al.：Crit Care. 2013；17(1)：205.(PMID：23394215)
17) 藤原慶一，他：肝臓 53：530-533，2012．
18) ADQI Workgroup：Crit Care. 2012；16(1)：R23.(PMID：22322077)
19) Gong C, et al.：Gastroenterol Res Pract. 2017；2017：9216172.(PMID：28676822)
20) Qi X, et al.：Am J Med Sci. 2013；346(1)：38-44.(PMID：23187296)
21) Gluud LL, et al.：Cochrane Database Syst Rev. 2015；(9)：CD001939.(PMID：26377410)
22) 市田隆文，他：肝臓 56：79-87，2015．

40 ICUでのストレス潰瘍予防

田中竜馬

CONTROVERSY

- ストレス潰瘍のリスク因子とは？
- ストレス潰瘍予防に有効な薬剤とは？
- ストレス潰瘍予防の副作用とは？
- ストレス潰瘍予防は必要なのか？

BACKGROUND

呼吸不全や敗血症，低血圧，黄疸のあるICU患者に，「ストレス潰瘍」が起こることが最初に報告されたのは1969年である．この報告では，150人のICU患者のうち8人(5.3%)がストレス潰瘍による大量出血を起こし，7人が死亡した[1]．のちに同グループはICU患者100人を対象にしたRCTで，制酸薬で胃内pHを3.5以上に上げた群では，コントロール群と比較して上部消化管出血の頻度が低下することを示した(4% vs 25%，$p<0.005$)[2]．

その後，ストレス潰瘍予防(SUP：stress ulcer prophylaxis)を支持する研究が相次いで発表され[3,4]，現在のICU診療では，深部静脈血栓症予防をしたり，肺炎予防のために頭部挙上をしたりするのと並んでSUPを行うのはルーチンになっている[5]．ICU患者の約3/4に何らかのSUPが投与されており[6]，2016年版のSSCG(SSCG 2016)でも，リスクのある患者にはSUPを行うことが推奨されている．重症患者での考え方が拡大解釈されて，ICU以外の入院患者にもSUPが行われることが少なくない[7]．

しかし一方で，SUPは決して無害ではなく，肺炎やClostridium difficile感染の副作用の危険性が指摘されてきた．また，ICUで開始されたSUPのための薬剤が，ICUから退室後に一般病棟や，さらには退院後も継続されることが少なくない[8,9]．

POINT

ICUではPPI(またはH$_2$ブロッカー)でストレス潰瘍を予防し，ICU退室までには中止する．

■ ストレス潰瘍のリスク因子とは？

SSCG 2016では，リスク因子のある敗血症患者にはSUPを行うことを推奨しているが，逆にリスクがなければSUPを行わないことを推奨している．それでは，ストレス潰瘍のリスク因子とは何だろうか．ストレス潰瘍を起こしそうな重症患者を予測できるのだろうか？

1994年に発表されたCanadian Critical Care Trials Groupによる多施設大規模コホート研究(患者数2,252人)では，48時間以上の人工呼吸，凝固異常(血小板数$<50,000/mm^3$，INR>1.5，PTT$>$正常の2倍のいずれか)があれば，ストレス潰瘍のリスクが高くなった(オッズ比はそれぞれ15.6，4.3)．

これら2つのリスクがどちらもない患者が臨床的に有意な消化管出血[*1]を起こす頻度が0.1%と低かったのに対して，両方ともがある患者では3.7%であった（全体では1.5%）[10].

2015年に発表された11か国での観察試験によると，3つ以上の併存疾患，肝疾患の併存，腎代替療法，臓器不全スコアが，臨床的に有意な消化管出血のリスクであるという結果になっている[6]. さらに，小規模研究までみると，敗血症，外傷，熱傷，頭部外傷，高用量ステロイドの使用，アルコール中毒，1週間以上のICU滞在もリスクになるとされており，これらすべてを含めると結局のところ，重症患者の多くに何らかのリスク因子があることになる.

■ ストレス潰瘍予防に有効な薬剤とは？

SUPの薬剤としては，プロトンポンプ阻害薬（PPI），H_2ブロッカー，スクラルファート，制酸薬が検討・使用されてきた．これらの効果を比較してみる.

1) H_2ブロッカー vs スクラルファート

1998年に発表されたCanadian Critical Care Trials Groupによる多施設RCT（患者数1,200人）では，人工呼吸器が48時間必要と予測されるICU患者のストレス潰瘍予防に，H_2ブロッカー（ラニチジン）を投与する群とスクラルファートを投与する群に分けて比較した[11]. 死亡率には両群間に有意差がなかったが（23.5% vs 22.8%，$p=0.79$），臨床的に有意な消化管出血はラニチジン群で有意に低いという結果になっている（1.7% vs 3.8%，$p=0.02$）. 一方，人工呼吸器関連肺炎が起こる頻度には有意差がなかったものの，ラニチジン群で高い傾向にあった（19.1% vs 16.2%，$p=0.19$）.

2) H_2ブロッカー vs 制酸薬

H_2ブロッカーと制酸薬を比較した大規模RCTは行われていない．メタアナリシスでは，H_2ブロッカーを使用したほうが明らかな消化管出血の頻度は低下する（オッズ比：0.56；95%CI：0.33-0.97）という結果になっている[3].

3) PPI vs H_2ブロッカー

1980年代後半にPPIが登場すると，SUPにもH_2ブロッカーに代わってPPIが用いられることが多くなった[6,12]. しかし，現在までにSUPにおけるPPIとH_2ブロッカーを比較した大規模RCTは行われていない．19のRCTを含むメタアナリシス（患者数2,117人）では，臨床的に有意な消化管出血を起こす頻度はPPIを投与された患者のほうがH_2ブロッカーを投与された患者よりも低い（リスク比：0.39；95%CI：0.21-0.71，$p=0.002$）という結果になっている[13].

一方で，24時間以上人工呼吸器を要した患者を対象にした大規模コホート研究（患者数35,312人）では，消化管出血の頻度はPPIを使った群のほうがH_2ブロッカー群よりも多いという反対の結

[*1] 臨床的に有意な消化管出血：明らかな消化管出血（吐血，NG洗浄での血液またはコーヒー残渣様物，血便，黒色便）と，出血発症から24時間以内に以下のどれか1つ（収縮期血圧20 mmHg以上低下，坐位で心拍数が20/分以上上昇するか収縮期血圧が10 mmHg以上低下，ヘモグロビンが2 g/dL以上低下し輸血を要する）を合併と定義.

果になっており(5.9% vs 2.1%, p＜0.05), propensity scoreで調整(オッズ比：2.24；95%CI：1.81-2.76), マッチ(オッズ比：1.95；95%CI：1.44-2.65)したあとでも同じくPPI群のほうが高くなっている[14].

以上から, SUPにおいてPPIとH_2ブロッカーのどちらの効果が高いのかははっきりしていない. 人工呼吸器を要するICU患者に対するSUPにおいてPPIとH_2ブロッカーの効果を比較する大規模RCTのPEPTICが現在進行中である(https://goo.gl/GRYL3W).

■ ストレス潰瘍予防の副作用とは？

SUPを行うか, あるいはどの薬剤を使用するか判断するのには, 効果と並んで副作用が重要になる. SUPによく使われているPPIは, 長期にわたって使用すると慢性腎疾患[15]や大腿骨骨折[16], 繰り返すクロストリジウム腸炎[17]のリスクと相関することが指摘されている. 重症患者に対する短期間のSUPの副作用としては, 胃での殺菌作用を弱めて細菌のコロナイゼーションを増やすことによって, 肺炎と*Clostridium difficile*感染(CDI)の頻度が増える危険性が懸念されている.

先に述べたCanadian Critical Care Trials Groupによる多施設RCT(患者数1,200人)では, 統計学的有意差はなかったものの人工呼吸器関連肺炎が起こる頻度はH_2ブロッカー群でスクラルファート群よりも高い傾向にあった(19.1% vs 16.2%, p=0.19)[10].

PPIとH_2ブロッカーを比較した大規模観察研究によると, PPIのほうがH_2ブロッカーに比べて肺炎になるリスク(オッズ比：1.2；95%CI：1.03-1.41)も, CDIのリスク(オッズ比：1.29；95%CI：1.04-1.64)も高いという結果になっている[14].

一方で, 19のRCT(患者数2,117人)を含むメタアナリシスでは, SUPにPPIを使った群とH_2ブロッカーを使った群の間で肺炎の頻度には有意差はなかった[13]. また, 小規模RCTでは, SUPにPPIを使った群とプラセボ群の間で肺炎の頻度もCDIの頻度にも有意差はないという結果になっている[18,19].

以上から, pHを上げる働きが強い薬剤ほど肺炎やCDIの頻度が高くなる可能性があるが, 現時点では明かではない.

■ ストレス潰瘍予防は必要なのか？

ストレス潰瘍予防が標準的治療となる根拠になった研究は1980〜1990年代はじめに行われ, この頃はICUでは絶飲食にするというのが一般的であった. その後, 栄養療法に対する考え方が大きく変わり, 現在では重症患者でも早期から経腸栄養を行うのが一般的になっている.

48時間以上人工呼吸を要したICU患者1,077人を対象にした観察研究では, 経腸栄養を投与された患者の消化管出血が減少することを示した(リスク比：0.30；95%CI：0.13-0.67)[20].

最近発表された2つの小規模パイロットRCTでは, 人工呼吸を要するICU患者であってもPPI(Pantoprazole)によるSUPはプラセボと比較して消化管出血の頻度を減らさないという結果になっている[18,19].

このことから, ICU患者であってもルーチンのSUPは不要である可能性もある. 現在, PPI(Pantoprazole）とプラセボを比較した大規模RCTが2つ〔SUP-ICU（https://clinicaltrials.gov/ct2/show/NCT02467621），REVISE（https://clinicaltrials.gov/ct2/show/NCT02290327）〕進行中である．

> **私はこうしている**
>
> 現在のICU診療においては，ストレス潰瘍予防をすることが一般的であるが，ここまで述べてきたように，ストレス潰瘍予防の効果・副作用，さらにはそもそもストレス潰瘍予防が必要かどうかもはっきりと決着がついているわけではない．
>
> 筆者の診療では，ストレス潰瘍のリスク因子がまったく何もない場合を除いて，原則としてICU患者にはPPI（またはH₂ブロッカー）でストレス潰瘍予防を行うようにしている．これまで述べたように，薬剤の効果や副作用のリスクについてPPIとH₂ブロッカーのどちらが優れているのか，あるいは安全なのかはまだわかっていない．利便性（PPIは1日1回投与，H₂ブロッカーは1日2回投与で腎機能に応じた用量調節が必要）や，コスト（筆者の勤務する環境ではPPIのほうが安い．ただし，施設によって事情は異なる）も考慮して，筆者は主にPPIを用いている．
>
> 患者の状態が改善するにつれてストレス潰瘍のリスク因子は解決するので，ICUから一般病棟へ転床する頃までにはSUPを中止している．もちろん消化管出血を起こしたり，普段からPPIまたはH₂ブロッカーを服用したりしている場合にはこの限りではないが，適応のないままSUPが漫然と継続されることは避ける．

参考文献

1) Skillman JJ, et al.：Am J Surg. 1969；117(4)：523-530.（PMID：5771525）
2) Hastings PR, et al.：N Engl J Med. 1978；298(19)：1041-1045.（PMID：25384）
3) Cook DJ, et al.：Am J Med. 1991；91(5)：519-527.（PMID：1835294）
4) Cook DJ, et al.：JAMA. 1996；275(4)：308-314.（PMID：8544272）
5) Vincent JL：Crit Care Med. 2005；33(6)：1225-1229.（PMID：15942334）
6) Krag M, et al.：Intensive Care Med. 2015；41(5)：833-845.（PMID：25860444）
7) Herzig SJ, et al.：JAMA. 2009；301(20)：2120-2128.（PMID：19470989）
8) Farley KJ, et al.：Crit Care Resusc. 2013；15(2)：147-151.（PMID：23961576）
9) Farrell CP, et al.：J Crit Care. 2010；25(2)：214-220.（PMID：19683892）
10) Cook DJ, et al.：N Engl J Med. 1994；330(6)：377-381.（PMID：8284001）
11) Cook D, et al.：N Engl J Med. 1998；338(12)：791-797.（PMID：9504939）
12) Barletta JF, et al.：J Crit Care. 2014；29(6)：955-960.（PMID：25081626）
13) Alshamsi F, et al.：Crit Care. 2016；20(1)：120.（PMID：27142116）
14) MacLaren R, et al.：JAMA Intern Med. 2014；174(4)：564-574.（PMID：24535015）
15) Lazarus B, et al.：JAMA Intern Med. 2016；176(2)：238-246.（PMID：26752337）
16) Khalili H, et al.：BMJ. 2012；344：e372.（PMID：22294756）
17) Tariq R, et al.：JAMA Intern Med. 2017；177(6)：784-791.（PMID：28346595）
18) Selvanderan SP, et al.：Crit Care Med. 2016；44(10)：1842-1850.（PMID：27635481）
19) Alhazzani W, et al.：Crit Care Med. 2017；45(7)：1121-1129.（PMID：28459708）
20) Cook D, et al.：Crit Care Med. 1999；27(12)：2812-2817.（PMID：10628631）

10

血液

41 輸血の実際

中島幹男

CONTROVERSY

- ICUでのヘモグロビン値の目標は？
- 診断別輸血戦略(心疾患, 敗血症, 消化管出血)
- 外傷に対する大量輸血の方法は？
- 外傷におけるトラネキサム酸の適応は？
- 周術期のトラネキサム酸の適応は？
- 遺伝子組み換えVIIa因子製剤の適応は？

BACKGROUND

　ICUでは手術, 外傷の原疾患だけでなく, 全身的な炎症, 検査のための採血, 血液希釈で貧血をきたす患者が多い. ICU入室3日目には95%の患者のヘモグロビン値(Hb)が正常値以下であったという報告もある[1]. Hbは動脈血酸素飽和度, 心拍出量とともに, 組織への酸素供給量(O_2 delivery)を規定する3つの因子の1つである. このため, 一定以上のHbを保つために赤血球輸血をしたくなるのは集中治療医の性である. しかしながら赤血球輸血の使用は, 予後を悪化させる独立した危険因子ともいわれている[2]. 本項ではICUにおける輸血, 主に赤血球輸血について病態とともに考えていきたい. また輸血量を減らす可能性のあるトラネキサム酸(トランサミン®), 遺伝子組み換えVIIa因子製剤(rFVIIa：ノボセブン®)についても付記する.

POINT

　基本的には病態にかかわらず, 赤血球輸血の閾値はヘモグロビン値7 g/dL(目標Hb 7～9 g/dL)としている. 心疾患をもつ患者も例外ではないが, 複合リスクがある場合(例えば心疾患＋敗血症, 担がん患者の敗血症, 敗血症＋重症低酸素血症)では, 少し高めの8 g/dLを輸血閾値にする. 外傷に伴う出血性ショックでは赤血球輸血だけでなく, 積極的に新鮮凍結血漿, 濃厚血小板を含めた輸血を行い, 早期にトラネキサム酸投与を行う. FVIIaは原則として使用しない.

■ ICUでのヘモグロビン値の目標は？

1940年代に提唱されたHb 10 g/dL未満，もしくはヘマトクリット値(Ht)30%未満で赤血球輸血を行うという「10/30ルール」が長らく集中治療領域でも使用されてきた[3]．しかし1999年にNEJMにエポックメイキングとなるTRICC trial[4]が掲載された．この研究では活動性出血がなく，循環血液量が保たれたICU患者において，輸血制限群(Hb<7 g/dLを赤血球輸血閾値として，Hb 7〜9 g/dLを維持する群)と寛容群(Hb<10 g/dLを赤血球輸血閾値として，Hb 10〜12 g/dLを維持する群)の2群を比較した．ここでいう寛容群(liberal)とは低いHbを許容するのではなく，積極的に輸血することを許容する(自由に輸血する)ということなので注意してほしい(以下の記載も同様である)．30日死亡率は両群で有意差を認めなかった(18.7% vs 23.3%，$p=0.11$)が，院内死亡率は輸血制限群で有意に低かった(22.2% vs 28.1%，$p=0.05$)．サブグループ解析ではAPACHE-II(Acute Physiology and Chronic Health Evaluation II)スコアが20以下(8.7% vs 16.1%，$p=0.03$)と，55歳未満のサブグループ(5.7% vs 13.0%，$p=0.02$)では院内死亡率はむしろ輸血制限群で有意に低かったが，心疾患のある患者では両群間に有意差を認めなかった．重症度がそれほど高くない場合や若年者であれば，心疾患がなければ輸血制限しても安全性が担保されるということである．

これを受けて，いくつかのガイドラインも出版され[5,6]，ICUでの輸血量は減少すると思われたが，最近の観察研究では以前と比較してあまり赤血球輸血量は変化していないようである(特に規模の小さな病院において)[7]．

2014年の米国の集中治療領域での主要4学会によるThe Choosing Wisely®トップ5リスト[8]の1つとして，「血行動態の安定した出血のないHb 7 g/dL以上のICU患者に赤血球輸血をするな」という項目が入れられていることからも，輸血制限戦略はあまり普及していないのかもしれない．

2016年のコクランレビュー[3]ではさまざまな背景患者において，輸血制限群(約半数がHb 7 g/dL，残りはHb 8〜9 g/dLを赤血球輸血の閾値とした)と寛容群(多くはHb 9〜10 g/dLを閾値とした)を比較している．輸血制限群は31のRCT(患者12,587人)において，異質性は高いものの($I^2=97\%$)，赤血球輸血を43%減少させた(リスク比：0.57；95%CI：0.49-0.65)．30日死亡率は，23のRCT(患者10,537人)のメタアナリシスでは両群で有意差を認めなかった(リスク比：0.97；95%CI：0.81-1.16；$I^2=37\%$)．心イベント，心筋梗塞，脳卒中，血栓塞栓症，感染症の発症は両群で差を認めず，このことから赤血球輸血の閾値としてHb 7〜8 g/dLは妥当だといえる．

■ 心疾患の輸血戦略

集中治療医がHb 7 g/dL以上での輸血を制限すると，「この患者は心機能が悪いから(もしくは心筋虚血のリスクがあるから)，Hbの管理は通常よりも少し高めでお願いしたい」と，循環器系の医師にお叱りを受けることがある．このような疾患群でも輸血制限をしてもよいのであろうか．

2004年JAMAに掲載された，心筋梗塞を含む急性冠症候群に対する赤血球輸血と30日死亡率を検討した観察研究(3つのRCTのpost hoc分析)がある[9]．24,112人のうち，約10%の2,401人が少なくとも1回は赤血球輸血を受けた．コックス比例ハザード分析で赤血球輸血は30日死亡率の危険因子であった(補正ハザード比：3.94；95%CI：3.26-4.75)．経過中の最低Ht値による30日死亡

の予測確率は，Ht 20%と25%のときの補正オッズ比がそれぞれ1.59，1.13であったのに対して，Ht 30%と35%のときにはそれぞれ補正オッズ比は168.6，291.6と著明に上昇した．すなわち，Ht 25%以上で赤血球輸血を行うと，死亡率が上昇するという結果であった．

2011年には症例数が少ないもののRCTも行われている[10]．Ht≦30%の急性心筋梗塞患者45人をHt＜30%で輸血を行い，Ht 30～33%を維持する群と，Ht＜24%で輸血を行い，24～27%を維持する2群に分けて，院内死亡，心筋梗塞の再発，うっ血性心不全の出現・悪化をアウトカムとして検討した．Htを高く維持した群で有意にアウトカムの発症が多い結果であった（38% vs 13%，$p=0.046$）．

輸血閾値にHbを用いる研究とHtを用いる研究があり，Hbを重視するわが国ではわかりにくいが，特殊な病態以外では両者は非常に強く相関するため，だいたいHt(%)＝Hb(g/dL)×3と考えるとよい[11]．

上記の研究を含む心筋梗塞患者（9つの観察研究と1つのRCTから計203,665人）を対象に行われた2013年のメタアナリシス[12]では，輸血を行う群は，行わない群に比べて死亡率が有意に高かった（18.2% vs 10.2%，リスク比：2.91；95%CI：2.46-3.44）．多変量メタ回帰でも，もとのHb，入院中の最低Hb，Hbの変化とは独立して，赤血球輸血は死亡の危険因子であった（リスク比：2.91；95%CI：2.46-3.44）．また心筋梗塞の再発リスクも高かった（リスク比：2.04；95%CI：1.06-3.93）．それぞれ異質性が高く（$I^2=92\%$，98%），観察研究がほとんどのため解釈に注意が必要であるが，虚血性心疾患についてもHb(Ht)の目標は低めでよさそうである．

前述のコクランレビュー[3]でも，心筋梗塞，心臓手術患者におけるサブグループ解析で輸血制限群と寛容群に差がないという結果であった．

心臓術後については2017年に相次いでRCTが発表された．NEJM[13]には中等度から高リスクの心臓外科手術を受けた5,243人を対象として，術中・術後の赤血球輸血の閾値を，麻酔導入以降Hb＜7.5 g/dLとした輸血制限群と，手術室・ICUでHb＜9.5 g/dL（ICU以外の病棟ではHb＜8.5 g/dL）とした寛容群を比較した．一次アウトカムは死亡，心筋梗塞，脳卒中，透析の必要な腎不全の新規発症の複合アウトカムとされた．アウトカムは制限群と寛容群で差がなく（11.4% vs 12.5%：オッズ比：0.90；95%CI：0.76-1.07），非劣性であった．死亡率だけみても有意差はなく（3.0% vs 3.6%：オッズ比：0.85；95%CI：0.62-1.16），輸血された人数は有意に輸血制限群で減少した（52.3% vs 72.6%：オッズ比：0.41；95%CI：0.37-0.47）．非劣性試験であり，積極的に輸血することが悪いということではないが，輸血を制限しても安全性は確保できそうである．

Ann Thorac Surgに掲載されたRCT[14]もほぼ同様の結果であり，722人の成人心臓外科術患者を対象に，赤血球輸血の閾値をHt 24%にした群と，Ht 28%にした群を比較した．死亡などの複合アウトカムは，Ht 24%にした群で28%にした群と比較して有意差を認めず（オッズ比：0.86；95%CI：0.29-2.54），Htを24%にした群で輸血人数は有意に減少した（54% vs 75%，$p<0.001$）．

急性冠症候群，心臓外科手術中・術後という心血管イベントのリスクが高そうな群でもHb 7～7.5 g/dL，Ht 24～25%を赤血球輸血閾値とした輸血制限戦略は安全である可能性が高い．死亡率が変わりなくとも，輸血量や輸血患者数を減らすことができれば，輸血に伴う合併症を減少させる可能性だけでなく，医療費の低下，善意で提供される輸血製剤の節約につながる．

■ 敗血症の輸血戦略

　以前の敗血症診療国際ガイドライン(SSCG)[15]では，初期蘇生は EGDT(early goal-directed therapy)[16]によりプロトコル化することを推奨していた．このなかで最初の6時間で初期輸液を行っても $ScvO_2 < 70\%$ ($SvO_2 < 65\%$)であれば $Ht ≧ 30\%$ まで赤血球輸液を行うとされていた．一方で，初期蘇生終了後は，心筋虚血，著明な低酸素血症，急性出血がなければ $Hb < 7.0\,g/dL$ を赤血球輸血閾値とし，$Hb\,7.0〜9.0\,g/dL$ を目標とすると2つの目標値が提示されていた．

　現時点で最新の SSCG 2016[17]では治療タイミングにかかわらず，成人で心筋虚血，重度低酸素血症，急性出血がなければ $Hb < 7.0\,g/dL$ のときのみ赤血球輸血を行うよう推奨している．この根拠として，敗血症に対する Hb 輸血閾値を比較した TRISS trial[18] と EGDT を検証した ProCESS trial[19] を挙げている．TRISS 試験[18]は2014年に NEJM に掲載された RCT で，ICU において敗血症性ショック患者998人を低閾値群($Hb ≦ 7\,g/dL$ を赤血球輸血閾値とする群)と高閾値群($Hb ≦ 9\,g/dL$ を赤血球輸血閾値とする群)に分け，90日死亡率を比較した．低閾値群の90日死亡率は高閾値群と比較して有意差を認めなかった(リスク比：0.94；95%CI：0.78-1.09)．また多くの輸血閾値を検討した RCT でも多くの敗血症患者を含んでいる．どれも冠動脈疾患，急性出血が除外されているのがミソであり，敗血症だけなら低い輸血閾値で大丈夫，心筋虚血だけでも低い輸血閾値で大丈夫，しかし敗血症＋心筋虚血の場合は低い輸血閾値の安全性はまだ不明ということになる．

　RCT ではすでに輸血されている患者が除外されてしまうため，それらを含めて解析した前向きコホート研究がある[20]．この研究では ICU 入室1日以内に赤血球輸血を受けた敗血症患者6,016人を対象とした．赤血球輸血は死亡のリスクとはならなかったが(ハザード比：1.07；95%CI：0.88-1.30)，ICU 関連感染症のリスクが高く(ハザード比：2.77；95%CI：2.33-3.28)，重症低酸素血症のリスクが高かった(ハザード比：1.29；95%CI：1.14-1.47)．Ht 26%(四分位範囲 24-28)が最も死亡率が低いという結果であった．Ht 26% は $Hb\,8.7\,g/dL$ に相当すると思われ，これは輸血閾値を $Hb < 7\,g/dL$ として $Hb\,8〜9\,g/dL$ を目標とするよりもやや高めである．

　さらに担がん患者の敗血症性ショックの RCT[21]では少し異なった結果が出ている．ICU 入院6時間以内の成人担がん患者300人を対象として，輸血寛容群($Hb < 9\,g/dL$ を赤血球輸血閾値，$Hb\,9〜11\,g/dL$ を目標とした群)と制限群($Hb < 7\,g/dL$ を赤血球輸血閾値，$Hb\,7〜9\,g/dL$ とした群)に分け，28日死亡率を比較した．この試験では輸血寛容群のほうが制限群に比較して28日死亡率(45% vs 56%；ハザード比：0.74；95%CI：0.53-1.04)，90日死亡率(59% vs 70%；ハザード比：0.72；95%CI：0.53-0.97)が低下した．

　輸血制限戦略は安全に実施できそうであるが，輸血寛容群も悪いわけではなく，また敗血症の時相や合併疾患により至適域が異なる可能性がある．

■ 消化管出血の輸血戦略

　消化管出血に対しては，2013年の NEJM[22]に掲載された RCT がある．重症の急性上部消化管出血(吐血，下血，胃管からの血性排液のいずれかがある)患者921人を対象とし，輸血制限群(赤血球輸血閾値を $Hb < 7\,g/dL$ とした群)と寛容群(輸血閾値を $Hb < 9\,g/dL$ とした群)に分け(肝硬変の有

無で層別化した），45日の死亡率を比較した．全例が6時間以内に内視鏡検査を受けている．輸血を受けなかった患者は制限群で有意に多く（51% vs 14%，p＜0.001），6週間後の生存確率も輸血制限群で有意に高かった（95% vs 91%；ハザード比：0.55；95%CI：0.33〜0.92）．さらに再出血，合併症も制限群で少なかった．Clinical Rockall Score [23] というもので重症度を点数化しているので，どの程度ショック状態の患者が含まれているか不明だが，点数の中央値からすると，それなりに合併症やショックがあり，リスクの高い重症患者であることがわかる．

しかし，現実にはショック状態で動脈性出血が続いているような状態で，Hbを採血でモニタリングしながら輸血を行うのは難しい状況も多い．

■ 外傷に対する大量輸血の方法は？

ここまでは急性出血がなく，バイタルサインが落ち着いているICU患者について解説してきたが，ここからは出血が持続しており，バイタルサインが崩れている外傷初期における輸血について考えてみたい．輸血をするか，しないかという議論よりも，救命のために輸血は必要だが，どのような割合で何を輸血するかということが主になる．

1）わが国の赤血球輸血製剤

外傷の議論の前に，日米での輸血製剤の違いについて解説する．赤血球輸血製剤をいまだにMAPと呼ぶ医療者も多いが，これは赤血球保存用の添加液の名称であり，正確ではない [24]．2014年以前はRCC（赤血球濃厚液：red cells concentrate）と呼ばれていたが，現在はRBC（red blood cells）と名称変更されている [25]．移植片対宿主病（GVHD：graft versus host disease）を予防する目的で放射線が照射され，白血球を除去した製剤を使用するのがほとんどであり，照射赤血球液-LR（Ir-RBC-LR：irradiated red blood cells, leukocytes reduced）が正式な名称である．筆者はカルテにMAP 2単位ではなく，Ir-RBC-LR 2単位としっかり書くようにしている．この「単位」であるが，わが国の輸血製剤は（献血の）全血200 mLに由来するものを1単位としているが，米国では450 mLに由来するものを1単位としており，内容量が倍以上違うことに注意が必要である．ただ赤血球製剤（RBC），新鮮凍結血漿（FFP：fresh frozen plasma），血小板製剤（PC：platelet concentrate）の比を考える場合はほぼ同じと考えてよい．

2）大量輸血プロトコル（MTP）

そもそも大量輸血の定義は国によって違うが，24時間以内にRBC 10単位以上とすることが多いようである [26]（わが国でいうと20単位に相当する）．外傷による大量出血が起こると，早期から凝固障害が起こり，RBCだけでは凝固障害をコントロールできないことが多い．このためRBCだけでなく，FFP，PCも一定の割合で準備しておき，投与するという大量輸血プロトコル（MTP：massive transfusion protocol）が近年一般的になっている [27, 28]．

多くの観察研究でRBC：FFP：PCの至適投与割合が検討されてきたが，FFP/RBC，PC/RBCが高いほど，予後が良好であるという報告が多い [29-31]．しかし，RBCに比べてFFPやPCは準備に時間がかかるため，MTPの観察研究では，早期に死亡した群のRBC比率が高くなり，生存群の

PBC比率が高くなるという生存バイアス(FFPやPCが投与される前に死んでしまう)の懸念があった[32].

そこでRCTが行われ，2015年JAMAに発表された[33]．北米で12のレベル1外傷センターに搬送され，大量輸血が必要と予測された外傷患者680人を対象とした．FFP：PC：RBCを1：1：1とした群と，1：1：2とした群を比較した．24時間後の死亡率(12.7% vs 17.0%, p=0.12)と30日死亡率は(22.4% vs 26.1%, p=0.26)ともに有意差を認めなかった．しかし24時間以内の出血死は1：1：1の群で有意に低く(9.2% vs 14.6%, p=0.03)，止血が得られた症例も1：1：1の群で多かった(86% vs 78%, p=0.006)．合併症は両群で有意差を認めなかった．全死亡は両群で有意差はないものの，1：1：1の群(PCとFFPが相対的に多い群)で早期の失血死を減らし，止血も得られやすいということであり，観察研究のようにFFP：PC：RBC＝1：1：2がダメなわけではなく，1：1：1が理想的ということであろうか．

FFPは溶解するのに時間がかかり，PCは院内在庫が十分でないこともあり，輸血オーダーから患者に投与されるまでタイムラグがある．このことから臨床医としては，細かい比率よりもRBCだけでなく，より早期にFFP，PCを輸血することを意識するのが肝要である．施設としてMTPを整えることも必要であろう．

輸血比率をあらかじめ決めるのではなく，thromboelastometry(ROTEM®)で個々の患者の凝固・止血の状態を評価して検査値の目標を達成するように輸血の投与量・投与割合を決めるという研究も進んでいる．これにより死亡率を悪化させずに輸血量の制限が可能になったという[34]．全患者に画一的な治療ではなく，今後オーダーメイドの治療に近づいていくのかもしれない．

■ 外傷におけるトラネキサム酸の適応は？

実はもともとわが国で開発された抗線溶薬であるトラネキサム酸(TXA：tranexamic acid)であるが[35]，周術期や外傷について以前から多くのRCTが行われている．TXAを一躍有名にしたのは2011年のCRASH-2 trialである[36]．大量出血を伴う，もしくはそのリスクのある受傷後8時間以内の成人外傷患者を対象としたRCTであり(患者20,211人)，TXA投与群(初期投与量1gを10分間で，その後8時間で1g投与)とプラセボの2群に分け，28日死亡率を一次アウトカムとした．TXA群で全死亡が減少し(14.5% vs 16.0%；リスク比：0.91；95%CI：0.85-0.97)，出血に伴う死亡も有意に減少した．さらに追加解析[37]では，受傷後3時間以内にTXAを投与すると出血死が減少し，1時間以内の投与でより効果的，しかし3時間以上経過しての投与はむしろ有害(出血死のリスクが上昇)という結果であった．このRCTと同じ傾向がわが国の外傷データを使用した観察研究でも証明されている[38]．

これらの結果からは，大量出血を伴う外傷患者に早期にトラネキサム酸を投与しない理由はない．

■ 周術期のトラネキサム酸の適応は？

術中・術後出血に対するTXAの効果についても以前から多くの研究が行われている．2012年のBMJに129のRCT(患者数10,488人)を対象としたメタアナリシスがある[39]．すべての手術を総合

すると輸血量を1/3に減らし，血栓性合併症は有意差がないという結果であった．死亡率には有意差を認めなかったが，リスクの低い予定手術も多く含まれている．特に心臓，整形，肝臓，頭蓋内，泌尿器手術において有意に輸血量が減少している．

心臓外科領域では特にエビデンスが多く，2017年のNEJMには周術期合併症リスクの高い冠動脈手術患者4,631人を対象にTXAの効果を検討したRCTが掲載された[40]．術後30日以内の死亡，血栓性合併症（心筋梗塞，脳卒中，肺塞栓，腎不全，消化管梗塞）を複合アウトカムとした．実際にはTXAだけでなく，アスピリンの効果もみた2×2のデザインで実施されたが，ここではTXA投与群とプラセボ群の比較を示す．TXA群はプラセボ群と比較して複合アウトカムが減少した（16.7% vs 18.1%；リスク比：0.92；95%CI：0.81-1.05）．また輸血量，再手術もTXA群で有意に減少した．しかし，TXA群で痙攣が有意に多く（0.7% vs 0.1%），痙攣を起こした群は複合アウトカムも有意に増えた．TXAの副作用としての痙攣は以前から指摘されており[41]，高用量になるほど増えるという[42]．

心臓外科周術期のTXAの使用は，出血・再手術，輸血量制限のメリットと，痙攣のリスクとを天秤にかけて判断することになる．施設の考え方によるが，少なくとも痙攣の既往がある患者では周術期のルーチンの投与は避けたほうがよいかもしれない．

■ 遺伝子組み換えⅦa因子製剤の適応は？

遺伝子組み換えⅦa因子製剤（rFⅦa：recombinant activated factor Ⅶa），商品名ノボセブン®は，わが国では先天性・後天性血友病，先天性第Ⅶ因子欠乏症，グランツマン血小板無力症にのみ適応があり，これは海外でも同様である[43]．しかし，その強い止血効果を期待され，血友病以外に外傷[44]，心臓外科術後[45]，頭蓋内出血[46,47]，消化管出血[48]などでコントロールできない出血に対して適応外使用が行われ，RCTで効果が検証された．それぞれの試験の症例数が少ないという欠点はあるが，死亡率減少効果を認めたものはほとんどなく，輸血量の減少効果は認めたとする研究が多い．

観察研究を含むメタアナリシス[49]では頭蓋内出血（低用量，中等量，高用量），心臓手術，外傷（穿通，鈍的），いずれの解析でも死亡率の低下は示せなかった．血栓性合併症は頭蓋内出血（中等量，高用量）では有意に増加した．効果にあまり差がないとすると，副作用である血栓塞栓症が気になる．

上記を含む35のRCTを対象として，rFⅦa適応外使用の副作用を検討したNEJMのレビューがある（患者数4,448人）[50]．rFⅦaが投与された群はプラセボ群に比較して，動脈血栓症が有意に多く発症した（5.5% vs 3.2%；オッズ比：1.68；95%CI：1.20-2.36）が，静脈血栓症の発症には有意差は認めなかった．冠動脈の血栓塞栓症もrFⅦa投与群で多く発症した（2.9% vs 1.1%；オッズ比：2.39；95%CI：1.39-4.09）．動脈血栓症は65歳以上の高齢者で多く（9.0% vs 3.8%；オッズ比：2.43；95%CI：1.34-4.41），75歳以上で顕著であった（10.8% vs 4.1%；オッズ比：3.02；95%CI：1.22-7.48）（いずれも同年齢帯のプラセボ群との比較）．

結局，輸血節約効果と動脈血栓性合併症のリスクを天秤にかけることとなるが，血友病患者での出血を除いては，現状では積極的に使用する理由はみあたらない．特に頭蓋内出血に対する中等量以上の使用は禁忌ともいえよう．

しかし，外科的処置でもどうしても止血できず，失血死が切迫している患者にrFVIIaを投与したところ止血が得られ，救命できたという経験のある読者もいるだろう（私もそうである）．そんな状況でもエビデンスを重視して投与しないかといわれると，一か八か最後の手段として使用するかもしれない．

前述のRCTでrFVIIa製剤は200 μg/kg以上の用量で使用されているものもあり，体重50 kgとしても10 mg必要である．わが国ではrFVIIa 5 mg製剤の薬価が426,490円であり[51]，1回で85万円の薬剤費となることも付け加えておく．

> **私はこうしている**
>
> 基本的には病態にかかわらず，赤血球輸血の閾値はHb値7 g/dL（目標Hb 7〜9 g/dL）としている．心疾患をもつ患者も例外ではないが，複合リスクがある場合（例えば心疾患＋敗血症，担がん患者の敗血症，敗血症＋重症低酸素血症，出血が予想される手術前）では，少し高めの8 g/dLを輸血閾値としている．慢性貧血のある患者はすべての試験で除外されており，この場合の至適輸血閾値・維持目標は明らかでない．
>
> 輸血の目標は末梢組織への酸素需要と供給のアンバランスを是正することにあり，Hbをもとにした輸血閾値の決定すら疑問視されている[52]．いずれの病態においてもHb値が一人歩きすることがないように，呼吸・循環動態，症状など全身状態を鑑みて輸血を考慮すべきである．
>
> 外傷に伴う出血性ショックでは赤血球輸血だけでなく，積極的にFFP，PCを含めた輸血を行い，早期にトラネキサム酸投与を行う．出血している，もしくは大量出血のリスクのある外傷患者では，受傷後3時間以内（できれば1時間以内）にトラネキサム酸1 gを10分で投与し，その後8時間で1 gを追加投与する．FVIIaは原則として使用しないが，提供できる止血処置が効果なく，失血死が差し迫っている場合は使用するかもしれない．

参考文献

1) Hébert PC, et al.：Chest. 2007；131(5)：1583-1590.(PMID：17494811)
2) Marik PE, et al.：Crit Care Med. 2008；36(9)：2667-2674.(PMID：18679112)
3) Carson JL, et al.：Cochrane Database Syst Rev. 2016；10：CD002042.(PMID：27731885)
4) Hébert PC, et al.：N Engl J Med. 1999；340(6)：409-417.(PMID：9971864)
5) Napolitano LM, et al.：Crit Care Med. 2009；37(12)：3124-3157.(PMID：19773646)
6) Carson JL, et al.：Ann Intern Med. 2012；157(1)：49-58.(PMID：22751760)
7) Murphy DJ, et al.：Crit Care Med. 2013；41(10)：2344-2353.(PMID：23939350)
8) Halpern SD, et al.：Am J Respir Crit Care Med. 2014；190(7)：818-826.(PMID：25271745)
9) Rao SV, et al.：JAMA. 2004；292(13)：1555-1562.(PMID：15467057)
10) Cooper HA, et al.：Am J Cardiol. 2011；108(8)：1108-1111.(PMID：21791325)
11) Bain BJ, et al.：Basic haematological techniques. In：Lewis SM, et al.(eds)：*Dacie and Lewis Practical Haematology 10th ed*, pp26-54, Churchill Livingstone Elsevier, 2006.
12) Chatterjee S, et al.：JAMA Intern Med. 2013；173(2)：132-139.(PMID：23266500)
13) Mazer CD, et al.：N Engl J Med. 2017；377(22)：2133-2144.(PMID：29130845)
14) Koch CG, et al.：Ann Thorac Surg. 2017；104(4)：1243-1250.(PMID：28821336)
15) Dellinger RP, et al.：Crit Care Med. 2013；41(2)：580-637.(PMID：23353941)
16) Rivers E, et al.：N Engl J Med. 2001；345(19)：1368-1377.(PMID：11794169)

17) Rhodes A, et al.：Crit Care Med. 2017；45(3)：486-552.(PMID：28098591)
18) Holst LB, et al.：N Engl J Med. 2014；371(15)：1381-1391.(PMID：25270275)
19) ProCESS Investigators, et al.：N Engl J Med. 2014；370(18)：1683-1693.(PMID：24635773)
20) Dupuis C, et al.：Crit Care Med. 2017；45(12)：1972-1980.(PMID：28906284)
21) Bergamin FS, et al.：Crit Care Med. 2017；45(5)：766-773.(PMID：28240687)
22) Villanueva C, et al.：N Engl J Med. 2013；368(1)：11-21.(PMID：23281973)
23) Rockall TA, et al.：Gut. 1996；38(3)：316-321.(PMID：8675081)
24) 日本赤十字社：照射赤血球液-LR「日赤」．添付文書情報，第2版．2016年4月改訂．
25) 日本赤十字社：新規赤血球製剤の供給開始及び既存製剤の供給停止のお知らせ．2014．
26) Levi M, et al.：Vox Sang. 2011；101(2)：154-174.(PMID：21749403)
27) Holcomb JB, et al.：J Trauma. 2007；62(2)：307-310.(PMID：17297317)
28) Cotton BA, et al.：J Trauma. 2009；66(1)：41-48；discussion 48-49.(PMID：19131804)
29) Maegele M, et al.：Vox Sang. 2008；95(2)：112-119.(PMID：18557827)
30) Inaba K, et al.：J Am Coll Surg. 2010；211(5)：573-579.(PMID：20846882)
31) Holcomb JB, et al.：JAMA Surg. 2013；148(2)：127-136.(PMID：23560283)
32) Snyder CW, et al.：J Trauma. 2009；66(2)：358-362；discussion 362-364.(PMID：19204508)
33) Holcomb JB, et al.：JAMA. 2015；313(5)：471-482.(PMID：25647203)
34) Stein P, et al.：Anaesthesia. 2017；72(11)：1317-1326.(PMID：28542848)
35) Watts G, et al.：Lancet. 2016；387(10035)：2286.(PMID：27308678)
36) CRASH-2 trial collaborators, et al.：Lancet. 2010；376(9734)：23-32.(PMID：20554319)
37) CRASH-2 trial collaborators, et al.：Lancet. 2011；377(9771)：1096-1101, 1101.e1-e2.(PMID：21439633)
38) 白石 淳，他：日外傷会誌 30(3)：397-404，2016．
39) Ker K, et al.：BMJ. 2012；344：e3054.(PMID：22611164)
40) Myles PS, et al.：N Engl J Med. 2017；376(2)：136-148.(PMID：27774838)
41) Murkin JM, et al.：Anesth Analg. 2010；110(2)：350-353.(PMID：19996135)
42) Manji RA, et al.：Can J Anaesth. 2012；59(1)：6-13.(PMID：22065333)
43) Goodnough LT, et al.：Semin Thromb Hemost. 2016；42(2)：125-132.(PMID：26838698)
44) Boffard KD, et al.：J Trauma. 2005；59(1)：8-15；discussion 15-18.(PMID：16096533)
45) Gill R, et al.：Circulation. 2009；120(1)：21-27.(PMID：19546387)
46) Mayer SA, et al.：N Engl J Med. 2005；352(8)：777-785.(PMID：15728810)
47) Mayer SA, et al.：N Engl J Med. 2008；358(20)：2127-2137.(PMID：18480205)
48) Bosch J, et al.：Gastroenterology. 2004；127(4)：1123-1130.(PMID：15480990)
49) Yank V, et al.：Ann Intern Med. 2011；154(8)：529-540.(PMID：21502651)
50) Levi M, et al.：N Engl J Med. 2010；363(19)：1791-1800.(PMID：21047223)
51) ノボノルディスクファーマ：ノボセブン．添付文書情報，第3版，2017年11月改訂．
52) Marino PL. Marino's The ICU Book 4th ed. p.355, Wolters Kluwer, 2013.

42　ICUでの凝固/止血異常

後藤安宣

CONTROVERSY

- 敗血症性DICの診断は必要か？ 診断するならばその診断基準は？
- 敗血症性DICに対する治療介入は必要か？
- 抗凝固療法として使用可能な薬剤は？
- 侵襲的手技を実施する前に補正を行うか？

BACKGROUND

　集中治療では血小板減少や凝固異常がみられるケースは少なくない．DIC（播種性血管内凝固症候群：disseminated intravascular coagulation）は代表的疾患の1つであるが，血球貪食症候群や薬剤性血小板減少症，ビタミンK欠乏症などその鑑別疾患は多岐にわたり治療も異なるためその鑑別が重要である．

　わが国の2010年からの3年間のDPCデータからDIC症例34,711例を検討した観察研究によれば，敗血症性DICが約40％と最も多く，固形がん（20.2％），血液悪性腫瘍（11％）が続き，経年的に死亡率が改善しているのは敗血症性DICのみであった[1]．敗血症診療におけるSSCGの普及が大きく影響していると考えられる．敗血症性DICの特徴は線溶抑制型といわれており，その治療として抗凝固療法が考えられる．わが国では以前から抗凝固療法に関する研究が進められていて，貴重な研究結果を世界に発信しているDIC先進国といえる．2016年日本版敗血症診療ガイドライン[2]のなかでも，敗血症性DICに関するCQ（clinical question）が設けられている．以上のような背景を考慮して，ここでは敗血症性DICに限定して述べることとする．

POINT

- 敗血症性DICに対して，以前は積極的な抗凝固療法を行っていたが，近年は原疾患である敗血症そのものの治療に重点をおいて，原則として抗凝固療法の治療は積極的には行わなくなった．
- 血小板数や凝固検査の異常値の「数値」だけでの補正は行わない．出血傾向や実際の出血があるかどうかに重点をおいている．

■ 敗血症性DICの診断は必要か？ 診断するならばその診断基準は？

　DICにはゴールドスタンダードがないといわれているが，DICと診断するためには検査所見や臨床所見の複数の項目をスコア化してその合計点を算出するスコアリングシステムが用いられており，以下の4つの診断基準がある．

- 厚生労働省DIC診断基準（1979年作成，1988年改訂）
- ISTH（International Society on Thrombosis and Haemostasis）-overt DIC診断基準（2001年，国際血栓止血学会）
- 急性期DIC診断基準（2005年，日本救急医学会）
- 日本血栓止血学会（JSTH：Japanese Society of Thrombosis and Hemostasis）診断基準（2014年暫定案，2017年改訂）

詳細は成書を参照していただきたいが，その内容を 表42-1 にまとめた．

　Gandoらは[3]，診断基準を作成する意義として，①予後を改善するために特定の治療介入が必要な疾患を診断するため，②同じ病態生理，臨床的特徴を有する均一な患者群を同定するための2点を挙げ，そのためには以下の3点が重要であると述べている．

1) 簡便で使用しやすいこと
2) 正確な診断能力をもっていること

表 42-1 各診断基準の特徴

		厚生労働省	ISTH-overt DIC	急性期 DIC 診断基準	JSTH
基礎疾患		複数	感染	感染	複数
サブクラス		造血障害の有無	—	—	造血障害型, 感染型, 基本型
臨床所見		出血, 臓器障害	—	SIRS	—
GCT (global coagulation tests)	血小板	○	○	○	○*
	PT	○	○	○	○
	Fib	○	○		○*
	FDP	○	○	○	○
	D-dimer		○	○	(△) FDPを測定していない施設
ほかのパラメーター		SF D-dimer TAT PIC	SF	—	SF TAT AT

＊はサブクラスによって含まれないものもある.
〔和田英夫,他:DIC—診断と治療の最前線—,臨床血液 58(5):523-529, 2017 より一部改変〕

3) 予後予測値を示すことができること

敗血症性 DIC に関して,筆者は急性期 DIC 診断基準が最も適していると考えるが,診断基準を議論するうえで,上記の重要ポイントに沿って考えてみる.

1) 簡便で使用しやすい

集中治療領域で受け入れやすいのは,急性期 DIC 診断基準であると考えられる.理由は,おおむね一般的な凝固検査で組み立てられ,特殊な分子マーカーが含まれていないので,非常にシンプルでわかりやすく臨床上使用しやすいためである.日本集中治療教育研究会(JSEPTIC)が 2013 年に行った「感染に起因する DIC」に関するアンケート調査($N=192$)[4] では,約 70% が急性期 DIC 診断基準を用いていると回答していた.日本版敗血症診療ガイドラインの作成委員の同意率もかなり高く,わが国でも広く普及していると理解できる.

TAT,PIC,SF などの特殊な分子マーカーを組み入れている診断基準もあるが,特殊な検査項目は院内で実施できない施設もあり迅速性に欠け,必ずしも利用しやすいとは言いがたく,敗血症性 DIC を議論するうえでほかの診断基準の優先度は下がると考えられる.

2) 正確な診断能力をもっている

敗血症性 DIC に限って議論すると,旧厚生省の診断基準では,治療介入が遅れるという指摘もあり,早期診断・早期治療介入を目的として作成された診断基準が急性期 DIC 診断基準である.旧厚生省,国際血栓止血学会の診断基準と比較し,最も利用されている急性期 DIC 診断基準の感度がい

ちばん高かったという報告もある[5,6]．日本版敗血症診療ガイドラインでも治療開始基準として用いることについて一定の評価を得て妥当性は認められている．

　急性期DIC診断基準は，前述したように簡便であり，かつ，診断感度が高いという位置づけとなれば，臨床現場で使用頻度が増えるのも理解できる．しかし，残念ながら急性期DIC診断基準の診断特異度は，ほかの基準に比べて低いという報告が散見される[7]．したがって，使いやすい反面，不必要な治療介入が増えてしまう懸念もある．特異度を上げるためにTAT，SFなどの分子マーカーを含めた診断基準を作成すればよいという議論は作成段階から出ていたが，「24時間診断可能である」という早期診断・早期治療介入を重要視した経緯がある．1ついえることは，DIC診断において感度・特異度，双方に優れた診断基準はまだ存在しないということであり，つまりDICにはゴールドスタンダードがないといわれているゆえんであるのかもしれない．各診断基準で感度・特異度は異なる．作成に至った目的も違うし，作成にかかわった専門家も異なることによるしかるべき結果であり，各診断基準の優劣を議論すること自体ナンセンスである．目的に応じて診断基準を使い分けることをすすめている報告もあるが[8]，目的に応じた基準を選択しないといけないところが，逆に受け入れにくいところでもある．

3）予後予測値を示すことができる

　急性期DIC診断基準スコアは，APACHE ⅡやSOFAスコアと同様に転帰の予測に有用である[9]．急性期DIC診断基準のスコアが上がれば死亡率も上昇するといった報告[5]は散見されるが，日本版ガイドラインによると最終的に予後改善につながるかどうかについてのエビデンスは十分ではなく今後の研究課題であると述べている．

　「敗血症性DICの診断は必要か？」というコントロバーシーについては，診断の問題だけでなく「治療は必要か？」という別の問題も含んでいる．敗血症性DICと診断した後の特定の治療として，抗凝固療法を行うことで患者の予後が改善されるか否か，究極的にはそこにつきるのではないだろうか．現在，使用されている抗凝固薬についてもまだまだ十分なエビデンスに基づいているとはいえない．したがって敗血症性DICと診断しても有効とされる治療薬がなければ予後改善につながらない．

■敗血症性DICに対する治療介入は必要か？

　治療介入が必要なければ，そもそも敗血症性DICという病態を認識する必要もなくなる．ここで取り上げる治療介入の主役は抗凝固療法であるという前提で進めていく．

　2013年に行われたJSEPTICの「感染に起因するDIC」に関するアンケート結果[4]では，「治療は必要である」と回答した割合が47%，「治療は不要である」と回答した割合が49%とほぼ2分する形となった．不要である理由には，「予後が変わらない（32%）」「コストに見合う効果がみられない（17%）」が挙げられている．先にも述べた治療介入による予後改善効果や医療経済を意識した意見もみられDIC先進国であるわが国でもこのような結果になり，はっきりとした結論は生み出せていない．こういった論争はわが国だけではない[10,11]．治療は必要ないと考えている側の意見としては，以下が挙げられている．

表42-2 SIC（sepsis-induced coagulopathy）のスコアリング

カテゴリー	パラメーター	0	1	2
プロトロンビン時間	PT-INR	≦1.2	>1.2	>1.4
凝固	血小板数（×10^9/L）	≧150	<150	<100
Total SOFA	SOFA；4臓器（心臓, 呼吸器, 肝, 腎）	0	1	≧2

〔Iba T, et al.：BMJ Open. 2017；7(9)：e017046.（PMID：28963294）より一部改変〕

1) 敗血症性DIC患者に対して有益性を示した大規模なRCTがないこと
2) 敗血症患者の大部分で出血のリスクを増加させること
3) 凝固・血栓に関連した病原体クリアランス（immunothrombosis）が抗凝固療法によって損なわれる可能性があること

抗凝固薬に上記のような考えを覆すだけのエビデンスが伴えば何も問題はないと考えられるが, 抗凝固薬の有効性を示す報告が散見されるなか, 各種ガイドラインやコンセンサスを見渡しても強固な裏づけはみあたらない.

しかし, 近年, この"immunothrombosis"という病態が注目されていて非常に興味深い. 感染症によって局所の炎症が惹起されるとサイトカインやマクロファージが動員され血管内に血栓が作られる. 免疫システムからみるとこの血栓の形成は, 炎症を局所に封じ込めて全身へ波及しないように食い止めるという非常に重要な働きをもっていることがわかってきた[12]. 感染が制御できなければ, この反応が過剰になることで, 血栓形成が増強されて全身の臓器障害を呈して敗血症性DIC（と呼ばれる病態）になり, その場合にはこの過剰反応を抑制する目的で抗凝固療法という戦略が成り立つ可能性がある.

例えば, 重症度や感染からの時間経過を考慮せず敗血症患者を対象に抗凝固療法を行った研究では, 死亡率改善につながる結果は得られなかったが, サブグループ解析でより重症度の高いDICを伴った敗血症患者群では抗凝固療法の有用性を示す報告[13,14]もある. より軽症の敗血症やより早期の敗血症では, 前述したimmunothrombosisが生理的に有効に働いている状態であり, それに対する抗凝固療法はこの宿主の防御反応を抑制する可能性があり, 良好な結果につながらなかったと考察することができる. 抗凝固薬の適応として重症度や投与する時期を考慮に入れた治療戦略をたてることは有効性を見出す糸口の1つと考えられる.

Sepsis-3が報告されて, 敗血症は全身性炎症反応症候群（SIRS）を伴う感染症という概念から,「臓器障害」を認める感染症と変更され, 重症敗血症というカテゴリーがなくなった[15]. 敗血症性DICの診断についても, この変遷に呼応する形で新たな診断基準を提唱する意見もある. Ibaらは[16], 血小板数, プロトロンビン時間にSOFA（sequential organ failure assessment）スコアを組み合わせることでSIC（sepsis-induced coagulopathy）を定義している（表42-2）.

合計点が4点以上で明らかに死亡率が上昇し直線的な相関関係を示し, 比較された急性期DIC診断基準では同様な関係はみられなかった. しかし, この報告はリコンビナントトロンボモジュリン製剤（rhTM）の市販後調査のデータを利用した後方視的検討であり, 全対象患者でrhTMによる治

表42-3　各ガイドラインでの抗凝固薬に対する推奨度

	BCSH	SISET	ISTH	JSTH	SSCG 2016	日本版敗血症診療ガイドライン
リコンビナントトロンボモジュリン（rhTM）	NS	NR	PR	R*	NR	NR
アンチトロンビン（AT）	NR	NR	PR	R*	NR	R
ヘパリン	R	NR	R	NR	NR	NR
低分子ヘパリン	R	R	R	NR*	NS	NR
メシル酸ガベキサート	NS	NR	NR	NR*	NR	NR
メシル酸ナファモスタット	NS	NR	NR	NR*	NS	NR

BCSH：British Committee for Standards in Haematology, SISET：Italian Society for Thrombosis and Haemostasis
NS：not stand, R：recommended, NR：not recommended, PR：potentially recommended, NR*：病態別に推奨度が異なる，R*：rhTM：弱く推奨，AT：活性値70%以下の場合に限定し弱く推奨．
〔和田英夫，他：DIC—診断と治療の最前線—．臨床血液58(5)：523-529，2017より一部改変〕

療介入が行われていることの問題点も指摘されている．ここでの"Total SOFA"は心臓，呼吸器，肝，腎の4臓器の障害の程度を評価し，血小板数も別項目として挙げられて，血小板のスコア別のクライテリアの数値はSOFAスコアの基準と同じである．つまり，このスコア自体，SOFAスコアの中枢神経系を除いた5臓器を評価していることになり，敗血症による全身の臓器障害を捉えているという見方もできる．言い換えると，あえて敗血症性DICを特殊な病態と捉えず，凝固系の臓器障害の表現型の1つとみなして，急性期の治療戦略として，初期蘇生輸液，適切な循環サポート・感染源コントロール・抗菌薬治療を徹底するという方針があってもおかしくないと考えられる．すべてのガイドラインに共通する治療介入として「原疾患の治療」が挙げられ，逆にこれしか共通点はないともいえる．つまり敗血症性DICであれば，敗血症の根本治療を見直し，行うべきことは全部行っているかを日々検討していけばよいのではないかと筆者は考えて診療にあたっている．

早川は[17]，海外ではDICを独立した症候群として認識し診断しようとする行為自体が一般的ではないため，DIC患者を対象としたRCTが今後も期待できないのではないか，わが国でも積極的に治療しない施設がある以上は同様にRCTの計画自体できないかもしれないと述べている．

■抗凝固療法として使用可能な薬剤は？

表42-3にDICの治療に使用可能な薬剤としてガイドラインに記載されている薬物療法についてまとめた．各ガイドラインをみても敗血症性DICに対してエビデンスに裏づけされた推奨される薬物がほとんどない．先のわが国のDPCデータから使用頻度の高い2剤について考えてみる．

1) ヒト遺伝子組み換えトロンボモジュリン製剤(rhTM)

トロンボモジュリン(TM)は血管内皮上に存在している膜糖タンパク質で，血液中に形成されたトロンビンが活性化されたあとTMと結合することで直接的にトロンビンの作用を抑制するだけでなく，この複合体がプロテインCを活性化させて間接的にも抗凝固作用をもたらす．トロンビンの存在に依存して作用するため，理論上は非常に合理的に作用する生理活性物質である．さらに，HMGB1を分解したり，炎症性サイトカインを抑制したりといった抗炎症作用を併せもつという報告もある．

人工的に作られたrhTMは，未分画ヘパリンとの比較試験で有意差はないもののDIC離脱率や28日死亡率で非劣性を示し[18]，2008年より使用可能となった．敗血症性DICの病態を考えると，炎症と凝固の双方の面で理想的な効果を発揮し，大きな期待をもってわが国で先行して登場してきた．しかし，まだまだ推奨度を得るほどのエビデンスの裏づけが乏しいのも事実である．

Hayakawaらは40施設42 ICUからの重症敗血症および敗血症性ショック患者3,195人のうち急性期DIC診断基準でDICと診断された1,784例でプロペンシティスコアマッチングを用いてrhTMの臨床的効果を後方視的に分析した[19]．結果はrhTM投与群で院内全死亡率が低く，また出血性合併症や輸血頻度も増加させなかったと報告した．

Yoshimuraらは，162人の敗血症性DIC患者を対象に重症度別にrhTMの治療効果について検討したところ，APACHE II が<24の群では死亡率(rhTM；35% vs control；46%，p=0.630)に有意差はみられなかったのに対して，24〜29のhigh risk群でのみ有意に改善した[13](rhTM；26% vs control；73%，p=0.025)．つまり，より重症な患者群をrhTMの治療ターゲットとすることで効率よく用いることができる可能性がある．

Yamakawaらは敗血症性DICに対するrhTMの効果についてシステマティックレビューを報告している[20]．結果，RCTは3つしかなく死亡率改善に対して有意差は出せなかった．3つのRCTのうち唯一の海外での第2相試験では，DICが疑われる敗血症750例での検討で，28日死亡率はコントロール群で21.6%，rhTM群で17.8%となり低い傾向にあったが有意差は認めなかった[21]．

現在，海外で行われている凝固障害を伴う重症敗血症患者を対象とした第3相臨床試験が行われており，その結果が待たれるところである[22]．この状況を鑑みて，SSCGでは結論は控えている．日本版敗血症診療ガイドラインではrhTM投与の是非についてのCQに対する作成委員の投票が3回も行われ，いずれも推奨派が2/3に届かず，回を重ねるごとに推奨派の割合が減少していった経緯もあり，rhTMの推奨度について海外の研究結果を待つという形でSSCGと同様の立場となっている．

2) アンチトロンビン(AT)

アンチトロンビン(AT：antithrombin)は肝臓で生成される糖タンパク質で，トロンビンやそれ以外の凝固因子と結合することで抗凝固作用を発揮する．また抗凝固作用以外に直接的な抗炎症作用や，近年では，血管透過性を制御していると考えられている血管内皮のグリコカリックス保護作用を有することが報告[23,24]されている．ATの存在下でヘパリンの抗凝固作用が数千倍にも促進されることが知られていて，ヘパリンの抗凝固作用をより効果的に発揮するためにATが使用されてきた経緯があるが，逆にヘパリンとの併用でATの抗炎症作用が減弱し，抗凝固作用が増強されすぎてしまうこともわかってきた[25]．DICに対する抗凝固療法としてのAT製剤は，2001年の敗血症患

者に対するRCT（Kybersept trial）で，大量投与（4日間で30,000単位）での検討がなされた[26]．残念ながら死亡率改善に有意差は見出せず，むしろ出血性合併症が増加した．しかし，その後，ヘパリンを投与していない敗血症性DIC症例229例を対象とし，AT群とプラセボ群で比較したサブグループ解析では有意に28日死亡率を改善した（22.2% vs 40.0%，$p<0.01$）[27]．

また2015年のコクランレビューでは，生存率に有意な改善をみることはなく出血性合併症が増加したと結論づけており，海外ではAT製剤の投与は推奨されていない[28]．このレビューでは2001年の重症敗血症を対象にしたKybersept trialの結果に重点をおいているが，2016年の日本版敗血症診療ガイドラインでは，その後に発表されたAT群で有意に死亡率を改善したとするサブグループ解析[27]を含め慎重に検討を重ねた結果，海外と異なり弱い推奨となっている．出血性合併症の懸念は否定できないがAT投与による益が害を上回るとしながらも，このCQに対する作成委員の同意率は68.4%と推奨のぎりぎりのラインであり推奨度が得られない側に傾いてもおかしくない状況であったと推察される．AT製剤にも遺伝子組換えリコンビナント製剤が最近発売され，新たな展開が期待されるところである．

■ 侵襲的手技を実施する前に補正は行うか？

敗血症性DICを発症している状況下で侵襲的処置を行う場合，出血性合併症のリスクを回避するために血液製剤を投与し，凝固系の異常値を補正するかどうかについては臨床上よくみられるCQである．ポイントは以下の3つである．
1) 実施する処置の侵襲度
2) 出血傾向や出血の症状の有無
3) 許容できる範囲内の異常値かどうか

出血傾向がない状況で，検査の異常値を正常値に戻すための輸血の必要性を支持するエビデンスはない[29]と考えられる．

また侵襲的処置といっても，中心静脈確保から外科的手術までさまざまであるが，手術となると外科医・麻酔科医の方針もあるためガイドラインどおりにいかないことも多々ある．

2015年に米国血液銀行協会が発表した血小板輸血に関するガイドラインでは[30]，中心静脈カテーテル挿入（CVC：central venous catheterization）時には血小板数2万/μLより少ない状況であれば予防的に血小板輸血を実施することを弱く推奨している．193人の患者に対して604回のCVCで検討した最も大きい研究で，多変量解析した結果，血小板数2万/μL以下でのみ出血性合併症が増加したと報告している[31]．その出血性合併症の内訳をみてみると，96%が特に治療介入を必要としない軽微な合併症で，新たに輸血を必要とするような合併症は生じていないと報告している．この研究では，実際に穿刺しているのは集中治療医もしくは麻酔科医で，穿刺部位として鎖骨下静脈が85%であることを考慮に入れると，CVCに慣れているスタッフであれば，施行前の補正にこだわる必要性は少ないと推察される．8つの観察研究をまとめた報告[29]では出血性合併症の頻度は0〜9%で，近年では超音波ガイド下でのCVCも普及しており内頸静脈穿刺ではランドマーク法と比較して所要時間や穿刺回数，動脈穿刺の合併症も少ないと報告しているRCT[32]もある．また，凝固異常を認める患者で行った前向き観察研究[33]でもやはり超音波ガイド下穿刺で重篤な出血を伴う合併

表42-4 血小板の輸血基準値

血小板数（×10⁴/μL）	予防的・治療的投与の基準値および限界値
1.0未満	PC輸血を行う 0.5：生理的止血の限界値
1.0〜2.0未満	時に重篤な出血傾向を認めることがある PC輸血が必要となる
2.0〜5.0未満	時に出血傾向を認めることがある 止血困難な場合はPC輸血が必要
5.0以上	出血がない場合はPC輸血は不要

〔丸山征郎，他：日本血栓止血会誌 20(1)：77-113，2009 より〕

症は生じなかったという報告もある．

　前述の報告からみてもCVCの実施前に検査値の異常値をみてルーチンに補正を行う必要性は低くなるのではないかと考える．超音波ガイド下穿刺でのCVCに慣れたスタッフが行えば，絶対的な補正は必要ないと考えられる．したがって，CVCの経験値を増やして手技に精通すること，血管穿刺針の先端をエコーで捉えるスキルを習得することが優先される．ただし，2万/μL以下では出血性合併症のリスクが上昇する可能性については念頭においておくべきである．

　また，日本輸血・細胞治療学会が発表している科学的根拠に基づいた血小板製剤の使用ガイドライン[34]でも同様に2万/μLという数字を血小板輸血トリガー値として述べているが，著明な出血傾向を示している患者でのCVCに対する安全な血小板数は不明としている．

　また，処置前の凝固スクリーニング検査の異常値を補正するため予防的にFFPの投与を支持するエビデンスもない．PT比1.5以下であればトロンビン生成は正常でありFFP投与は必要ないとしている[29]．最後に，日本血栓止血学会が発表したDIC治療のエキスパートコンセンサスのなかで述べられている，一般的な血小板の輸血基準値を表42-4に示す．

私はこうしている

敗血症性DICに対して，以前は積極的な抗凝固療法を行っておりrhTM製剤もAT製剤も使用経験はあるが，投与開始のタイミング，投与量，投与期間，投与中止基準に疑問点もあり，血小板数，AT活性値など「数字」に振り回されていたかもしれない．述べてきたようにエビデンスによる裏づけも十分ではない部分が多い．SSCGの登場により，感染源のコントロール，適切な抗菌薬投与や循環サポートなど，すべきことをしっかり行うことのほうが重要である．抗凝固薬の薬剤コストは決して安くはない．コストの話はタブーとする考え方もあるが，医療費問題は避けられるものではなく，むしろきちんと向き合っていかないといけない．DICの研究をされている先生方や抗凝固療法を推奨されておられる先生方の反論もあるだろうが，筆者は原疾患である敗血症そのものの治療に重点をおいて診療している．

参考文献

1) Murata A, et al.：J Thromb Thrombolysis. 2014；38(3)：364-371.(PMID：24823684)

2) 日本集中治療医学会・日本救急医学会：日本版敗血症診療ガイドライン 2016.
3) Gando S, et al.：Intensive Care Med. 2016；42(6)：1062-1064.（PMID：26858172）
4) JSEPTIC 臨床研究委員会：簡単アンケート第 27 弾：感染に起因する DIC（2013 年 5 月実施）．2018. 3. 15 閲覧
   http://www.jseptic.com/rinsho/pdf/questionnaire_130525.pdf
5) Gando S, et al.：Crit Care Med. 2006；34(3)：625-631.（PMID：16521260）
6) 丸山征郎, 他：日本血栓止血会誌 20(1)：77-113, 2009.
7) Takemitsu T, et al.：Thromb Haemost. 2011；105(1)：40-44.（PMID：20941463）
8) Wada H, et al.：J Thromb Haemost. 2013；11：761-767.（PMID：23379279）
9) Ogura H, et al.：J Infect Chemother. 2014；20(3)：157-162.（PMID：24530102）
10) Meziani F, et al.：Intensive Care Med. 2017；43(3)：452-454.（PMID：28194512）
11) van der Poll T, et al.：Intensive Care Med. 2017；43(3)：455-457.（PMID：28194511）
12) Engelmann B, et al.：Nat Rev Immunol. 2013；13(1)：34-45.（PMID：23222502）
13) Yoshimura J, et al.：Crit Care. 2015；19：78（PMID：25883031）
14) Yamakawa K, et al.：Crit Care. 2016；20(1)：229.（PMID：27472991）
15) Singer M, et al.：JAMA. 2016；315(8)：801-810.（PMID：26903338）
16) Iba T, et al.：BMJ Open. 2017；7(9)：e017046.（PMID：28963294）
17) 早川峰司：Intensivist 7(2)：231-239, 2015.
18) Saito H, et al.：J Thromb Haemost. 2007；5(1)：31-41.（PMID：17059423）
19) Hayakawa M, et al.：Thromb Haemost. 2016；115(6)：1157-1166.（PMID：26939575）
20) Yamakawa K, et al.：J Thromb Haemost. 2015；13(4)：508-519.（PMID：25581687）
21) Vincent JL, et al.：Crit Care Med. 2013；41(9)：2069-2079.（PMID：23979365）
22) U. S. National Library of Medicine：Phase 3 Safety and Efficacy Study of ART-123 in Subjects With Severe Sepsis and Coagulopathy. 2018. 3. 15 閲覧
    https://clinicaltrials.gov/ct2/show/NCT01598831
23) Chappell D, et al.：Eur J Anaesthesiol. 2014；31(9)：474-481.（PMID：25083733）
24) Chappell D, et al.：Cardiovasc Res. 2009；83(2)：388-396.（PMID：19307232）
25) Hoffmann JN, et al.：Thromb Haemost. 2002；88(2)：242-252.（PMID：12195696）
26) Warren BL, et al.：JAMA. 2001；286(15)：1869-1878.（PMID：11597289）
27) Kienast J, et al.：J Thromb Haemost. 2006；4(1)：90-97.（PMID：16409457）
28) Allingstrup M, et al.：Cochrane Database Syst Rev. 2016；2：CD005370.（PMID：26858174）
29) Hunt BJ：N Engl J Med. 2014；370(9)：847-859.（PMID：24571757）
30) Kaufman RM, et al.：Ann Intern Med. 2015；162(3)：205-213.（PMID：25383671）
31) Zeidler K, et al.：Transfusion. 2011；51(11)：2269-2276.（PMID：21517892）
32) Karakitsos D, et al.：Crit Care. 2006；10(6)：R162.（PMID：17112371）
33) Cavanna L, et al.：World J Surg Oncol. 2010；8：91.（PMID：20958986）
34) 高見昭良, 他：日本輸血細胞治療学会誌 63(4)：569-584, 2017.

43 VTE 予防

則末泰博

CONTROVERSY

- VTE 予防の適応とは？
- VTE リスクの層別化スコアに用いる「Immobility（安静）」の問題点とは？
- 出血リスクの層別化とは？
- 化学的 VTE 予防の種類と選択は？
- 機械的 VTE 予防の種類と選択は？
- いつまで VTE 予防を続けるべきか？

BACKGROUND

わが国における静脈血栓塞栓症（VTE：venous thromboembolism）の発症率は，人口100万人あたりに換算すると62人と推定されている[1]．

米国における人口100万人あたり500人前後の発症率と比較すると，2006年のわが国での人口あたりの発症数は米国の約1/8であるとされ，伝統的にアジア人は白人や黒人に比べてVTEを発症しづらく，その頻度はきわめて低いと考えられてきた[2-4]．しかし，わが国における下肢DVT（深部静脈血栓症：deep venous thrombosis）の頻度は腹部術後で23.7%，人工股関節置換術後および人工膝関節置換術後においてはそれぞれ27.3%，50.5%であり，それら頻度は米国とほぼ同等であった[5,6]．

これらの報告は，国内における医療従事者のVTEに対する意識の低さによりVTEが見逃され，結果的に「日本人は欧米人と比べてVTEの発症率が低い」という誤った理解が広まってきた可能性を示唆している．しかし，肺塞栓症からのショックおよび心停止という，VTEから生じ得る深刻な転帰を考えると，欧米人と比較した場合の発症率の大小にかかわらず，国内においてもVTE予防の重要性は無視できない．

本項では，VTE予防の適応，方法，効果，出血リスクの評価，そして人種間の違い（特に日本・韓国と米国）について，各国のガイドラインを比較しながら説明していく．

POINT

集中治療室の患者に対しては，出血の懸念がなければ基本的に化学的VTE予防を行い，出血の懸念があるときは機械的予防を行う．

■ VTE予防の適応とは？

どのような患者にVTE予防を行えばよいのだろうか．以下に各国のガイドラインにおけるVTE予防の適応について紹介していく．

1）米国

American College of Chest Physician（ACCP）のガイドライン（第9版）では，まずVTEのリスクを層別化し，低リスクではない（increased risk）と判断された場合はVTE予防を行い（Grade 1B），低リスクと判断された場合はVTE予防を行わないことが推奨されている（Grade 1B）[7]．

内科系患者のリスクの層別化の方法として表43-1のPadua scoreが紹介されている．合計点数が4点以上であれば高リスクと判断される．この表より内科系疾患でICUに入室するほとんどすべての患者が高リスクと層別化され，何らかのVTE予防が必要であることがわかる．

外科系患者には，Rogers score[8]または表43-2のCaprini score[9]を用いて，VTEのリスクを評価することが推奨されている．外科系患者の場合，領域によって推奨文に多少の違いはあるが，基本的には低リスク群には弾性ストッキングや間欠的空気圧迫（IPC：intermittent pneumatic compression）の機械的予防，中等度リスク以上の患者にはヘパリンの化学的予防が推奨されている（Grade 2B～C）[10,11]．表43-3にACCPガイドライン（第9版）の推奨文を紹介する．

表43-1　入院中の内科患者におけるDVTのリスク（Padua score）

リスクファクター	得点
完治していない悪性腫瘍	3
DVTの既往	3
3日以上のベッド上安静（トイレまで歩行可の場合も含む）	3
凝固亢進状態と診断された患者（抗リン脂質抗体症候群など）	3
1か月以内の外傷または手術	2
70歳以上	1
心不全または呼吸不全	1
急性心筋梗塞または脳梗塞	1
急性の感染または膠原病	1
BMI 30以上の肥満	1
ホルモン療法中の患者	1

注：合計得点が4点以上であればDVTの高リスク．

表43-2　入院中の内科および外科患者におけるDVTのリスク（Caprini score）

1点	2点	3点	5点
・年齢41〜60歳 ・マイナー外科 ・BMI＞25 kg/m² ・下肢の腫脹 ・下肢静脈瘤 ・妊娠または産褥期 ・原因不明の自然流産または習慣性流産 ・経口避妊薬またはホルモン療法 ・1か月以内の敗血症 ・肺炎を含む1か月以内の重症呼吸器疾患 ・呼吸機能異常 ・急性心筋梗塞 ・1か月以内の心不全 ・炎症性腸疾患 ・内科入院患者	・年齢61〜74歳 ・関節鏡手術 ・開腹手術（45分以上） ・腹腔鏡手術（45分以上） ・悪性腫瘍 ・72時間以上のベッド上安静 ・ギプス装着時 ・中心静脈が留置されている患者	・年齢75歳以上 ・DVTの既往 ・DVTの家族歴 ・Factor V Leiden ・Prothrombin 20210 A ・Lupus anticoagulant 陽性 ・抗リン脂質抗体陽性 ・血清ホモシスチン高値 ・Heparin-induced thrombocytopenia ・ほかの凝固系亢進状態	・1か月以内の脳卒中 ・関節置換または・整復手術 ・骨盤，大腿骨頭または下肢骨折 ・1か月以内の脊椎損傷

注：0〜1点 きわめて低リスク，2点 低リスク，3〜4点 中程度リスク，5点以上 高リスク．

表 43-3　ACCP の VTE 予防ガイドライン（2012 年）

- 急性期疾患の内科入院患者において，DVT の中〜高リスク群には未分画ヘパリン，低分子ヘパリン，フォンダパリヌクスによる化学的 VTE 予防を推奨する（Grade 1B）．
- 急性期疾患の内科入院患者において，DVT の低リスク群には化学的 VTE 予防および機械的 VTE 予防を行わないことを推奨する（Grade 1B）．
- 内科患者において，DVT の高リスク群は化学的 DVT 予防が第 1 選択であるが，出血のリスクが高いときは出血のリスクが改善するまでは機械的予防（IPC または弾性ストッキング）を用いる（Grade 2C）．
- 整形外科手術後の DVT 高リスク群（股関節置換後，膝関節置換後，大腿骨頭骨折後）には，出血のリスクが低ければ化学的 DVT 予防と機械的 DVT 予防（IPC）を併用する（Grade 2C）．
- 整形外科手術後の DVT 高リスク群で，出血のリスクが高いときは化学的 DVT 予防を用いず，機械的 DVT 予防（IPC）を用いるか，または DVT 予防を行わない（Grade 2C）．
- 整形外科手術後の DVT 高リスク群で，出血のリスクが高く，化学的 DVT 予防および機械的 DVT 予防（IPC）を用いることができない場合でも IVC フィルター留置は行わない（Grade 2C）．
- 一般外科，腹部骨盤外科手術後の患者は，Rogers score 9 または Caprini score 10 を用いて，DVT のリスクを評価する．
- 一般外科，腹部骨盤外科手術後の DVT 低リスク群は，機械的 DVT 予防（IPC）を行う（Grade 2C）．
- 一般外科，腹部骨盤外科手術後の DVT 中リスク群で出血のリスクが低ければ，化学的 DVT 予防（Grade 2B），または機械的 DVT 予防（Grade 2C）を行う．
- 一般外科，腹部骨盤外科手術後の DVT 中リスク群で出血のリスクが高ければ，機械的 DVT 予防（Grade 2C）を行う．
- 一般外科，腹部骨盤外科手術後の DVT 高リスク群で出血のリスクが低ければ，化学的予防と機械的予防（IPC または弾性ストッキング）を併用する（Grade 2C）．
- 一般外科，腹部骨盤外科手術後の DVT 高リスク群で出血のリスクが高ければ，出血のリスクが改善するまでは機械的予防（IPC）を使用する（Grade 2C）．
- 一般外科，腹部骨盤外科手術後の患者には予防的 IVC フィルター留置は行わない（Grade 2C）．
- 心臓外科手術後患者で術後の合併症がない場合は機械的 DVT 予防（IPC）を行う（Grade 2C）．
- 心臓外科手術後患者で術後に出血以外の合併症を伴った場合，機械的 DVT 予防（IPC）に加えて化学的 DVT 予防を行う（Grade 2C）．
- 胸部外科手術後患者の DVT 中リスク群で出血のリスクが低ければ，化学的 DVT 予防（Grade 2B），または機械的 DVT 予防（Grade 2C）を行う．
- 胸部外科手術後患者の DVT 高リスク群で出血のリスクが低ければ，化学的予防と機械的予防（IPC または弾性ストッキング）を併用する（Grade 2C）．
- 胸部外科手術後患者の DVT 高リスク群で出血のリスクが高ければ，出血のリスクが改善するまでは機械的予防（IPC）を使用する（Grade 2C）．
- 開頭手術後の患者には化学的 DVT 予防ではなく，機械的 DVT 予防（IPC）を用いる（Grade 2C）．
- 開頭手術後で DVT 高リスク群（脳腫瘍の摘出後）は，出血のリスクが改善し次第，機械的 DVT 予防に加え，化学的 DVT 予防を併用する（Grade 2C）．
- 脊椎手術後の患者には化学的 DVT 予防ではなく，機械的 DVT 予防（IPC）を用いる（Grade 2C）．
- 脊椎手術後で DVT 高リスク群（悪性腫瘍摘出や前方・後方アプローチ）は，出血のリスクが改善し次第，機械的 DVT 予防に加え，化学的 DVT 予防を併用する（Grade 2C）．
- 重症外傷患者には化学的 DVT 予防（Grade 2B），または機械的 DVT 予防（Grade 2C）を行う．
- 重症外傷患者の DVT 高リスク群（脊髄損傷，脳外傷，脊椎手術が必要な患者）には，機械的 DVT 予防に加え，化学的 DVT 予防を併用する（Grade 2C）．
- 重症外傷患者の DVT 高リスク群（脊髄損傷，脳外傷，脊椎手術が必要な患者）で出血のリスクが高ければ，出血のリスクが改善するまでは機械的予防（IPC）のみを使用する（Grade 2C）．
- 重症外傷患者には予防的 IVC フィルター留置は行わない（Grade 2C）．

2）日本

「肺血栓塞栓症および深部静脈血栓症の診断，治療，予防に関するガイドライン（2009年改訂版）」[*1]におけるリスクの層別化の方法としては，患者の背景による付加的な VTE の危険因子（表43-4）を加味し，各診療科領域の患者に対して個別に推奨文がある．それぞれの推奨に対し，その推奨の根拠となる文献やデータの解析方法が不明のため，あくまでもエキスパートオピニオンである．表43-5 にその内容を簡単にまとめる．米国と比べて VTE の発症率が低いという認識のためか，例えば中リスクには弾性ストッキングあるいは IPC，高リスクには IPC あるいは抗凝固療法となっており，化学的 VTE 予防を開始する閾値が米国と比べて全体的に高いことがわかる[12]．

3）韓国

同じアジアである韓国の Korean Society of Thrombosis and Hemostasis（KSTH）によるガイドラインでは，「アジア人の VTE 発症頻度は欧米人と比べて低いと考えられるが，生活スタイルの西洋化，高齢化により VTE の発症頻度は年々増加している」とし，ACCP とほぼ同じリスクの層別化方法を用いている[13]．化学的 VTE 予防を適応する基準も，出血のリスクが高くない場合は中リスク以上の患者では機械的予防ではなく化学的 VTE 予防を推奨しており，基本的に ACCP ガイドラインに準ずる推奨内容になっている．人種差はほとんどないと考えられる韓国とわが国のガイドラインの違いは大変興味深い．

■ VTE リスクの層別化スコアに用いる "Immobility（安静）" の問題点とは？

VTE 予防が必要であるかを決定するにあたって，その患者が "Immobility（安静）" に該当するかどうかは VTE リスクの層別化の中核をなす情報である．しかし，「ベッド上でも手足を動かしているから大丈夫」「トイレ歩行のみは行っているため大丈夫」など，医師の何となくの主観で Immobility の有無が決定され，VTE 予防をするかどうかの判断が大きく影響を受けることは日常経験する．VTE リスクの層別化を目的としたスコアリングシステムは無数にあるが，発表されている 17 個のスコアリングシステムで "Immobility（安静）" がどのように定義されているかを比較したシステマティックレビューがある[14]．「医師によるベッド上安静の指示が出ている症例」「1 日 30 分以内の歩行」「24 時間以上のベッド上または座位による安静」など，スコアリングシステムによってさまざまな定義が存在する．しかし，多くのスコアリングシステムにおいて "Immobility（安静）" の定義はあいまいであり，外的妥当性が検証された定義を用いているものは 17 のうち，6 つだけであった．わが国のガイドラインでは安静の定義は記されていない．ACCP ガイドラインが推奨している Padua score では，安静の定義は「3 日以上のベッド上安静（トイレまで歩行可の場合も含む）」と明確に定義されている．

[*1] 肺血栓塞栓症および深部静脈血栓症の診断，治療，予防に関するガイドライン（2017年改訂版）の詳細は以下を参照．
http://www.j-circ.or.jp/guideline/pdf/JCS2017_ito_h.pdf

表43-4 患者の背景による付加的なVTEの危険因子

危険因子の強度	危険因子
弱い	肥満 エストロゲン治療 下肢静脈瘤
中等度	高齢 長期臥床 うっ血性心不全 呼吸不全 悪性疾患 中心静脈カテーテル留置 がん化学療法 重症感染症
強い	静脈血栓塞栓症の既往 血栓性素因 下肢麻痺 ギプスによる下肢固定

血栓性素因：アンチトロンビン欠乏症, プロテインC欠乏症, プロテインS欠乏症, 抗リン脂質抗体症候群など.

表43-5 わが国のVTEのリスク別予防法

低リスク　　：早期離床および積極的な運動 中リスク　　：弾性ストッキングあるいはIPC 高リスク　　：IPCあるいは抗凝固療法 最高リスク：抗凝固療法とIPCの併用および抗凝固療法と弾性ストッキングの併用	
内科領域	・心筋梗塞, 呼吸不全, 重症感染症患者, 炎症性腸疾患は中リスク ・脳卒中で麻痺を有する場合やうっ血性心不全患者は高リスク ・内科集中治療症例では危険因子が重複することが多いため, リスクの程度に応じてVTE予防を行う
一般外科	・40歳以上のがんの大手術は高リスク
泌尿器科手術	・経尿道的手術は低リスク, がん以外の患者に対する骨盤手術は中リスク, 前立腺全摘除術や膀胱全摘除術は高リスク
婦人科手術	・良性疾患手術, 悪性疾患でも良性疾患に準じる手術, ホルモン療法中患者は中リスク ・骨盤内悪性腫瘍根治術は高リスク
産科領域	・正常分娩は低リスク ・帝王切開術は中リスク ・高齢肥満妊婦の帝王切開術は高リスク ・静脈血栓塞栓症の既往あるいは血栓性素因の経腟分娩は高リスク
整形外科手術	・脊椎手術, 脊椎・脊髄損傷は中リスク ・人工股関節置換術・人工膝関節置換術・股関節骨折手術は高リスク
脳神経外科手術	・脳腫瘍以外の開頭術は中リスク, 脳腫瘍の開頭術は高リスク

表43-6 入院中の内科患者における出血のリスクファクター

リスクファクター	オッズ比(95%CI)
活動性上部消化管潰瘍	4.15(2.21-7.77)
過去3か月以内の出血	3.64(2.21-5.99)
血小板5万/μL以下	3.37(1.84-6.18)
年齢85歳以上	2.96(1.43-6.15)
肝不全(INR＞1.5)	2.18(1.10-4.33)
重度の腎不全(GFR＜30 /mL/分/m^2)	2.14(1.44-3.20)
ICUまたはCCU患者	2.10(1.42-3.10)
中心静脈が留置されている患者	1.85(1.18-2.90)
膠原病	1.78(1.09-2.89)
完治していない悪性腫瘍	1.78(1.20-2.63)
男性	1.48(1.10-1.99)

注：オッズ比が3以上のリスクファクターが1つ以上または，上記のリスクファクターが2つ以上であれば出血の高リスク．

■出血リスクの層別化とは？

VTE予防を行うにあたって，化学的予防を行う前に，必ず出血リスクの層別化を行い，出血の高リスクと判断した場合は化学的予防の代わりに弾性ストッキングやIPCなどの機械的予防を用いる必要がある．ACCPガイドラインで用いられている内科患者および外科患者別の出血リスクの層別化スコアをそれぞれ表43-6および表43-7に紹介する[7, 10, 15]．わが国および韓国のガイドラインには出血リスクの層別化方法は含まれていない．

■化学的VTE予防の種類と選択は？

現在世界で使用されている化学的VTE予防には，未分画ヘパリン，低分子ヘパリン，フォンダパリヌクス，経口直接Xa阻害薬であるベトリキサバン，アスピリン，ワルファリンがある．

1)未分画ヘパリン

低分子ヘパリンやフォンダパリヌクスは保険適用の問題があるため，未分画ヘパリンはわが国で最も一般的に使用されている化学的VTE予防である．8時間もしくは12時間ごとに5,000単位を皮下注射する．ACCPガイドラインでは化学的VTE予防薬としての未分画ヘパリンは，低分子ヘパリンと同じくGrade 1Bの推奨である．

2)低分子ヘパリン

重症患者に対する化学的VTE予防の効果を未分画ヘパリンと低分子ヘパリンで比較したメタアナリシスによると，下肢DVTの発症頻度に有意差は認められなかった．しかし，サブ解析では低

表 43-7　入院中の外科患者における出血リスクファクター

一般的なリスクファクター		・活動性出血 ・過去の有意な出血 ・治療されていない出血性疾患 ・重度の腎不全または肝不全 ・血小板減少 ・急性の脳出血または脳梗塞 ・コントロールされていない高血圧 ・腰椎穿刺，硬膜外麻酔または脊椎麻酔を4時間以内に施行した場合，または12時間以内に行う場合 ・抗凝固薬，抗血小板薬，または抗血栓薬の併用
手技による出血のリスクファクター	腹部外科	・悪性腫瘍 ・膵十二指腸切除術 ・男性 ・術前の Hb が 13 g/dL 以下 ・2つ以上の手技をした場合 ・剝離困難例 ・2つ以上のアナストモーシス造設 ・敗血症 ・膵液漏出 ・肝切除
	心臓外科	・アスピリンの使用 ・3回以内のクロピドグレルの使用 ・BMI＞25 kg/m^2 ・緊急手術 ・5つ以上のグラフト造設 ・高齢
	胸部外科	・肺切除
出血による合併症が重大な結果につながる可能性がある場合		・開頭手術 ・脊椎手術 ・脊椎損傷 ・皮弁を用いた形成術

分子ヘパリンのほうが未分化ヘパリンと比べるとより肺塞栓症の発症率の低下が認められた（リスク比：0.58；95％CI：0.34-0.97）[16]．また，脳梗塞および脳出血患者においては低分子ヘパリンのほうが未分化ヘパリンと比べて，よりVTE全体の発症率を低下させていた[17, 18]．これらの結果を受けて，米国では低分子ヘパリンが好まれる傾向にあるが，わが国ではエノキサパリンとして股関節全置換術後，膝関節全置換術後，股関節骨折術後，ならびに静脈血栓塞栓症の発現リスクの高い腹部術後の患者以外には保険適用がなく，医療従事者がエノキサパリンの使用になれていないこともあり，実際には適応があるこれらの患者に対しても未分画ヘパリンが用いられていることが多いのが現状である．

3）フォンダパリヌクス

　未分画ヘパリンや低分子ヘパリンと直接効果を比較した大規模研究はないが，重症患者に対し化学的VTE予防の薬剤として効果と安全性が確立されており[19, 20]，ACCPガイドラインではGrade 1B

の推奨である．わが国ではフォンダパリヌクスは静脈血栓塞栓症の発現リスクの高い下肢整形外科術後ならびに腹部術後のみに保険適用がある．

4）経口直接 Xa 阻害薬

ベトリキサバンは米国では認可されているが，わが国ではまだ認可されていない．7,000 人以上の患者による大規模研究では，ベトリキサバンは低分子ヘパリンと比べ，有意に VTE の発症率を低下させたことが報告されており（リスク比：0.26［0.04-0.42］，p＝0.023）[21]，今後の研究結果次第では VTE 予防の第 1 選択になっていく可能性もある．

5）アスピリン

アスピリンは動脈系に対する血栓予防効果は認められているが，VTE 予防に対する効果はさまざまな質の研究結果が混在しており[15]，現在のところ，効果は不明である．ACCP ガイドラインおよびわが国のガイドラインではアスピリンを化学的 VTE 予防の薬剤としては推奨していない．

6）ワルファリン

ワルファリンは初回投与から治療域に達するまでに数日を要すること，ヘパリン化なしでワルファリンを開始した場合，投与開始直後はむしろ過凝固傾向になること，重症患者は出血のリスクが高く，出血を伴う手技や手術が必要となる可能性が高いことから，ヘパリン化をされていない急性期の患者に対して VTE 予防としてワルファリンを用いることは ACCP ガイドラインでは推奨されていない．わが国のガイドラインでは VTE 予防としてワルファリンが紹介されているが[12]，上述の理由から急性期患者に対するワルファリンの使用には十分な注意が必要である．

■ 機械的 VTE 予防の種類と選択は？

VTE 予防が必要であるが，出血のリスクが高い患者に対しては機械的 VTE 予防を行う必要がある．機械的 VTE 予防には弾性ストッキング，間欠的空気圧迫法（IPC）そして下大静脈（IVC：inferior vena cava）フィルターが使用されている．

1）弾性ストッキング

弾性ストッキングは下肢を表面から圧迫することにより，血管系を含めた下肢の横断面積（cross-sectional area）を減少させ，表在静脈のみならず，下肢全体の動静脈の血流の速度を増加させる[22,23]．理論的には静脈の血流速度が増加すれば，血流のうっ滞による血栓の形成リスクも低下すると考えられる[24]．上記の作用機序からも理解できるように，下肢をほとんど圧迫できないようなゆるいストッキングを使用した場合，VTE 予防の効果は期待できないと考えられるため，注意が必要である．腹部術後，整形外科術後および婦人科術後の患者において，弾性ストッキングは VTE 予防に有用であることが報告されており[25-27]，2010 年に報告されたコクランレビューのメタアナリシスでは，一般外科および整形外科術後の患者に弾性ストッキングを使用した場合の VTE 発症のオッズ比は 0.35（95%CI：0.26-0.47）であったが，PE の発症頻度には有意な差はみられなかった[23]．興味

深いことに米国内科学会（ACP）のガイドラインでは弾性ストッキングを使わないことを推奨しており，2012年のACCPガイドラインでは弾性ストッキングまたはIPCを用いることを推奨している（Grade 2C）[7, 29]．わが国のガイドラインでは，「入院中は術前術後を問わず，リスクが続くかぎり終日装着する」として低～中リスク患者に対して推奨されている[12]．

2）間欠的空気圧迫法（IPC）

IPCは動的に下肢の静脈系を圧迫することにより，定期的に下肢の静脈内の血液を近位へ押し出して空にすること（emptying）に加え，下肢を動かしているときと同じように血管系からのプロスタグランジン産生の増加，platelet-derived growth factor（PDGF）およびendothelial-derived relaxing factor（EDRF）の低下による線溶系の亢進が起こり，VTE発症のリスクが低下するといわれている[30-32]．IPCと弾性ストッキングのどちらかがVTE予防に優れているという強いエビデンスはないが，適正な圧を機械が自動的に制御してくれるIPCに対し，弾性ストッキングでは適正な圧がかかるサイズを患者ごとに選ばなければVTE予防の効果は得られないことに留意する必要がある．ACCPガイドラインおよびわが国のガイドラインではVTEの高リスクで出血のリスクが高い患者に対して推奨されている．

3）化学的VTE予防と機械的VTE予防の両方が必要な場合とは？

整形外科術後および心臓外科術後の患者においてはヘパリンまたは低分子ヘパリンに弾性ストッキングまたはIPCを併用したほうがVTE発症頻度が有意に低かった[33-36]．コクランレビューのメタアナリシスでは一般外科および整形外科術後の患者において，化学的VTE予防に弾性ストッキングまたはIPCを併用した場合，化学的VTE予防のみの場合に比べてVTEの発症率は低く，オッズ比はそれぞれ弾性ストッキングとIPCにおいて0.25（95%CI：0.17-0.36）[28]，0.16（95%CI：0.07-0.34）[37]であった．これらの結果を踏まえて，ACCPガイドラインでは，以下の場合に出血のリスクが改善し次第，化学的VTE予防と機械的VTE予防を併用することを推奨している（Grade 2C）．

- 整形外科術後のVTE高リスク群（股関節置換術後，膝関節置換術後，大腿骨頭骨折後）
- 一般外科，腹部骨盤外科術後のVTE高リスク群，胸部外科術後患者のVTE高リスク群，開頭術後でVTE高リスク群（脳腫瘍の摘出後）
- 脊椎術後でVTE高リスク群（悪性腫瘍摘出や前方・後方アプローチ）
- 重症外傷患者のVTE高リスク群（脊髄損傷，脳外傷，脊椎手術が必要な患者）

わが国のガイドラインでは最高リスクである以下の場合に化学的VTE予防と機械的VTE予防を併用することを推奨している．

- 静脈血栓塞栓症の既往あるいは血栓性素因のある大手術
- 「高リスク」の手術を受ける患者に静脈血栓塞栓症の既往あるいは血栓性素因の存在がある場合
- 静脈血栓塞栓症の既往あるいは血栓性素因の帝王切開術

4）IVCフィルター

IVCフィルターは経皮的にIVCに挿入される血栓除去用のフィルターであり，理論的には肺塞栓症を予防できる[38]．一般的な適応およびACCPガイドラインで推奨される適応は次の場合である[39]．

- 急性の近位DVTまたは肺塞栓症があり，出血のリスクのために抗凝固禁忌の患者
- 抗凝固療法にもかかわらず近位DVTや肺塞栓症が再発した患者

これらの適応は治療的IVCフィルター留置（therapeutic IVC filter placement）と呼ばれる．これに対し，近位DVTや肺塞栓症をまだ発症していないが，高リスクと思われる患者に対してIVCフィルターをあらかじめ留置することは，予防的IVCフィルター留置（prophylactic IVC filter placement）と呼ばれる．除去可能なIVCフィルター（retrievable IVC filter）が普及してきたことにより，外傷患者や脊椎術後患者など，予防的IVCフィルター留置の使用は試験的に拡大しつつある．Eastern Association for the Surgery of Trauma（EAST）のガイドラインではVTEの高リスクかつ出血の高リスクの外傷患者に対して予防的IVCフィルター留置を推奨している[40]．しかしACCPガイドラインでは予防的IVCフィルターは推奨されていない．わが国のガイドラインでは予防的IVCフィルター留置に関する記述はない．外傷患者を対象とした8つの研究を用いたメタアナリシスでは，IVCフィルターを予防的に留置した群のほうが留置しなかった群と比較すると有意に肺塞栓症の発症率と致死的な肺塞栓症の発症率が低いことが報告されている（それぞれリスク比：0.20，95％CI：0.06-0.70およびリスク比：0.09，95％CI：0.01-0.81）[41]．今後はIVCフィルターの留置と抜去がより簡便になるにつれて，VTE高リスクかつ出血の高リスクの患者に対して予防的IVCフィルターが世界的に推奨されるようになることもありうると考えられる．

■ いつまでVTE予防を続けるべきか？

わが国のガイドラインにはVTE予防の継続期間について記述はない．ACCPガイドラインでは「患者が歩行できるようになるか，退院するまで」となっており[39]，単純化すると，VTE予防は「安静」または「急性期」のどちらかのリスクファクターが取り除かれるまで行う必要があると考えられる．

> **私はこうしている**
>
> アジア人における本当のVTEの発症頻度についてのデータが不足していることや，わが国におけるガイドラインの作成時には，例えば「Minds診療ガイドライン作成の手引き」のようなガイドライン作成指針がまだ普及していなかったことから，わが国と他国のVTE予防ガイドラインにはその推奨内容に少なからず相違が認められる．しかし，急性期疾患で集中治療室にいる患者のほとんどがVTEの中〜高リスクと層別化されることより，「集中治療室の患者に対しては，出血の懸念がなければ基本的に化学的VTE予防を行い，出血の懸念があるときは機械的VTE予防を行う」という方針が妥当であるというのが筆者の私見である．

参考文献

1) JCS Joint Working Group：Circ J. 2011；75(5)：1258-1281.（PMID：21441695）
2) Hirose M, et al.：Jpn Circ J. 1984；48(1)：111-117.（PMID：6229649）
3) Tso SC, et al.：Br J Haematol. 1980；46(4)：603-612.（PMID：7437338）
4) White RH, et al.：Ann Intern Med. 1998；128(9)：737-740.（PMID：9556467）
5) Sakon M, et al.：J Thromb Haemost. 2006；4(3)：581-586.（PMID：16460440）

6) Fujita S, et al.：Clin Orthop Relat Res. 2000；(375)：168-174.(PMID：10853166)
7) Kahn SR, et al.：Chest. 2012；141(2 Suppl)：e195S-e226S.(PMID：22315261)
8) Rogers SO Jr, et al.：J Am Coll Surg. 2007；204(6)：1211-1221.(PMID：17544079)
9) Bahl V, et al.：Ann Surg. 2010；251(2)：344-350.(PMID：19779324)
10) Falck-Ytter Y, et al.：Chest. 2012；141(2 Suppl)：e278S-e325S.(PMID：22315265)
11) Bates SM, et al.：Chest. 2012；141(2 Suppl)：e691S-e736S.(PMID：22315276)
12) 2008年度合同研究班：肺血栓塞栓症および深部静脈血栓症の診断，治療，予防に関するガイドライン（2009年改訂版）．2008.
13) Bang SM, et al.：J Korean Med Sci. 2014；29(2)：164-171.(PMID：24550640)
14) Ye F, et al.：J Thromb Thrombolysis. 2017；44(1)：94-103.(PMID：28484939)
15) Gould MK, et al.：Chest. 2012；141(2 Suppl)：e227S-e277S.(PMID：22315263)
16) Alhazzani W, et al.：Crit Care Med. 2013；41(9)：2088-2098.(PMID：23782973)
17) Sherman DG, et al.：Lancet. 2007；369(9570)：1347-1355.(PMID：17448820)
18) Shorr AF, et al.：Chest. 2008；133(1)：149-155.(PMID：17925410)
19) Ageno W, et al.：J Thromb Haemost. 2012；10(11)：2291-2297.(PMID：22925036)
20) Cohen AT, et al.：BMJ. 2006；332(7537)：325-329.(PMID：16439370)
21) Gibson CM, et al.：Am Heart J. 2017；185：93-100.(PMID：28267480)
22) Sigel B, et al.：Arch Surg. 1973；106(1)：38-43.(PMID：4682103)
23) Agu O：Br J Theatre Nurs. 1999；9(7)：290-291.(PMID：10614196)
24) Walker L, et al.：Nurs Stand. 2008；22(40)：35-38.(PMID：18610931)
25) Allan A, et al.：Br J Surg. 1983；70(3)：172-174.(PMID：6338992)
26) Bergqvist D, et al.：Arch Surg. 1984；119(11)：1329-1331.(PMID：6208877)
27) Turner GM, et al.：Br J Obstet Gynaecol. 1984；91(6)：588-591.(PMID：6733063)
28) Sachdeva A, et al.：Cochrane Database Syst Rev. 2010；(7)：CD001484.(PMID：20614425)
29) Qaseem A, et al.：Ann Intern Med. 2011；155(9)：625-632.(PMID：22041951)
30) Chouhan VD, et al.：Arterioscler Thromb Vasc Biol. 1999；19(11)：2812-2817.(PMID：10559031)
31) Kumar S, et al.：J Tissue Viability. 2002；12(2)：58-60, 62-66.(PMID：12001327)
32) Nollert MU, et al.：Biotechnol Bioeng. 1991；38(6)：588-602.(PMID：18604878)
33) Bradley JG, et al.：J Arthroplasty. 1993；8(1)：57-61.(PMID：8436990)
34) Eisele R, et al.：J Bone Joint Surg Am. 2007；89(5)：1050-1056.(PMID：17473143)
35) Ramos R, et al.：Chest. 1996；109(1)：82-85.(PMID：8549224)
36) Silbersack Y, et al.：J Bone Joint Surg Br. 2004；86(6)：809-812.(PMID：15330019)
37) Kakkos SK, et al.：Eur J Vasc Endovasc Surg. 2009；37(3)：364-365.(PMID：19162515)
38) Stein PD, et al.：Arch Intern Med. 2004；164(14)：1541-1545.(PMID：15277286)
39) Kearon C, et al.：Chest. 2012；141(2 Suppl)：e419S-e496S.(PMID：22315268)
40) Rogers FB, et al.：J Trauma. 2002；53(1)：142-164.(PMID：12131409)
41) Haut ER, et al.：JAMA Surg. 2014；149(2)：194-202.(PMID：24195920)

11 終末期

44 ICUにおける終末期医療

古川力丸

CONTROVERSY

- ICUでは終末期医療に出くわすことが多いが，定まった対応はあるのか？
- 積極的な集中治療と終末期の緩和ケアの線引きは？
- 医療スタッフに葛藤があるなかで，どのように撤退を判断すればよいか？
- 終末期に関して，どのようなタイミングで，何を話せばよいか？

BACKGROUND

　終末期医療と聞くと，がん領域の緩和ケアをイメージする人が多いかもしれない．がん緩和ケアに関しては，長年議論，研究が進められ，一般国民の間でも理解が進んできた．がん疾患にも終末期があるように，慢性心不全などの慢性心疾患にも終末期はあるし，COPDなどの慢性呼吸器疾患にも同様に終末期がある．また，救急・集中治療領域で扱うような急性疾患であっても，頻度は少ないかもしれないが，終末期と呼ばれる状況が存在する．救急・集中治療領域では，慢性疾患の急性増悪を含む，急性期疾患で，重症度の特段高いものがこれに該当する．

　慢性疾患であれば，程度の差はあれども，事前に病状を把握し，今後のプランについて主治医，家族と何度も話し合う機会がとれることが多い．その過程で，段階的に緩和ケアの割合を増やしていくことが通例である．急性期疾患の終末期医療の場合，脳卒中などの脳血管疾患や外傷，さまざまな原因による蘇生後症候群など，基本的には予期せぬ突然の発症で，かつ重篤な後遺症や致死的病態に直面し，病状の理解も不十分なまま終末期を迎えねばならないことも少なくない．しかも，がん疾患に比べて，残されている時間も短いことが多く，人工呼吸器や血液浄化療法（いわゆる透析）の生命維持管理が問題となることもある．治療とケアの継続性に悩むことがあるかもしれないし，がん緩和ケア領域に比べより多くの社会的問題や倫理的問題が生じるかもしれない．終末期医療は地域や宗教などが多分に影響するため，がん緩和ケアでの経験値，諸外国での状況を踏まえ，わが国独自の救急・集中治療独自の終末期医療を構築していかねばならない．本項では，このような集中治療領域での背景を知り，基本的な考え方について述べる．

11 | 終末期

> **POINT**
> ICUでの終末期は患者家族が病状を受け入れるための，また患者への愛情を示す最後の限られた期間と考え，ホスピタリティーを重視した対応を行う．いわゆる無益と判断される治療に関しては，法に触れない範囲内で，患者家族の意向をできるかぎり尊重する．

■ ICUでは終末期医療に出くわすことが多いが，定まった対応はあるのか？

　救急・集中治療領域での終末期医療では，一筋縄ではいかないさまざまな特徴がある（表44-1）．通りいっぺんの対応では上手くいかないことが多く，オーダーメイド対応が必要になると考えておいたほうがよい．表44-1に挙げたような，臨床上出合う可能性が高い，あるいはまれではあるが出くわす可能性がある問題に対しては，事前に医療チーム内で理解を深めておくと，チームとしての家族ケアがうまくいったり，医療チーム内の価値観の相違による軋轢や葛藤の予防・軽減につなげたりすることができる．

■ 積極的な集中治療と終末期の緩和ケアの線引きは？

　救急・集中治療の終末期ケアでは，治療と緩和ケアとの境界が不明瞭であることがしばしば指摘される．治癒を目指す治療と終末期としての緩和ケアが連続性をもって，その割合が変化しているためである．治療開始初期には，当然治療が前面に出てくるが，次第に緩和ケアの割合が多くなるイメージである（図44-1A）．集中治療領域における新しい，鎮痛・鎮静・せん妄のガイドライン〔PADガイドライン[1]，詳細は7章33項（p.266），7章34項（p.272）〕を踏まえると，私案ではあるがこれからの治療・緩和ケアの関係は 図44-1B のように変化すると考えられる．緩和ケア（鎮痛，鎮静，せん妄管理）は集中治療開始時より，病状に合わせて適切に対処することの重要性が指摘されており，PADガイドラインでは，鎮痛，鎮静，せん妄管理それぞれについて，経時的にスコアをつけ，漫然とした投薬を避け，非薬物療法を含めた十分な対症療法の重要性を説いている．治療開始時には，治癒を目指す治療が前面に出ることに変わりはないが，これからの集中治療では，終末期に向け治療の割合が減ってくるに従い，患者・患者家族ケア，ときには医療スタッフへのケアの割合が増えていくことになる．

表44-1　救急・集中治療領域での終末期医療の特徴

- 突然発症，急性発症のことが多く，患者本人・家族ともに病状の受け入れができていないことが多い．
- 治療と緩和ケアの線引きがあいまいである．
- 病前とはまったく異なる，大きな後遺症を残すことも多く，医療者・患者・家族の価値観によって，そのゴールの意味合いが大きく異なることがある．
- 治療の成否の予測が困難（治療成功の可能性が残りつつも終末期に移行することが多い）．
- もともとの主治医ではないことが多く，事前の患者-医師信頼関係が構築できていない．
- 侵襲的治療（手術，手技，生命維持管理装置）が多く，病状経過によっては，いわゆる延命治療や無益な治療となりうる．
- 自殺・自傷行為や虐待（その可能性も含めて）の社会的問題をはらむことがある．
- 臓器移植や脳死・臨床的脳死など，通常の診療とは異なる対応を求められることがある．

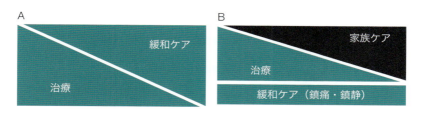

図 44-1　治療と緩和ケアとの境界
A：従来用いられていた治療と緩和ケアの関係図
B：これからの治療・緩和ケアの関係(私案)

■ 医療スタッフに葛藤があるなかで，どのように撤退を判断すればよいか？

　疾病が治癒に向かい，治療が不要となり終了していくのと異なり，終末期医療では治療の差し控え・撤退が問題となる．これらは，救命が困難となり治療が無益と判断された場合に用いられる手段であり，これ以上の新規の治療を差し控える withhold（あるいは limitation）と，現行治療を中止する withdraw とがある．積極的に治療を中止する withdraw に比べて，新規の治療を差し控える withhold のほうが，臨床現場での医療スタッフには受け入れられやすいことがわかっている[2]．
　しかし倫理学上は，必要な最良の治療をそれ以外の理由で行わないという観点から，延命治療を withhold することと，withdraw することは同等として扱われることには留意しておく必要がある[3]．似たような言葉として，「安楽死」があるが，これは投薬により積極的に命を絶つことを指し，わが国では法的に認められていない（海外では多少異なる意味で用いられる場合もある）．倫理学上も，死を受容すること(allowing to die)と命を絶つこと(killing)は明確に異なることとされている．
　救急・集中治療領域での終末期では，しばしば withhold と withdraw が問題となる．どちらが家族の希望に寄り添うのか，患者の本当の意思確認がとれないなかで積極的な withdraw は許されるのか，ICU のベッド事情が苦しいなか，いたずらな延命治療を継続する withhold はほかの患者に対して潜在的に害となっているのではないかなどの意見がスタッフ間で対立することも少なくない．
　筆者はこのような議論をするときに，先だって，上記の倫理学上の原則について説明することにしている．明確にできないこと(安楽死)をしっかりと示しておき，かつ倫理上同等の行為として扱われる2つの手段について，どちらが患者にとってより好ましいのかについて議論することにより，治療方針を決断しやすくなる．両者ともに死の受容を意味し，見捨てるなどの否定的な意味は持たないことにも言及する必要がある．こうすることによって，患者家族や医療スタッフによるコンセンサスが得やすく，軋轢や対立，葛藤を少なくすることができる．日本救急医学会による救急医療における終末期に関する提言(ガイドライン)では，延命治療の中止についての選択肢が示されている[4]（表44-2）．このような表を提示することによって，より建設的な議論が可能となるかもしれない．建設的な議論は，患者のよりよい今後について時間を割くことを意味し，医療者・患者家族双方にとって，突然で受け入れがたい困難な状況の受容にもつながることになる．
　現代の生命倫理学の基礎となる考え方で，生命倫理4原則というものがある[5]（表44-3）．これらは，人類共通道徳に基づき提言されたものではあるが，抽象的な概念であることに注意する必要がある．つまり，この4原則を理解したからといって臨床上の問題解決の道が指示されるわけではな

11 | 終末期

表 44-2　日本救急医学会の終末期に関する提言（ガイドライン）による延命治療の中止

1) 人工呼吸器，ペースメーカー，人工心肺を中止，または取り外す*．
2) 人工透析，血液浄化を行わない．
3) 人工呼吸器設定や昇圧薬投与量など，呼吸管理・循環管理の方法を変更する．
4) 水分や栄養の補給を制限するか，中止する．

ただし，いずれに方法についても，薬物の過量投与や筋弛緩薬の投与の医療行為により死期を早めることは行わない．
＊短時間で心停止となるため，原則として家族らの立ち合いのもとに行う．

表 44-3　生命倫理 4 原則（principles of biomedical ethics）

- autonomy（自律性，自己裁量権）
- non-maleficence（無害，無危害）
- beneficence（善行）
- justice（公正，正義）

〔Beauchamp TI, Childress J. Principles of Biomedical Ethics. 1st ed. New York：Oxford University Press, 1979 より〕

い．How to 本のように，どのような行動をとればよいかが明確になるというものではないということである．

複雑で難解な臨床状況に直面したときに，この 4 原則について当てはめて考えることによって問題が認識されたり，問題の枠組みが見えてきたりする程度のものと考えるとよいだろう．そのため，「倫理学」は集中治療にかかわる全医療スタッフにとっての必須学習項目ではないが，本書の読者は集中治療のエキスパートあるいはそれを目指す人たちなので，もう少し，倫理学の原則論を述べていきたい．

Autonomy は自律性と訳され，個々が自由に，そして主体的に意思決定を行い，他者はその権利を尊重し，自律的人間の意思決定能力を尊重するという原則である．たとえ標準的治療や，医療者の推奨する治療法を望まない，あるいは異なる治療法を希望された場合でも，ほかの 4 原則に抵触しない限りには，その意思決定を尊重しなければならない．

Non-maleficence は無害と訳され，害悪や危害を加えてはならないとする規範である．「何よりも，害（harm）を与えるな（primum non nocere）」という有名なラテン語の文言が起源となっている．何かをすること，あるいはしないことによって肉体的，精神的，感情的苦痛を故意に，あるいは不注意で与えることと定義されている．しかし，現代治療のほとんどが，副作用の潜在的有害リスクをもつことを考えると，「害とわかっていることを行ってはいけない」と捉えるのが妥当である．

Beneficence は善行と訳され，害悪や危害を予防・除去し，善行を行わなければならないという，他者を益するための規範である．たとえ患者の自律性の確認が困難な場合であっても，患者にとっての最大の利益を生むように行動し，患者の健康を促進する必要があるということである．この際の患者にとっての利益には，患者の価値観が大きく影響する．多様な価値観について理解を示し，個々の患者にとっての何が最適なのかというような多様な発想が求められる．

Justice は，公正と訳され，社会的負担，便益，地位を公正に配分するための規範を指す．医療においては，すべての患者を公平に治療することを意味する．医療資材の公正配分に関しても本来は

justice の要素を含むが，災害時の限られた資材の配分や，限られた資源である ICU ベッドの適正運用は「トリアージ」という特有の概念で扱う．

　これら 4 原則は，原則論について述べられたものであり，実際にはこれら 4 原則がぶつかり合ったり，トリアージや医療経済（医療費関連），移植，介護の問題が複雑に絡み合ったりして判断が困難な場合も少なくない．問題点を洗い出すための考え方と捉えるとよいだろう．

■ 違いを理解し，許容する

　終末期の倫理的な問題を扱うときに，かかわる人々の考え方の相違とその認識がしばしば問題となる．相違が存在することを認識し，父権的になりすぎずに，多様な考え方を許容することがきわめて重要である．

　医療者と患者・患者家族の間には，医学的知識量の歴然とした差がある．医療者にとっての常識は一般的な常識とは大きくかけ離れることも多く，注意が必要である．わが国では明言を避け，空気（雰囲気）を重要視する文化が尊重される傾向にあるが，終末期のコミュニケーションに関しては，重要なポイントはしっかりと明言したほうがよい．医療者は「治らない」と伝えたつもりでも，面談中のほかの発言の言葉尻を重視して「可能性（希望）はある」と捉えてしまい，その後の意見の食い違いや治療方針のブレにつながってしまうこともある．また，患者，家族間にも，医学的知識に差がある場合も多く，最も説明を理解してほしい人が誰なのかを明らかにしておくことが重要である．話し合い終了後に，理解度や動揺，必要なサポートの確認のため，病状説明をした医師以外のスタッフが声かけをし，フォローすることも効果的である．

　また，医学的知識量の違いという観点からは，医師とコメディカルスタッフ間での相違も理解する必要がある．医師以外の集中治療にかかわる専門職種に対して，その専門性に敬意を払いつつ，医療のチームリーダーとして必要な基礎知識を提供し，病状，注意点について理解し合うことが重要である．病状や注意点を理解しないままでは，その専門性を十分に発揮できるはずがない．安寧安楽については看護師に，動作については理学療法士に，薬剤については薬剤師に，医療機器については臨床工学技士に，福祉支援やその手配については社会福祉士に，適時専門家の意見を汲みつつ治療やケアのプランを立てるよう心がけることが肝要である．情報量はコミュニケーション量と相関することが多く，（自分が最も患者やその家族とコミュニケーションをとっている自信がある場合は別かもしれないが）すべての医療スタッフとの連携を密にとることはきわめて重要である．

　また，医師，患者・患者家族，他医療スタッフを問わず，コミュニケーションをとるにあたっては，できるかぎり具体的に数値化した表現を用いることが好ましい．「しばしば」「ときどき」「まれに」「…という方もいます」といった漠然とした表現ではなく，「○%くらいの確率で」「約○割の方が」「100 人いるとそのうち○人くらいが」「1% 以下のきわめてまれな事象ではありますが」など，できるかぎり具体的な数値を用いたほうがより正確な状況を共有できる．文献的エビデンスや社会的統計データがあるものはそれを，なければ自施設でのデータや，専門家としての自分の経験でもよいので数値化する努力が重要である．日々の回診やディスカッションでもこれを心がけることにより，ただ単に漫然と注意を払うのではなく，起きうる合併症の「ヤバいか（ヤバくないか）どうか」だけではなく，「起こりやすい（起こりにくい）」についても理解をすることができるようになる．これ

11 | 終末期

は終末期に限った内容ではないが，これらを医療チームのメンバー全員が理解することによって，終末期の患者・患者家族がより深い病状理解をできるようになるだろう．

患者や患者家族の受容とそのサポート・ケアについては，従来多くの議論が重ねられてきた．ここからは，コメディカルスタッフや医師にとっての受容とサポート・ケアについて述べる．治療が不成功に終わり，治癒が困難な終末期に差しかかるにあたって，多くの医療スタッフが，患者家族同様に治療不成功と好ましくなかった結果に対しネガティブな感情を抱く．若年，小児，妊婦，医療事故関連事象でその傾向が強いとされている．陰性感情があるため，心を開いて患者家族に接することができない，チーム内でのコミュニケーションが欠落し良好なチーム医療が提供できないなどの問題を引き起こすことも少なくない．濃厚な集中治療を行ったにもかかわらず，治療が不成功となった場合，治癒困難との判断と同時に，さまざまな機器や薬剤，治療のために集まっていたヒトがどんどんと離れ，治療が撤退に向かうことになる．多忙な医療チームの人々は，その陰性感情によりベッドサイドから足が遠のき，受けもちスタッフや患者家族は突き放されたような，見捨てられたような感情を抱き，受容が遅れることになる．このような葛藤は，「高度な治療の提供のみならず，終末期ケアを含めた高度のホスピタリティーの提供こそが，これからの集中治療のプロフェッショナルには求められている」と考えることにより，大幅に解決に向かうと考えられる．終末期のホスピタリティーの改善は，先立つ急性期の病状受容や心のケアの質の向上にもつながる．

■ 父権的な態度を控えめに

その医学的な知識量の差により，医療者は患者・患者家族に比べ（医学的に）正しい，妥当な判断を下すことができることは疑いようがない．そのため，終末期医療の現場では，しばしば「こうあるべき，こうするべき」という父権的な態度が目立つようである．わが国では古来より，「お医者さまの言うとおりに…」「われわれ患者は素人なもので…」というような，医療者に包括的に方針を委ねる風潮があった．しかし近年，患者・患者家族の権利意識が高まり，また倫理上の自律性が重視されるようになったこともあり，終末期医療に関しても自己決定権が見直されるようになった．医療者と患者・患者家族が同じ考え方であった場合はまったく問題にならないが，患者・患者家族が医療者の推奨する方針と異なる決断をした場合に，しばしば葛藤や軋轢が問題となる．

もちろん，医学的な適応がない治療や，法的に認められていない治療は求められても行う必要はない（保険適用外の治療も，保険診療という基本的ルールから外れると判断できる）．しかし，選択肢として行うことができる治療方針を求められた場合には，自律性の尊重という立場からも，できるかぎりその意思に沿うような治療を行う必要がある．たとえ医療者のすすめる治療プランと異なる選択肢を求められたとしても，決してへそを曲げずに，患者とその家族により沿った治療やケアを行えばよい．無益と感じる治療を行うことや，治療できる手段があるのに認めてもらえないことに抵抗があるのかもしれないが，輸血を望まない信念や，機械で生かされることを望まないという信条，1分1秒でも家族と（患者と）一緒にいたいという希望，これらはどれも自己決定権として十分に認められうる範囲内のものと考えられている．

ときには，意識障害のため患者の意思確認ができず，現在の（医療者の推奨する方針と異なる）治療が本当に患者の希望に沿っているのか，疑問を抱くこともあるかもしれない．厚生労働省による，

一般国民・医療従事者14,000人を対象とした大規模調査によると，一般国民のうち10〜15%は死期が迫っていたとしても心肺蘇生を望み(医療者は3〜9%)，約10%の一般国民がたとえ死期が迫っていたとしても延命治療を望む(医療者は3〜9%)と答えている．また，同報告では，自分で意思表示ができない場合の終末期の治療方針について，専門家である医者・医療チームに決めてほしいと考えている人は少なく(8%)，配偶者や家族に決めてほしい(85.5%)と考えている国民が大半であると報告されている[6]．

この調査からもわかるように，多くの国民は，たとえ治療方針が医学的に正しくなかったとしても，医学的に自分のためになっていなかったとしても，愛する家族の希望をかなえてほしいと考えているということなのだろう．医療者と一般国民との考え方に相違があることを踏まえ，終末期にはできるかぎり患者の自己決定権を重視した対応が求められる．医療にはサービス業としての一面もあり，多様な価値観に対して個別のニーズに合った治療・ケアを行うこともプロとしての役割といえる．

> **私はこうしている**
>
> 集中治療の終末期医療では，コミュニケーションがすべてであると筆者は考えている．患者と，患者家族と，同僚医師と，コメディカルスタッフと，十分に意思疎通を図る．ICU管理が必要となるような重症患者では，治療開始の段階で十分な話し合いの時間をとる(長すぎといわれることも)．病状，治療方針に加え，治療が成功した場合，不成功となった場合，また予想されるゴールについても話し合う．その際の病状説明は，患者第一，次いで患者家族の順で行い，患者との意思疎通が困難だった場合には，可能となり次第速やかに病状説明を行う．患者との十分なコミュニケーションは，後の終末期意思決定や，患者家族との話し合いにも役立つことがある．
>
> 不幸にも治療が不成功となり終末期に至ってしまった場合には，もちろん安楽死などの法に触れるような行為は決して行うことはないが，残された患者家族とともにwithholdあるいはwithdrawといった患者のための治療方針をともに考え，ともに行っていく．これにより，患者家族は厳しい状況のなかでも病状を受け入れ，また患者への愛情を示す最後の限られた期間をより有意義に過ごすことができるようになる．Withhold，withdrawに関しては，医師間，医療スタッフ間でも葛藤や軋轢が生じることがあることにも留意する．本項で述べたような，集中治療の終末期における倫理上の背景やその目的を知ることによって，これらの軋轢や葛藤の多くは防ぐことができる．医療者の陰性感情も，患者と残された患者家族のためのホスピタリティーを重視した対応を能動的に行うことによって解消されることも多い．もう一度繰り返す．集中治療の終末期医療では，コミュニケーションがすべてであると筆者は考えている．

参考文献

1) Barr J, et al.：Crit Care Med. 2013；41(1)：263-306.(PMID：23269131)
2) Solomon MZ, et al.：Am J Public Health. 1993；83(1)：14-23.(PMID：8417600)
3) Truog RD, et al.：Crit Care Med. 2008；36(3)：953-963.(PMID：18431285)

4) 日本救急医学会,他:救急・集中治療における終末期医療に関するガイドライン〜3学会からの提言〜. 2014.
5) Beauchamp TI, et al.:Principles of Biomedical Ethics 1st ed. Oxford University Press, 1979.
6) 厚生労働省:終末期医療のあり方に関する懇談会報告書. 2010.

45 家族とのかかわり

田戸朝美,立野淳子

CONTROVERSY
- 重症患者家族の負担と精神的影響とは?
- 面会制限は何のため?
- 心肺蘇生中の家族の立ち会いの効果とリスクは?

BACKGROUND

　集中治療を必要とする患者は,生命の危機に直面していることが多く,家族にとっても予期していない突然の出来事であり,大きな衝撃を受け動揺し,心理的に不安定な状況となる.集中治療を受ける患者の家族は,高い割合で不安や抑うつ症状を有していると報告されている[1].そのような心理状態のなか,家族は自ら判断できない患者に代わり代理意思決定を求められ,十分な準備もなく死別を迎えることもある.集中治療での家族が経験する代理意思決定や終末期ケアは,家族の精神健康状態を悪化させることもあれば,満足度を高めることもある[2].つまり,医療従事者による家族への支援が重要であることを示している.

POINT
- 家族に寄り添い共感し心情を理解したうえで,ニーズを満たす支援を行う.
- 面会や心肺蘇生中の家族の立ち会いは,家族ニーズを満たす場であり,医療チームでの目的の共有と役割の準備が必要である.
- 家族のニーズを把握し,ケア提供する.
- 患者家族中心に考える.
- 話を聴く.

■ 重症患者家族の負担と精神的影響とは?

　愛する家族成員が集中治療を受けることは,家族にも多大なストレスを及ぼし,心理的に不安定な状況での代理意思決定は大きな負担となる.集中治療を受けた患者の家族は,患者の入院からICU入室期間中において,50〜70%で不安や抑うつの症状が認められていた[3,4].メンタルヘルスの不調のなかには,外傷後ストレス障害(PTSD:post-traumatic stress disorder)発症の報告もみられている[4-6].このようなメンタルヘルスの不調は,入院中にとどまらず,退院後や死別後にも生じることが報告された[7].

　重症患者が「ICU在室中あるいは退室後,さらには退院後に生じる運動機能,認知機能,精神の障害」を生じることはPICS(post intensive care syndrome)と定義されている[8].PICSは患者本人にと

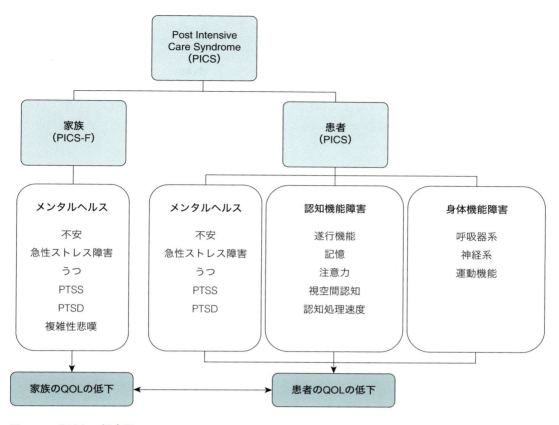

図 45-1 PICS の概念図

どまらず，家族にも影響を及ぼしており，この概念は，PICS-F（家族における集中治療後症候群：post intensive care syndrome-family）と定義された[9]（図45-1）．PICS-F は，患者の救命の有無にかかわらず生じる可能性があり，家族のメンタルヘルスの不調は，家族としての QOL にも影響する．そこで PICS-F の予防もしくは最小限にとどめる介入が必要である．

　PICS-F の予防として，家族中心のケア（FCC：family-centered care）という小児ケアで発展してきた概念がある[10]．この家族中心のケアの概念は，PICS-F 予防プログラムのなかにも組み込まれている[11]．PICS-F 予防プログラムには，代理意思決定にかかわること，ケアへの参加，ICU ダイアリーの作成など，患者家族と医療者が良好なコミュニケーションのもと家族が尊重され支持的なケアを受けられることが含まれている．特に ICU 在室中の記憶の喪失や歪んだ記憶は，PTSD の発症の原因となる[12]．これを改善するための，ICU での記録を記した ICU ダイアリーは，PICS を減らすこと[13]，さらには PICS-F[14] も減らすことが報告されている．

　患者の PICS 予防策の手段として，ABCDE バンドルが知られている[15,16]．近年，PICS 予防を進めるべく新たに FGH の 3 つを加えた ABCDEFGH バンドルが提唱されている[11]．F は family involvement, follow-up referrals, functional reconciliation である．PICS-F の予防の視点としては，家族の不安や抑うつ，パニックなど精神状態をアセスメントすることである．G は good hand-off communication であり，家族も含む患者に関する情報が漏れなく正確に伝えられ，共有することである．この

ことにより，医療者が交代したとしても，必要な支援を提供し続けることが可能となる．H は hand-out materials on PICS and PICS-F である．患者家族が PICS と PICS-F の基礎知識について提供されることである．

以上から，PICS-F は家族成員の ICU での治療を経験した家族に生じるメンタルヘルス障害であり，家族の QOL に影響を及ぼすことは明らかである．家族ケアが ICU 入室時より必要ではあるが，どのような家族ケアが家族のメンタルヘルスの問題を予防し，QOL を高めるかは現時点では明らかではない．

■ 面会制限は何のため？

わが国の ICU における家族面会の現状について，1989 年頃は厳しい面会制限があり，面会制限のない施設はなかった[17]．2003 年での報告では，制限のない施設は 1.9％であり，依然として厳しい面会制限が実施されていた[18]．2011 年に日本集中治療医学会が行った調査では，面会時間を完全に自由にしているものは 49 件(10.2％)[19]，2014 年の報告では，面会制限があるものが 86％[20] であり，ほとんどの施設が面会制限をもっていた．

面会制限に関する項目としては，開始時刻・終了時刻の設定，面会できる時間の設定，人数の設定，対象の設定など各施設によってさまざまな面会制限が設けられていた．わが国で一般的な面会制限として，1 日の面会回数は 2 回，1 回の面会時間は 30 分以内，1 回の入室人数は 3 人まで，面会が許可されるのは親族・身内，親戚で，中学生以上の者と設定されているものが多かった[21]．

しかし，面会制限が存在するなかでも，「家族の状況に応じて対応する」や「面会可能時間は 6 時〜21 時」など緩やかな制限であることが報告され[19]，97.5％の施設が規定以外の面会について条件つきで認めていた[22]．このような面会制限の緩和は海外からの報告とも一致していた[23]．これらのことから，ICU における面会は，あらかじめ設定された制限のなかから，個別に事情を把握し，要望に応えられるか検討したうえで，制限の緩和が行われているといえる．この考え方は，医療者の立場からの面会についての考え方に基づいたものであることが伺える．

1) 面会とは？

面会とは，何の目的で行われるものであろうか．家族にとっては，家族ニーズを満たす大切な時間であろう．重症患者のニーズとしてよく知られているものに，Molter の 45 項目のニーズがある[24]．45 項目のうち，「いつでも訪問できること」など，面会に関するものが合計 6 つ挙げられている．家族ニーズを把握し満たしていくことは，重症患者家族の全人的ケアにおいて重要である．なぜなら，ICU での生命にかかわる重大な意思決定は，代理意思決定に委ねられることがほとんどで，心理的に不安定な状況にある家族にとっては大きなストレスとなるためである．家族ニーズを把握し，ストレスに対するコーピングを促進することが重要となる．したがって，家族ニーズを面会開始前から把握し対応することは，面会を効果的にし，家族の心理的安寧につながる．

2) 面会の効果

効果的な面会は家族にとってよい結果をもたらす[25]．24 時間の持続的な面会を可能にした研究で

は，家族の満足度は非常に高かったことが報告された[26]．その他にも面会制限の解除により，家族の満足度が上がったことが報告されている[27]．

面会は家族のみならず，患者にもよい効果をもたらすことが報告されている．重症患者にとって，身近な人の励ましや支援は療養の励みとなる．また医療者よりも，家族こそが重症患者の最高の心理的支持者であるともいわれている[28]．家族の声かけで，重症患者の応答が清明になり，落ち着きを取り戻すさまは，集中治療を行う医療者であればしばしば経験することであろう．その証拠として，面会制限の緩和の効果を前後比較研究で検討した結果，累積せん妄発生率の低下，せん妄期間の短縮，ICU 日数の短縮を示したものがある[29]．これまで，面会制限を行わない理由としては，「家族の都合を配慮」「家族の不安軽減のため」「患者の不安軽減のため」「患者と家族の時間を大切にしたいため」[22]など，心理面を考慮した理由が多かったが，家族面会を効果的にすることは患者にとって大きな利益をもたらすことが明らかとなってきている．

3）面会による弊害

ICU の医療者が，面会制限を行う理由としては，「感染防止のため」「治療・処置のため」であった．

面会制限を行う理由として「感染防止のため」であることは十分なエビデンスがないことが知られている[25]．感染予防に重要なのは，手指衛生のほうが有効であることが示されており，ICU 内の環境の清浄化についても一足制が普及しており[30, 31]，感染予防が面会を制限する根拠とはいえない現状がある．しかしアウトブレイクの懸念は管理上検討しておかなくてはならない事項である．NICU での研究であるが，川本らは，自動化面会管理支援システムプログラムを作成し，面会者が面会前にタッチスクリーンによる感染に関する確認を行うことで，医療者の業務量を増やすことなく，チェック可能と報告していた[32]．このようなツールを有効活用することで，医療者の負担を軽減しながらも，安全性が保たれる．

「治療・処置のため」については，看護師の業務負担が増えることへの懸念が挙げられる．24 時間面会をフリーにした研究では，医師に比べて看護師のほうがケアや観察の困難性を感じていたことが報告されている[33]．一方で，面会時間が延長されても，「ケアに支障はなかった」としているものもある[34]．

以上から，家族の面会をスムーズに行うには，組織的な支援が必要で，家族のニーズと面会目的の共有，家族ケア実施に向けた看護師どうしの業務調整を行う必要がある．

■ 心肺蘇生中の家族の立ち会いの効果とリスクは？

心肺蘇生中の家族の立ち会いの家族の立ち会いは，愛する家族の死の理解を助け，悲しみが和らぎ，愛する人の死を受け入れるのに役立つ効果があるといわれている[35]．一方で，家族の立ち会いがスムーズな処置を妨げる可能性や医療従事者のストレスの増加，法的なリスクがあることもデメリットとして報告されている[36]．

心肺蘇生中の家族の立ち会いについてランダム化比較試験を行った研究では，心肺蘇生中の家族の立ち会いを行った家族のほうが，行わなかった家族より，有意に不安とうつ病の症状が少なかったことを報告している[37]．また医療者へのストレスとしても，心肺蘇生中の家族の立ち会いの有無

11 | 終末期

で差はないことが報告された．

このことから，心肺蘇生中の家族の立ち会いは，愛する家族との死別の理解を助け，その後のメンタルヘルスにもよい影響を及ぼすようであり，各現場で取り組まれるべきケアかと考えられる．しかし，ただ単に心肺蘇生中に家族を面会させればよいというわけではなく，家族の心情のアセスメントを十分に行い，家族と医療者が準備できたうえで実施しなくては，効果的な立ち会いにはならない．

> **私はこうしている**
>
> これまで重症患者の家族とのかかわりについて，家族の抱えている心理的負担，PICS-F予防としての家族の状況に関する医療者間での情報共有，家族への情報提供，面会制限や心肺蘇生中の家族の立ち会いの是非を中心に論じてきた．
>
> これらを踏まえ，臨床現場でどのように家族とかかわっているかについていくつかの取り組みを紹介したい．
>
> **1) 家族との意図的なコミュニケーション**
>
> 集中治療の現場は，家族に緊張感を与える環境であり，一般病棟とは違い患者自身から本調や病状に関する情報を得ることが困難なことが多く，刻々と変化する状況に家族が戸惑うことは容易に想定される．また，医療者とも短期間でのかかわりのため信頼関係が構築しづらいのも集中治療の特徴である．そこで私は，家族に積極的に声をかけ，丁寧な接遇やコミュニケーションを心がけている．例えば，家族と接するときには必ず，自己紹介をし，面会に来てくださったことへの労いの言葉や，待合室で待ってもらっているときには定期的に足を運び，現在行っている処置や面会までにかかる時間を伝えるようにするなどである．また，家族の現状理解や，心理状態を把握するために，「病状についてどのように話を聞かれていますか」などopen-questionの質問を心がけながら，傾聴，共感のコミュニケーションにより家族自身が語ることで心理的な安寧につながることを期待しかかわっている．
>
> **2) 面会調整**
>
> 当院でも集中治療室の面会は時間，回数，人数，年齢の制限を設けている．また，先行研究と同様に，患者の病状や家族の生活背景を考慮し，家族の面会への希望を確認したうえで，柔軟な対応を行っている．家族面会において特に気をつけていることは，患者と家族が面会時間をどのように過ごしたいかという視点である．家族のなかには，「患者に何かしてあげたい」と思う人もいるであろうし，「患者とゆっくりと対話をしたい」と思う人もいる．これは家族に確認しなければわからない．筆者は，「ご家族の希望があれば，看護師と一緒にケアを行うこともできますが，いかがですか」など，家族のニーズを確認したうえで，介入方法を検討するようにしている．
>
> **3) 家族への情報提供**
>
> 集中治療では，家族に代理意思決定の役割を担ってもらうことが多いことは前述した．何かの意思決定をするときには，それに足る情報がなければ決定することはできない．また，現状について正確な理解がなくても最善の決定をすることは困難である．しかし，前述したように，集中治療を受ける患者の家族は，心理的に不安定な状況にあるため，通常の情報処理能力

を発揮できない状況におかれていることも少なくない．そこで医療者には，家族の状況を考慮した情報提供の工夫が求められる．筆者はできるだけ重要なインフォームドコンセントの場には同席し，家族の状況理解の程度を把握しながら，不足している情報については，一度に多くのことを伝えるのではなく，優先順位をつけながら情報を伝えること，現状理解のために不足している情報は何かを捉え，医療者の認識と家族の認識のギャップを埋めるように努めている．

4) 医療者間での家族に関する情報共有

家族の面会中の様子が診療録に記載されることが少なく，家族の状況を医療チームで共有できていないのではないかという課題は以前より感じていた．誰が面会に来たのか（患者との続柄），面会中の家族の様子を診療録に残すように看護チームに依頼しても全体に周知できないという状況が続いていた．そこで，心理的に不安定な状態が続いている家族で，継続的なケア介入が必要であると判断した場合には，「家族情報共有シート」をベッドサイドに置き，受けもち看護師に記入してもらうようにしている．これにより，看護チームでの家族に関する情報共有が可能になり，家族への介入についてカンファレンスでとりあげられるようになり，看護チーム全体としてケア計画が検討できるようになったと感じている．

5) 心肺蘇生中における家族の立ち会いの支援

心肺蘇生中における家族の立ち会いの是非については当院においても未解決問題である．どこから立ち会うことを家族の立ち会いというのか，その定義は先行研究においても明確ではない．CPRを受けている患者の様子を家族がみることが，死の受容につながることもあるであろうし，苦しませてしまったのではないかという罪悪感につながることもあるであろう．家族への影響は個別のものであるため一様に良いか悪いかを決定することはできない．そこで，筆者は，家族に立ち会いのニーズを確認する際には，患者の様子を具体的に家族に伝えるようにしている．そのうえで，家族に患者の様子をみに行くかどうかを確認し，要望があれば家族の側に付き添うようにしている．その際には，家族がパニック状態に陥ることも想定し，家族の安全を確保すること，家族の反応を見ながら，患者の状況について情報提供することにしている．

参考文献

1) Day A, et al.：Crit Care. 2013；17(3)：R91.（PMID：23705988）
2) Wall RJ, et al.：Crit Care Med. 2007；35(1)：271-279.（PMID：17133189）
3) Kentish-Barnes N, et al.：Crit Care Med. 2009；37(10 Suppl)：S448-S456.（PMID：20046134）
4) Azoulay E, et al.：Am J Respir Crit Care Med. 2005；171(9)：987-994.（PMID：15665319）
5) Anderson WG, et al.：J Gen Intern Med. 2008；23(11)：1871-1876.（PMID：18780129）
6) Lautrette A, et al.：N Engl J Med. 2007；356(5)：469-478.（PMID：17267907）
7) Davidson JE, et al.：Crit Care Med. 2012；40(2)：618-624.（PMID：22080636）
8) 西田 修，他：日本救急医学会雑誌 28(S1)：S1-S232，2017．
9) Needham DM, et al.：Crit Care Med. 2012；40(2)：502-509.（PMID：21946660）
10) Committee on Hospital Care. American Academy of Pediatrics：Pediatrics. 2003；112(3 Pt 1)：691-697.（PMID：12949306）
11) Harvey MA, et al.：Crit Care Med. 2016；44(2)：381-385.（PMID：26771784）
12) Jones C, et al.：Intensive Care Med. 2007；33(6)：978-985.（PMID：17384929）
13) Jones C, et al.：Crit Care. 2010；14(5)：R168.（PMID：20843344）

14) Jones C, et al.：Am J Crit Care. 2012；21(3)：172-176.(PMID：22549573)
15) Vasilevskis EE, et al.：Chest. 2010；138(5)：1224-1233.(PMID：21051398)
16) Morandi A, et al.：Curr Opin Crit Care. 2011；17(1)：43-49.(PMID：21169829)
17) 高橋定子，他：ICUとCCU 11(3)：297-305，1987.
18) 和田栗純子，他：日集中医誌 13(3)：269-270，2006.
19) 日本集中治療医学会看護部会：日集中医誌 18(3)：433-440，2011.
20) JSEPTIC 臨床研究委員会（アンケート作成者：岩下義明）：簡単アンケート第34弾「ICUにおける面会制限」．2014.
21) 西村祐枝：ICNR 3(4)：99-101，2016.
22) 百田武司，他：日本赤十字広島看護大学紀要 14：19-27，2014.
23) Livesay S, et al.：J Nurs Care Qual. 2005；20(2)：182-189.(PMID：15839299)
24) Molter NC：Heart Lung. 1979；8(2)：332-339.(PMID：253712)
25) Crit Care Nurse. 2012；32(4)：76-78.(PMID：22855083)
26) Jacob M, et al.：Am J Crit Care. 2016；25(2)：118-125.(PMID：26932913)
27) Davidson JE, et al.：Crit Care Med. 2007；35(2)：605-622.(PMID：17205007)
28) 高橋定子：集中治療 3(7)：713-719，1991.
29) Rosa RG, et al.：Crit Care Med. 2017；45(10)：1660-1667.(PMID：28671901)
30) 長田直人，他：日集中医誌 12(4)：373-375，2005.
31) 井谷 基，他：日集中医誌 12(4)：395-399，2005.
32) 川本 豊：日本周産期・新生児医学会雑誌 53(1)：77-82，2017.
33) Garrouste-Orgeas M, et al.：Crit Care Med. 2008；36(1)：30-35.(PMID：18090167)
34) 道又元裕，他：ICUとCCU 22(11)：819-834，1998.
35) Meyers TA, et al.：Am J Nurs. 2000；100(2)：32-42；quiz 43.(PMID：10683641)
36) Tsai E：N Engl J Med. 2002；346(13)：1019-1021.(PMID：11919313)
37) Jabre P, et al.：N Engl J Med. 2013；368(11)：1008-1018.(PMID：23484827)

12 その他

46 重症患者の搬送

岸本健寛, 山口大介

CONTROVERSY

- 病院内搬送で起こりうる有害事象とは?
- 病院内搬送を行ううえで何を考慮すべきか?
- 病院間搬送で起こりうる有害事象とは?
- 病院間搬送を行ううえで何を考慮すべきか?

BACKGROUND

　ICU が 1950 年代にはじめて米国で開設されて以降, 世界中で ICU が設立されるようになり, わが国でも 1964 年に順天堂大学医学部附属医院に初めて ICU が設立された. このように, 世界各国で重症患者をより高度な医療監視下に治療を行うことができる病床が経時的に増加したわけであるが, ICU 管理が必要な重症患者の数が ICU 病床数を上回ることで, 必然的に異なる ICU への患者移動, すなわち重症患者の病院間搬送の必要性が生起した. また, 同じ病院内においても, ICU 内で完結しえない検査(CT 検査や MRI 検査)や侵襲的治療(心臓カテーテル治療)のために重症患者を移動させる, すなわち病院内搬送の必要性もあった. しかし, 移動先が病院内・外問わず, 重症患者を移動させる際にはその疾患の重症度や不安定性, 付随する医療機器類の煩雑さから有害事象のリスクがつきまとうため, 1970 年以降, 世界各国からこれら病院内・病院間搬送の安全性向上のための研究が多数報告されるようになった. 報告施設により報告された有害事象の内容や頻度については差異がみられるものの, 搬送に特化し訓練された搬送専門チームの養成, 搬送前の患者の安定化, 搬送中の適切なモニタリングとそのための医療資機材が搬送の安全性の担保のためには必要不可欠であるとの結論に至る報告が多数みられており, この結論は今日においても不変のものである.

　しかし一方で, 以降 1990 年代よりこうした搬送についてのガイドライン[1-4]が多施設から樹立されたが, これらのガイドラインはそれを策定した施設や団体によって搬送チーム要員の選定基準や搬送用医療資機材リストの内容は異なり, 確固たる基準となりえていない. そのため, わが国においても各医療機関で搬送手順をマニュアル化し, 各々の施設で搬送を行ってい

12 | その他

> **POINT**
> - 病院内搬送，病院間搬送いずれにおいても，搬送メンバーの構成は患者搬送に精通した集中治療医2名＋ICU勤務看護師1名，搬送中の記録および時間管理の要員1名を基本とし，人工呼吸器や体外式膜型人工肺の大型医療機器が付随する場合は臨床工学技士を追加するなど，適宜人数を増員する（ただし，各医療施設のスタッフ数や搬送手段により病院間搬送のほうが搬送メンバーの人数は少なくなる可能性がある）．
> - 病院間搬送，特に航空医療搬送においてはその環境の特殊性から搬送前の患者安定化を重視し，画一化したチェックリストによる周到な準備と，搬送間の医療安全を担保するために医療スタッフ間のコミュニケーションが必要である．

■ 病院内搬送で起こりうる有害事象とは？

　ICU入室中の重症患者であっても，診断・治療方針確定のために必要であればCTやMRI検査のためにICUを離れて移動することもあり，手術室や心臓カテーテル検査室など根治治療のためにICUから移動させることもある．病院内とはいえ，患者を取り巻く環境は明らかに悪化し，準備や対応が悪ければ生命にかかわる有害事象も生起しうる．それでは，具体的にどのような有害事象が生じうるのだろうか．また，その有害事象を起こしそうな患者を予測することはできるのだろうか．以下に，病院内搬送について報告された文献の一部を紹介する．

　表46-1のとおり，Gimenezらによる単施設前向きコホート研究[5]では，1年間でICUに入室した293症例の重症患者に対し143件の病院内搬送を経験し，うち57件の搬送で計86回の有害事象が生じたと報告している．さらにその内訳としては，バイタルサインの変動を含む生理学的変化（最多は心拍数の20 bpm以上の増減）が38回（44.1％），医療資機材の不調（最多は酸素ボンベの枯渇）が20回（23.5％），搬送チームの機能不全（最多は用手換気や持続静注薬の中断）が17回（19.7％），搬送時間の延長（最多は同行者の遅刻や搬送経路上の障害物）が11件（12.7％）であり，これらの有害事象が生じた患者群は有害事象が生じなかった患者群に比べ有意にICU入室期間の延長が認められた（31.4日 vs 16.6日，$p<0.001$）．ただ，搬送後の死亡率には影響を与えなかった．また，これらの有害事象が生じた群では有害事象が生じなかった群に比べICU入室1日目の時点のSOFAスコアが有意に高かった（平均6.5点 vs 平均3.7点，$p<0.001$）．

　また，2016年に発表されたJiaらによる多施設前向き観察研究[6]では，連続20日間の観察期間において全34施設のICUで369人の重症患者に対し441回の病院内搬送を抽出し，それらの搬送を分析した．分析の結果，全441回中352回（79.8％）で何らかの有害事象が生じていたことが判明し，特に患者の容態変化につながる有害事象が349回（79.4％），うち患者のバイタルサインに変動がみられたものが252回（57.1％），動脈血液ガスに変動がみられたものが207回（46.9％）とかなり高率に認められていた．これらの有害事象が生じた群では，有害事象が生じなかった群に比べ心拍数の異常を呈しやすく（＜50または＞110 bpmの場合オッズ比：2.73，$p=0.02$），APACHE II（acute physiology and chronic health evaluation II）スコアが高い（スコア20点以上の場合オッズ比：1.89，

表 46-1 病院内搬送に関するエビデンス

筆者 (発行年)	検証方法	搬送患者数 (人)	搬送数 (回)	全有害事象 発生件数 (回)	患者の容態が 変化した件数 (%)	医療機器・ スタッフなどの トラブル件数(%)
Gimenez[5] (2017)	Prospective, single center	89	143	86	38(44.1%) 最多:心拍数の変化 (15.1%)	48(55.9%) 最多:酸素供給の途 絶(17.4%)
Jia[6] (2016)	Prospective, multicenter	369	441	352	349(79.4%) 最多:呼吸数の変化 (22.5%)	35(7.9%) 最多:モニターバッ テリー切れ(2.5%)
Harish[7] (2016)	Prospective, single center	120	120	87	52(59.7%) 最多:心肺停止 (25.3%)	35(40.2%) 最多:末梢静脈路事 故抜去(29.9%)
Parmentier[8] (2013)	Prospective, single center	184	262	120	68(26.0%) 最多:SpO_2 低下 (8.8%)	86(32.8%) 最多:気道・呼吸器 トラブル(17.6%)
Zuchelo[9] (2009)	Prospective, multicenter	48	58	112	96(85.8%) 最多:収縮期圧の変 化(16.0%)	16(14.3%) 最多:末梢静脈路事 故抜去(2.7%)
Papson[10] (2007)	Prospective, single center	297	339	604	158(26.2%) 最多:血圧低下 (5.5%)	446(73.8%) 最多:SpO_2 プロー ブ外れ(8.3%)

Prospective, multicenter:前向き多施設研究,Prospective, single center:前向き単施設研究.

p<0.06)傾向にあった.また,搬送前の動脈血液ガスではpH(<7.35 または>7.45 の場合オッズ比:1.53,p=0.01),$PaCO_2$(<35 または>45 mmHg の場合オッズ比:1.47,p=0.03),血中乳酸濃度(≧2 mmol/L の場合オッズ比:1.47,p=0.03),血糖値(<72 または>180 mg/dL の場合オッズ比:1.97,p=0.04)の項目で有意に異常を呈しており,これらの項目は病院内搬送の有害事象を予測する因子となりうると述べられている.ただ表46-1 からわかるとおり,文献によって搬送の有害事象の内訳にはかなり差がある[7-10].これは,有害事象についての共通の定義が定められておらず,さらに広く共通したガイドラインがないため,搬送については施設間格差が大きいことが一因である.

■ 病院内搬送を行ううえで何を考慮すべきか?

上記のように,報告により搬送中の有害事象の発生率も変動がみられるものの,多くの報告で共通されているのは,① 搬送前の調整や医療スタッフ間のコミュニケーションを充実させること,② 搬送メンバーの構成,③ 携行医療資機材の充実,④ 搬送中の患者モニタリングの継続,が重要視されている[1].これまでに複数のガイドラインが作成されており,その一部を抜粋する[1,2].

1)搬送前の調整と医療スタッフ間のコミュニケーション

例えば心臓カテーテル治療や手術のように,ICUから搬送した患者がほかの医療スタッフにより治療を引き継がれる場合には,搬送時に医師は相手医師に対し,看護師は相手看護師に対しての申

し送りを準備しておく必要がある（現治療内容や最終薬剤投与時間および投与内容，他特記事項）し，申し受け側の準備（人員や場所）が整っていることを確認してから搬送を開始する必要がある．また，搬送経路上に障害物がないよう，搬送出発前に搬送経路上の各部署に確認する配慮も必要となる場合がある．

2）搬送メンバーの構成

ICU環境から離れ，急変時にはより不利な状況での対処を余儀なくされるため，最低でも2名の集中治療に関する知識・経験を有するスタッフの同行を強く推奨されている[1]．特に1名は気道管理やACLS（advanced cardiac life support）に精通した集中治療医，もう1名は集中治療認定看護師が望ましいとされている[1]．しかし，海外と日本国内では認定看護師の診療可能な行為は異なるため，日本国内においては上記に加え全体を俯瞰するリーダーの集中治療医を1名加えることが理想的である．また，人工呼吸器や体外式膜型人工肺の医療機器が付随する場合は臨床工学技士の同行も考慮すべきである．

3）携行医療資機材の充実

除細動器機能を有したモニター（心拍数，非観血的血圧，観血的動脈圧，SpO_2，$PETCO_2$を表示できるもの），気道確保器具一式（患者の体格に合わせたもの）を準備する．また，酸素は搬送所要時間＋30分程度を予期した酸素量を持参する．薬剤は蘇生薬剤一式（アドレナリンや抗不整脈薬を含む）を用意し，症例に応じて鎮静薬や麻薬も携行する．輸液ポンプやシリンジポンプで持続投与されている薬剤があれば，薬剤の残量とバッテリー残量を確認し，必要なら交換用の薬剤やバッテリーを持参する．また，近年は搬送用人工呼吸器もより小型軽量で高性能な機種が増えてきており，挿管患者の搬送時には用手換気よりも搬送用人工呼吸器に接続したほうがより安定した分時換気量や投与酸素濃度を維持でき，徐々に主流となりつつある．

4）搬送中の患者モニタリングの継続

重症患者の搬送の理想像は「不変的なICUの環境を患者に送り届ける」ことであり，連続的な心電図・心拍数・SpO_2のモニターや間欠的な血圧および脈拍・呼吸数のモニターは基本である．さらに，患者に応じては$PETCO_2$や観血的動脈圧，肺動脈圧や頭蓋内圧のモニタリングを考慮する必要がある[11]．

■ 病院間搬送で起こりうる有害事象とは？

病院内搬送とは異なり，病院間搬送の際は，陸路であれば救急車や鉄道，空路であればヘリコプターあるいは固定翼機というように病院から離れ，患者に提供できる酸素や商用電源，薬剤が制限される．また，患者急変時に対応するためのスペースや照明も制限されうる．そのため，病院間搬送を行うにあたっては，「搬送中にどのようなトラブルが生じうるのか」，また「それらのトラブルを最小限に抑えるためにはどのようにすればよいか」を搬送に先立ち考え，準備をしなければならない．

病院間搬送についての報告は多数あり，2010年にFriedらが発表した後方視的研究では全2,396件の病院間搬送のうち84件(3.5%)は血圧の変動やSpO$_2$の低下，不整脈といった有害事象の報告がされていた．また，29例(1.2%)は医療資機材の不具合で，SpO$_2$モニターや輸液ポンプの動作不良が多かったが，併せて人工呼吸器の動作不良が4件，事故抜管が1件報告されていた[12]．また，小児患者の搬送においても，2009年にOrrらが発表した単施設前向きコホート研究では，全1,085件の病院間搬送のうち55件(5%)に気道トラブル(最多)，心肺停止，高血圧および低血圧，静脈路トラブルや誤投薬の有害事象を認めていた．また，搬送された患者のうち10%は搬送後28日以内に死亡していたと報告している[13]．

　では，これらの搬送中の有害事象や転帰の悪化がどのような患者に起こりうるのか，予測因子とできるものはあるのだろうか．2015年にStrauchらが発表した単施設前向きコホート研究では，全344件の病院間搬送患者を搬送後24時間以内に死亡した群と生存している群とに分けているが，うち14件(4%)が搬送後24時間以内に死亡しており，それらの症例の特徴として搬送前のSOFAスコアが高値であったこと(死亡群平均SOFAスコア12.3，生存群は平均8.6，p<0.001)と，搬送前の動脈血液ガスのpHが低値であること(死亡群平均pH 7.23，生存群7.38，p=0.011)が有意差をもって示されていた[14]．しかし，これらの項目は他文献では有意な予測因子となりえないと述べられていることもあり，広く共通した予測因子は明示されていないのが現状である．ただ，重症患者搬送の知見が豊富なスタッフが，搬送前に十分に患者を安定化させたうえで搬送した場合は，搬送距離や時間が長くなろうとも有害事象をより減少し，搬送後の予後も悪化させないという報告が散見される．現在この件に関して，搬送の質と患者の予後の関係を調べた多施設前向き研究(QUIT EMR trial)が行われており，その結果が待たれる[15]．

■ 病院間搬送を行ううえで何を考慮すべきか？

　病院間搬送で生じうる有害事象を避けるため，事前の周到な計画と準備は必要不可欠である．搬送中の有害事象を患者の重症度に起因するもの(患者の病態悪化)と医療機器およびスタッフに起因するものとに分けると，患者の重症度に起因する有害事象を避けるためには，第1には搬送前の患者の安定化が必要不可欠である．例を挙げると，Warrenらの提唱するガイドラインによれば，搬送中に気道が不安定になることが予期される場合(意識障害)では事前に気管内挿管や気管切開を行うことや，患者が不穏や非協力的な場合は鎮静薬や筋弛緩薬を使用することを推奨している[1]．また，ほかにも，挿管患者の搬送の際は，搬送間の鎮静管理が望ましいという記載や，気胸を認める患者には搬送前に胸腔ドレーン挿入を推奨するという記載もある[4]．当然重症患者の場合は，このような安定化処置でさえ心停止の危険を伴うこともあるため，重症患者の管理に熟練したスタッフによる処置の実施が望ましい．そのため，場合によっては迎え搬送(高次医療施設の医療スタッフなど，重症患者管理に長けた医療スタッフが紹介元病院へおもむき同伴して搬送する方法)となることもあり，搬送開始となるまでには時間を要することもある．しかし，Orrらの報告では，患者搬送の知見のある専門チームによる搬送は，搬送前の評価や安定化処置を重視し，非専門チームによる搬送の約2倍時間を要していたが，搬送中の有害事象発生率は非専門チームに比べて圧倒的に低く(専門：非専門=1.5%：61%)，搬送後28日以内の死亡率も有意な減少(専門：非専門=9%：23%)

を示した[13]．このことから，重症患者の搬送においては搬送にかかる時間よりも，前述のとおり「不変的なICUの環境を患者に送り届ける」こと，搬送前に患者を安定化させることがいかに重要かわかる．

また，医療機器およびスタッフに起因する有害事象については，やはり医療機器，バッテリー，酸素，消耗品や，同伴するスタッフの選定，重症患者の搬送についての知見の蓄積など，すべて普段からの周到な計画と準備や体制構築が重要である．表46-1に示したとおり，搬送中に起こる有害事象のなかでは，この種の有害事象の件数も無視できないほどに多く，数多くの文献で搬送中の酸素切れやバッテリー切れ，医療スタッフ間のコミュニケーションエラーといった初歩的なトラブルが報告されている．例を挙げると，2008年にMichaelらが発表した前方視的研究では，325例の新生児の搬送において，うち125例(36.1%)に計205件の有害事象を指摘しており，そのうち69件(33.7%)は搬送準備の不徹底，49件(23.9%)は医療スタッフ間のコミュニケーションエラーが原因とされている[16]．それでは，このようなトラブルを避けるためにはどのようにすればよいだろうか？

1) 携行医療資機材・薬剤・消耗品類のチェックリスト化

搬送の際に持参する医療機器や薬剤，消耗品は患者によって異なる部分もあるが，基本的なセットをまず構築しチェックリスト化することが推奨され，これまでに報告された搬送に関するガイドラインにおいても提示されている[1-4]．各医療施設によって背景も異なるが，わが国では搬送に関するオリジナルのガイドラインは確立しておらず，各医療施設によって独自の基準を作り対応しているのが現状である．わが国においても同様のガイドラインを作成し，普及させていくことも今後検討すべき課題である．

2) 医療スタッフ間のコミュニケーションの確立

医療スタッフ間のコミュニケーションエラーに関しては，特に転院元の病院と転院先の病院の医療スタッフ間で生じやすいが，これは搬送前に互いの意図を会話のみでなく可能な限り文字で残すこと，搬送にかかわる調整事項をまとめたチェックリストやプロトコルを使用することで避けることができるであろう[11]．これらもいくつかのガイドラインに記載されており，応用することも可能である．また，チームワーク，リーダーシップ，状況認識や意思決定のnon-technical skillの習熟も重要である[17]．

3) 搬送手段についての検討

また，搬送を計画する際にはもちろん，どうやって搬送するか？ということについて検討する必要がある．病院間搬送の経路として，現在わが国では陸路(救急車，ドクターカー，新幹線多目的室)，空路(ドクターヘリ，消防防災ヘリコプター，自衛隊ヘリコプター，民間航空機や自衛隊固定翼機)が一般的であるが，その経路を選択するための一律な基準はない．症例の緊急度が高い場合や，陸路の交通アクセスが悪い場合には空路，特にヘリコプターが選択され，症例の重症度が高く遠方の医療施設でしか根治治療が望めない場合には固定翼機が選択されやすい．患者の病状や地理的条件，搬送先病院までの距離に応じいずれのアセットが望ましいか，各アセットの特性を知った

うえで考える必要がある．

　近年のトピックスを紹介すると，海外では現在病院間搬送に関してはECMOを装着した患者の搬送に関する報告が多い．一般にECMO装着患者の移動はかなりのリスクと労力を伴うが，海外ではすでに数千件以上ものECMO患者搬送が陸路・空路問わず行われており，ICUジェットともいうべき航空機まで運航されている．驚くべきは，この数千件以上のECMO搬送において，それぞれ合併症の報告こそあれ搬送中死亡例の報告は少なく，きわめて安全に搬送を完遂できている[18]，ということである．しかしこの背景には，これまでの数千件の実績に基づいた確固したガイドラインの作成[19]や，搬送専門スタッフの養成に対する長年の取り組みがあり，わが国においても模倣すべき点が多い．

私はこうしている

　病院内搬送および病院間搬送いずれにおいても，搬送メンバーは患者搬送に精通した集中治療医2名＋ICU勤務看護師1名に，搬送中の記録および時間管理の要員1名の計4名を基本とし，人工呼吸器やECMOなどの大型医療機器が付随する場合は臨床工学技士を追加するなど，適宜人数を増員することが望ましい．ただし，各医療施設の医療スタッフ数や，搬送手段によってはより少人数となることもあるが，その場合であっても少なくとも集中治療に精通した医療スタッフ2名の同伴は必要である．医療資機材は搬送用モニター（心拍数，非観血的血圧，観血的動脈圧，SpO_2，$PETCO_2$を表示できるもの），酸素投与デバイス（酸素マスク，流量膨張式バッグ）を必須とする．また，準備する酸素については，搬送前に酸素消費量を概算し，搬送所要時間の2倍以上の時間を担保できる量を準備している．薬剤投与経路は少なくとも2ルート以上確保して蘇生用薬剤および鎮静薬を携行し，持続投与薬剤は搬送時間を考慮し搬送前に更新の必要性の有無を確認する．特に病院間搬送の場合，薬剤投与経路には中心静脈路を含めた2ルート以上の経路を確保し，持続投与薬剤は搬送時間の約2倍の時間を担保できる量を持参する．

　現在筆者は主にICU管理されている重症心肺不全患者（成人・小児問わず）を対象に，転院元病院最寄りの空港から転院先病院最寄りの空港までの航空医療搬送を行っている．これまでに搬送した症例のなかには，患者および医療資機材がきれいにパッケージングされているケースもあれば，患者や医療機器類の状況が事前調整の内容とまったく異なり酸素やバッテリー，薬剤の準備が不十分で航空搬送中に不足してしまうようなケースもときおりあり，患者搬送についての知見が豊富な医療施設と，知見の少ない医療施設との差を明らかに体感することがある．そのため，搬送に関する事前調整段階においては，搬送時に確認すべき事項（準備すべき医療機器類のバッテリーや酸素，点滴ライン長，消費電力量）を表46-2のようにチェックリスト化することで，調整先の医療施設の患者搬送に関する経験量に左右されずに事前調整を円滑に行うことができる．

　また，われわれが患者搬送をする際は，通常患者や家族，民間医療スタッフとは空港で初対面し，そのまま航空機に乗り航空搬送を行うこととなる．そのため，彼らと初対面時には可及的速やかにコミュニケーションをとり搬送に関するブリーフィングを行い情報共有すること，搬送に関する責任およびリーダーを明確にするなど，non-technical skillの活用にも重点を

12 | その他

表 46-2　航空医療搬送チェックリスト案（一部抜粋）

大分類	小分類		調査事項		その他，詳細
人工呼吸器	☐	人工呼吸器 （※1 端末搬送分）	商品名		※1 端末搬送：病院と空港間における救急車，ヘリなどによる搬送
			その他の情報		
			搬出入時の使用	有 / 無（換気方法）	
	☐	人工呼吸器 （機上医療分）	商品名（型番）		
			メーカー		
			重量	kg	
			バッテリー有無	有（　　時間）/ 無	
			必要電流(A)		
			駆動方式	タービン / pneumatic	
			持ち込み酸素ボンベ	有 　W(　cm)H(　cm) 　kg/無	
			圧縮空気の必要性	有 　W(　cm)H(　cm) 　kg/無	
			電磁干渉基準	有 （基準詳細： 　　　　）/ 無	
			continuous flow	有（　　LPM）/ 無（demand 方式）	
			本体サイズ	L(　cm)　W(　cm) H(　cm)	
			脚部サイズ	L(　cm)　W(　cm)	病院内設置型の場合に記入
			アウトレット	ピン方式 / シュレーダー式	シュレーダー式の場合，ピンへ変換する
			回路長(cm)	cm	挿管チューブ接続部から呼吸器接続部までの長さ
			酸素消費量	L/分	
補助循環装置	☐	ECMO	商品名（型番）		ハンドルを持参する
			メーカー		
			バッテリー有無	有（　　時間）/ 無	
			必要電流(A)		熱交換器を使用している場合は，その電流も記載
			電磁干渉基準	有（基準詳細： 　　　　）/ 無	
			本体サイズ(cm)	L(　cm)　W(　cm) H(　cm)	
			補助様式	VV / VA	
			架台積載	有 L(　cm) 　W(　cm) / 無	
			カニュレーション部位		
			回路・コード長(cm)	脱血管刺入部からポンプ：　　　　cm ポンプからコンソールのコード：　　　　cm 膜型肺から送血管刺入部：　　　　cm	

おいている．搬送終了後は全症例に対しデブリーフィングを行い，よりよい航空搬送を目指しチェックリストの更新や医療資機材の見直しを常に行っている．

参考文献

1) Warren J, et al.：Crit Care Med. 2004；32(1)：256-262.(PMID：14707589)
2) Quenot JP, et al.：Ann Intensive Care. 2012；2(1)：1.(PMID：22304940)
3) Australasian College for Emergency Medicine, et al.：Guidelines for Transport of Critically Ill Patients. 2015.
4) Intensive Care Society：Guidelines for the transport of the critically ill adult(3rd Edition 2011). 2011.
5) Gimenez FMP, et al.：Crit Care Res Pract. 2017；2017：6847124.(PMID：29062574)
6) Jia L, et al.：Crit Care. 2016；20：12.(PMID：26781179)
7) Harish MM, et al.：Indian J Crit Care Med. 2016；20(8)：448-452.(PMID：27630455)
8) Parmentier-Decrucq E, et al.：Ann Intensive Care. 2013；3(1)：10.(PMID：23587445)
9) Zuchelo LT, et al.：J Bras Pneumol. 2009；35(4)：367-374.(PMID：19466275)
10) Papson JP, et al.：Acad Emerg Med. 2007；14(6)：574-577.(PMID：17535981)
11) Blakeman TC, et al.：Respir Care. 2013；58(6)：1008-1023.(PMID：23709197)
12) Fried MJ, et al.：Anaesthesia. 2010；65(2)：136-144.(PMID：19995348)
13) Orr RA, et al.：Pediatrics. 2009；124(1)：40-48.(PMID：19564281)
14) Strauch U, et al.：BMJ Open. 2015；5(4)：e006801.(PMID：25922097)
15) Strauch U, et al.：BMJ Open. 2017；7(3)：e012861.(PMID：28283485)
16) Lim MT, et al.：Pediatr Crit Care Med. 2008；9(3)：289-293.(PMID：18446101)
17) Reader T, et al.：Br J Anaesth. 2006；96(5)：551-559.(PMID：16567346)
18) Broman LM, et al.：Crit Care. 2015；19：278.(PMID：26160033)
19) Extracorporeal Life Support Organization(ELSO)：Guidelines for ECMO Transport. 2015.

47 Rapid response system

黒岩政之

CONTROVERSY

- Rapid response system(RRS)の院内死亡率に対する効果は？
- RRSを始めるには？
- RRSの起動基準はどう設定すべきか？
- RRS導入によるデメリットは？

BACKGROUND

　病院で心停止を起こす患者の60～70％に何らかの前駆症状があるといわれている．Rapid response system(RRS)とは，病棟のスタッフが患者にいつもと違う症状がみられたときに，速やかにそれに対応できるチームを要請できる「患者安全管理システム」のことである．「いつもと違う症状」について血圧や呼吸数など具体的な生理学的徴候を列挙し，RRS起動基準としている場合が多い．
　Hodgettsらは院内心肺停止患者の実に68％は回避できた可能性があると報告し，このうち35％は看護スタッフから医師へ連絡することが遅れたことが原因で，29％は医師が看護師の連絡に対して対応が遅れたことが原因だとしている[1]．

RRSはこのような医療者間のコミュケーション障害によって生じる患者の危機を回避することも目的の1つとしている．多くの場合，集中治療を専門とする医師や看護師がチームとなって患者のベッドサイドに派遣されることが多い．したがって心肺停止状態や窒息に対応する「心肺蘇生チーム」とは一線を画して論じられている[2]．

このRRSは1990年代にオーストラリアの病院で始まったシステムで，その後，米国や英国にも取り入れられ，わが国でも認識が広がってきている．日本集中治療医学会／日本臨床救急医学会Rapid Response System合同委員会，日本集中治療医学会Rapid Response System検討委員会ではRRSの日本語訳を「院内迅速対応システム」で統一し，「患者に対する有害事象を軽減することを目指し，迅速な対応を要するようなバイタルサインの重大な増悪を含む急激な病態変化を覚知して対応するために策定された介入手段」と定義している[3]．

> **POINT**
>
> 新しい文化は新しい人たちから広める．各病棟の主任レベル，研修医たちに「気づきの講習会」を繰り返すことで，看護師や研修医がRRSを起動する風土をつくる．かつRRSをproactive roundingから始めることで，病棟の重症患者を認識しやすくし，同時にRRSの活動を現場レベルで浸透させていく．

■RRSの院内死亡率に対する効果は？

RRS導入で目的とする入院患者の死亡率は低下するのであろうか．2000年代初頭に発表された研究では，RRS導入前と導入後で比較したところ，院内死亡率は有意に低下したとする報告と差はないとする報告が散見される．

Bristow（2000年）[4]は1つのRRS導入施設と2つの施設従来型心肺停止対応チームで比較を行ったが，入院患者心停止率や総死亡は両群で有意差はなかったとしているが，Bellomoら（2003年）[5]は単一施設で4か月間RRS導入前後比較の結果，RRS導入後は，心肺停止が65％，心停止後の死亡は56％減少したと報告している．しかしこれらの研究は，いずれも対象患者の背景や診療チームの違いなど多くのバイアスを含んだものであり，質の高いエビデンスとは言いがたかった．

一方で2005年に発表されたMERIT研究[6]はRRS導入による効果を23施設のクラスター無作為比較研究で検討したものである．12施設でRRSを導入し，未導入の11施設と比較したが，残念ながらRRS導入で院内心肺停止発生率や，予期せぬ院内死亡率に有意差は認めなかった．しかしこの研究における施設間でのばらつき（RRS起動該当症例の未要請，心肺停止前の心肺蘇生チーム要請）を調整したサブ解析をみると，予期せぬ院内死亡率や心肺停止率がRRS導入群で有意に低下していることが示されている[7]．

最近は多くの研究結果が示されているため，メタアナリシスも報告されている．それらのうち院内死亡に関する最近の報告として，Maharajら（2015年）[8]は29の研究のメタアナリシスで，RRS導入で院内死亡率は有意に減少（リスク比：0.87；95％CI：0.81-0.95）したと報告しており，またDe Jongら（2016年）[9]は31の研究のメタアナリシスで，RRS導入で病院死亡率（オッズ比：0.89；95％CI：0.85-0.93）および予期せぬ死亡（オッズ比：0.51；95％CI：0.35-0.76）とも有意に減少したと同

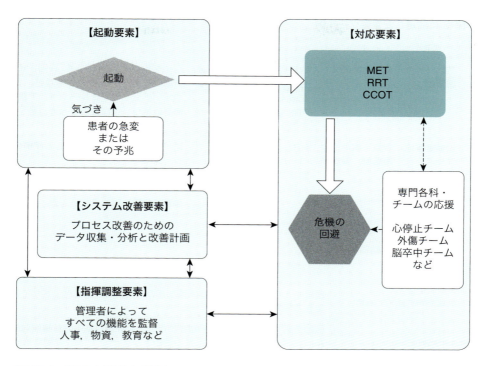

図 47-1　RRS を構成する要素
MET：medical emergency team, RRT：rapid response team, CCOT：critical care outreach team.
〔日本集中治療医学会／日本臨床救急医学会 Rapid Response System 合同委員会, 他：日集中医誌 24(3)：355-360, 2017 を参考に作成〕

様の結果を報告している．したがって，近年は RRS 導入で入院患者の死亡率は低下すると考えられている．

■ RRS を始めるには？

　RRS を始めるには次の 4 つの要素をそろえなければならない．その要素とは ① 起動要素（求心路），② 対応要素（遠心路），③ システム改善要素，および ④ 指揮調整要素である（図 47-1）[3]．これらを簡単にいうと ① 起動要素とは「呼ぶ側」のことで，いわゆる病棟で「異変に気づいた人（たち）」，② 対応要素は「出動側」のことで，多くの場合「集中治療を専門とするスタッフ（たち）」である．
　起動要素にとって重要なことは「患者の異変に気づく」ことであり，これが欠損していれば RRS を起動することは難しい．一方，対応側に重要なことは集中治療のクリニカルスキルはもちろんこと，起動側や本来の患者担当医とのコミュニケーション能力に尽きる．これらはそれぞれの要素別にシミュレーションで教育する必要がある（表 47-1）．
　また，RRS が対応した症例について，あるいは対応すればよかったと思われる症例で改善すべき点があれば，それを起動側や対応側にフィードバックすることも重要な要素であり，③ システム改善要素とはこれらの機能をもつ部門あるいは会議体のことである．そしてこのシステムを維持するためにはデータ管理，必要資機材やメンバー人事の調整を行う必要があり，④ 指揮調整要素とはそ

表47-1 RRSに関連した教育ツール例

区分	名称	対象	目的	内容
起動側（呼ぶ側）	"気づき"の講習会	病棟看護師	急変経験を思い出させる コード・ブルーとの違いを教える RRS要請のタイミングを教える	バイタルサインを"正しく"評価させる訓練 意識の変容や呼吸数の異常など、見落としやすい異変をシミュレーションで訓練 異変に気づいた際にとるべき行動を訓練
対応側（出動側）	出動者養成コース	救急・集中治療系医師，看護師	RRSの目的や介入のゴールを認識させる 臨床スキルを出動先でも発揮できるようにする	現場ですべき行動やよくある症例のシミュレーション プライマリ・ケア側とのノンテクニカル・スキルの訓練 倫理的側面に対するケースディスカッション

表47-2 RRSにおける出動側の形態

チーム名称	構成メンバー
MET：medical emergency team	医師を1名以上含み，気管挿管などの二次救命処置をベッドサイドで開始できる能力を備えた対応チーム
RRT：rapid response team	医師を必ずしも含まず，起動された患者を評価し基本的な初期対応を行ったうえで，必要に応じて患者の院内トリアージや医師の緊急招請を行うチーム
CCOT：critical care outreach team	集中ケアの訓練を受けた看護師らが主体となって，ICU退室患者と何らかの懸念のある入院患者を定期的に訪床して回り，起動基準に抵触する患者を早期発見することを目指した対応チーム

〔Chen J, et al.：Crit Care Med. 2009；37(1)：148-(1)53.(PMID：19050625)を参考に作成〕

れらを行う管理部門のことである．

　RRS起動を受けて対応するチームは，構成メンバーや活動形態によって呼称が異なり，それぞれMET(medical emergency team)，RRT(rapid response team)，CCOT(critical care outreach team)と呼ばれている(表47-2)．

■RRSの起動基準はどう設定すべきか？

　Buistら(2004年)[10]は，研究期間中に入院した6,303人を観察し，そのうち564人(8.9%)が1,598の臨床的に異常な事象を経験し，そのうちの146人(26%)が死亡した．死亡したケースの因子解析を行ったところ，急な意識障害，GCS 2点以上の意識低下，血圧収縮期90 mmHg以下，酸素飽和度90%以下および呼吸数6回/分以下は，その1つでも認めると院内死亡のリスクが6.8倍上昇するとしている．

　したがってこのようなデータをもとに生理学的徴候のうち1つでも認めた場合にRRSを起動する基準を用いる場合(単一パラメータ)と，①呼吸数，②酸素飽和度，③体温，④収縮期血圧，⑤心拍数，⑥意識の変化をその程度に合わせてスコアリング(early warning score)して，一定以上のスコアでRRSを起動する場合(複数パラメータ)とがある．

　近年はこのスコアリングにもバリエーションがあり，酸素投与の有無をスコアに考慮したNEWS

表47-3 複数パラメータの代表的なスコアリング（MEWS：modified early warning score）

	3	2	1	0	1	2	3
収縮期血圧(mmHg)	<70	71〜80	81〜100	101〜199		≧200	
心拍数(bpm)		<40	41〜50	51〜100	101〜110	111〜129	≧130
呼吸数(bpm)		<9		9〜14	15〜20	21〜29	≧30
体温(℃)		<35		35〜38.4		≧38.5	
意識(AVPU)				清明	声に反応	痛みに反応	反応なし

各施設の現状に合わせてスコアでRRS起動基準（warning zone）を設定する．
例：3点以上でかつ担当医師が対応できないときなど．
〔Subbe CP, et al.：Anaesthesia. 2003；58(8)：797-802.(PMID：12859475)を参考に作成〕

（national early warning score）や，酸素飽和度そのものを除いたMEWS（modified early warning score）が代表的(表47-3)である．

　単一パラメータは「RRSを起動しやすい」一方で「オーバートリアージ」が必然的に多くなりやすい．また，そもそも現場のスタッフが「患者の異変」に気づかなければトリガーされない欠点もある．一方，複数パラメータはスコアにより重症度が明確で，各レベルに応じて介入水準が決定できる．スコアリングという煩雑さが生じるため，マニュアルによるスコアリングでRRSを起動することは容易ではない．したがって生体監視モニターが装着されている場合に経時的にスコアを算出し，異変の際に自動的にRRSを起動する方法が取り入れられている[11]．つまり，そもそも患者にモニターが装着されていなければトリガーされないという欠点がある．今後，ウェアラブル簡易モニターが普及し，全入院患者に装着できれば有用と考えられる[12]．

　また，起動基準には生命徴候のような客観的指標のほかに「医療者の懸念」など，主観的指標を入れたほうが効果的とする報告もある．Parrら[13]は客観的指標では基準にかからなかったが「心配」という主観的指標で要請された患者の16%がICUへ緊急搬送されたと報告し，主観的指標が客観的指標で発見できなかった前兆をカバーしていると結論している．

　上記より，現状は①呼吸数，②酸素飽和度，③収縮期血圧，④心拍数，⑤意識の変化に，⑥医療者の懸念の主観的指標を含んだ単一パラメータのRRS起動基準(表47-4)を設定し，現場スタッフを教育し，彼らが患者の異変に気づいてRRSを起動する，というほうが現実的であろう．

■RRS導入によるデメリットは？

　大きく分けて，1)患者側のデメリット，2)医療スタッフ側のデメリット，3)経営者側のデメリットが考えられる．

1)患者側のデメリット

　RRSの介入が患者にとって望まぬものにならぬよう，倫理的側面に対する配慮が必要である．死にゆくプロセスにおいて入院している高齢者や末期のがん患者では，心肺停止時の蘇生拒否（DNAR：do not attempt resuscitation）や治療制限（LOMT：limitation of medical therapy）のコードが

表47-4 単一パラメータ

	rapid response team 要請基準	
気道(A)	気になる音 挿管チューブ・気管切開カニューレの問題	
呼吸(B)	呼吸困難　努力呼吸　不規則な呼吸 呼吸数 10 回/分以下，25 回/分以上 SpO$_2$ 92%以下，もしくは計測不能	→無呼吸は コード・ブルー
循環(C)	脈拍 120/分以上，50/分以下 収縮期血圧 200 mmHg 以上，90 mmHg 以下　尿量 4 時間で 50 mL 以下	→心停止は コード・ブルー
意識(D)	急激な意識状態の低下 覚醒しないもの	
その他	患者に対して何か心配な時 急性の明らかな出血 治療に反応がない	

〔Jones D, et al.：Curr Opin Crit Care. 2013；19(6)：616-623.(PMID：23799463)より一部改変〕

設定されている場合が少なくない．また，患者は可逆性の病態ながら，本人あるいはその家族の社会的背景や宗教的背景から，DNAR や LOMT が設定されている可能性もある．Jones らは RRS 要請中，25%で LOMT(DNAR を含む)があり，RRS 関与後 10%で新たに LOMT が設定されていると報告している[14]．このように患者が end-of-life care の状態にあっても現場から RRS が要請される理由には，本人や家族とまだ十分に話し合いが行われておらず，end-of-life care を正式に決定できていないケース，LOMT が設定されているがその範疇にあってもほかにできるケアがないかという現場の迷いや，入院主病態とは別の新たな急変が起こった際であり，現場で十分に情報を収集し，プライマリ・ケア側と密に協議して介入の是非を決定する必要がある．

その他の患者側に関するデメリットとしては，RRS スタッフが RRS 専従ではなく，ICU との兼務の場合，RRS 出動で ICU 患者の診療が遅れる可能性が示唆されている[15]．

2) 医療スタッフ側のデメリット

RRS が院内に普及した結果，従来の担当診療医師は，いわゆる急変や急変前段階の患者に対し，医療者としての対応スキルが鈍くなる可能性がある．これは RRS が出動した際，可能であれば担当診療科医とともに活動をすることの必要性を意味する．また，RRS 起動によって複数の医療者が介入する結果，患者に対する責任の所在が不明瞭になる可能性や，プライマリ・ケア側との方針の不一致から軋轢を生じる可能性もある[15]．RRS 対応側にノンテクニカル・スキルが必要な理由の 1 つであると認識するとともに，RRS の活動目的が「入院患者の安全を担保する役割」であることを肝に銘じておくべきである．

3) 経営者側のデメリット

RRS 専従スタッフを導入すると人件費がかかる．費用対効果が大きなエビデンスとして実証されていない以上，RRS 担当スタッフは「専従ではなく兼任」ということになりやすい．その際は RRS 担

当スタッフの心理的および肉体的な負担も考慮しなければならない．これに関しては従来の心肺蘇生チームや呼吸療法サポートチームがその業務拡大からRRSをカバーする方法は，RRSを導入しやすいメリットがあるといえる[15]．

> **私はこうしている**
>
> 起動要素として，各病棟の主任レベル，研修医たちに「気づきの講習会」(表47-1)を繰り返すことで，看護師や研修医がRRSを起動する風土をつくる．RRS導入直後からの17か月間のデータをみると，RRSを起動した職種で最も多かったのは看護師(79％)で，医師の起動は18％あったが[15]，そのほとんどが研修医，レジデントクラスであった．また，起動基準は「呼びやすさ」から医療者の懸念などの主観的指標を含んだ単一パラメータを作成した(表47-4)．その結果，起動基準では「患者に対して何か心配なとき」が「酸素飽和度低下(92％以下)」についで多かった[16]．
>
> 対応要素に関しては，RRSを呼吸療法サポートチームとして毎日のproactive roundingからRRSへ業務拡大することで，病棟でわれわれに声をかけやすくし，重症患者の発見に努めた．具体的にはICUを退出した患者や高度の酸素療法を受けている呼吸療法サポートチームの対象者の病床を回診し，急変のリスクを事前に回避する，いわゆるCCOT(表47-2)としてRRSの活動を普及してきた．われわれの施設(北里大学)は上記内容で2011年11月から病棟および時間限定でRRSを導入した．その後，段階的に活動を広げ，2014年4月に全病棟対象に24時間365日稼働とした．現在は1,000入院あたり平均20件以上の起動(心肺蘇生チームの要請は含まない)があり，ICU緊急入室は15％前後を推移している．また，出動側が疲弊しないよう，スタッフの充足を図るべく，出動者養成コース(表47-1)を3～4回/年のペースで開催している．看護師は集中治療系に配属されている者を中心に経験の豊富な方から，医師は集中治療系に配属される予定のあるレジデントクラスを順次受講させている．
>
> システム改善目的の会議は毎月1回開催され，RRSスタッフのほか，集中治療および重症系看護管理者，医療安全管理者，心肺蘇生チーム側のデータ管理者で構成されている．アウトカムを「予期せぬ院内死亡の減少」とし，毎月データを収集してその推移を測定している．また，対応に改善の必要があると考えられるケースには，個別にフィードバックを実施している．
>
> 指揮統括要素としては，病院の重症集中治療系部門の一部門としてRRS室を設置し，専従スタッフを配置している．活動資機材の保管や補充は集中治療部門と合わせて行うことで，それらの手間を省くとともに，個別の経費計上を抑制している．

参考文献

1) Hodgetts TJ, et al.：Resuscitation. 2002；54(2)：115-123.(PMID：12161290)
2) Jones D, et al.：N Engl J Med. 2011；365(2)：139-146.(PMID：21751906)
3) 日本集中治療医学会/日本臨床救急医学会 Rapid Response System 合同委員会，他：日集中医誌 24(3)：355-360, 2017．
4) Bristow PJ, et al.：Med J Aust. 2000；173(5)：236-240.(PMID：11130346)
5) Bellomo R, et al.：Med J Aust. 2003；179(6)：283-287.(PMID：12964909)
6) Hillman K, et al.：Lancet. 2005 365(9477)：2091-2097.(PMID：15964445)

7) Chen J, et al.：Crit Care Med. 2009；37(1)：148-(1)53.(PMID：19050625)
8) Maharaj R, et al.：Crit Care. 2015 19：254.(PMID：26070457)
9) De Jong A, et al.：Intensive Care Med. 2016；42(4)：615-617.(PMID：26921184)
10) Buist M, et al.：Resuscitation. 2004；62(2)：137-141.(PMID：15294398)
11) Huh JW, et al.：Crit Care Med. 2014；42(4)：801-808.(PMID：24335439)
12) Weller RS, et al.：J Clin Monit Comput. 2017.[Epub ahead of print].(PMID：29214598)
13) Parr MJ, et al.：Resuscitation. 2001；50(1)：39-44.(PMID：11719127)
14) Jones DA, et al.：N Engl J Med. 2011；365(2)：139-146.(PMID：21751906)
15) Jones D, et al.：Curr Opin Crit Care. 2013；19(6)：616-623.(PMID：23799463)
16) 小池朋孝，他：日本臨床救急医学会雑誌 17(3)：445-452，2014.
17) Subbe CP, et al.：Anaesthesia. 2003；58(8)：797-802.(PMID：12859475)

48 Tele-ICU

宮下亮一，小谷 透

CONTROVERSY

・Tele-ICUの効果は？
・Tele-ICUの弊害は？
・Tele-ICUをどのように使うべきか？

BACKGROUND

　重症患者診療に関しては，専門トレーニングを受け，ICUに専従することで，その診療に深くかかわる集中治療専門医の関与が必要であるとされている．Pronovostらは，集中治療医の関与の程度と患者予後に関する観察研究のメタアナリシスを行い，low-intensity physician staffing（集中治療医の関与の小さい）ICUに比べ，high-intensity physician staffing（集中治療医の関与の大きい）ICUでは病院死亡率やICU死亡率が低いことを示した[1]．これを受け，米国では集中治療室は24時間体制で集中治療医が管理を行うか，主治医と共同で管理を行うことの重要性が強調され，Society of Critical Care Medicine（米国集中治療医学会）は集中治療医を増やす計画を立てた．しかし，米国では集中治療医は期待ほどに増加せず，high-intensity ICUは不足する状況が続いている．このような集中治療専門医の構造的不足を補うべく，遠隔医療（tele-medicine）に必要なインフラの技術的革新を背景に，基幹施設の集中治療専門医がネットワークを介して専門医の不足する地域病院ICUの診療支援を行う試みが開始された．これを遠隔ICU（tele-ICU）と呼ぶ（図48-1）．Tele-ICUは通常アクセスが便利なオフィス街にあり，複数の地域のICUとセキュリティの高いネットワークでつながった支援センター内で集中治療専門医，集中治療看護師，データアシスタントがチームを組み活動する．Tele-ICUシステムは各病院の医療情報サーバと連携され，生体情報モニターや各種検査結果を自動的に収集し経時的な情報として集約していく．カルテ情報や放射線画像も閲覧でき，随時tele-ICUシステムに入力できる．さらに，専用光回線によるウェブカメラを介して現場ICUの医師や看護師，場合によっては患者本人や家族と双方向のコミュニケーションをとりながら，患者の診察や説明も行うことが可能である．Tele-ICUシステムの導入によって，院内死亡率が低下し，入院期間および合併

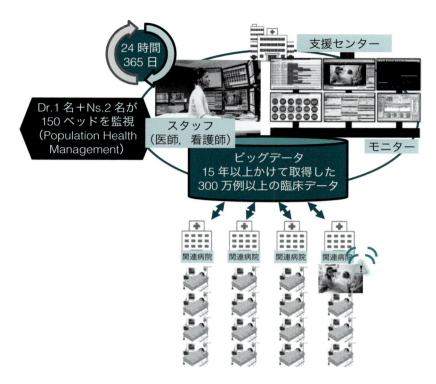

図 48-1 Tele-ICU コントロールセンターが各病院の ICU をモニタリングする概念図
〔Philips 社より提供〕

症も減少したとする複数のデータが報告されている[2]．主に tele-ICU は米国を中心に成果を上げている．

わが国でも集中治療医の絶対数不足に加え，高齢患者の増加に伴う医療費の増加，今後発生する人口減少のなかでの医療スタッフの確保が病院運営上の大きな課題になっている．こうした背景のもと，遠隔医療システムはわが国においても実効性のあるソリューションになると期待されている．2015 年 6 月の「経済財政運営と改革の基本方針 2015」（骨太の方針 2015）で「医療資源を効果的・効率的に活用するための遠隔医療の推進」が閣議決定され，これを受けて厚生労働省は，2015 年 8 月に「情報通信機器を用いた診療（いわゆる「遠隔診療」）について」において，「遠隔診療についても，現代医学からみて，疾病に対して一応の診断を下しうる程度のものであれば，医師法第 20 条に抵触するものではない」と明記し，遠隔診療は「事実上の解禁」となったと考えられている．

POINT

昭和大学では経済産業省の支援を受けて tele-ICU に関する共同臨床研究を米国 Philips 社と開始した．アジア初となる tele-ICU システムを導入し，東京都品川区にある昭和大学病院と東京都江東区の昭和大学江東豊洲病院をつないで，わが国の実情に合ったシステムの開発とその有効性を追究している段階である．医療安全と経済性において一定の成果が得られ，このシステムをさらに多くの地域に展開する意義は大きいと考えている．

表48-1 Tele-ICU導入前後によるアウトカムの比較

アウトカム	eICU導入前 (n=1,529)	eICU導入後 (n=4,761)	Actual/ Predicted	p value	eICUによる改善係数 (95%CI)	p value
在院死亡率	13.6%	11.8%	↓68%	<0.001	0.40(0.31-0.52)	0.005
ICU死亡率	10.7%	8.6%	↓69%	<0.001	0.37(0.28-0.49)	0.003
在院日数 Mean±SD Median [IQR]	13.3±17.1 7.9 [0.2-15]	9.8±10 6.8 [0.2-12]	↓21%	<0.001	1.44(1.33-1.56)	<0.001
ICU滞在日数 Mean±SD Median [IQR]	6.4±11 2.5 [0.2-6.5]	4.5±6.7 2.4 [0.1-4.6]	↓33%	<0.001	1.26(1.17-1.36)	<0.001

eICU：electronic Intensive Care Unit.
〔Lilly CM, et al.：JAMA. 2011；305(21)：2175-2183.(PMID：21576622)〕

表48-2 Tele-ICU導入前後による日勤帯と夜間帯のアウトカムの比較

アウトカム	eICU導入前		eICU導入後	
	日勤帯 入院患者	夜間帯 入院患者 (8pm-8am)	日勤帯 入院患者	夜間帯 入院患者 (8pm-8am)
在院死亡率	11.5	16.1	11.1	12.7
ICU死亡率	9.1	12.6	8.29	8.96
在院日数	12.4	14.3	10.0	9.63
ICU滞在日数	5.5	7.7	4.4	4.6

eICU：electronic Intensive Care Unit.
〔Lilly CM, et al.：JAMA. 2011；305(21)：2175-2183.(PMID：21576622)〕

■ Tele-ICUの効果は？（過去の報告から）

　ICU医療の質の向上の鍵は，以前からstructure(仕組み化)，processes(プロセス)，outcomes(アウトカム)の流れが重要で，「仕組み化とプロセスの徹底により行動を変えることで，アウトカムが改善し，病棟運営を成功へ導く」[3]といわれてきた．Tele-ICUはこの仕組み化とプロセスの徹底を統一したもので行えることが特徴であり，その結果としてアウトカムの改善を認めている．アウトカムリサーチでのLillyらの研究結果[4]では，tele-ICU導入により在院死亡率，ICU死亡率，在院日数，在ICU日数が有意に改善した(表48-1)．また，ICUでは昼と夜ではケアレベルに差がある[5,6]ことが問題視されてきたが，この報告からは夜間帯のパフォーマンスが上がり，アウトカムの改善がみられた[4](表48-2)．さらに，最近の研究結果をみてみると，早期に遠隔医療集中治療専門医が介入しICUのベストプラクティスに取り組みパフォーマンスデータを活用した場合，死亡率を低下させICU滞在期間を短縮させた[7]．人工呼吸器や留置カテーテルのケアに関するベストプラクティ

スのためにはチームによるスクリーニングや現場スタッフへの情報の伝達がより重要で有用であり[8]，複数のICUにおいて看護ケアが標準化され質が向上した結果，VAPやカテーテル感染の合併症が減少し，ICU死亡率で30%，在院死亡率では25%減少の結果につながっていた[4].

設備投資やコストなどの経済的課題においては，tele-ICUサービスの実施および運用には多大な費用への懸念があった．現在，これらの費用に対する投資利益率は，遠隔医療サービスの収益による直接的なものではなく，死亡率の低下，ICUおよび病院の入院期間の短縮を通じた，医療システムの間接的なコスト削減に大きく依存していると考えられている．Tele-ICUサービスモデルに関する最近の経済的評価では，ほとんどのシナリオで費用対効果が高いまたは経費削減となると結論づけられている[9].

■ Tele-ICUの弊害は？

これまで弊害として指摘された点は，①患者プライバシー保護，②設備投資コスト，③医療安全での課題である．①患者プライバシー保護に関しては，双方向ビデオシステムは，通常はオフになっており，コミュニケーションが必要なときのみ起動される．監視されている懸念が強調されているが，「見守られている」意識へとつながり，患者や家族にも安心を提供する双方向システムであることを認識してもらえれば解決の道筋がみえてくる．現場スタッフとの信頼関係の確立が重要である．②設備投資コストは，前述のとおり，わが国独特の診療報酬体系と今後の国民医療費の動向を考えれば欧米の報告がそのまま適応できない可能性はある．経済産業省の産業構造審議会（2016年11月）によれば，モニターなど通信機器を通じた「遠隔診療」の診療報酬を引き上げ，対面診療と同様の体系を導入する方針であるが，スマートフォン端末を用いた在宅診療とは異なり，tele-ICUには比較的高額な初期投資と人件費が必要であり今後の動向が注目される．③医療安全での課題においては，医療従事者の間で，医療賠償請求に対するtele-ICUサービスの付加的な影響が重なることについて懸念がある．しかし，tele-ICU症例の評価と解析からは，医療賠償請求の可能性はむしろ減少する可能性が報告されている[10]．医療安全レベルが違う多数の病院が関連するため課題は多い．

■ Tele-ICUをどのように使うべきか？

人的資源を有効活用できるtele-ICUへの期待は大きい．しかし，主治医と患者・家族との濃厚な関係や個人的な経験に基づく特殊な医療により，チーム医療を展開しにくい状況をしばしば経験する．制約のある介入許可ではなく包括的な介入許可が得られれば，遠隔医療ICUによりタイムリーな提案や介入法を効果的に得ることができる．効果的とするには，集学的ベッドサイドチームと十分にやりとりし，信頼関係の構築がより必要である．

Tele-ICUには自施設だけでなく複数施設からの膨大な臨床データが蓄積されるため，ベストプラクティスの確立を目標としたさまざまな解析が可能となる．前項で紹介したとおり，これを利用すれば治療の標準化を推し進め，その有効性を医療や経済の観点から客観的数値として示すことができる．

12 | その他

> **私はこうしている**

昭和大学では一昨年より経済産業省の支援を受けて tele-ICU に関する共同臨床研究を米国 Philips 社と開始した．アジア初となる tele-ICU システムを導入し，品川区にある昭和大学病院と 15 km 離れた江東区の昭和大学江東豊洲病院をつないで，わが国の実情に合ったシステムの開発とその有効性を追究している段階である．将来的には横浜市にある 2 つの関連施設も接続する予定である．

昭和大学病院の支援センター eConnect は，共同研究のためにあえて院内 3 つの ICU とは異なるフロアに開設され，Philips 社の eICU システムが米国と同様の仕様で導入されている．eCare Manager (eCM) と呼ばれる情報集約・解析システムが展開され，1 スタッフに対し eCM を利用するための 4 画面と各施設の電子カルテ閲覧画面の計 6 画面を用いる(図 48-2)．eConnect では医師 (eMD)，看護師 (eRN)，データアシスタントの 3 人が同時に勤務することを想定している．患者側の設備としては，各ベッドサイドには CCD カメラとディスプレイ，音声システムが設置され，担当スタッフと対面での双方向コミュニケーションがとれる．これら設備のないベッドには mobile cart と呼ばれる移動用ユニットを配備し，同様の双方向コミュニケーションがとれる．CCD カメラは患者の表情だけでなく皮膚の状態や創部の観察も可能で，人工呼吸器や超音波診断装置の生画像も鮮明に見ることができる．これらの装置を用い，患者の ICU 入室から退室までリアルタイムのきめ細かいサポートが可能となった．これまでに現場医師からの支援要請に対し，人工呼吸器設定や ECMO 導入の相談，各種薬物療法や侵襲的治療の介入時期，実施した治療の評価について最適のタイミングで支援でき，現場スタッフが疑問や不安に対応できることが実証されている．

eCM からは集約した臨床データを分析するツールによりさまざまな情報が提供される．敗血症を早期発見・モニタリングするための Sepsis Prompt や，人工呼吸器ケアバンドルや深部静脈血栓症防止策の実施状況をチェックするためのプログラムが常時運用されている．これらのプログラムは各施設の問題点や到達目標に応じて設定することができる．このように，患者の危機的状況をより早く把握し情報発信することで proactive に対応し，critical な結果を未然に防ぐことを目的としている．

eICU の運用では患者や現場スタッフへの配慮が欠かせない．現場を支援するためのシステムであるため，現場からの要請 (on demand) を必須としている．CCD カメラの存在は現場ス

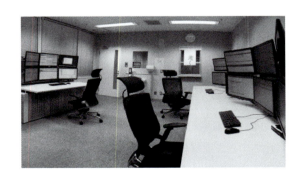

図 48-2　昭和大学 Intensive Care 支援センター (eConnect)

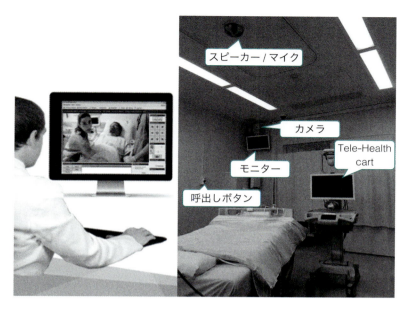

図48-3　ベッドサイドとセンターを結ぶ双方向性アクセス
〔Philips社より提供〕

タッフが常時支援センターから監視されているのではないかとの疑念を生んでしまい，良好な関係を構築する障害となりうる．カメラの使用は現場スタッフがベッドサイドのコールボタンを押したときに限定し，現場からの要請という原則を厳守することがきわめて重要である(図48-3)．現場スタッフと支援センタースタッフが互いに信頼し合い，同じ目線で治療する環境の構築に最も力を注いでいる．そのために，eMDやeRNは一定期間現場ICUのスタッフとして治療に参加することが望ましい．日常診療の中で十分にコミュニケーションを図り，現場の診療体制をよく理解したうえで現場にあった支援体制を確立していくことがtele-ICU成功の鍵と実感している．これにより医療安全と経済性において一定の成果が得られ，このシステムをさらに多くの地域に展開する意義は大きいと考えている．

参考文献

1) Pronovost PJ, et al.：JAMA. 2002；288(17)：2151-2162.(PMID：12413375)
2) Young LB, et al.：Arch Intern Med. 2011；171(6)：498-506.(PMID：21444842)
3) Donabedian A：JAMA. 1988；260(12)：1743-1748.(PMID：3045356)
4) Lilly CM, et al.：JAMA. 2011；305(21)：2175-2183.(PMID：21576622)
5) Kostis WJ, et al.：N Engl J Med. 2007；356(11)：1099-1109.(PMID：17360988)
6) Shulkin DJ：N Engl J Med. 2008；358(20)：2091-2093.(PMID：18480201)
7) Lilly CM, et al.：Chest. 2014；145(3)：500-507.(PMID：24306581)
8) Kahn JM, et al.：Crit Care Med. 2014；42(4)：896-904.(PMID：24201176)
9) Yoo BK, et al.：Crit Care Med. 2016；44(2)：265-274.(PMID：26540398)
10) Young LB, et al.：Arch Intern Med. 2011；171(6)：498-506.(PMID：21444842)

49 小児 ICU 管理

宇城敦司

CONTROVERSY

- PICU（小児集中治療室）への集約化とは？
- PICU と同様に AICU（成人集中治療室）への重症小児の集約化は予後改善の効果があるのか？
- AICU で治療されている重症小児とは？

BACKGROUND

わが国の PICU（小児集中治療室：pediatric intensive care unit）病床数は，諸外国と比較して少なく，充足しているとは言いがたい．PICU 病床数は，欧州各国で小児人口 4 万人に 1 床，米国では小児人口 2 万人に 1 床，2014 年のわが国では，小児人口 10 万人に 1 床と極端に少なかった[1]．徐々にではあるが，わが国においても PICU は増加しており，2017 年現在，およそ 40 施設，そのうち小児救命救急センターの役割も有する施設も 10 施設を超えており，数年前に比べて小児集中治療を取り巻く環境は大きく変わりつつある．しかし，現在の PICU 病床数でわが国の医療圏すべてをカバーすることは不可能である．それゆえ，わが国においては重症小児がすべて PICU に入室し治療されているわけではなく，小児科一般病棟や AICU（成人集中治療室：adult intensive care unit）で，小児集中治療を専門としない医療者により治療が行われている現状がある．

2013 年に日本集中治療医学会会員を対象に行われたわが国における小児集中治療労働力・意識調査によると，重症小児の診療について，学会員かつ非小児科医のうち，自信がないものの何とかやっていけるとの回答が 20.4％，自信がないがせざるをえないとの回答が 25.0％と，約半数が小児診療に自信がないなか，重症小児を診療している現状が明らかとなった．回答者のなかで重症小児の診療に自信があると回答したのはわずかに 5.7％であった[2]．わが国の重症小児の診療体制は，AICU が担っている部分も大きく，その診療にあたる AICU の医療者はさきほどの調査結果からも明らかなように，決して小さくない負担を強いられている．重症小児を成人と同じ AICU でみるべきか．この問いへの 1 つの回答を示していくとともに，AICU における重症小児の集中治療について考察する．

POINT

年齢や疾患などの条件つきではあるが，重症小児を成人の集中治療室で管理している．

■ PICU への集約化とは？

近年，重症小児診療は，わが国においても諸外国と同様に，小児集中治療医が専従する PICU への集約化が行われつつある．2012 年の診療報酬改定により，PICU 管理料が保険点数として新設されるとともに，わが国の現状に即した形で AICU における 15 歳未満の特定集中治療の小児加算が引き上げられた．2012 年以降の診療報酬改定においても小児集中治療に関係する改定が行われてい

る．これらがPICU病床数増加のきっかけとなりわが国でもPICUは増えつつあるが，多くの集中治療医が常駐し24時間体制で治療にあたる施設もあれば，少ない集中治療医と外科医，麻酔科医など他科の協力を得て治療が行われている施設もあり診療体制には差がみられる．

いままでにPICUへの集約化の効果について多くの報告がなされている．わが国からの報告では，成人主体の救命救急センターに搬送され人工呼吸管理を必要とした重症小児が，急性期以降，AICUで継続治療されずにPICUへ搬送されて継続治療されると，実際の死亡率が予測死亡率よりも著明に低下した[3]．また，海外からの報告では，重症小児診療がPICUへ高度に集約化されているオーストラリアの医療圏と集約化されていない英国の医療圏におけるPICU死亡率の比較が行われた．結果，疾患の重症度に応じて調節された死亡リスクのオッズ比が，2.09（95%CI：1.37-3.19，$p<0.0005$）とPICUへの集約化が行われていないと死亡率が高くなると報告された[4]．また，PICUへの集約化だけでなく，小児集中治療医がいるPICUで治療を受けることによって生存率が改善する（相対的死亡オッズ比：0.65；95%CI：0.44-0.95，$p=0.027$）とされ，PICUと小児診療に精通した集中治療医が揃うことによる治療効果も報告されている[5]．わが国からも同様の報告が行われ，小児集中治療医が24時間常駐するPICUへの集約化が，予後の改善につながるとされ[6]，小児集中治療医の存在と低いPICU死亡率の間に有意な関連が認められた（オッズ比：0.36；95%CI：0.15-0.89，$p=0.026$）[7]．これまでの種々の報告から，重症小児患者の予後改善には，小児集中治療医が専従するPICUへの集約化が望ましい．近年，わが国においてもヘリコプターを用いた広域搬送が行われ重症小児のPICUへの集約化が進んでいる地域もある．しかし，わが国でよく見かける一般小児病棟で散発的に行われている重症小児管理を減らすためには，現状のPICU，小児救命救急センターだけでは足りず，AICUへの重症小児の集約化も重要な要素となる．

■ PICUと同様にAICUへの重症小児の集約化は予後改善の効果があるのか？

すべてのAICUで重症小児を受け入れ治療するのではなく，AICUにおいてもPICUと同様に集約化が必要である．少ない重症小児症例を散発的に治療しても，小児集中治療の経験が蓄積されないうえ，多様な年齢および体格に応じた物品を施設ごとに準備しなければならず効率的ではない．またPICUへ搬送すべき症例や搬送のタイミングは，症例ごとに迅速に評価され判断されなければならず経験が必要である．AICUからPICUへの搬送は，AICU来院後24時間以内に行われることが多く，24時間をすぎると予後が悪化すると報告されている[8]．

2008年のスウェーデンから，PICUとAICUそれぞれに入室した16歳以下の重症小児の予後についての報告がある[9]．この報告では，スウェーデン国内においてPICUで治療を受けた重症小児は全体の44%であり，半数以上はAICUで治療を受けていた．PICUおよびAICUに入室した重症小児の死亡率はそれぞれ，2.5%，1.9%と差がみられず，スウェーデンでは重症小児がPICUあるいはAICUで治療されても予後は変わらないと結論づけた．しかし，この報告のなかでPICUおよびAICUに入室した重症小児には，年齢，入室時診断，入室日数に有意な違いがあった．PICU，AICU入室時の年齢は，それぞれ2.1歳，9.5歳（中央値）と大きく異なり，入室時診断では，PICU入室例には先天性心疾患が多く（34%），対してAICUには外傷例が多く（46%）入室していた．また入室日数が3日を超える症例は，PICUで19%，AICUで8.5%を占めた．さらに，報告のなかで生後6か

月以下は死亡率が3.1%とほかの年齢層と比べて高く，入室日数が1日を超えると死亡率が高くなるとされ，これらの条件を満たす症例はPICU入室症例に多くみられた．つまりは，軽症例がAICUに入室し，PICU入室症例は先天性心疾患などの重症例が多かったにもかかわらず，疾患の重症度による調整が行われていないために，PICUとAICUの死亡率に差がみられなかった可能性がある．

2016年にフィンランドから，17歳以下の重症小児が，PICUあるいはAICUで治療されたときの死亡率への影響が報告された[8]．ICU退室後48時間以内の再入室，緊急入室，人工呼吸管理，入室時診断により調整された後，PICUと成人の大学病院AICU，PICUと市中総合病院AICU，それぞれの施設間におけるICU死亡率のオッズ比は，順に3.93（95%CI：1.85-8.35），3.91（95%CI：1.69-9.05）となった．重症小児がPICUで治療されたときに比べて，病院のタイプに関係なく，AICUで治療されたときに死亡率が高くなった．また，1日以上治療された症例の死亡率は，市中総合病院AICUでは3.2%，PICUでは1.0%とAICUで高く，長期管理が必要なときにはPICUへの搬送が重要な要素とされた．スウェーデンの報告と同様に，PICUとAICU入室症例の年齢は，それぞれ3.6歳，10歳（平均値）と有意差があり，1歳以下の98%，先天性心疾患などの心血管系疾患の99%はPICUで治療されていた．入室時診断は，PICUでは先天性心疾患術後症例と呼吸器系疾患，市中総合病院AICUでは糖尿病性ケトアシドーシスに代表される代謝性疾患，痙攣などの神経系疾患といった非手術症例が多く（83%）を占めた．AICUに比べて重症例がPICUで治療されていたが死亡率は有意に低く，その理由として病床数の多いPICUへの集約化が行われたためとしている．フィンランドでは重症小児の81%がPICUで治療され，小児心臓血管手術はヘルシンキ大学PICU1か所に集約されている．

Australian and New Zealand Paediatric Intensive Care Registry（ANZPIC Registry）のAnnual Report 2015[10]では，PICU，AICUで治療された重症小児の死亡率は，それぞれ2.5%，1.2%とAICUで治療された重症小児の死亡率も低い．つまりは，すべての重症小児がAICUで治療されると予後が悪くなるわけではない．重症小児のAICUへの集約化は条件つきではあるが効果的であると考えられる．その条件とは，1歳以上で比較的年齢が高く，かつ先天性心疾患などの重症例を除いた場合と，AICUにおける治療の長期化が予測されるときに，速やかに（24時間以内）PICUへ搬送する重症小児広域搬送システムが利用可能であれば，PICUに比肩する治療効果がAICUにおける重症小児診療でもみられる．

■ AICUで治療されている重症小児とは？

集中治療を必要とする重症小児は救急外来から入室する救急症例と先天性心疾患術後症例に代表される周術期管理を必要とする術後症例の大きく2つに分けられる．

AICUで治療されている重症小児について，英国のPaediatric Intensive Care Audit Network（PICANet）とオーストラリア／ニュージーランドのANZPIC Registry，これら2つの年次報告を紐解くとその特徴が見えてくる．PICANetのannual report 2017[11]によると英国全土においてAICUで治療された重症小児は比較的年齢が高く，2014〜2016年の3年間で11〜15歳が全体の37.3%を占め最も多く，続いて1〜4歳が27.8%，1歳未満が，17.7%であった．この傾向はそれぞれの各年度別にみても同様であった．またAICUに入室する重症小児の入室時診断は，呼吸器系，続いて神経系

疾患で全体の半数以上を占めていた．疾患の分布は全年齢層でほぼ同じであるが，1歳未満のみ呼吸器系疾患の占める割合が増加した．呼吸器系疾患の影響で，AICUへの重症小児の入室は冬季に多く，その他の時季に差はみられなかった．

一方，AICUで最も多い入室時診断は，PICANetと同様に細気管支炎に代表される呼吸器系疾患が51.7%を占め，順に術後症例（15.7%），神経系疾患（10.7%）と続く．ANZPIC RegistryのAnnual Report 2015[10]では，PICUの入室時診断は先天性心疾患を含む術後症例が47.6%，一方AICUの術後症例は，15.7%でそのほとんどは非心臓手術術後症例である．

わが国よりも広域搬送が充実し，PICUへの重症小児の集約化が行われている英国およびオーストラリア/ニュージーランドからの年次報告であるが，わが国の実情と大きくかけ離れていないと考えられる．わが国においてもAICUに入室する重症小児は，先天性心疾患などの周術期管理症例は少なく，呼吸器系および神経系の全身管理を必要とする救急症例が多くを占める．またPICU入室症例と比べて比較的年齢が高く，主に学童期の重症小児が対象として多い．その他，心肺停止で緊急性がきわめて高い症例においても近くの救命救急センターおよびAICUで対応される必要がある．

以前は折に触れてわが国の小児，1～4歳の死亡率がほかの先進国と比べて高いといわれていた．しかし，United Nations Inter-agency Group for Child Mortality Estimation, Levels & Trends in Child Mortality：Report 2017[12]において，わが国の5歳以下の死亡率は，1990～2016年の間，年率3.3%低下しており，2016年は3/1000出生とわが国の重症小児を取り巻く状況は改善し，各国の死亡率と比較しても遜色ないところまできている．さらなるPICU，小児救命救急センターの増加，AICUへの集約化によって，新生児だけでなく，わが国は重症小児診療においても世界トップレベルに近づけると筆者は考える．

小児の集中治療が成人から学ぶことは多い．しかし，近年の成人領域でのインフルエンザA（H1N1）感染の経験[13]や，CESAR trial[14]で注目された重症低酸素血症に対するECMOの使用は，成人よりも小児の重症低酸素血症において多く行われており，その生存率も小児と成人で同等である[15]．AICUにおいて，重症小児の集中治療を行うことで成人集中治療へフィードバックできることも少なからずある．

> **私はこうしている**
>
> PICUおよびAICUが併設されている当院では，細気管支炎に代表される呼吸不全，痙攣重積などの神経系疾患，および外傷はPICUあるいはAICUで治療を行い，1歳未満の重症小児，血液浄化や特殊な管理を必要とする内分泌/代謝疾患，白血病などの専門的治療を必要とする疾患はPICU管理としている．

参考文献

1) 志馬伸朗：日集中治療誌 23(3)：295-297，2016．
2) 日本集中治療医学会集中治療の労働力調査プロジェクトWG，他：日集中治療誌 20(4)：671-678，2013．
3) 武井健吉，他：日救急医会誌 19：201-207，2008
4) Pearson G, et al.：Lancet. 1997；349(9060)：1213-1217.(PMID：9130943)
5) Pollack MM, et al.：JAMA. 1994；272(12)：941-946.(PMID：8084061)

6) Nishisaki A, et al.：Crit Care Med. 2012；40(7)：2190-2195.(PMID：22564956)
7) 藤原直樹，他：日集中治療誌 23(3)：301-305，2016.
8) Peltoniemi OM, et al.：Pediatr Crit Care Med. 2016；17(2)：e43-e49.(PMID：26669639)
9) Gullberg N, et al.：Acta Anaesthesiol Scand. 2008；52(8)：1086-1095.(PMID：18840109)
10) Report of the Australian and New Zealand Paediatric Intensive Care Registry 2015.
11) University of Leeds, University of Leicester：Paediatric Intensive Care Audit Network(PICANet) 2017 Annual report.
12) United Nations Inter-agency Group for Child Mortality Estimation：Levels & Trends in Child Mortality：Report 2017.
13) Australia and New Zealand Extracorporeal Membrane Oxygenation(ANZ ECMO) Influenza Investigators, et al.：JAMA. 2009；302(17)：1888-1895.(PMID19822628)
14) Peek GJ, et al.：Lancet. 2009；374(9698)：1351-1363.(PMID：19762075)
15) Cheifetz IM：Respir Care. 2011；56(9)：1258-1268.(PMID：21944680)

50 ICUでのエコーの使い道

吉田拓生，鈴木昭広

1 眼球エコー

CONTROVERSY
・頭蓋内圧をエコーで推定できるか？

BACKGROUND
眼球エコーは救急領域において比較的新しいエコーとして紹介されている[1,2]．マイナー領域の救急において網膜剥離や，眼球破裂，レンズ脱臼などの同定に利用されるが，ICU領域ではICP(頭蓋内圧：intra cranial pressure)を推定する手段として注目されている．方法は，眼を閉じた状態で眼瞼より眼球奥の視神経鞘を描出し，眼球より3mm奥の横径ONCD(視神経鞘径：optic nerve sheath diameter)を測定する(図50-1)．

POINT
CTでの評価が難しい状況でのみ計測し，おおまかに判断し，その後の診療の参考としている．

■ 頭蓋内圧をエコーで推定できるか？

ONCDはICPの変化に対し，迅速に変化するといわれている[3]．正常値に関しては現時点で定まった数字はなく，5.0 mm台をカットオフ値に定めた研究が多い．ICP上昇が推定されるCT所見を対象として，眼球エコーの診断精度は感度95%，特異度92%と報告したシステマティックレビューがある[4]．また，ICPを直接測定しエコーの信憑性を評価したシステマティックレビューでは，ICP 20 mmHg以上に対して感度90%，特異度85%と報告されている[5]．

ただし，これらシステマティックレビューに含まれた研究を見渡しても，いずれも患者数は100人に届かない小規模の研究ばかりであり，診断方法やカットオフ値の違い，研究デザインの異質性などの問題がある．よって，現時点では頭蓋内圧推定の手段としての眼球エコーは，おおまかには，ある程度参考になると考えられるが，具体的にカットオフ値をいくつにすべきかなど今後の研究が

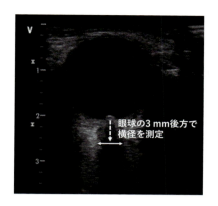

図50-1　視神経鞘の横径測定

待たれる分野である．

また，エコー検査ではあるが眼球に施行する際は注意が必要である．超音波は熱的作用，非熱的作用（機械的な衝撃）を有している．それらはTI（thermal index），MI（mechanical index）で表すが，TIが1.0以下，MIは0.23以下のプローブを使用しなければならない．また可能なかぎり短い時間での検査を心がけるようにする．

> **私はこうしている**
>
> 自施設（東京慈恵会医科大学）はICP測定を積極的に行っていないため，非侵襲的にICPが推定できる点は非常に有用に感じる．しかし実際に施行してみると，思いのほか描出が難しい．特に視神経鞘の辺縁の描出は不鮮明になりがちで，かつ，計測値はmmの単位なので，再現性と信憑性に疑問を感じることが多い．以上から，実際にはCT移動がためらわれるバイタルサインやCT移動をためらうような治療制限の方針がとられている状況で施行する．細かい数値で判断するというよりは，おおまかな値の大小をみて判断している．

2 気道エコー

CONTROVERSY

- PDT（経皮的気管切開：percutaneous dilatational tracheotomy）にエコーを使うべきか？
- 気管挿管の確認はエコーで可能か？

BACKGROUND

気管切開はICUで汎用される手技である．施設によって差異があるが，集中治療医が施行している施設も多いだろう（JSEPTIC簡単アンケート第9弾「気管切開」参照．http://www.jseptic.com/rinsho/pdf/questionnaire_111126.pdf）．気管切開の方法としては，外科的方法と経皮的方法の2つの方法があり，もしPDTを行う場合には，気管支鏡やエコーなど，なるべく多くのモダリティを使用するほうが安全だが，わが国では定まった指針はない．

> **POINT**
> ・PDT 術前には必ずスキャンを行うようにし，術中の使用の有無は気管前面までの到達方法により使い分ける．
> ・$EtCO_2$ が使用できない，信頼できない場合，チューブ位置の確認として気道・肺エコーを用いる．

■ PDT にエコーを使うべきか？

　術前にスクリーニングを行うことで血管走行がわかるという報告はあり[6]，自験例でもプレスキャンで初めて，気管前面正中に血管が走行しているのを見つけた経験がある．72 例の比較対照群がない観察研究[7]からであるが，プレスキャンを行うことで 23% が穿刺部位の変更を余儀なくされたという報告もある（図 50-2）．

　また，術中のリアルタイム超音波ガイド下穿刺に関しての報告もあり，62 例での検討で穿刺成功率は 96.8%，手技時間は 12 分程度だったいう報告[8]や，2 群比較（PDT 患者 341 人：エコーあり vs エコーなし）において有意差は得られなかったものの，エコーありの PDT のほうが合併症少なく施行できた（エコーあり 7.8% vs エコーなし 15%，p＝0.051）という報告[9]もある．50 人の患者で気管支鏡を併用し，エコー使用ありなしの比較で，気管正中への穿刺の成功率が有意に改善した（87% vs 50%）という報告[10]もある．BMI 30 の患者 26 人，非肥満患者 24 人に対する前向き観察研究[11]では，エコーにより肥満患者であっても非肥満患者に比べて手技時間，合併症を増やさず気管切開を施行することができたという報告もされた．

　一方で，近年発表されたガイドライン[12]によればエビデンス不十分と総括されており，術前でのルーチンでの使用は推奨されず，リアルタイムガイド下穿刺に関しては解剖学的に穿刺困難が予想される症例でのみ使用を推奨されている．

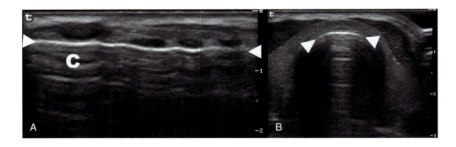

図 50-2　経皮気管切開時のプレスキャン
A：気道長軸像．画面を横切る高輝度線状陰影は空気粘膜境界面（△）．軟骨は低輝度でその上に並んでおり，大きい楕円の輪状軟骨（C）と，その尾側に小さい楕円形である気管輪が第 1（T1），第 2（T2），第 3（T3）となり，穿刺高位の同定は容易である．
B：穿刺部第 2／第 3 気管輪間．白い円弧状の高輝度陰影が空気粘膜境界面（△）．気管は甲状腺に囲まれている．ここではカラードプラやパワードプラを利用して穿刺の障害となりうる動静脈の有無を確認しておく．ガイド下穿刺はこの out of plane 画面での穿刺が推奨されている．

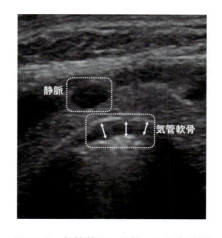

図50-3　気管前面に血管のある自験例

> **私はこうしている**
>
> まずは術前に気管前面の中央に大きな血管走行がないか確認する．ICU患者の場合，すでに頸部造影CTが施行されていることが多いが，CT所見で血管が描出されてなくてもエコーでスクリーニングした結果，手技上，邪魔になるような血管が判明することは，よく経験する（自験例：図50-3）．よって，PDTの侵入経路に出血を懸念すべきような血管がないか，必ずエコーでプレスキャンを行っている．術中にエコーを利用するかどうかは，気管前面方法までの到達方法で使い分けている．通常は真皮までメスで切開し皮下組織は鈍的に剥離を進める．剥離を進めてペアンの先で気管軟骨を触診できるようになってからキットを用いて穿刺する．この際は，手技中，エコーを使用しない．出血の懸念（抗血小板薬，抗凝固薬，患者本人の止血能）がある場合は，なるべく切開を小さくし，皮下組織の鈍的な剥離を行わず，可能なかぎり穿刺と拡張だけで済むように手技を進める．この際は終始エコーガイド下で行う．いずれの場合も気管支鏡を併用しているが，もし気管支鏡が使えない状況を想定すると，視覚的な情報の補強として術中エコーを重宝すべきである．

■ 気管挿管の確認はエコーで可能か？

通常，気管チューブの位置確認には波形の出る呼気CO_2モニター，カプノグラフィが迅速性，かつ確実性に優れている．現在，蘇生ガイドラインでカプノグラフィが利用できない場合には気道エコーで代用することが可能としている[13]．メタアナリシス[14]によれば11研究，969症例分の検討で挿管時にリアルタイムに，あるいは事後にエコーを用いて気道を確認したところ，定期手術時のデータで感度は98％，特異度は98％と高く，救急の症例のみの検討でもそれぞれ98％，94％であった．ただし，チューブそのものを観察できないことも多く，甲状軟骨の動きやカフ注入時の気管の拡大所見，食道内の高輝度線状陰影と音響陰影など間接的所見などを複合的に利用している（図50-4）．

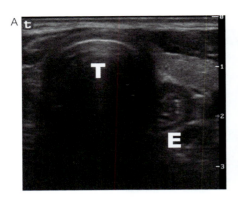
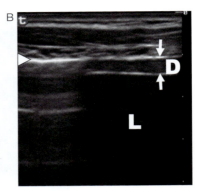

図 50-4　挿管確認のための描出

A：胸骨切痕上の横断像．画面左が患者右，右は患者左側．空気粘膜境界面と深部の音響陰影を有する構造が気管（T）．頸部食道（E）は低輝度の筋層構造を有し，95％の確率で左側に観察できる．

B：側胸部の zone of apposition における横隔膜．△が胸膜，D が横隔膜，L は肝臓．画面左は肺部分で，呼吸性に尾側（画面右）方向に肺が移動し実質臓器が見えなくなる curtain sign があれば換気の証となる．

> **私はこうしている**
>
> 　前述のとおり，気管挿管が成功していてもチューブそのものは確認できないことも多い．救急・集中治療領域や rapid response system 起動時などは機器や人手の状況からも必ずしもリアルタイムで挿管中のモニタリングはできないことも多い．結果として事後の確認となれば間接的所見に頼ることが多くなる．筆者はまず胸骨切痕上に横断像でリニアプローブをあて，気管内のチューブ，食道内のチューブの有無を確認し，パイロットバルーンの圧迫を指で何度か行い，気管径の変化をみる（気管が横方向に拡大すればチューブは気管内である可能性が大）．さらに，肺エコーで利用する横隔膜観察を側胸部の zone of apposition で行い，横隔膜が送気に伴い尾側に移動し，肺部分が肝臓を押しやり，胸膜での超音波の反射によって深部の画像が得られなくなる curtain sign を確認することで換気が行われている（＝チューブが気管内にある）ことを根拠とするようにしている．もちろん，外傷患者で気胸が合併している場合などは成功不成功の判断のためには，視診聴診を含め，より多角的な情報を利用して総合的に判断する必要があることはいうまでもない．

3 肺エコー

CONTROVERSY
- 呼吸不全の鑑別に肺エコーは使えるか？
- 気胸の診断に肺エコーは使えるか？
- 肺炎，肺水腫の診断に肺エコーは使えるか？
- ARDS（急性呼吸窮迫症候群：acute respiratory distress syndrome）に肺エコーは使えるか？

BACKGROUND

　かつて肺はエコーの描出対象外とされていたが，2009年に米国胸部疾患学会（American College of Chest Physicians），フランスICU学会（La Société de Réanimation de Langue Française）が合同で，集中治療医が施行するべき診断ツールであるとの提言がされた[15]．この提言中で，A-lines，B-lines，lung sliding，lung pointの所見を理解すれば浸潤影，肺水腫，気胸に対して肺エコーでアセスメント可能になる，との記載がされている．以降知見が積み重なり，集中治療医[16]，麻酔科医[17]，救急医[2]が施行できるべき診断ツールとして各種文献，ガイドラインなどで紹介されており，到達目標が提示されている文献も多く存在する．また，肺エコーがICU診療に与える影響を検討するべく376人のICU患者（外傷5割，内科4割，術後1割）を対象とした研究がある．ルーチンで肺エコーを行わない時期，行う時期に分け，前後比較した結果，ルーチンで行っていたほうが胸部X線を3割，胸部CTを5割減らすことができたという報告[18]もある．以上のように，現状はICUにおいて重宝されるべき診断ツールとして各種文献，ガイドラインで高く評価されているといってよいだろう（図50-5）．

POINT
- 呼吸不全の疾患群のなかでは気胸，胸水貯留の診断に多用している．
- 気胸除外のための肺エコーは頻繁に行う．
- 肺炎，肺水腫の診断のためのみで肺エコーを行うことは少ない．
- ARDSに対して肺エコーを行うときもあるが，限定的な使用のみである．

■ 呼吸不全の鑑別に肺エコーは使えるか？

　急性呼吸不全の原因疾患を肺エコーで鑑別するプロトコルとして，Lichtensteinらが提唱したBLUE protocol（Bedside Lung Ultrasound in Emergency protocol）[19, 20]が広く知られている．このプロトコルは，lung sliding有無のアセスメントから始め，A-line，B-line，lung pointの所見を組み合わせることで，肺水腫，肺塞栓，肺炎，COPD／喘息，気胸のいずれかの診断に落とし込んでいくプロトコルである．

　この文献内では，肺エコーによる診断とICUチームの最終診断が一致しているかの検討もされている．260人：肺炎（32％），COPD（18％），肺水腫（24％），重症喘息（13％），肺塞栓（8％），気胸（4％）を対象に検討され，喘息（感度89％，特異度97％），肺水腫（感度97％，特異度95％），肺塞

12 | その他

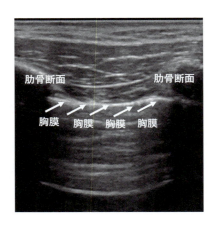

図 50-5　肺エコーの基本断面

栓（感度81％，特異度99％），気胸（感度81％，特異度100％），肺炎（感度89％，特異度94％）と報告された．注意点としては，われわれは，あくまでほかの所見と合わせて評価することを強調している．一方でこのプロトコル内に心エコーでの評価がないという批判もある．加えて，ほかの研究による妥当性評価はまだ行われていない．

> **私はこうしている**
>
> 通常は，肺エコー単独で診断をつけるわけではなく，聴診を含む身体所見，胸部X線画像と補完し合いながら活用している．各疾患に関しては，例えば気胸の診断に対して肺エコーを用いることは多い．X線で気胸を疑う所見がある（deep sulcus signなど）が，いまひとつ診断に確信がもてず，かつ，CTで確認するほどの必要性，CT移動のリスクを負う必要性を感じない場合や，急激な状態変化でポータブルX線を待てない場合などである．人工呼吸器患者が多いがゆえ，ICUという環境は常に気胸を疑わなければならない環境でもある．また，気胸を除外できるかどうかで，ほかの疾患への介入も格段に早くなる印象がある．胸部の透過性低下に関しては，程度次第でもあるが，基本的には胸水貯留の確認をするためのエコーを行う．胸水の性状診断や，治療として胸水穿刺を行うべきかなどの判断材料にするからである．肺水腫，肺炎に関しては，ほかの診断ツールで，その存在自体の確定ができていることが多く，これらの病態をエコーで探しにいくことはあまり行っていない．

■ 気胸の診断に肺エコーは使えるか？

気胸はlung slidingがないこと，lung pointが見えること，A-lineが見えること，をもとに診断される（図50-6）．これに関して2012年にAlrajhiらが，CT所見を対照として成人気胸患者の肺エコーでの評価に関するメタアナリシス[21]を行っている．8研究が選ばれ，いずれの研究もlung slidingを主要な所見として気胸の診断を行っている．結果，気胸に対して感度90.9％，特異度98.2％と高い精度が報告された一方で，仰臥位の胸部X線画像は感度50.2％，特異度99.4％と報告され，X線に比して肺エコーの精度が高かったと評価された．これらをもって，気胸を疑う患者にはルーチンに

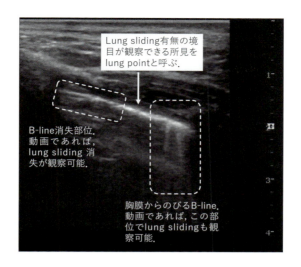

図 50-6 気胸のエコー

肺エコーを行うべきと結論づけている．ただし，この研究で選出された症例は外傷例に偏っており，ICU 患者で問題となる人工呼吸器患者の気胸に関してはアセスメント不足であるとの指摘や，ICU では通常，仰臥位でなく半坐位で X 線を施行することが多く，この結果を ICU 患者でどう活かしていくかという点に関しては，今後，さらなる検討が必要であるとの指摘もある．

> **私はこうしている**
>
> まずは仰臥位で前胸部のみ lung sliding の有無を確認している．もし，前胸部で lung sliding が見えたら，重大な気胸は存在しないと考える．もし，lung sliding が見えず，かつ，エコー以外の診断ツールで気胸の確信がもてない場合は側胸部にプローブをスライドし lung point を探しにいく．Lung sliding が見えない場合は，それが気胸であるのか胸膜癒着であるのか判断しにくいが，lung point を描出することで気胸の確定診断ができる．ただし lung point 描出には少々時間を要することに注意する．気胸を疑ってエコーを行う場合，確定診断というよりは除外診断のために使用している印象が強い．

■ 肺炎，肺水腫の診断に肺エコーは使えるか？

浸潤影の診断に関しては，さまざまな状況下で検証されており，X 線には劣らないとされている[22]．急性呼吸不全患者の浸潤影に対する肺エコー診断に関するシステマティックレビュー[23] において，CT 所見を対照にした研究が 4 件（224 人）選ばれ，検討された．これらの研究では患者全員が ICU 患者であり，感度 90〜100％，特異度 78〜100％であった．4 研究中，X 線の精度も合わせて評価された研究は 2 研究あり，いずれも X 線に比べエコーの診断精度が高く，特に感度が優れているという報告がされていた．ただし，いずれも 100 人未満の小規模な研究である．

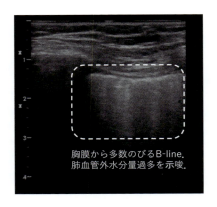

図 50-7　B-line の増強

> **私はこうしている**
>
> ICU 患者の場合，浸潤影を有する疾患群はほかの診断ツール（病歴，血液検査，X 線）ですでに疑えていることが多い．人工呼吸器中の気胸の鑑別に使用したりするが，肺炎，肺水腫の鑑別のためだけに施行することは多くない．自験例的には，肺炎であれば炎症が強い側で，肺水腫であれば両側で B-line の増強を描出できる（図 50-7）．

■ ARDS に肺エコーは使えるか？

　肺エコーは含気をアセスメントできるといわれている．含気が良好になれば A-line が有意になり，不良になれば B-line が増え，さらに不良になれば B-line が癒合し太くなっていく．これらの定性的な所見の変化を考慮し各種治療を検討する報告が散見される．例えば，ARDS に対するリクルートメントマニューバーへの反応性予測に関して，肺エコーを活用する報告[24]があり，局所的に含気不良になっている患者に比べ，びまん性に含気不良を呈している患者はリクルートメントマニューバーへの反応性がよいとされた．ほかに，含気にかかわる肺エコー所見をスコア化して評価すれば，熱希釈法による肺血管外水分量との相関がよいという報告[25]や，左右の肺底部腹側の含気が良好な際には腹臥位療法によく反応するという報告[26]もある．一方で，逆に肺エコーでは過膨張はわからない，連続モニタリングツールではない，消毒が不十分であれば院内感染菌伝播の温床にもなるなどの指摘もされている．

　診断に関しての検討もある．基本的には ARDS の所見は両肺びまん性に B-line が出現するといわれている．資源が限られている（X 線施行が難しいような）状況下で，ベルリン定義における画像診断を肺エコーで代用した研究も報告されている[27]．

　そもそも ARDS に対して絶対的な治療法がないなかでの検討であり，肺エコーを最終的な予後改善につなげることができるかは未知であるが，今後，診断への活用，含気に関する治療へのアセスメントに使用が広がっていく可能性はある．

> **私はこうしている**
>
> さまざまな文献があるが，実際には使用頻度は少ない．自施設ではルーチンに腹臥位を施行しておらず，腹臥位を施行する前にその反応性をみるべく試みた経験はある．しかし，実際には定量評価が難しい印象があった．ただし，ARDS 患者は高い圧で換気していることが多い．ゆえに緊急時，気胸の除外という目的で使用することは頻繁にある．

4 心エコー

CONTROVERSY
- 定性評価か定量評価か？
- 心不全の関与をどう判断するか？
- ショックの鑑別に使えるか？
- 輸液反応性の予測に使用できるか？

BACKGROUND

集中治療医にとって，循環の中枢をなす心臓を可視化できる能力は必須である．外傷患者に対する FAST (focused assessment with sonography for trauma) と同様に，ICU 患者における心エコーでも的を絞って迅速に目標指向型の評価を行う手法が種々のガイドラインや総説にて，現在さかんに推奨されている[15,28,29]．ただし集中治療医が心エコーの専門的トレーニングを必ず積んでいるわけではなく，現状は多くの施設が手探りの状態である．いままでは目標指向型の心エコー (図50-8) に関して，定まったトレーニングプログラムがなかったが[30]，近年，米国エコー学会 (National Board of Echocardiography) が米国集中治療学会，カナダ集中治療学会，米国胸部疾患学会などを含む8つの団体と共同で Critical Care Echocardiography に関する資格認定制度を開始することとなり[31]，今後いっそうこの分野に注目が集まることが予想される．

POINT
- 定性評価は頻繁に行うが，定量評価はごくたまに行う程度である．
- 心不全の関与に関して僧帽弁血流速度のアセスメントをよく行うが，基本的にはほかの所見と併せて総合判断をしている．
- ショック患者には必ずエコーを行い，まず閉塞性ショック，心原性ショックを除外する．
- IVC は極端な所見のみ情報として採用し，ほかの所見と併せて利用する．

■ 定性評価か定量評価か？

ICU で必要とされるエコーはおおむねベーシックレベル，アドバンスレベルに分けられており，ベーシックレベルで要求される評価は「定性評価 (qualitative)」，アドバンスレベルでは「定量評価 (quantitative)」とされていることが多い．正確な定量評価が可能となるためには一定の修練を要する．ゆえに，簡便に行える定性評価で済むのであればそれに越したことはない．一方で定性評価の

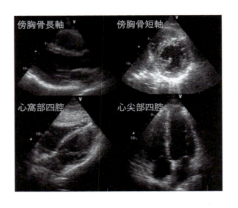

図50-8　目標指向型心エコーの基本断面

正確性，信頼性も問われるところである．

　例えば「心収縮能を見た目で定性評価してよいか」，に関していくつか検討されている．94人のICU患者を対象に，実際に診療している集中治療医が臨床的に予測をしたEF（心収縮能：ejection fraction），心エコーに習熟している集中治療医による見た目のEF，定量的にシンプソン法で計測したEFを比べた研究[32]があり，結果は，臨床的予測と計測は相関が不良（Kappa値：0.33；95%CI：0.16-0.49）だが，見た目EFとシンプソン法による計測はよい相関（Kappa値：0.75；95%CI：0.63-0.87）であった．つまり，エコーをしていないと心機能の予測は難しいが，エコーを行い見た目のEFで評価（visual EF）した場合はそれなりの信頼性があるという結果である．ほかには，50人のICU患者を対象にした検討[33]で，ある程度心エコーの経験がある集中治療医が，7日間毎日1回心エコーを行い，見た目EF，シンプソン法でのEF，組織ドプラで，VTIなどを計測し検討した研究もある．結果，見た目EFはシンプソン法によるEFと高い相関（R値：0.79〜0.95）がある，と報告された．また，同研究内で見た目EFの評価は7日間で100%行えたが，シンプソン法に関しては7%の症例で描出不良を理由に施行できなかったとの結果もあり，見た目EFの使いやすさも強調されていた．救急医に関しても似たような研究[34]があり，見た目EFで十分正確性が保たれるとの報告がある．ただし，いずれも心エコーを施行している医師は目標指向型の心エコーに精通している医師であり，経験が浅い医師がどれぐらいのトレーニングをもって，同じような正確性を再現できるかはまだ不明である．

> **私はこうしている**
>
> 　日々用いている評価は定性評価であり，定量評価まで行うことはまれである．定量評価は理想的な描出が可能となってはじめて，計測値に対する信憑性と再現性が高くなる．心エコーは理想的には左側臥位が望ましいが，ICU患者の場合，体位変換がしにくい状況が多く，手間もかかる．モニターのシールや，ドレーン挿入されている場合なども，理想的なview描出への障壁となる．一方で定性評価さえできれば，おおまかな病勢を見極めることができ，こと足りると感じることも多い．EFは，55%か60%は重要ではなく，60%か40%かが重要である．日々の診療でざっくり定性評価している項目は，見た目の左室収縮能，傍胸骨短軸像での右心

負荷所見，弁膜症に関しては逆流の度合いをざっくりカラードプラで評価するといったところである．狭窄症に関しては，経弁圧較差を測定し定量評価を試みているが，逆流の方向が，計測している方向と平行であるかには常に気にかけている．また左室収縮能が低下している場合，大動脈弁狭窄症の大動脈弁圧較差は過小評価されてしまうことも注意点の1つである．

■ 心不全の関与をどう判断するか？

両側びまん性肺水腫を，心原性か ARDS かを判別するために，134 人の P/F 比 200 弱の呼吸不全患者のデータを用いて，以下のような予測モデルを推奨した研究[35]がある．「左胸水貯留＞20 mm」：＋4 点，「中等度以下の左室収縮能低下」：＋3 点，「IVC 径≦23 mm」：－2 点とし，合計 3 点以下を ARDS，6 点以上を心原性肺水腫もしくは ARDS 合併の心原性肺水腫とした（AUC：0.79；95％CI：0.70-0.87）．いずれの所見も難しい描出テクニックを要さない点がポイントである．

また LVEDP（左室拡張末期圧：left ventricular end-diastolic pressure）の推定として経僧帽弁血流速度を測定し，E 波，A 波を観察する方法もある[36]（図 50-9）．通常は 50 歳前後を境に E 波＜A 波となる．心不全を呈し LVEDP が上昇してくると E 波＞A 波となり，さらには E 波のみの一相性になる．このスペクトラムを利用して，例えば，呼吸不全 60 歳男性に経僧帽弁血流速度を計測し，E 波＞A 波の場合は急性心不全の関与を疑う．ただし，もともと E 波＞A 波である若年や，A 波の波高が LVEDP と関係なく影響を受けてしまう心房細動関連（心房細動時は A 波は消失，発作性心房細動から洞調律復帰した後は A 波減弱）の症例には使えない．

ほかには組織ドプラを用いて僧帽弁の弁輪部の動きを測定し（e' 波），E 波と比較し，E/e' を評価する方法もある[37]．E/e'＜8 の場合は LVEDP 上昇の可能性は低く，15＜E/e' の場合は LVEDP 上昇の可能性が高い，という評価法である．ただし，この方法も心房細動の際，1 回ごとの E 波，e' 波がばらつくので，評価が難しくなる

> **私はこうしている**
>
> まずは急性心不全となりうるかを検討すべく，ざっくりと，心収縮能，心筋肥大，弁膜症の有無をみる．心収縮能が維持されているようであれば，拡張障害型の急性心不全の素因となる

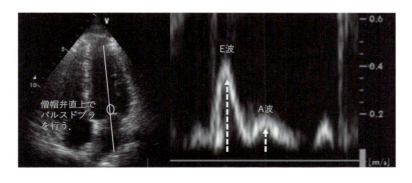

図 50-9　E 波，A 波

ような心筋肥大の有無を検討する．次に，急性心不全が発生しているかをアセスメントすべくLVEDP上昇の有無を検討する．よく行っているのは50〜60歳以降に対して，経僧帽弁血流速度を測定し，E波，A波の大小をみる方法である．E/e'値の測定に関しては，その描出画像の角度により数値が安定しなくなるため理想的な描出ができているとき以外は行わない．気をつけている点はエコー単独の所見を深追いしないことである．病歴や血液検査値などほかのモダリティと補完し合いながら判断している．

■ ショックの鑑別に使えるか？

プロトコルとしては心エコーを主体にした循環不全の診断に関する，RUSH exam（Rapid Ultrasound in SHock）[38]，FALLS protocol（Fluid Administration Limited by Lung Sonography）[19] が有名である．RUSH examは，ポンプ，タンク，パイプを合い言葉にショックの鑑別を進めていくものである．ポンプでは，心嚢液の有無，全体的な収縮能，左室右室のバランス，タンクではIVC（inferior vena cava：下大静脈），頸静脈，肺エコー（肺水腫，気胸，胸水貯留），パイプでは動静脈の大血管の確認を行う．プロトコル化されているとはいえ，項目が多く時間がかかるという批判があるため，protocolとせず，必要な部分だけ行えるようexamと呼ばれる．FALLS protocolは肺エコーに簡単な心エコー（心嚢液，右心拡大）を組み合わせて，輸液制限の戦略を含んだショック鑑別のプロトコルである．まずは閉塞性ショック→心原性ショックの順に鑑別を進める．輸液投与の結果，バイタルサイン改善があって，かつ，B-line出現しないようであればhypovolemic shockを考え，バイタルサイン改善がいまひとつでB-lineが出現してくるようであれば，分布異常性ショックを考え，輸液の止めどころとも考える．ただし，これらはあくまで診断を早めるためと考えるべきで，単純に輸液反応性をみるためのプロトコルではないと著者たちは主張している．加えて，その妥当性はほかの血行動態モニタリングなどで証明されているわけではない点も注意である．

> **私はこうしている**
>
> まずはIVC評価を行い，閉塞性ショックの病態を念頭に入れるべきか検討する．この時点で呼吸性変動があり，IVC拡張がなければ閉塞性ショックの病態が考えにくいと判断する（図50-10）．

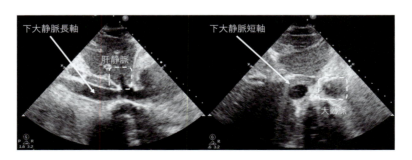

図50-10　下大静脈の基本断面

IVC 拡張があった場合は，閉塞性ショックの可能性を考え心囊液の有無，右心負荷所見の有無に注目する．それらが見られなければ，左室収縮能をみる．低心機能が見られれば心原性ショックの可能性を考える．逆に過収縮が見られれば分布異常性ショック，循環血漿量減少性ショックの可能性を考える．陽圧換気下では IVC の呼吸性変動が消失し，拡張する方向で変化することに注意する．以降は，病歴やX線などほかのモダリティを参考にして鑑別を進めている．

■ 輸液反応性の予測に使用できるか？

　心エコーで輸液反応性を評価する手段において，最も馴染み深いところは IVC の評価であろう．描出も容易である．これに関して，胸部術後，心臓術後，患者数 20 人以下の小研究を除いたレビューがある[39]．6 研究が検討に含まれ，すべての研究が，多くて患者数 50 人程度の小研究ばかりである．自発呼吸努力のない人工呼吸器患者を対象とした研究は 4 研究で，呼吸性変動の閾値は 15％前後（12〜21％）とされていた．結果，陽性尤度比 5.3（95％CI：1.1-27），陰性尤度比 0.27（95％CI：0.08-0.87）であった．なお，全研究が 8 mL/kg 以上の換気を行っている．一方で自発呼吸努力を残した状態での検討は 2 研究あり閾値は 40％程度に設定され，陽性尤度比は 3.5〜9.3，陰性尤度比は 0.38〜0.71 と報告されている．自発呼吸努力がない研究に比べ，研究数が少なく，おおむね陰性尤度比が劣る結果となっている．

> **私はこうしている**
>
> 　ショックの鑑別を考えながら，左心室の過収縮，IVC の虚脱，IVC の呼吸性変動が強い所見があるときは，輸液を入れる「方向」で検討する．IVC が高度に緊満している場合は閉塞性ショックの可能性を検討し，それらが除外できたら，輸液以外の戦略をとる「方向」で検討する．極端な所見（高度に緊満か高度に虚脱か）以外は情報として採用しないようにしている．加えて，IVC 単独では指標にはしない．全体としては，あくまで方向性程度で IVC の情報を利用している．

参考文献

1) American College of Emergency Physicians：Ann Emerg Med. 2009；53(4)：550-570.（PMID：19303521）
2) Whitson MR, et al.：Critical Care. 2016；20(1)：227.（PMID：27523885）
3) Singleton J, et al.：Am J Emerg Med. 2015；33(6)：860. e5-e7.（PMID：25595270）
4) Ohle R, et al.：J Ultrasound Med. 2015；34(7)：1285-1294.（PMID：26112632）
5) Dubourg J, et al.：Intensive Care Med. 2011；37(7)：1059-1068.（PMID：21505900）
6) Flint AC, et al.：Neurocrit Care. 2009；11(3)：372-376.（PMID：19680824）
7) Kollig E, et al.：Injury. 2000；31：663-668.（PMID：11084151）
8) Chacko J, et al.：Intensive Care Med. 2012；38(5)：920-921.（PMID：22349428）
9) Yavuz A, et al.：Radiology. 2014；273(3)：927-936.（PMID：25102297）
10) Rudas M, et al.：Crit Care. 2014；18(5)：514.（PMID：25231604）
11) Guinot PG, et al.：Crit Care. 2012；16(2)：R40.（PMID：22390815）
12) Raimondi N, et al.：J Crit Care. 2017；38：304-318.（PMID：28103536）
13) 日本蘇生協議会ガイドライン 2015 版

14) Abbasi S, et al.：Eur J Emerg Med. 2015；22(1)：10-16.(PMID：24441884)
15) Mayo PH, et al.：Chest. 2009；135(4)：1050-1060.(PMID：19188546)
16) Frankel HL, et al.：Crit Care Med. 2015；43(11)：2479-2502.(PMID：26468699)
17) Fagley RE, et al.：Anesth Analg. 2015；120(5)：1041-1053.(PMID：25899271)
18) Peris A, et al.：Anesth Analg. 2010；111(3)：687-692.(PMID：20733164)
19) Lichtenstein DA：Chest. 2015；147(6)：1659-1670.(PMID：26033127)
20) Lichtenstein DA, et al.：Chest. 2008；134(1)：117-125.(PMID：18403664)
21) Alrajhi K, et al.：Chest. 2012；141(3)：703-708.(PMID：21868468)
22) Volpicelli G, et al.：Intensive Care Med. 2012；38(4)：577-591.(PMID：22392031)
23) Hew M, et al.：BMJ Open. 2015；5(5)：e007838.(PMID：25991460)
24) Bouhemad B, et al.：Am J Respir Crit Care Med. 2011；183：341-347.(PMID：20851923)
25) Zhao Z, et al.：BMC Pulm Med. 2015；15：98.(PMID：26298866)
26) Prat G, et al.：J Crit Care. 2016；32：36-41.(PMID：26806842)
27) Riviello ED, et al.：Am J Respir Crit Care Med. 2016；193(1)：52-59.(PMID：26352116)
28) Sharma V, et al.：Anaesthesia. 2014；69(8)：919-927(PMID：24801304)
29) Oren-Grinberg A, et al.：Crit Care Med. 2013；41(11)：2618-2626.(PMID：23989172)
30) Mosier JM, et al.：J Crit Care. 2014；29(4)：645-649.(PMID：24768532)
31) Díaz-Gómez JL, et al.：Crit Care Med. 2017；45(11)：1801-1804.(PMID：29028695)
32) Amiel JB, et al.：Crit Care. 2012；16(1)：R29.(PMID：22335818)
33) Bergenzaun L, et al.：Crit Care. 2011；15(4)：R200.(PMID：21846331)
34) Unlüer EE, et al.：West J Emerg Med. 2014；15(2)：221-226.(PMID：24672616)
35) Sekiguchi H, et al.：Chest. 2015；148(4)：912-918.(PMID：25996139)
36) Nagueh SF, et al.：J Am Coll Cardiol. 1997；30(6)：1527-1533.(PMID：9362412)
37) Ommen SR, et al.：Circulation. 2000；102(15)：1788-1794.(PMID：11023933)
38) Perera P, et al.：Emerg Med Clin North Am. 2010；28(1)：29-56.(PMID：19945597)
39) Bentzer P, et al.：JAMA. 2016；316(12)：1298-1309.(PMID：27673307)

索引

数字・ギリシャ

1回換気量制限　130
1回拍出量変動　42
4%アルブミン vs 生理食塩水，輸液の選択　36
6S trial　185
β-D-グルカン　219

欧文

A

ABCDEFGH バンドル　286, 373
ACCP の VTE 予防ガイドライン　355
ACS　79
ACURASYS study　132
ADHF　88
ADRENAL trial　53
aEEG　250
AFib　72
AFOTS　72
afterload の指標　33
AICU　400
AKI　177
　――の治療と予防　184
　――の定義・診断・原因鑑別　177
AKIN 基準　178
ALBIOS study　37, 185
AMACING trial　190
AMI　79
ANP，AKI　188
AQUAMARINE trial　91
ARDS
　――，エコー　412
　――に伴う右心不全　174
ARISE trial　186
ARMA study　129
ARMYDA-CIN trial　191
ASV　126
AT　349
autonomy，生命倫理　368
AVP　49
awake intubation　118

B

balanced crystalloid　35, 39
BE　206
beneficence，生命倫理　368
BPS　274

C

CALORIES trial　306
CAM-ICU　268
candida colonization index　219
candida score　219
Caprini score　353
CAUTI　225
CBF の炭酸ガス反応性　252
CDI　225
cEEG　249
cEEG モニタリング　248
CESAR trial　159
CGM　241
CHAMPION　88
CHD　196
CHDF　197
CHEST trial　185
CHF　197
CIRCI　52
circulatory shock　29
CKD　179
CK-MB　82
CLASSIC trial　186
closed ICU　2
closed-loop システム　242
Clostridium difficile 感染症　225
contractility の指標　32
CORTICUS trial　53
CPOT　273
CR-BSI　225
CRISTAL trial　37, 185
CRP，感染症　212
CRRT　196, 198

D

de-escalation の方法とタイミング　214
DIGAMI study　239
DOA　48
DOSE trial　89
DSI　277

E

early goal-directed therapy　46
early PN trial　306
EARSS study　185
EAT-ICU trial　307
ECMO　385
　――，成人呼吸　158
ECMO 患者の集約化　164
ECMO センターではない場合　162
EDEN trial　300
EGDM　294
EGDT　46, 63
　――に基づく初期輸液蘇生　186
elective critical care consultation ICU　2
EMPIRICUS　220
EN　297
　――開始のタイミング　298
　――増量のスケジュール　299
EPaNIC trial　301, 306
EPAP，NPPV による　109
ERCP 後膵炎　314
Eurotherm study　261
EVLW　33

F・G

FACTT study　41, 186
FALLS protocol　416
FCC　373
FINNAKI study　186
FIRST study　38
FLORALI trial　111
Frank-Starling 曲線　32
French trial　52
GDMT　95

H

H_2ブロッカー，ストレス潰瘍予防　332
HAP　225
HCO_3^-　206
HCU　12

索引

Henderson-Hasselbalch の式
　　　　　205, 206, 210
HES vs 晶質液，輸液の選択　36
HES 製剤　35
　——, AKI　185
　—— を使用すべき状況　38
HFNC　105, 107
high care unit　12
high PEEP　106
HOP　116
HYBERNATUS study　262
HYDRAREA study　190
HYPERS2S trial　283
hypotension　116
HYPRESS trial　53

I

IABP　100
IABP-SHOCK II trial　101
ICDSC　270
ICP　255
ICU
　—— でのエコーの使い道　404
　—— での血糖管理　231
　—— でのストレス潰瘍予防　331
　—— での多職種の役割　19
　—— でよく用いる鎮痛薬　273
　—— における感染管理　224
　—— における終末期医療　365
　—— における早期リハビリテーション　23
　—— における鎮痛・鎮静　272
　—— における不眠の対処法　279
ICU 患者専用
　—— の医療・看護必要度　9
　—— の重症度　9
ICU 専従医　1
ICU せん妄　266
ICU 退室基準　6
ICU 入室基準　6
ICU 入室適応
　——, 重症度からみた　9
　——, 予定手術後患者の　8
ICU 入室前から栄養障害がある患者　307
ICU 病床数，わが国の　10
ICU-AW　282
IDS　115
IHD　196
IIT　234
INPRESS study　187

INTELLiVENT-ASV®　126
intensivist　1
IRRT　196
IVC フィルター　361

J・K・L

justice, 生命倫理　368
KDIGO　177
LEMON　116
Leuven I study　234
Leuven II study　234

M

mandatory critical care consultation ICU　2
MERIT study　388
MIDEX / PRODEX trial　277
MOANS　115
MTP　339
MUSCLE-UK　301

N

n-3 系多価不飽和脂肪酸，栄養　302
NAC, AKI　190
NAd　48
NAVA　126
NICE-SUGAR trial　234
NIRS　254
NIV　108
non-maleficence, 生命倫理　368
NPPV　105, 108
NS　225
NSAIDs　274
NUTRIREA-2 trial　306

O

open ICU　2
OPTIME-CHF study　99
oxygenation　116

P

PAC　33
PAD ガイドライン　272
PADIS ガイドライン　273
Padua score　353
PAV　126
PCAS, 低体温療法　259
PCPS　100
PCR 検査　219
PCT, 感染症　212
PCV　121

　—— の利点　122
PDT　405
PEEP
　——, 侵襲的人工呼吸による　110
　——, HFNC による　107
　——, NPPV による　109
　—— と換気量の設定　129
PermiT trial　300
PICARD study　186
PICS　281, 373
　——, 早期リハビリテーション　292
PICS-F　373
PICU　400
　—— への集約化　400
Plasma-Lyte vs 生理食塩水，晶質液の選択　40
PLR　31, 43
PN　297
　—— 添加のタイミング　305
POAF　72
Point Prevalence study　291
PPI, ストレス潰瘍予防　332
PPV　31, 42
PRATO-ACS study　191
preload の指標　30
PRESERVE trial　190, 191
ProCESS trial　186, 338
ProMISe trial　186
PROMISS trial　191
PRVC　125
PT　153

Q・R

qSOFA　59
rapid response system　387
RASS　275
rhTM　348
RIFLE 基準　178
RRS　387
　—— の起動基準　390
RRT　195
RSI　117
RUSH exam　416

S

SAFE study　37, 185
SAH, 低体温療法　262
SALT trial　185
SBT　143
SBT 不成功因子　147

ScO₂ 254
SDD 226
SEDCOM trial 276
SEPSISPAM trial 48
SHOCK trial 97
SIRS 58
SjO₂モニタリング 251
SMART trial 40
SOAP study 186
SOD 226
SPLIT trial 40, 185
SPN trial 306
SSCG2016 62
―，輸血 338
SSI 225
ST 153
Stewart 法 208, 210
SUP 331
SVV 31, 42

T
TBI
――，重症 260
――，小児 261
――，低体温療法 260
tele-ICU 394
TITR 237
TOP-UP pilot trial 307
t-PA，プロトコル 16
TPTD 33
TRACK-D trial 191
TRICC 試験 336
TRISS trial 338

V
VALUE method 286
VANCS trial 187
VANISH trial 50, 66, 187
VAP 225
VASST study 49, 50, 187
VCV 121
―― の利点 122
VISEP trial 185, 235
VTE 予防 352
―― への支援，薬剤師による 21
VTE 予防ガイドライン，ACCP の 355

W
withdraw，終末期医療 367
withhold，終末期医療 367

和文

あ
アスパーエース™ 156
アスピリン 360
アセトアミノフェン 274
圧規定容量調整換気 125
アドレナリン，昇圧剤 51
アニオンギャップ 207, 210
アミオダロン 74
アルギニン，栄養 301
アルブミン製剤 35
――，AKI 185
アンチトロンビン 349
安楽死，終末期医療 367

い
意識の管理，急性肝不全 327
痛みの評価 273
遺伝子組み換えⅦa因子製剤の適応 341
胃内残量の計測 304
医療安全への貢献，臨床工学技士による 25
医療・看護必要度，ICU 患者専用の 9

う
ウィーニング 144
―― の分類 150
ウイルス性要因，急性肝不全 324
右室後負荷の低減 172
右室収縮能の増強 172
右室前負荷の最適化 169
右心疾患による肺高血圧症 173
右心不全
――，ARDS に伴う 174
―― の治療，肺高血圧に伴う 165
うっ血 87

え・お
栄養障害がある患者，ICU 入室前から 307
栄養療法
――，急性肝不全 329
――，急性膵炎 318
―― の実際 297
エコーの使い道，ICU での 404
遠隔 ICU 394
オピオイド 273

か
外傷
―― におけるトラネキサム酸の適応 340
―― に対する大量輸血の方法 339
外傷性脳損傷
――，重症 260
――，低体温療法 260
開腹管理中の患者，栄養 304
カウンター PEEP 106
化学的 VTE 予防 358
家族とのかかわり 372
家族における集中治療後症候群 373
カテーテル関連血流感染症 225
カテーテル関連尿路感染症 225
換気困難 114
眼球エコー 404
換気量制限
――，筋弛緩 132
――，鎮痛・鎮静 132
換気量モニタリング
――，HFNC による 107
――，NPPV による 109
間欠，栄養 303
間欠的空気圧迫法 360
カンジダ症，侵襲性 217
カンジダマンナン抗原検査 219
感染（症）管理
――，ICU における 224
――，急性肝不全 327
感染症治療への支援，薬剤師による 21
緩和ケア，ICU における 366

き
機械的 VTE 予防 360
気管切開 151
―― のタイミング 152
気管切開術後の管理 155
気管切開チューブ選択の流れ 157
気管挿管 113
―― の確認，エコー 407
気胸
――，人工呼吸器管理中 136
―― の診断，エコー 410
気道エコー 405
急性冠症候群 79
急性肝不全 322
急性心筋梗塞 79
――，血糖の至適管理目標値 239
急性腎障害 177

索引

急性心不全　87
急性膵炎　311
急性肺塞栓症に対する血栓溶解療法の適応　175
凝固・止血異常　343
凝固・線溶の管理，急性肝不全　328
強心薬
　── の使用　51
　── の使い方　46
胸水
　──，急性肝不全　327
　──，人工呼吸器管理中　139
虚血カスケード　84
虚血性脳卒中，低体温療法　261
筋弛緩，換気量制限　132
筋弛緩薬の選択　119
近赤外線分光法　254

く
くも膜下出血，低体温療法　262
グルタミン，栄養　301
クロルヘキシジン　228

け
経胃，栄養　302
経口直接Xa阻害薬　359
経十二指腸，栄養　302
経静脈栄養　297
　── 添加のタイミング　305
経腸栄養　297
　── 開始のタイミング　298
　── 増量のスケジュール　299
　── の開始時期，急性膵炎　318
　── の種類，急性膵炎　320
　── の投与ルート，急性膵炎　320
経肺熱希釈法　33
経皮的気管切開　153, 405
経皮的心肺補助　100
痙攣　248
外科周術期，血糖の至適管理目標値　238
外科手術部位感染症　225
外科的気管切開　153
ケタミン　118
血圧調整，AKI　187
血液浄化法の併用，急性肝不全　327
血液浄化療法への対応，臨床工学技士による　25

血管作動薬の肺循環への影響　170
血糖管理　234
　──，ICUでの　233
血糖測定，ICUでの　240
血糖値の変動　236
下痢，栄養　305

こ
高PEEP　134
高感度トロポニン測定系　80
抗凝固療法として使用可能な薬剤　348
抗菌薬
　── の賢い使い方　211
　── の適正使用　215
膠質液　35
　──，AKI　185
高二酸化炭素血症，HFNC vs NPPV　111
後負荷
　── の指標　34
　── の評価　34
呼吸仕事量の軽減
　──，HFNCによる　107
　──，NPPVによる　109
　──，侵襲的人工呼吸による　110
呼吸・循環障害，急性肝不全　325
呼吸不全の鑑別，エコー　409
困難離脱　150

さ
サーベイランス培養　229
サクシニルコリン　119
酸塩基平衡　203

し
自己免疫性，急性肝不全　325
持続，栄養　303
持続血糖測定　241
持続脳波モニタリング　248
自動調節モード，人工呼吸器の　127
自発呼吸トライアル　143
　──，プロトコル　17
従圧式換気　121
収縮力の指標　32
周術期のトラネキサム酸の適応　340
重症COPDの呼吸管理　106
重症TBI　260
重症外傷性脳損傷　260

重症患者
　── における心房細動　73
　── の搬送　379
重症急性膵炎に対する動注療法　311
重症度
　──，ICU患者専用の　9
　── からみたICU入室適応　9
重症肺高血圧症　170
終末期医療，ICUにおける　365
終末期の緩和ケア，ICUにおける　366
出血リスクの層別化　357
受動的下肢挙上試験　43
循環血液量の評価　30
循環評価　30
　── の基本的な考え方　30
循環モニター　29
昇圧薬
　──，SSCG2016　66
　── の選択　48
　── の選択，AKI　187
　── の使い方　46
　── を開始するタイミング　49
消化管手術患者，栄養　303
消化管出血の輸血戦略　338
晶質液　35
　──，AKI　184
晶質液 vs HES，輸液の選択　36
小児ICU管理　400
小児PCAS，低体温療法　260
小児TBI　261
　──，低体温療法　261
小児肝不全　326
小児集中治療室　400
初期循環蘇生の輸液量，敗血症性ショックの　65
ショックの鑑別，エコー　416
心エコー　412
心筋逸脱酵素の解釈　79
心原性ショック　96
人工呼吸患者の歩行練習　291
人工呼吸器関連肺炎　225
人工呼吸器モードの選択　121
人工呼吸器離脱　143
人工呼吸器離脱困難　150
人工呼吸器離脱フローチャート　146
人工呼吸療法への対応，臨床工学技士による　25
心疾患の輸血戦略　336

侵襲性
　——，HFNC の　108
　——，NPPV の　109
　——，侵襲的人工呼吸の　110
侵襲性カンジダ症　217
　——のリスク因子　218
侵襲的手技を実施する前の補正　350
侵襲的人工呼吸　110
腎性 AKI　180
腎前性 AKI　180
腎代替療法　195
心停止後症候群　259
　——における ScO$_2$　255
心肺蘇生中の家族の立ち会い　375
心拍出量の評価　32
心房細動　72
心房性ナトリウム利尿ポリペプチド，AKI　188

す
水素イオンの特殊性　204
スクラルファート，ストレス潰瘍予防　332
スタチン，AKI　191
ステロイド
　——，敗血症性ショックに対する　52
　——の投与方法　54
ストレス潰瘍予防
　——，ICU での　331
　——に有効な薬剤　332

せ
制酸薬，ストレス潰瘍予防　332
成人呼吸 ECMO　158
成人集中治療室　400
生理食塩水　35
　——，AKI　189
　—— vs 4％アルブミン，輸液の選択　36
　—— vs Plasma-Lyte，晶質液の選択　40
赤血球輸血，プロトコル　17
赤血球輸血製剤，わが国の　339
遷延人工呼吸　150
遷延離脱　150
全身血圧の維持，右心不全　169
選択的口腔咽頭除菌　226
選択的消化管除菌　226
前負荷の指標　30
せん妄
　——，ICU　266

　——と予後　267
せん妄予防　284

そ
造影後の透析，AKI　191
造影剤腎症　189
挿管困難　115
挿管チューブ，感染管理　231
早期経腸栄養，急性膵炎　317
早期目標指向型治療　63
早期目標指向型離床　294
早期リハビリテーション（早期リハ）　284
　——，ICU における　23, 289

た
体温管理療法　258
　——を行う際の冷却方法　262
大動脈内バルーンパンピング　100
代用血漿製剤　35
大量輸血プロトコル　339
多職種回診　4
多職種連携，ICU における　26
炭酸イオン　206
炭酸水素ナトリウム，AKI　189
単純離脱　150
弾性ストッキング　360
タンパク分解酵素阻害薬（静注），急性膵炎　312

ち・つ
地域医療構想　11
中心静脈カテーテル，感染管理　230
中枢神経モニタリング　247
チューブ類の管理　230
腸管虚血が疑われる患者，栄養　303
腸蠕動音が聴取されない患者，栄養　303
鎮静，プロトコル　16, 277
鎮静薬
　——，ICU でよく用いる　275
　——の選択　118
鎮痛・鎮静　272
　——，換気量制限　132
　——への支援，薬剤師による　21
鎮痛薬，ICU でよく用いる　273
追加の輸液負荷　67

て
低血糖　236
低酸素・虚血時，脳波　248

低酸素血症，HFNC vs NPPV　111
低酸素による肺高血圧症　174
低体温療法　258
　——，プロトコル　16
　——を行う際の冷却方法　262
低分子ヘパリン　358
低容量換気　106, 131, 133
　——，HFNC による　107
　——，NPPV による　109
　——，侵襲的人工呼吸による　110
適応補助換気　126
適正血糖維持時間　237
適切な ICU 病床数　10
デクスメデトミジン　119, 275
てんかん重積，低体温療法　262
てんかん重積状態　248
てんかん発作　248
てんかん発作時の脳波　248
天井量，フロセミドの　90

と
頭蓋内圧　255
　——エコー　404
頭蓋内圧亢進，難治性の　261
動注療法，重症急性膵炎に対する　311
投与する方法，栄養　302
ドパミン　48
ドブタミン，強心薬の選択　93
トラネキサム酸の適応
　——，外傷における　340
　——，周術期の　340
トルバプタン　91
トロポニン　80

な
内頸静脈酸素飽和度　251
難治性の頭蓋内圧亢進　261

に
乳酸値，循環モニターとしての　34
乳酸リンゲル液　35
尿道カテーテル，感染管理　231
認知機能障害予防　284

の
脳血管の自己調節能　252
脳梗塞リスクの推定　75
脳酸素需給バランス　252
　——に影響する因子　253
脳酸素飽和度　254

索引

脳出血，低体温療法　261
脳傷害患者，血糖の至適管理目標値　239
脳卒中，低体温療法　261
ノルアドレナリン　48
　——，AKI　187

は

肺エコー　409
肺炎，エコー　411
バイオマーカー，感染症　212
ハイケアユニット　12
肺血管外水分量　33
敗血症　57
　——における輸液量　186
　——の定義　58
　——の輸血戦略　338
敗血症性DIC
　——に対する治療介入　346
　——の診断　344
敗血症性ショック
　——における循環管理　54
　——に対するステロイド　52
　——の初期循環蘇生の輸液量　65
　——の治療　62
肺高血圧症
　——，右心疾患による　173
　——，低酸素による　174
　——，肺疾患による　174
　——に伴う右心不全の治療　165
　——の臨床分類　167
肺疾患による肺高血圧症　174
肺水腫，エコー　411
肺動脈性肺高血圧症　172
肺保護換気　106
肺保護戦略　129
　——，プロトコル　17
バソプレシン
　——，AKI　187
　——，昇圧薬　49, 66
バソプレシン受容体拮抗薬　91
抜管　143
抜管後サポート，HFNC vs NPPV　112
抜管後の嚥下障害困難への対処方法　292

ひ

ヒト遺伝子組み換えトロンボモジュリン製剤　348
ヒドロキシエチルデンプン製剤　35
病院間搬送　382
病院内肺炎　225
病院内搬送　380
病院内副鼻腔炎　225
病床利用率　6
比例補助換気　126

ふ

フェニレフリン，昇圧薬　51
フェンタニル　273
フォンダパリヌクス　359
腹臥位管理中の患者，栄養　304
副作用，ストレス潰瘍予防の　333
腹水，急性肝不全　327
腹部大動脈手術患者，栄養　303
父権的な態度，終末期　370
浮腫，急性肝不全　327
不整脈の管理　172
不眠の対処法，ICUにおける　279
ふるい係数，CRRT　198
プレセプシン，感染症　213
プロカルシトニン　61
フロセミド　89
　——，AKI　188
プロトコル　13
プロバイオティクス，栄養　304
プロポフォール　118, 275
分布容積　196

へ・ほ

ベクロニウム　119
ヘモグロビン値の目標，ICUでの　336
便秘，栄養　305
歩行練習，人工呼吸患者の　291

ま

慢性腎臓病　179
慢性肺血栓塞栓肺高血圧症　174

み

ミダゾラム　118, 275
未分画ヘパリン　358
脈圧変動　42
ミルリノン，強心薬の選択　93

む・め

無気肺，人工呼吸器管理中　140
メペリジン　275
面会
　——による弊害　375
　——の効果　375
面会制限，ICU　374

も

目標血圧
　——，AKI　187
　——，敗血症性ショックの　66
モニタリング予定手術後患者　8
モルヒネ　273

や

夜間のICU専従医　3
薬剤師
　——，ICUの　19
　——の回診同行　21
薬物療法，急性肝不全　329

ゆ

輸液，AKI　189
輸液製剤　68
輸液チャレンジ　43
輸液反応性の予測，エコー　417
輸液負荷，追加の　67
輸液量，AKI　186
輸血の実際　335

よ

余剰塩基　206
予定手術後患者のICU入室適応　8
予防的抗菌薬，急性膵炎　314

り

理学療法士，ICUの　22
離脱失敗　150
利尿薬，AKI　188
臨床工学技士，ICUの　24
臨床的うっ血　88

る

ルーチンサーベイランス培養　229
ループ利尿薬　89

れ

冷却方法
　——，体温管理療法を行う際の　262
　——，低体温療法を行う際の　262
レミフェンタニル　273

ろ・わ

ロクロニウム　119
ワルファリン　360